Heidelberger Jahrbücher

HEIDELBERGER JAHRBÜCHER

XLII

Herausgegeben von der
Universitäts-Gesellschaft
Heidelberg

Springer-Verlag

Berlin Heidelberg New York
Barcelona Hongkong
London Mailand Paris
Singapur Tokio
1998

Redaktionsausschuß:
Martin Bopp, Reinhard Mußgnug, Dietrich Ritschl,
Arnold Rothe, Friedrich Vogel, Hans Arwed Weidenmüller, Reiner Wiehl

Schriftleitung:
Professor Dr. Helmuth Kiesel
Germanistisches Seminar der Universität, Hauptstraße 207–209, 69117 Heidelberg

Assistenz der Schriftleitung:
Dr. Knut Eming

Mit 62 Abbildungen, davon 28 in Farbe

Die Heidelberger Jahrbücher erschienen seit 1808 unter den folgenden Titeln:
Heidelbergische Jahrbücher der Literatur. Jg. 1–10. 1808–1817
Heidelberger Jahrbücher der Literatur. Jg. 11–65. 1818–1872
Neue Heidelberger Jahrbücher. Jg. 1–21. 1891–1919
Neue Heidelberger Jahrbücher. Neue Folge. 1924–1941. 1950–1955/56
Heidelberger Jahrbücher. I ff. 1957 ff.

Die Verleger waren bis 1814 Mohr & Zimmer, bis 1820 Mohr & Winter,
1821–1828 Oswald, 1829–1839 Winter, 1840–1872 Mohr, 1891–1956 Koester,
seit 1957 Springer, alle in Heidelberg

Der Umschlag wurde von Hermann Zapf, Frankfurt a. M., entworfen. Er verwendete hierfür die von
ihm geschaffene Schrift „Michelangelo"

ISBN-13: 978-3-540-65213-7   e-ISBN-13: 978-3-642-72288-2

DOI: 10.1007/978-3-642-72288-2

Satz und Datenkonvertierung: Ulrich Kunkel Textservice, Reichartshausen

SPIN: 10692053   08/3143-543210

Inhaltsverzeichnis

Mitarbeiter dieses Bandes

Prof. Dr. Martin Bopp, Emeritus der Universität Heidelberg, Im Neulich 10, 69121 Heidelberg

Prof. Dr. Dieter Borchmeyer, Germanistisches Seminar, Universität Heidelberg, Hauptstr. 207–209, 69117 Heidelberg

Prof. Dr. Günther Debon, Emeritus der Universität Heidelberg, Im Rosengarten 6, 69151 Neckargemünd

Prof. Dr. Andreas Höfele, Anglistisches Seminar, Universität Heidelberg, Kettengasse 12, 69117 Heidelberg

Prof. Dr. Stefan M. Maul, Seminar für Sprachen und Kulturen des Vorderen Orients, Universität Heidelberg, Sandgasse 5–7, 69117 Heidelberg

Prof. Dr. Peter Meusburger, Geographisches Institut, Universität Heidelberg, Im Neuenheimer Feld 348, 69120 Heidelberg

Prof. Dr. med. Franz Resch, Psychiatrische Klinik, Abteilung Kinder- und Jugendpsychiatrie, Universität Heidelberg, Blumenstr. 8, 69115 Heidelberg

Prof. Dr. Peter Anselm Riedl, Emeritus der Universität Heidelberg, Bergstr. 29, 69120 Heidelberg

Prof. Dr. Eberhard Schnepf, Dürerweg 11, 69168 Wiesloch

Prof. Dr. med. Traute Schroeder-Kurth, Professorin für Humangenetik und Anthropologie a.D., Universität Heidelberg, Gastprofessorin am Institut für Humangenetik der Universität Würzburg, Biozentrum, Am Hubland, 97074 Würzburg

Wolfgang Matthias Schwiedrzik, freischaffender Publizist und Dramaturg,
    Carl-Beck-Str. 29, 69151 Neckargemünd

Prof. Dr. Jürgen Siebke, Rektor der Universität Heidelberg, Grabengasse 1,
    69117 Heidelberg

Sigrid Spies (M.A.), Bergheimerstr. 28, 69115 Heidelberg

Dr. Bernhard Wahl, Richter am Bundesgerichtshof, Weimarer Str. 16,
    69514 Laudenbach/Bergstr.

Prof. Dr. Manfred Walther, Fachbereich Rechtswissenschaften,
    Lehrgebiet Philosophie und Rechtsdidaktik, Universität Hannover,
    Königsworther Platz 1, 30060 Hannover

Prof. Dr. Rüdiger Wolfrum, Direktor am Max-Planck-Institut für ausländisches
    öffentliches Recht und Völkerrecht, Im Neuenheimer Feld 535,
    69120 Heidelberg

Dr. Klaus Zenner, Botanisches Institut, Universität Heidelberg,
    Im Neuenheimer Feld 360, 69120 Heidelberg

Die Globalisierung der Märkte: Ein mißbrauchtes Schlagwort

von Jürgen Siebke

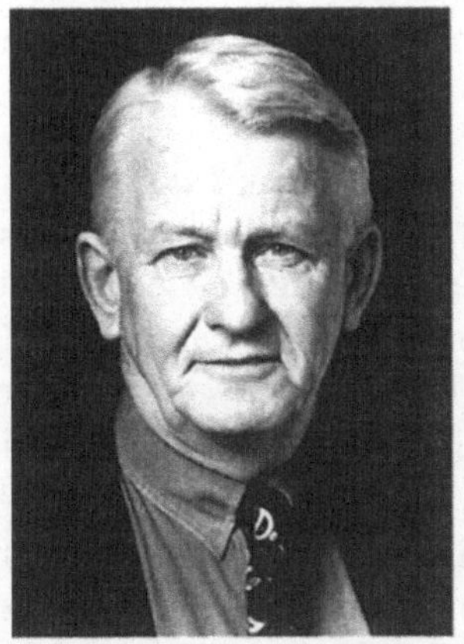

1. In Anlehnung an einen klassischen Satz der politischen Ökonomie aus der Mitte des vorigen Jahrhunderts darf man sagen: Ein Gespenst geht um – nicht der Kommunismus in Europa, sondern sein Gegensatz, die kapitalistische Globalisierung, und dies um die ganze Welt, um den Globus.

Das „G-word", das in alle Sprachen Eingang gefunden hat, ist selbst global geworden und hat dabei Schlagwortcharakter gewonnen.[1] Es suggeriert

---

* Überarbeiteter Vortrag, gehalten am 18. Oktober 1997 auf der Jahresfeier der Ruprecht-Karls-Universität Heidelberg anläßlich der Übernahme des Rektoramtes. Der Vortragsstil wird in diesem Beitrag weitgehend beibehalten. Aus diesem Grunde wird die kaum noch übersehbare Literatur zu dem Thema „Globalisierung" sehr selektiv zitiert und werden statistische Angaben allein für Spezialaussagen belegt. Für die Diskussionsbereitschaft und Unterstützung zu diesem Thema danke ich meinen Mitarbeitern Switgard Feuerstein und Ulrich Rolf. Alle Unzulänglichkeiten sind allein mir anzulasten.

[1] So beginnen u.a der Soziologe FRIEDRICHS und der Philosoph LÜBBE ihre Essays zu dem Thema „Globalisierung". J. FRIEDRICHS (1997), Globalisierung – Begriff und grundlegende Annahmen, in: Aus Politik und Zeitgeschichte. Beilage zu: Das Parlament, B 33–34/97, S. 3–11. H. LÜBBE (1996), Globalisierung. Zur Theorie der Zivilisatorischen Evolution, in: R. Biskup (Hrsg.), Globalisierung und Wettbewerb, Bern (Haupt), S. 39–63.

leichte Verständlichkeit einer komplexen Realität, und es weckt zugleich Emotionen; anders formuliert: „Es ist medienwirksam geworden"[2]. Globalisierung[3] soll hier eingangs und zunächst ganz grob als vertiefte internationale Wirtschaftsbeziehungen benannt werden.

Derart formelhaft besetzte Begriffe beschwören gerade in ihren wirtschaftlichen Bezügen Gefahren herauf und schüren Ängste – und dies durchaus verständlicherweise in einer Welt, in der die individuellen wie gemeinschaftlichen ökonomischen Lebensvoraussetzungen unabdingbar knapp sind und zur Auswahl, zur Setzung von Prioritäten, zwingen. Durch den selben Begriff lassen sich dann mögliche positiv in die Zukunft weisende Assoziationen, wie z.B. eine effiziente Arbeitsteilung und die Integration der Entwicklungs- und Schwellenländer in die Weltwirtschaft, kaum vermitteln. Eine derartige Asymmetrie der plakativen Argumente weist auch der Diskurs um die Globalisierung auf. Die apokalyptischen Botschaften überwiegen. Sie werden nicht nur von Presseorganen und Politikern, sondern auch von Wissenschaftlern vermittelt.

2. Der Spiegel beschwört in seiner Artikelserie „Total Global": „Plötzlich wird der Wohlstand in Frage gestellt, droht ganzen Bevölkerungsschichten der Abstieg"[4]. Noch drastischer wird *Die Zeit*: „Die Globalisierung frißt ihre Kinder. ... drohen die ungezügelten Marktkräfte auch unsere freiheitliche und soziale Verfassung zu untergraben"[5]. Konsequent setzen die Autoren des populären Buches „Die Globalisierungsfalle" diese Denkrichtung fort. Der „Turbo-Kapitalismus", die „Diktatur der Märkte" – heißt es da – zwinge die Bürger des alten Kontinents sich in ihrer Zukunftsgestaltung zu entscheiden zwischen den „. . . beiden mächtigen Strömungen des europäischen Erbes . . .: die demokratische, die auf das Paris des Jahres 1789 zurückgeht, oder die totalitäre, die im Berlin des Jahres 1933 siegte"[6].

Gleichlautende Unheilsbotschaften werden auch im Ausland verbreitet. Stellvertretend stehe hierfür die intellektuelle Linke Frankreichs, und zwar deshalb, weil deren Argumente eine neue Variante der marxistischen Kapitalismuskritik begründen. Im Juni 1997 publizierte *Le Monde Diplomatique* eine Debatte zum Thema: „Ist die Globalisierung unvermeidbar?". Danach leben wir derzeit in einer „globalisierten und totalitären Welt, in einem globa-

---

[2] LÜBBE(1996), a.a.O., S. 39.

[3] Diesem Thema hat die „Deutsche Zeitschrift für europäisches Denken" MERKUR (1997) ein gesondertes Doppelheft gewidmet unter dem Titel: „Kapitalismus als Schicksal? Zur Politik der Entgrenzung", 51. Jg., Nr. 582/583. Dort findet sich auch das Kürzel „G-word" (S. 807). Einige der nachfolgend zitierten aktuellen Äußerungen gehen auf Hinweise in diesem Heft zurück.

[4] Der Spiegel, Nr. 40, 1996.

[5] C. NOÉ (1996), Der Staat darf nicht abdanken, in: Die Zeit, Nr. 47, S. 4.

[6] H.-P. MARTIN, H. SCHUMANN (1996), Die Globalisierungsfalle, Reinbeck (Rowohlt).

litären Universum". Als Resultat der Globalisierung werden die Journalisten zu „Dienern der (Markt)ordnung" und zu „Bauchrednern der Ungerechtigkeit", wobei die „ideologische Schönfärberei der Interessen des Weltkapitals" vorherrsche.[7] Der Ausstellungsmacherin der *documenta x*, die französisch sprechende Belgierin Catherine DAVID, die diesem intellektuellen Zirkel zuzurechnen ist, gelingt es, in ihrem Vorwort des *Kurz*führers zu dieser Ausstellung acht Mal das Wort Globalisierung unterzubringen[8] mit der marxistischen Wendung, daß die Wirklichkeit darauf „reduziert" wird, „gänzlich" der Ökonomie zu gehorchen.

Ähnliche Stimmen werden auch in der Wissenschaft laut. Nur zwei seien angeführt. Erstens, die Globalisierung sei „eine absurde und surreale Angelegenheit", weil sie „außerhalb jeder Kontrolle durch unsere Vernunft, ohne Berücksichtigung von Ästhetik und Moral stattfindet".[9] Und zweitens: „Der reihenweise Zusammenbruch ganzer Nationalökonomien an der kapitalistischen Peripherie" – gemeint ist die ehemalige Sowjetunion – „wurde als Warnsignal völlig mißdeutet, nämlich zum `Sieg´ des selber schon dahinsiechenden westlichen Kernsystems"[10, 11].

3. Die entgegengesetzten Argumente in der Semantik der Globalisierung sind nicht weniger emphatisch. In der deutschen Debatte fällt auf, daß die Globalisierung positiv als „*Umbruch*situation der Weltwirtschaftsordnung"[12] i.d.S. normativ gewertet wird, daß sich eine *Chance* für den Standort Deutschland bietet. Prägnant stellte diese Forderung Bundespräsident Herzog auf in seiner viel zitierten – wie immer zu wertenden – Ansprache vom April des Jahres 1997: „Durch Deutschland muß ein Ruck gehen", denn „die Globalisierung

---

[7] S. HALIMI (1997), Face au journalisme de marché, encourager la dissidence, in: Le Monde Diplomatique, Juni 1997, S. 16–17.

[8] Diese Zählung schließt die entsprechenden Adjektiva ein. C. DAVID (o.J.), Introduction/Vorwort, in: documenta x short guide/Kurzführer, S. 7–13.

[9] E. ALTVATER, B. MAHNKOPF (1996), Grenzen der Globalisierung, Münster (Westfälisches Dampfboot).

[10] R. KURZ (1996), in: taz, 27. März, zitiert nach J. LAU (1997), Welt ohne Drüben. Globalisierung als Metapher, in: Merkur, 51. Jg., Heft 9/10, 877–889.

[11] Nachdem der Vortrag zu diesem Manuskripts gehalten worden war, sind zahlreiche weitere Kassandra-Rufe ergangen. Bei Beschränkung auf die deutschsprachigen Veröffentlichungen konnte man die Autoren nahezu erahnen. U. BECK (1997), Was ist Globalisierung?, Frankfurt a.M. (Suhrkamp). DIE GRUPPE VON LISSABON (1997), Grenzen des Wettbewerbs. Die Globalisierung der Wirtschaft und die Zukunft der Menschheit, hier das Vorwort: E. VON WEIZSÄCKER, München (Luchterhand). – Erfreulich differenzierter hat sich eine seit 10 Jahren engagierte studentische Initiative der Universität Heidelberg dieses Themas angenommen: HEIDELBERGER CLUB FÜR WIRTSCHAFT UND KULTUR e.V., Hrsg. (1997), Globalisierung, Der Schritt in ein neues Zeitalter, Berlin/Heidelberg (Springer).

[12] R.H. HASSE (1996), Globalisierung versus Protektionismus, in: R. Biskup (Hrsg.), Globalisierung und Wettbewerb, Bern (Haupt), S. 285–327, hier: S. 285.

... hat auch einen Weltmarkt der Ideen geschaffen, und dieser Markt steht auch uns offen". Die Staats- und Regierungs-Chefs der G7-Länder diktierten auf ihrem Gipfeltreffen von 1996 in Lyon in das Abschlußdokument die „Quelle der Hoffnung für die Zukunft". In der praktischen Politik wird diese visionäre Sichtweise des Ruckes darin umgemünzt, individuelle Risikobereitschaft einzufordern und die Versorgungsmentalität des Menschen zu beklagen.

4. Ein erster Schluß darf gezogen werden, zugegeben in überspitzter Formulierung: Die Untergangsvisionäre wie die Erneuerungserwecker haben eines gemeinsam, nämlich die Vorstellung, es finde ein grundsätzlicher Bruch in den wirtschaftlichen Entwicklungen dieser Welt statt. Das sei ein Bruch, dem ein Paradigmenwechsel der ökonomischen Vernunft folgen müsse.

Ist diese Sichtweise richtig? Die Beantwortung dieser Frage bedarf zunächst einer vorangehenden definitorischen Klärung. Erstens ist nicht *definiert* worden, was Globalisierung heißt; jedenfalls nicht exakt, sondern nur angedeutet als vertiefter internationaler Wettbewerb. Zweitens ist nicht erläutert worden, in welchem Sinn dieser Begriff *mißbraucht* wird.

5. Es fällt nicht leicht, eine wertneutrale Definition der Globalisierung zu geben. Schon das eingangs verwendete Adjektiv „vertieft" zu dem Begriff „internationale Wirtschaftsbeziehungen" mag bereits eine Interpretation enthalten, etwa im Sinne einer dramatischen Änderung. Unter Globalisierung sei deshalb hier die Formulierung einer „weltweiten Vernetzung ökonomischer Aktivitäten" verstanden. Das daraus hergeleitete Substantivum „Netzverdichtung" enthält eine zusätzliche Aussage und deutet wie das Adjektiv „vertieft" darauf hin, daß zwischen einem *Zustand* der Globalisierung und dessen *Prozeß* zu unterscheiden ist.

Internationale Wirtschaftsbeziehungen und die damit einhergehende internationale Arbeitsteilung wie aber auch deren Zunahme sind, wie die Wirtschaftsgeschichte zeigt, *kein* neues Phänomen. Bezeichnet Globalisierung mithin gleichwohl eine doch grundsätzliche Prozeßänderung in der Verflechtung der nationalen Volkswirtschaften und damit in dessen Voraussetzungen, nämlich die Wanderungsfreiheiten von Personen, Gütern, Dienstleistungen und Kapital?

Wenn die Auswirkungen der so verstandenen Globalisierung vielfach als gefährlich und bedrohlich angesehen werden, ist die Frage angebracht: Was ist das Gegenteil von Globalisierung? Im Sinne obiger Definition wäre dies: eine zunehmende Separierung (Desintegration) der nationalen Volkswirtschaften, d.h. Protektionismus in Form von Handelsbeschränkungen und die schrittweise Verminderung der Wanderungsfreiheit von Kapital und Arbeit. Ist dies im Umkehrschluß dann positiv zu bewerten?

Es wird also notwendig werden, an späterer Stelle in gebotener Kürze auf die empirischen Fakten und die Theorie der internationalen Arbeitsteilung einzugehen.

6. Der Begriff Globalisierung wird als Schlagwort zumindest in dreifacher Hinsicht mißbraucht:

Erstens ist dies der Fall, wenn die Rhetoriker sich aus Voreingenommenheit von vornherein einer Analyse entledigen und ein Faktum behaupten oder aus einer subjektiven Detailbeobachtung auf die empirische Gesamtheit schließen.

Der *zweite* Mißbrauch liegt darin, tatsächliche oder vermeintliche Folgen der Globalisierung mit Hilfe des Schlagwortes für Einzelinteressen einzusetzen, nämlich partikulare nationale Schutzmaßnahmen zu fordern, die der Wirtschaftsordnung einer Marktwirtschaft, auch einer sozialen Marktwirtschaft, und dem Interesse der Gesamtheit der Wirtschaftsbürger zuwiderlaufen. Das ist das Geschäft der Lobby, dem die Politiker in gegenseitiger Hilfe der Parlamentsabstimmungen nur allzuleicht nachgeben.

Der *dritte* Mißbrauch ist die Verführung des Schlagwortes zu einer politischen Mißdeutung der Rolle des Staates, nämlich der Abdankung seiner eigenen ökonomischen *Ordnungspolitik,* seiner Aufgabe, durch Setzung von Rahmenbedingungen die Märkte funktionsfähig zu halten. Dem Staat wird vielmehr im Sinne einer *Prozeßpolitik* die Aufgabe übertragen, unmittelbar zielgerichtet in den Wirtschaftsablauf selbst einzugreifen.

Diese Mißbräuche sind interdependent. Entscheidend erweist sich die mangelnde empirische Analyse. Alle anderen Mißbräuche der Finalisierung des Wortes folgen daraus. Mithin sind empirische Fakten gefordert.

Da aber der Begriff Globalisierung mehrdeutig ist und oft ohne Spezifizierung in verschiedenen Zusammenhängen der Argumentation verwendet wird, muß er für die empirische Auffüllung noch enger eingegrenzt werden. Erstens, neben dem rein ökonomischen Globalisierungsbegriff existieren auch die Begriffe der „kulturellen" bzw. der „gesellschaftlichen" Globalisierung (vor allem in den Bereichen Wissenschaft und Kunst), die ihre Ursachen vorwiegend in neuen Formen der Kommunikation wie Internet und e(lectronic)-mail haben, zusammengefaßt in dem Stichwort „global village"[13]. Zweitens

---

[13] „Global Village" soll andeuten, daß durch neue Kommunikations- und Informationsmedien (Internet) die ganze Welt zu einem „Dorf" zusammenrückt, in dem der Informationsaustausch auch zwischen räumlich weit entfernten Menschen aufgrund stark reduzierter Kosten ermöglicht, resp. zunehmen wird. – Herr Kollege Dieter BORCHMEYER hat mich darauf aufmerksam gemacht, daß bereits Goethe „aus dem immer unaufhaltsamer sich entwickelnden Internationalismus des Handels, des Verkehrs, der Technik und der Kommunikationsmedien (Zeitschriften)" – so Borchmeyer – die Konsequenz gezogen habe, daß die Weltliteratur an die Stelle der Nationalliteratur tritt: „Nationalliteratur will jetzt nicht viel sagen, die Epoche der Weltliteratur ist an der Zeit . . . " (Eckermanns Gespräche, 31. Januar 1827). Siehe dazu D. BORCHMEYER (1994), Weimarer Klassik, Frankfurt a.M., hier: S. 468.

aber auch innerhalb der ökonomischen Kategorien läßt sich unterteilen zwischen „Globalisierung" in einem unternehmensbezogenen, betriebswirtschaftichen Rahmen (Stichworte: „global players"; „global sourcing"; „global pricing") und einem gesamtwirtschaftlichen Kontext. Nur um den letzten Zusammenhang soll und kann es sich hier handeln.

7. Ein erstes Indiz liefern die grenzüberschreitenden Warenströme. Die weltweiten Exporte, gemessen als Anteil an den global neu geschaffenen Wirtschaftswerten, dem Welt-Sozialprodukt, beliefen sich im Jahre 1850 auf 5 v.H. Dieser Anteil stieg kontinuierlich an auf 12 v.H. zu Beginn des 1. Weltkrieges. Der Welthandel startet 1950 mit 7 v.H., um erst im Jahr 1973 das Volumen der Vorkriegszeit zu erreichen. Mitte der 90er Jahre (genau: in 1993) lag er bei 17 v.H. Daran gemessen kann von einem Globalisierungsschub in neuerer Zeit nicht die Rede sein. Es waren vielmehr die Weltkriege, die zu sprunghaften Desintegrationen führten, aus denen die Weltwirtschaft erst wieder herausfinden mußte.

Globale Daten mögen, um im Bild zu bleiben, Details verdecken. Länderspezifische Einzelheiten zeigt der Offenheitsgrad einzelner Volkswirtschaften an, definiert als Durchschnitt von Export- und Importvolumen am Bruttosozialprodukt. Der Offenheitsgrad betrug in Großbritannien im Jahre 1913 30 v.H., Ende der 80er Jahre dagegen 21 v.H. Zu den gleichen Stichjahren lauten die Werte für die USA 4 v.H. und 7 v.H., sowie für Deutschland 20 v.H. und 23 v.H. Auch hier ergibt sich nicht die Metapher der Explosion. Zur Wertung mag man hinzufügen, daß der so gemessene Offenheitsgrad der USA heute halb so groß ist wie jene internationale Verflechtung, die Großbritannien bereits vor 30 Jahren aufwies.

Der Dienstleistungssektor expandiert kräftig. Sein Anteil am Welt-Sozialprodukt von 54 v.H. im Jahr 1970 stieg auf 65 v.H. Mitte der 90er Jahre. Doch auch an dieser Expansion läßt sich eine verstärkte Globalisierung nicht festmachen. Für die Bundesrepublik blieb der internationale Verflechtungsgrad mit 3 v.H. nahezu unverändert.

8. Als weiteres Fazit läßt sich festhalten, daß die Globalisierung, verstanden als Integration der Weltwirtschaft, keineswegs eine Erfindung des 20. Jahrhunderts ist und sich zudem relativ stetig vollzieht. Der amerikanische Wirtschaftswissenschaftler Paul KRUGMAN (1995) hat als möglichen Beginn für die Globalisierung vorgeschlagen, das Jahr 1869 zu nehmen[14]: In dem Jahr wurden sowohl der Suez-Kanal als auch die Union Pacific Eisenbahn fertiggestellt. In dieser Zeit bis zum Ausbruch des Ersten Weltkrieges entstanden

---

[14] P. KRUGMANN (1995), Growing World Trade: Causes and Consequences, in: Brookings Papers on Economic Activity, 1995,1, S. 327–362, hier: S. 330. Siehe auch den zweiten Teil der Anmerkung 13.

durch die neuen Transportmöglichkeiten (Dampfschiffe und Eisenbahnen) „Weltmärkte" für Güter wie beispielsweise Weizen und Wolle. Parallelen zu dem konstatierten heutigen Globalisierungsschub lassen sich auch im Bereich der Kommunikations- und Informationsmedien ziehen. Die rasche Verbreitung neuer Kommunikationstechnologien findet ihre Parallele im vergangenen Jahrhundert: Das erste transatlantische Telegraphen-Kabel wurde bereits 1858 verlegt und bis zur Jahrhundertwende konnten alle Hauptwirtschaftszentren der Welt via Fernschreiber miteinander kommunizieren.

Der Begriff der „internationalen Arbeitsteilung" charakterisiert treffend, welches ökonomische Konzept hinter dem traditionellen Globalisierungsbegriff steht. Die wesentlichen Argumente für den freien internationalen Gütertausch lieferte bereits Adam SMITH im Jahre 1776. Danach soll jeweils dort produziert werden, wo die günstigsten Bedingungen und Voraussetzung dafür vorliegen. Dies garantiert eine optimale Arbeitsteilung und damit ein Maximum an gesellschaftlichem Wohlstand.

Diese Argumentation wurde verfeinert und ausgebaut durch David RICARDO (1817), der die Vorteilhaftigkeit der Aufnahme von Außenhandel für alle daran beteiligten Länder nachweist, wenn diese sich jeweils auf die Produktion jener Güter spezialisieren, bei denen sie komparative Kostenvorteile besitzen. Komparative Kostenunterschiede soll heißen, daß nicht die absoluten Produktionskosten eines Gutes, sondern die relative Kostenstruktur in der Produktionspalette eines Landes bestimmt, welche Güter exportiert und welche Güter importiert werden. In der Tat entsprach die Globalisierung des vorigen Jahrhunderts weitgehend eben diesen Erklärungsmustern. Allerdings, das damalige Welthandelssystem war gekennzeichnet durch eine relativ starre und stabile räumliche Arbeitsteilung. Über Jahrzehnte hinweg änderte sich wenig an den Handelsstrukturen, und Produktionsstandorte wechselten wenig die Landesgrenzen.

9.　Was kann also möglicherweise neu sein an der „heutigen" Globalisierung?

Die erwähnte globale Ausdehnung des Dienstleistungssektors ging einher mit dem Schrumpfen des Verarbeitenden Sektors, mit dem, was auch übertrieben als De-Industrialisierung bezeichnet wird: Dessen Anteil an der Weltproduktion fiel von 1970 bis heute von 27 v.H. auf 21 v.H., eine Entwicklungsrichtung, die allerdings bereits vor 50 Jahren von Strukturtheoretikern (wie FOURASTIÉ) vorausgesagt wurde. Auffallend allerdings sind die regionalen Unterschiede. In den sog. Südostasiatischen Schwellenländern stieg deren Anteil des Verarbeitenden Gewerbes im gleichen Zeitraum von 19 v.H. auf 26 v.H. Verbirgt sich hinter dieser Beobachtung ein neuer Aspekt der Globalisierung?

Der größte Teil des Welthandels wird heute nicht durch vergleichsweise Kostenvorteile bestimmt, die Länder aufgrund natürlicher Gegebenheiten wie

Klima und Bodenschätze aufweisen. Komparative Kostenvorteile gehen heute wesentlich zurück auf Wissen und Arbeitskosten – und beide sind einer ständigen Dynamik unterworfen. Hochentwickelte Industrieländer haben einen komparativen Vorteil in der Produktion innovativer, d.h. in der Regel forschungs- und technologieintensiver Güter. Diese Güter verlangen den hohen Einsatz von hochqualifizierten bzw. gut ausgebildeten Arbeitskräften, das, was man Humankapital nennt. Naturgemäß ist ein innovatives Produkt nicht auf Dauer innovativ. Entsprechend des Lebenszyklus eines Produktes verlieren die hochentwickelten Industrieländer ihren komparativen Vorteil an die einfachen Industrieländer, wenn das Produkt ausgereift ist. Im Laufe der Zeit ist das Produkt so standardisiert, daß es am kostengünstigsten in den Schwellenländern unter Einsatz von einfacher Arbeit und Kapital hergestellt und von den Industrieländern importiert wird. Diese Dynamik impliziert, daß in den Industrieländern stets wieder Branchen schrumpfen und damit Arbeitskräfte freigesetzt werden, die nur unter erheblichen individuellen Anpassungsbereitschaften und hohen Anpassungskosten in neu entstehenden Produktions- und Dienstleistungsbereichen Beschäftigung finden können.

10. Dieser Strukturwandel bildet den Hintergrund vor dem gerade die traditionellen Industrieländer die Globalisierung sehen, nämlich als Bedrohung ihrer Arbeitsmärkte. Jedem fallen dazu sofort die Schlagworte „Billiglohnkonkurrenz" und „Lohndumping" ein. Doch bereits diese Dynamik der Globalisierung ist nicht neu. Sie setzte in den 60er Jahren ein, als in den altindustrialisierten Ländern die Textil- und Schuhbranchen zu schrumpfen begannen. In den 70er Jahren folgte, um nur wenige Beispiele zu nennen, die Automobilindustrie im Bereich der Mittelklassewagen und die Stahlindustrie in dem Segment der Massenfabrikate, in den 80er Jahren die Unterhaltungselektronik. In vielen dieser Bereiche wurden Produktionen nach Asien verlagert. Allerdings ist zu vermerken, daß zeitlich vorangehend aus komparativen Kostenunterschieden auch Verschiebungen innerhalb Europas in Richtung südliche Länder und nordwestlicher Regionen Europas stattfanden.

Verschärft hat sich die Wettbewerbsituation in standardisierten Produkten für die westeuropäischen Industrieländer dadurch, daß gleichsam vor ihrer Haustür infolge des Zerfalls der Sowjetunion neue Marktwirtschaften in Mittel- und Osteuropa entstehen. Wenn auch dieser Wettbewerbsschub als Bedrohung empfunden wird, dann ist dies ein weiteres Indiz für einen Mentalitätsstau, weil wir in Europa nicht auf den Strukturwandel der letzten 30 Jahre reagiert und uns darin nicht eingeübt haben.

Wenn also der Industriesektor in den klassischen hochentwickelten Ländern seit Jahren schrumpft, jedoch in Asien, besonders in Südostasien gleichzeitig expandiert, ist diese Entwicklung durch die Theorie des Außenhandels vollständig gedeckt und auch von ihr prognostiziert. Zudem überrascht im

Lichte dieser empirischen Beobachtungen und zugehöriger theoretischen Überlegungen auch nicht, daß eine zu Europa analoge Strukturveränderung in Südostasien stattfindet. Zu unterscheiden ist nämlich zwischen der sog. ersten Generation dieser Schwellenländer: Singapur, Hongkong, Taiwan, Südkorea; und der Zweiten Generation: Philippinen, Thailand, Indonesien, Malaysia. In der ersten Gruppe fand der Industrialisierungsprozeß in den 70er Jahren statt und war zu Beginn der 80er Jahre abgeschlossen. Seitdem ist dort wie in den klassischen Industrieländern ein De-Industrialisierungsprozeß zu beobachten. Nur in den Schwellenländern der Zweiten Generation dehnt sich die Industrialisierung in dem Zeitraum 1980 bis heute noch aus.

Diese Beobachtungen und Einschätzungen erlauben ein wesentliches Fazit. Die räumlich-gebundenen Produktionsstätten ausgereifter und standardisierter Produkte wie auch zunehmend der von Dienstleistungen verlagern sich immer schneller. Der schon immer erzwungene Strukturwandel weist den Unternehmern die Aufgabe zu, nicht allein auf die Produkte – sondern auch auf die Standorte zu reagieren. Damit erhält die Globalisierung eine zusätzliche Qualität, aber keinen grundsätzlichen Wandel.

11. Ist damit die Globalisierung als *graduelle* Änderung der internationalen Arbeitsteilung abgetan? Im Kern nicht abgetan, aber doch reduziert. Dennoch ist eine bedeutsame Änderung zu konstatieren und dies in den internationalen Kapitalbewegungen.

Auch hier muß in der Sache und Semantik differenziert werden. Presse und Politik sind beeindruckt von dem Volumen des Finanzkapitals, dem „herumvagabundierenden" Finanzkapital. Das aber sind vor allem die Anlagen in Titeln explodierender Staatsschulden aller Länder sowie der Handel in internationalen Finanzinnovationen vor allem mit kurzer Laufzeit. Die Globalisierung, die hier interessiert, sind die Veränderungen der Produktionsstrukturen. Sie gehen zurück auf die *Direktinvestitionen*: Das sind die Gründungen von Unternehmen im Ausland sowie der Erwerb von Auslandsunternehmen bzw. von Beteiligungen, mit denen auf ein Unternehmen im Ausland Einfluß genommen werden kann. Zwei quantitative Angaben mögen diesen Sachverhalt erhellen.

Erstens, nimmt man das Jahr 1970 als Index-Basis 100, betrug das Welthandelsvolumen Mitte der 90er Jahre den Wert 380, die Direktinvestitionen beliefen sich auf 600 Punkte. Allerdings stimmten Welthandelsvolumen und Direktinvestitionen in Mitte der 80er Jahre mit 200 Punkten noch überein. Die Explosion der Direktinvestitionen fand also erst in der Zweiten Hälfte der 80er Jahre statt. Seither stagniert eher das Volumen der Auslandsinvestitionen; es wächst jedenfalls nicht stürmisch. Zweitens, ohne außenwirtschaftliche Verflechtungen eines Landes müssen die Ersparnisse der heimischen Bevölkerung mit den Investitionen, die in dieser geschlossenen, autarken

Volkswirtschaft getätigt werden, übereinstimmen. Die Relation zwischen dem inländischen Investitionsvolumen und inländischer Ersparnisbildung nimmt den Wert Eins an. In einer offenen Volkswirtschaft können die Ersparnisse der Inländer auch der Vermögensbildung im Ausland dienen. Der Zusammenhang zwischen inländischem Investitionsvolumen und nationaler Ersparnis wird kleiner Eins. Bis zum Jahr 1980 lag diese Meßgröße bei 0,85 mit nur leicht fallender Tendenz. In Übereinstimmung mit der zeitlichen Entwicklung des vorher erwähnten Index der Direktinvestitionen sank der Investition-Ersparnis-Koeffizient Mitte der 80er Jahre sprunghaft auf den Wert von unter 0,5 ab und bewegt sich derzeit um den Wert von 0,6.[15] Diese empirischen Beobachtungen erlauben das Fazit, daß auch die Globalisierung über Direktinvestitionen *stetig* zugenommen hat, mit nur einem spürbaren Sprung, und dies bereits Mitte der 80er Jahre.

12. Die *erste Schlußfolgerung* der hier angestellten Überlegungen lautete eingangs, daß die Rhetoriker der Globalisierung mit diesem Begriff eine grundsätzlich neue, abrupt eingetretene Änderung der internationalen Wirtschaftsverflechtung verbinden. Das ist ein Mißbrauch des Begriffes mangels eingehender empirischer Analyse. Die angeführten Beobachtungen belegen, daß die heutige Entwicklung der internationalen Arbeitsteilung bereits vor 35 Jahren eingesetzt hat.

Gleichwohl ist eine neue Dimension der internationalen Arbeitsteilung festzuhalten. Die Senkung der Transport- und Kommunikationskosten sowie die Zunahme der Direktinvestitionen im Ausland haben dazu geführt, daß sich die Kette der Produktionsvorgänge zunehmend räumlich aufspaltet und auf alle Wirtschaftsräume der Welt[16] verteilt. Es ist möglich geworden, den Produktionsprozeß feiner aufzuspalten und die einzelnen Schritte in verschiedenen Ländern durchzuführen. Komparative Kostenvorteile beziehen sich dann nicht mehr auf ein Produkt oder auf eine Branche, sondern auf bestimmte Zwischenprodukte oder Produktionsschritte. Auch ein technologie-intensives Produkt enthält standardisierte Teile, auch der modernste Computer hat ein Gehäuse. In manchen Branchen mag diese Aufspaltung des Produktionsprozesses gravierende Veränderungen mit sich bringen. Grundsätzlich gilt aber für die feinere internationale Arbeitsteilung nichts anderes als das, was schon seit über 35 Jahren für standardisierte Güter gilt.

---

[15] E. GUNDLACH, P. NUNNENKAMP (1997), Labor Markets in the Global Economy: How to Prevent Rising Wage Gaps and Unemployment, Kiel Discussion Papers 305, Institut für Weltwirtschaft Kiel, S. 6.

[16] K.-H. PAQUÉ (1995), Weltwirtschaftlicher Strukturwandel und die Folgen, in : Aus Politik und Zeitgeschichte. Beilage zu: Das Parlament, B 49/95, S.3–9, hier S. 5. KRUGMANN (1995), a.a.O., S. 333.

Auch mit diesem Strukturwandel sind für die Industrieländer „schmerzhafte" Anpassungsprozesse verbunden, insbesondere auf den Arbeitsmärkten. Gleichwohl, diese Bedrohung hat sich langsam aufgebaut und war deswegen seit langem erkennbar. Heute kumuliert sie, weil Politik und Gesellschaft retrospektiv die Zeichen der sich wandelnden Zeit nicht erkannt haben. Der Begriff „Globalisierung" wird mißbraucht zur Rechtfertigung der eigenen Versäumnisse.

13. Aus der falschen Aussage, daß sich die Globalisierung abrupt vollzog, wird vielfach gefolgert und auch versucht, sich durch ad-hoc Maßnahmen der Abschottung – sprich: durch Protektionismus – der negativen Folgen zu entledigen. Die Globalisierung hat den Protektionismus keineswegs verdrängt, sondern diesem neue Rechtfertigungsgründe geliefert und in neuen Spielarten entstehen lassen.[17]

Eine derartige Erfahrung ist nicht neu. Die Vertiefung der weltwirtschaftlichen Integration ging oftmals einher mit einer Ausdehnung des Protektionismus oder doch zumindest mit vielfältigen Versuchen, mit Hilfe von staatlichen Interventionen den internationalen Wettbewerb zu beschränken. Niemand wird bestreiten, daß die Verhandlungsrunden des Allgemeinen Zoll- und Handelsabkommens (GATT) und dessen relativ weitgehende Verbote, neue Zölle zu erheben und Einfuhrkontingente festzulegen, wesentlich zur Liberalisierung und damit zur Integration der Weltwirtschaft nach dem 2. Weltkrieg beigetragen haben. Gleichzeitig breiteten sich unter dem Stichwort des „Neuen Protektionismus" nicht-tarifäre Handelshemmnisse aus. Eindrucksvolles Beispiel waren die sog. „Freiwilligen Exportselbstbeschränkungsabkommen".

Die Rechtfertigung des Protektionismus kommt im Zuge der Globalisierung in einem neuen Gewand einher. Das Stichwort der Industrieländer lautet „Dumping", und dies in vielfältigen Variationen: Lohndumping, Sozialdumping, Umweltdumping. Hinter diesem Begriff stecken zwei Vorstellungen: *Erstens* der Vorwurf gegenüber anderen Ländern, vor allem den sog. Niedriglohnländern, daß diese „ungerechterweise" niedrigere Produktionskosten aufweisen, und *zweitens* offenbar, daß fairer Handel nur zwischen gleich entwickelten Volkswirtschaften möglich ist. Beide Vorstellungen sind irrig.

Zu einer Begründung ist zunächst der Begriff „Dumping" zu klären. Für den Ökonomen liegt Dumping vor, wenn ein Produkt zu einem Preis unter den Herstellungskosten angeboten wird. Eben das gilt nicht für die Entlohnung des Faktors Arbeit in den sog. Billiglohnländern. Aufgrund ihrer Entwicklungsstufe weisen diese Volkswirtschaften eine Produktivität auf, die es eben nicht erlaubt, real höhere Löhne zu tragen, das Sozialsystem dem unseren an-

---

[17] HASSE (1996), a.a.O., S. 295ff.

zugleichen und sich unseren Standards des Umweltschutzes zu leisten. Und wenn ausländische Arbeitnehmer ihre Arbeitskraft auf deutschen Baustellen zu Löhnen anbieten, die deutlich unter dem deutschen Lohnniveau liegen, so ist das keineswegs eine Form des Dumping, da die Ausländer selbst mit diesen niedrigeren Löhnen das Auskommen ihrer Familien in ihrem Heimatland nicht nur sichern, sondern vielmehr erhöhen; andernfalls würden sie ihre Arbeit in den westeuropäischen hochindustrialisierten Ländern nicht anbieten. Die sog. Arbeitnehmer-Entsenderichtlinie, die einen Mindestlohn vorschreibt, der über den Lohnforderungen der Ausländer festgelegt ist, kommt einem Zoll gleich, hier einem Zoll auf das nicht international handelbare Gut Hoch- und Tiefbau. Wenn die Ware nicht räumlich gehandelt werden kann, dann wandern eben in einem freien internationalen Markt die Produktionsfaktoren.

Internationaler Handel und internationale Faktorwanderungen nützen allen daran beteiligten Ländern, auch und gerade dann, wenn es sich dabei um die Wirtschaftsbeziehungen zwischen unterschiedlichen Volkswirtschaften handelt. Jede Volkswirtschaft konzentriert sich auf seine komparativen Vorteile und erzielt dadurch eine bessere Versorgung der Gesamtbevölkerung im Vergleich zur Abschottung oder gar Autarkie. Vergessen wir nicht, unser hohes Lohnniveau spiegelt unsere bisherigen (!) Fähigkeiten wider, einen permanenten Strom von innovativen Produkten und Produktionsprozessen zu erzeugen. Protektionismus läßt diesen erst recht versiegen, und Protektionismus verbaut den Entwicklungsländern und den Ländern in Mittel- und Osteuropa die Chancen, sich ökonomisch zu entwickeln.

14. Die vorangegangene Argumentation zeigte, daß der Rückfall in eine Abschottung nationaler Volkswirtschaften durch protektionistische Wirtschaftspolitik in keiner Weise eine Antwort auf die „Herausforderung Globalisierung" sein kann. Es stellt sich daher die Frage: Bedeutet dies dann die Aufgabe jeglicher Versuche, durch staatliche Wirtschaftspolitik Einfluß auf die Ökonomie zu nehmen? Mit anderen Worten: Welche Aufgaben verbleiben in der Verantwortung der nationalen Wirtschaftspolitik?

Kennzeichnend für den Prozeß der Globalisierung ist der zunehmende Wettbewerb von Produktionsstandorten.[18] *Immobile* Standortfaktoren wie Infrastrukturanlagen, seßhafte Arbeitnehmer, Boden, investiertes Sachkapital, aber auch ethische Normen, Gesetze und Regulierungen stehen untereinander im internationalen Wettbewerb. Für diese *immobilen* Faktoren geht es darum, „attraktiv" zu sein für die *mobilen* Standortfaktoren, also innovative Unternehmer, qualifizierte Arbeitnehmer und Kapital, die sich relativ kostengünstig und schnell im Raum bewegen lassen. Die Globalisierung zeichnet sich gera-

---

[18] TH. STRAUBHAAR (1996), Standortbedingungen im globalen Wettbewerb, in: R. BISKUP (Hrsg.), Globalisierung und Wettbewerb, Bern (Haupt), S. 217–239.

de durch die stark sinkenden Kosten der Raumüberwindung und der Informationsübertragung aus.

Die somit eingeforderte Attraktivität von Standorten kann nur über eine adäquate staatliche Politik hergestellt werden, die die ökonomischen Rahmenbedingungen (z.B. Steuergesetze, Arbeitsmarktverfassung) derartig setzt, daß die mobilen Produktionsfaktoren von diesem Standort angezogen werden. Damit erhält die Ordnungspolitik des Staates eine neue zentrale Bedeutung für die Attraktivität eines Landes als Produktionsstandort im internationalen Wettbewerb. Dieses ordnungspolitische Postulat entspricht (noch) nicht der derzeitigen wirtschaftspolitischen Realität. Das ist durchaus polit-ökonomisch erklärbar: Anstatt den Standort „fit" zu machen, das Wirtschaftssystem anzupassen, werden von den unterschiedlichen Lobbys möglicher Globalisierungs-Verlierer Besitzstände verteidigt und institutionelle Reformen verhindert.

In drei Sätzen fasse ich die Überlegungen zusammen. Der Begriff Globalisierung eignet sich nicht zu einer Dämonisierung. Eine derartige Sichtweise verführt zu hektischem Agieren. Notwendig ist vielmehr die Rückkehr zu einem langfristig orientierten Ordnungsdenken in der Wirtschaftspolitik

Der Internationale Seegerichtshof

von Rüdiger Wolfrum

I. Vorbemerkung

Jede Darstellung über den Internationalen Seegerichtshof führt zu der Frage, ob es möglich ist, Binnenländer, zumal in Deutschland, für die See zu interessieren, wird doch Deutschen immer wieder vorgeworfen, eher land- als seeorientiert zu sein. Ein Titel „Seefahrt tut not" konnte nur in Deutschland Aufsehen erregen, in England wäre er eine Selbstverständlichkeit gewesen. Ich habe mich allerdings mit der Feststellung getröstet, daß gerade nicht die Küstenregionen, sondern das Binnenland den größeren Beitrag zur maritimen Geschichte Deutschlands geleistet hat. Die meisten der bekannten Admiräle stammten nicht von der Küste (Scheer, von Tirpitz, von Trohta, Dönitz). Noch wichtiger ist, daß eine der wesentlichen meeresbezogenen Erfindungen, das U-Boot, von einem Österreicher entwickelt und zunächst am Bodensee ausprobiert worden ist. Also wage ich den Versuch; dabei berücksichtige ich, daß auch Nelson sich immer wieder den Unterschied zwischen Backbord und Steuerbord vergegenwärtigen mußte und daher jeder Leser Anspruch darauf hat, von der aus der Romantik der Teeklipper geborenen Fachsprache – die Sklavenschiffe, die in der Regel die schnellsten und schönsten Schiffe waren, wollen wir hier nicht erwähnen – verschont zu bleiben.

Die Entstehung des Internationalen Seegerichtshofs ist das Resultat einer weitgehenden Neuformulierung des traditionellen Seerechts. War dieses ein Recht zur Koordinierung staatlicher Aktivitäten, so hat das neue Seerecht in hohem Umfang Verwaltungs- und Verteilungsfunktion. Diese Neuformulierung des Seerechts trägt der Tatsache Rechnung, daß sich die Formen der Nutzung der See in den vergangenen Jahren deutlich intensiviert haben. Die Koordination der verschiedenen Nutzungsformen und die Notwendigkeit, die See vor einer Übernutzung zu bewahren, machten die Schaffung verschiedener internationaler Verwaltungs- und Rechtsprechungsgremien notwendig.

---

* Vortrag vor der Universitätsgesellschaft.

Eine dieser Institutionen ist der Internationale Seegerichtshof. Er ist, wie die Internationale Meeresbodenbehörde und die Kommission über die Festlandsockelgrenzen, eines der Gremien, die durch das Internationale Seerechtsübereinkommen von 1982 geschaffen wurden. Er tritt als internationales Gericht neben den Internationalen Gerichtshof (IGH) sowie die beiden internationalen Strafgerichte für Jugoslawien und Ruanda, die allerdings wegen ihrer besonderen Funktionen hier außer Betracht bleiben sollen.

Die Schaffung des Internationalen Seegerichtshofs ist nicht isoliert zu sehen; das Seerechtsübereinkommen entwickelt ein komplexes System der friedlichen Streitbeilegung, das bestehende Verfahren und Institutionen, vor allem den Internationalen Gerichtshof, mit einbezieht und es durch neue Institutionen und Verfahren ergänzt. Zu den neuen Verfahren gehören, neben dem Seegerichtshof, Schiedsgerichte, besondere Schiedsgerichte sowie Vergleichsverfahren. Insgesamt belegen die Regelungen zur seerechtlichen Streitbeilegung, daß diese einen Beitrag zur Rechtssicherheit auf See zu leisten haben; außerdem sind sie ein Instrument, um völkerrechtliche Normen für die Nutzung der See durchzusetzen.

Der Sitz des Gerichtshofs ist Hamburg. Die Wahl der Richter erfolgte am 1. August 1996. Der Gerichtshof konstituierte sich am 1. Oktober 1996; die feierliche Verpflichtung der Richter geschah auf seiner ersten öffentlichen Sitzung am 18. Oktober 1996. Daß die Errichtung eines neuen Gerichts auch manche Provisorien mit sich bringt, belegt bereits die Tatsache, daß die Richter sich in den blauen Roben der schleswig-holsteinischen Verwaltungsgerichtsbarkeit vereidigen ließen.

Der Seegerichtshof unterscheidet sich in einzelnen, jedoch wesentlichen Punkten von dem Internationalen Gerichtshof. Während der Internationale Gerichtshof nur Staaten offen steht, können vor dem Seegerichtshof auch internationale Organisationen sowie Privatpersonen und juristische Personen als Partei auftreten.

Der Seegerichtshof ist eine eigenständige internationale Organisation; er ist kein Organ der Vereinten Nationen.

II. Grundlagen des ISGH sowie seine Zusammensetzung

Die Regelungen zu dem Seegerichtshof finden sich in einem speziellen Teil des Seerechtsübereinkommens der Vereinten Nationen von 1982, das die Nutzung der See, d.h. der Küstenmeere, der Archipelgewässer, der ausschließlichen Wirtschaftszone, des Festlandsockels, der Meerengen, der Hohen See und des Tiefseebodens umfassend normiert. Trotz der weitreichenden Regelungen für den Seegerichtshof in der Konvention waren damit seine Grundlagen noch nicht vollständig geschaffen. Daher war es eine seiner ersten Auflagen, sich eine Verfahrensordnung zu geben, für die ein Entwurf vorlag. Diese

Arbeit ist seit Ende Oktober 1997 abgeschlossen. Aufgabe dieser Verfahrensordnung ist es sicherzustellen, daß Verfahren vor dem Gerichtshof möglichst
schnell und effektiv abgewickelt werden können. Einzelne Verfahren sind so
angelegt, daß sie ohne weiteres mit nationalen Gerichtsverfahren vergleichbar
sind. Dies ist bei der internationalen Gerichtsbarkeit im Regelfall nicht gegeben. So sind derzeit Verfahren vor dem Internationalen Gerichtshof anhängig,
bei denen mit der mündlichen Verhandlung nicht vor 1999 gerechnet wird.

Der Gerichtshof besteht aus 21 unabhängigen Mitgliedern (Richtern), die
durch die Vertragsstaaten des Seerechtsübereinkommens nominiert und von
ihnen mit Zweidrittelmehrheit gewählt werden. Als Qualifikation werden u.a.
Unparteilichkeit und anerkannte fachliche Eignung auf dem Gebiet des Seerechts genannt. In dem Seegerichtshof sollen alle hauptsächlichen Rechtssysteme der Welt vertreten sein, und dessen Zusammensetzung muß dem Prinzip der gerechten geographischen Verteilung entsprechen, ein Grundsatz, der
generell für die Besetzung von Organen der Vereinten Nationen gilt. Die ausdrückliche Anwendung dieses für die Besetzung politischer Organe entwikkelten Prinzips auf ein Organ der Rechtsprechung erscheint auf den ersten
Blick ungewöhnlich. Aber bei der Besetzung internationaler Gerichte ist der
politische Einfluß wohl noch weniger zu vermeiden als bei der Besetzung nationaler Gerichte.

Die Besetzung der Richterbank in dem Seegerichtshof weicht von derjenigen des Internationalen Gerichtshofs in einem Punkt wesentlich ab. Die regionale Verteilung der Sitze in dem Internationalen Gerichtshof richtet sich
nach einem eingespielten Verteilungsschlüssel. Im Ergebnis entspricht die
geographische Zusammensetzung derjenigen des Sicherheitsrates. Im Vergleich dazu werden bei der Verteilung der Sitze für den Seegerichtshof die
Entwicklungsländer stärker berücksichtigt. Von den 21 Richtern stammen
fünf aus Afrika, fünf aus Asien, vier aus Lateinamerika, vier aus Westeuropa,
das Australien und Neuseeland mit erfaßt, und drei aus Osteuropa. Diese
Sitzverteilung ist dann problematisch, wenn Kandidaturen aus Staaten vorliegen, die keiner dieser Regionen zuzuordnen sind. Dies war bei der ersten
Wahl zum Seegerichtshof der Fall, da ein Kandidat aus Israel (nominiert von
Österreich) zur Wahl stand. Die Staatengruppe der westeuropäischen Region
hatte zugestimmt, daß dieser Kandidat im Falle seiner Wahl der westeuropäischen Staatengruppe zugerechnet werden würde, ein Politikum angesichts der
Tatsache, daß Israel seit Jahren vergeblich um die Aufnahme in die westeuropäische Staatengruppe nachgesucht hat. Dies und die Sitzverteilung sind allerdings formell nur für die erste Wahl zum Seegerichtshof verbindlich. Im
Vergleich zum Seegerichtshof: von den 15 Richtern des Internationalen Gerichtshofs kommen fünf aus Westeuropa.

Die Richter werden in den Seegerichtshof für die Dauer von neun Jahren
gewählt; eine Wiederwahl ist zulässig. Um eine Rotation zu gewährleisten,

scheiden allerdings von den Richtern der ersten Generation je sieben nach drei bzw. sechs Jahren aus. Die ausscheidenden Richter wurden durch Los bestimmt. Auch insoweit wurde der Grundsatz der gerechten geographischen Verteilung beachtet.

Das Statut des ISGH sieht vor, daß innerhalb des Gerichts eine eigenständige Kammer, die Kammer für Meeresbodenstreitigkeiten, bestehend aus elf Richtern, unter einem eigenen Vorsitz errichtet wird. Im Grunde genommen handelt es sich um ein Gericht innerhalb des Gerichts. Aufgabe der Meeresbodenkammer ist die Entscheidung von Rechtsfragen, die im Zusammenhang mit Tiefseebodenaktivitäten – bergwerkliche Ausbeutung der Tiefseegebiete – entstehen. Bei der Auswahl der Mitglieder der Kammer durch den Gerichtshof ist wieder eine gerechte geographische Verteilung sicherzustellen, wie überhaupt dieser Grundsatz die Zusammensetzung der von dem Gericht geschaffenen Gremien bestimmt. Gleiches gilt für die Zusammensetzung der Kammern für Fischerei und marinen Umweltschutz und der Kammer für Eilsachen. Ein weiterer ausschlaggebender Gesichtspunkt ist die Vertretung der hauptsächlichen Rechtssysteme der Welt. Der Gerichtshof hat einen Versuch unternommen, diese wesentlichen Systeme zu bestimmen. Einigkeit bestand noch über die Benennung des common law Systems, des kontinentaleuropäischen und des arabischen Rechtskreises. Als aber der chinesische Richter auch noch den Rechtskreis China schuf und damit eine ständige Mitgliedschaft in allen für ihn wichtigen Gremien einforderte, wurde dieser Versuch sofort abgebrochen.

Nach Art. 38 IGH-Statut erfolgt die Rechtsprechung des IGH auf der Basis von Völkervertragsrecht, Völkergewohnheitsrecht bzw. der Basis von allgemeinen Rechtsprinzipien. Nach Art. 293 SRÜ ist das für den Seegerichtshof anwendbare Recht das Seerechtsübereinkommen. Weitere Rechtsquellen sind „die sonstigen damit nicht unvereinbaren Regelungen des Völkerrechts". Damit gilt für die seerechtliche Streitbeilegung eine klare Normenhierarchie; das Seerechtsübereinkommen und ein zu seiner Ergänzung erlassenes Durchführungsübereinkommen gehen anderen Regeln des früheren und späteren Völkervertrags- sowie -gewohnheitsrechts und den allgemeinen Rechtsprinzipien vor. Dem entspricht es, daß Gegenstand der seerechtlichen Streitbeilegung die Anwendung und Auslegung des Seerechtsübereinkommens ist. Da aber die Jurisdiktion des Seegerichtshofs durch weitere Abkommen begründet werden kann, ist es den Parteien dieser Abkommen möglich, den Kanon des vom Seegerichtshof anzuwendenden Rechts zu erweitern. Dennoch ist diese Regelung ungewöhnlich. Dem Völkerrecht ist nämlich eine vertraglich vereinbarte Normenhierarchie in diesem Umfang fremd. Dahinter steht für das Seerecht ein politisches Postulat. Nach dem Seerechtsübereinkommen sind der Meeresboden und seine Ressourcen, vor allem die auf dem Meeresboden vorhandenen Erze, wie die sog. Manganknollen, gemeinsames Erbe der Menschheit.

Durch die Einführung dieses Prinzips wird sozialstaatliches, die Entwicklungsländer begünstigendes Gedankengut in das Seerecht getragen. Dieses soll nicht durch Berufung auf das das Völkerrecht normalerweise bestimmende Prinzip der formellen Staatengleichheit außer Kraft gesetzt werden.

III. Jurisdiktion

Die Jurisdiktion eines internationalen Gerichtshofs bestimmt sich nach dem Kreis der potentiellen Streitparteien (ratione personae) und dem Umfang der zu entscheidenden Streitfälle (ratione materiae).

Der Kreis der potentiellen Streitparteien ist für die seerechtlichen Streitbeilegungsmechanismen nicht einheitlich geregelt. Verfahren über Auslegung und Anwendung des Seerechtsübereinkommens, abgesehen von den Streitigkeiten, die der Meeresbodenkammer zugewiesen sind, finden grundsätzlich nur zwischen Vertragsstaaten statt. Für die Meeresbodenkammer wird der Kreis der potentiellen Streitparteien erweitert.

Grundsätzlich kann eine internationale Gerichtsbarkeit zwei Funktionen ausüben – die Entscheidung von Streitfällen und die Erstellung von Gutachten. Dies gilt auch – wenn auch nicht ohne Einschränkungen – für den Seegerichtshof. Des weiteren kann nach traditionellem Verständnis ein zwischenstaatlicher Streitfall von einem internationalen Gerichtshof nur dann entschieden werden, wenn sich die Streitparteien der Jurisdiktion des Gerichtshofs vorher für den konkreten Fall bzw. allgemein unterworfen haben. Insoweit ist auf Art. 36 Abs. 2 und 3 des IGH-Statuts zu verweisen.

Für die Streitbeilegung nach dem Seerechtsübereinkommen wird dieser Grundsatz modifiziert. Danach ist zu unterscheiden zwischen der Verpflichtung, bestimmte Fälle einer verbindlichen Streitbeilegung durch den Seegerichtshof, den IGH, ein Schiedsgericht oder ein besonderes Schiedsgericht zuzuführen, und der Inanspruchnahme des Seegerichtshofs selbst. Eine besondere Stellung kommt insoweit der Kammer für Meeresbodenstreitigkeiten zu.

Insgesamt sind die Regeln zur Bestimmung der Streitigkeiten, die vor den Seegerichtshof gebracht werden können, außerordentlich kompliziert. Ein Kritiker der Errichtung des Gerichtshofs hat sie einmal als ein Paradies für Juristen bezeichnet, dabei muß man allerdings wissen, daß dieser nicht nach dem Streitwert, sondern nach der Zahl und der Länge seiner Schriftsätze abrechnet.

Grundsätzlich können alle Verfahren vor den Seegerichtshof gebracht werden, die sich aus der Nutzung der See ergeben. Der Phantasie sind dabei keine – oder sagen wir fast keine – Grenzen gesetzt. Ich hoffe allerdings, daß sich der Seegerichtshof nicht einmal mit einem Fall auseinandersetzen muß, wie ihn sich Alan Patrick Herbert in seinem Büchlein „Rechtsfälle – Linksfälle" ausgedacht hat. Der Sachverhalt ist einfach beschrieben. Der spätere Kläger, ein Londoner Geschäftsmann, fuhr mit seinem Wagen die Chiswick Mall entlang der Themse, die wegen Hochwasser überflutet, aber auf der linken, also für England der richtigen Seite, gerade noch befahrbar war. Zu seinem Entsetzen sah er, daß ihm ein flachgehendes Boot entgegenkam, dessen Führer, getreu der Seestraßenordnung, ein Ausweichmanöver Backbord an Backbord verlangte. Der Kläger vermied den Zusammenstoß, indem er, wie verlangt, nach rechts auswich, damit geriet sein Wagen in tiefes Wasser und gab seinen Geist auf. Das angerufene Admiralitätsgericht entschied gegen die auf die Verletzung der Seestraßenordnung gestützte Klage mit folgender Begründung: „Und wir kommen zu dem Ergebnis, daß die Unfallszene Wasser war, und zwar Tidewasser. Tidegewässer fließen in die Ozeane und werden von den Schiffen aller seefahrenden Nationen befahren. Die Regeln, auf die sich der Kläger bezieht, sind nicht ausschließlich britischen Ursprungs, sondern beherrschen die Bewegungen und garantieren die Sicherheit der Schiffe in aller Welt. Die Völker vertrauen auf ihre allseitige Anwendung und wachen mit Eifer darüber. Es ist deutlich, welche internationalen Verwicklungen entstehen müßten, wenn es geschehen könnte, daß das Admiralitätsgericht willens wäre, mit diesen Regeln zugunsten eines Kraftfahrers leichtfertig umzugehen. Die Klage wird abgewiesen.“

Zurück zum Seerechtsübereinkommen. Grundsätzlich wird jede Streitigkeit über die Anwendung oder Auslegung des Seerechtsübereinkommens auf Antrag einer Streitpartei dem Seegerichtshof zugewiesen, wenn die Parteien sich auf diesen geeinigt haben. Sonst entscheidet eine der anderen Institutionen; wenn keine Einigung vorliegt, entscheiden die Schiedsgerichte. Für diesen Grundsatz sieht das Seerechtsübereinkommen allerdings eine Reihe von Grenzen bzw. Ausnahmen vor. Eingeschränkt wird die Jurisdiktion des Seegerichtshofs, soweit sich die Streitigkeit auf einen der folgenden Punkte bezieht: Die Ausübung küstenstaatlicher Rechte oder Hoheitsbefugnisse (gemeint sind die küstenstaatlichen Maßnahmen in bezug auf die Schiffahrt, die Forschung, den Fischfang oder den Bergbau im Bereich des Küstenmeeres bzw. der ausschließlichen Wirtschaftszone oder des Festlandsockels). Hiervon gibt es allerdings wieder eine Reihe von Ausnahmen. Drei Fallgruppen sind zu unterscheiden: Die Verletzungen der Regeln über die Hohe See, Freiheiten in der ausschließlichen Wirtschaftszone, gemeint ist vor allem die Schiffahrt, aber auch das Verlegen von Kabeln und Rohrleitungen, die Verletzung von küstenstaatlichen Regelungen, die im Einklang mit dem Seerechtsübereinkommen erlassen worden sind, bzw. Verletzungen der anwendbaren internationalen Regeln zum Schutze der marinen Umwelt. Bei der ersten und dritten Fallvariante handelt es sich um behauptete Rechtsverstöße durch den Küstenstaat, bei der zweiten um solche anderer Staaten.

Ebenfalls der obligatorischen Streitbeilegung unterliegen Streitigkeiten über Auslegung und Anwendung des Übereinkommens hinsichtlich der wissenschaftlichen Meeresforschung und der Fischerei. Für diesen Grundsatz gelten allerdings Einschränkungen, deren genauer Umfang sich erst aus der Rechtsprechung des Gerichtshofs ergeben wird. Die Streitigkeiten hinsichtlich der Meeresforschung beziehen sich auf die Rechte und Pflichten von Küsten- und anderen Staaten in bezug auf die wissenschaftliche Forschung in der ausschließlichen Wirtschaftszone und am Festlandsockel.

Die komplexen Regelungen über die Streitbeilegung sind nur ein Spiegelbild der Gemengelage von küstenstaatlichen Rechten und den damit kollidierenden Rechten anderer Staaten. Der weitgehende Schutz der Freiheit der Schiffahrt spiegelt lediglich wider, daß die Abwicklung des Welthandels auf die Freiheit der Schiffahrt angewiesen ist. Hingegen haben die Küstenstaaten die Priorität in bezug auf die wirtschaftliche Nutzung des Küstenvorfelds. Letztlich wird die Rechtsprechung weiter dazu beitragen müssen, hier einen sachgerechten Interessenausgleich zu finden.

Bestimmte Verfahren müssen allerdings vor den Seegerichtshof gebracht werden, und insoweit besteht für die Vertragsstaaten auch nicht die Möglichkeit, sich dieser Rechtsprechung zu entziehen. Dies gilt in erster Linie für Streitigkeiten über den Tiefseebergbau. Dabei kann es sich um Konflikte zwischen Staaten, zwischen Staaten und der Meeresbodenbehörde und zwischen Staaten und Privaten sowie zwischen Privaten bzw. diesen und der Meeresbodenbehörde handeln. Die Meeresbodenbehörde hat Gesetzgebungsfunktionen hinsichtlich der Verwaltung der Meeresbodenressourcen und Exekutivkompetenzen, die denen eines Bergamtes gleichkommen. Zudem kann sie selbst wirtschaftlich Tiefseebergbau betreiben. Die Meeresbodenkammer überwacht diese Funktionen und ist damit einem Verwaltungsgericht nicht unähnlich. Als Instanz zur Beilegung der Streitigkeiten zwischen Staaten und Privaten, soweit sie auf der Ebene der Gleichberechtigung handeln, erfüllt sie die normalen Funktionen eines internationalen Gerichts mit dem Unterschied, daß es auch von Privaten angerufen werden kann. Soweit die Meeresbodenbehörde Sanktionen gegen einen Staat oder einen Privaten wegen eines Rechtsverstoßes ausspricht, müssen diese von der Meeresbodenkammer des Gerichtshofs bestätigt werden. Hier erfüllt der Gerichtshof strafrechtliche Funktionen.

Ein völlig neues Verfahren, das in das Schema internationaler Streitbeilegung nur schwer paßt, ist das sog. Schiffsfreigabeverfahren. Weder gibt es für dieses Verfahren Vorbilder, noch hat es bislang in der Praxis Anwendung gefunden. Nach dem Seerechtsübereinkommen kann der Seegerichtshof von einem Flaggenstaat in Anspruch genommen werden, um die sofortige Freigabe eines Schiffes oder seiner Besatzung zu erreichen, die von den Behörden eines Hafenstaates festgehalten werden. Voraussetzung für die Zulässigkeit des Verfahrens ist, daß geltend gemacht wird, daß der Hafenstaat die Vorschriften des Seerechtsübereinkommens über die sofortige Freilassung von Schiffen oder der Besatzung nach Hinterlegung einer verhältnismäßigen Bürgschaft oder anderer finanzieller Sicherheit verletzt hat. Hier handelt es sich im wesentlichen um Verstöße gegen das internationale marine Umweltrecht bzw. Verstöße gegen verwandte Regelungen. Das Seerechtsübereinkommen hat die Hafenstaaten mit weitgehenden Kompetenzen zum Schutze der marinen Umwelt ausgestattet. Nach einer Auskunft der See-Berufsgenossenschaft vom 10. 10. 1997 wurden in Hamburg 1996 1.570 Schiffe kontrolliert. Dabei wiesen 922 Schiffe erhebliche Mängel auf, von denen 147 ein Auslaufverbot erteilt wurde. Wird ein Staat auf der Basis dieser Kompetenzen tätig, so agiert er als Beauftragter der internationalen Staatengemeinschaft und nicht immer aus Eigeninteresse. Naturgemäß besteht in derartigen Fällen die Gefahr eines Mißbrauchs der übertragenen Befugnisse. Um einem derartigen Mißbrauch entgegenzuwirken, wurde die Verpflichtung geschaffen, Schiffe nach entsprechender Sicherheitsleistung freizulassen. Der Durchsetzung dieser Verpflichtung dient das Schiffsfreigabeverfahren. Es ist also als Gegengewicht gegen die Ausstattung der Hafenstaaten mit internationalen Durchsetzungskompetenzen zu verstehen. Ob dies alle Fälle sind, muß die Praxis des Gerichts zeigen. Am 13. 11. 1997 war der erste Fall vor dem Internationalen Seegerichtshof anhängig geworden; verlangt wurde die Freigabe eines vor der westafrikanischen Küste aufgebrachten Schiffes.

IV. Verfahrensablauf

Der Ablauf des Verfahrens vor dem Gerichtshof unterscheidet sich grundsätzlich von den gerichtlichen Verfahren nach deutschem Recht.

Das Verfahren teilt sich in einen schriftlichen und einen mündlichen Abschnitt, die strikt zu trennen sind. Rein schriftliche Verfahren sind zwar nicht völlig ausgeschlossen, aber nach dem Willen der Mehrheit die Ausnahme und nicht die Regel. Hierüber hat es bei der Beratung der Verfahrensordnung, die nach einjährigen intensiven Verhandlungen Ende Oktober dieses Jahres verabschiedet wurde, ausführliche Diskussionen gegeben.

Das Verfahren beginnt mit einem Antrag des Klägers, der allerdings im Regelfall den Streitgegenstand noch nicht voll umreißt. In der Praxis des Internationalen Gerichtshofs ist der Antrag ausgesprochen kurz und beschreibt nur das Klageziel in groben Zügen, ohne auf die Anspruchsgrundlagen genauer einzugehen. Nach intensiven Debatten und einer Kampfabstimmung im Gerichtshof hat dieser die Anforderungen an den Inhalt des Antrags etwas erweitert. Nach Einreichen des Antrags hat der Kläger maximal 6 Monate Zeit, seine Klagebegründung einzureichen; diese Frist kann verlängert werden. Daraufhin stehen dem Beklagten ebenfalls 60 Tage zur Verfügung, um seine Erwiderung vorzulegen. Wenn der Gerichtshof es zuläßt, besteht die Möglichkeit für Replik und Duplik; die Fristen werden hierfür durch den Seegerichtshof festgelegt, Maximum sind 6 Monate. Nach der Einreichung der Duplik dürfen keine weiteren Schriftsätze eingereicht werden, wenn es das Gericht nicht ausdrücklich zuläßt. Zählt man die genannten Fristen zusammen, wird deutlich, daß das schriftliche Verfahren zwei Jahre dauern kann. Diese Frist wird in aller Regel bei dem Internationalen Gerichtshof um ein wesentliches überschritten. Die Verfahrensordnung des Internationalen Gerichtshofs bzw. seine Praxis sowie diejenige des Seegerichtshofs erlauben nämlich sog. *preliminary proceedings*, in denen gerügt werden kann, daß das Verfahren prima facie unzulässig bzw. rechtsmißbräuchlich sei. In einem weiteren Schritt kann dann die Zuständigkeit des Gerichts und die Zulässigkeit des Verfahrens in Frage gestellt werden (*objection*). Beide Zulässigkeitsverfahren unterbrechen den Lauf der Frist für die Abgabe der Klageerwiderung. Die Verfahrensordnung des Seegerichtshofs versucht dieses System, das zur Verfahrensverschleppung förmlich einlädt, zu verkürzen. Allerdings hat es auch in dem Seegerichtshof Befürworter für dieses System gegeben, das angeblich allein die Souveränität der Staaten gegen unzulässige Klagen schützt.

Liegen die Schriftsätze vor, so treten die Richter zusammen, um erstmalig über das Verfahren zu beraten. Diese Sitzung wird von dem Präsidenten mit einer groben Zusammenfassung der Fakten und der relevanten Rechtsfragen vorbereitet. Die Richter können diesen Bericht des Präsidenten ergänzen bzw. modifizieren; er ist dann die Grundlage für die Durchführung der mündlichen Verhandlung. Der Seegerichtshof kennt, anders als deutsche Kollegialgerichte, keinen Berichterstatter. Hierüber ist lange beraten worden. Man hielt aber dieses System für ein Gericht, in dem alle Rechtskulturen zum Tragen kommen sollten, für nicht adäquat.

Die mündliche Verhandlung, die spätestens 6 Monate nach Abschluß des schriftlichen Verfahrens stattfindet, gibt dem Parteivortrag großen Raum. Versuche, sie stärker als in der Praxis des Internationalen Gerichtshofs zu strukturieren, sind gescheitert. Allerdings werden die Richter des Seegerichtshofs gezwungen, sich mit dem Aktenmaterial bereits vor der mündlichen Verhandlung intensiv auseinanderzusetzen, da das Gerücht geht, daß einige Richter des Internationalen Gerichtshofs dieses Studium erst nach der mündlichen Verhandlung aufnehmen. Nach Abschluß der mündlichen Verhandlung, in welcher der Präsident und einzelne Richter Fragen stellen können, haben sich die Richter auf ein Urteil und seine Begründung zu einigen. Für dessen Erarbeitung setzt der Seegerichtshof einen kleinen Ausschuß ein, dem der Präsident vorsitzt, wenn er die Mehrheitsmeinung vertritt, sonst der Vizepräsident. Der Annahme des Urteils durch das Gericht geht eine Debatte voraus, in der teilweise über einzelne Sätze der Urteilsgründe abgestimmt wird. Das Verfahren unterscheidet sich von dem des Internationalen Gerichtshofs. Der Seegerichtshof räumt dem Präsidenten und dem Ausschuß eine besondere Funktion ein. Das Verfahren ist kompliziert und dauert bei genauer Beachtung der Fristen Monate.

Daher will ich drei Verfahrensarten kurz skizzieren, die es ermöglichen, die Entscheidungsfindung vor dem Seegerichtshof zu beschleunigen.

Grundsätzlich entscheidet das Plenum des Seegerichtshofs. Die Parteien einer Streitigkeit haben aber die Möglichkeit, eine Kammer mit der Entscheidung zu betrauen. Dabei können sich die Parteien entweder der bereits eingerichteten Kammern, der Kammer für Fischereifragen oder der Kammer für Fragen des Umweltschutzes, bedienen. Sie können aber auch die Einrichtung einer ad hoc-Kammer vereinbaren. Die personelle Zusammensetzung dieser Kammer erfolgt durch die Parteien der Streitigkeit. Außerdem haben die Parteien die Möglichkeit, ein eigenes Verfahren festzulegen. Dieses könnte abgekürzte Fristen und eine Verringerung der Verfahrensschritte vorsehen. Noch weiter gehen die Möglichkeiten hinsichtlich des Tiefseebergbaus. Hier kann nämlich eine Partei einer anderen die Verweisung des Verfahrens an eine ad hoc-Kammer aufzwingen.

Kammerentscheidungen stehen in ihrer Rechtskraft Plenarentscheidungen gleich. Eine Kontrolle des Plenums über Kammerentscheidungen gibt es nicht.

Eine weitere Möglichkeit eröffnet das Verfahren der einstweiligen Anordung. Nach den Verfahrensregeln hat es Priorität vor allen anderen Verfahren, und die Zahl der Verfahrensschritte ist eingeschränkt. Vor allem aber werden die Fristen für eine einstweilige Anordnung deutlich gekürzt. Einstweilige Anordnungen können von einer eigens dafür eingerichteten Kammer erlassen werden, der neben dem Präsidenten und dem Vizepräsidenten noch weitere drei Richter angehören. Die Kammer kann bereits verhandeln, wenn nur die beiden Erstgenannten und ein Richter anwesend ist.

Schließlich ist in diesem Zusammenhang noch das Verfahren zur Freigabe von Schiffen zu erwähnen. Das Verfahren wird von zwei Gesichtspunkten bestimmt. Es ist darauf angelegt, daß es zu einer schnellen Entscheidung gelangt. Außerdem muß den beiden Seiten, d.h. dem Flaggenstaat sowie dem Hafenstaat, die Gelegenheit gegeben werden, ihre Argumente vorzutragen.

Der Antrag auf Freigabe eines Schiffes bei dem Registrar des Gerichtshofs wird mit Eingang anhängig. Das Seerechtsübereinkommen verpflichtet den Gerichtshof, sich mit dem Verfahren unverzüglich auseinanderzusetzen. Die Verfahrensordnung präzisiert diesen Gesichtspunkt. Danach haben Schiffsfreigabeverfahren Priorität vor allen anderen Verfahren, außer vor Eilverfahren, denen sie gleichgestellt sind.

Der Antrag muß dem Hafenstaat unverzüglich zugestellt werden, dieser hat die Möglichkeit, auf die Gründe in dem Antrag zu reagieren. Dafür können ihm nach der Verfahrensordnung maximal zehn Tage eingeräumt werden, da dann die mündliche Verhandlung anzuberaumen ist. Das Urteil wird gemäß der Verfahrensordnung zehn Tage nach der mündlichen Verhandlung verkündet. Insgesamt beträgt also die maximale Verfahrensdauer, die beiden Verhandlungstage mitgerechnet, 22 Tage. Das Urteil ist abschließend und für beide Parteien verbindlich (Art. 296 Abs. 1 SRÜ). Damit ist, wenn dem Antrag stattgegeben wird, der Flaggenstaat verpflichtet, die Sicherheitsleistung zu erbringen, und der Hafenstaat, im Gegenzug das Schiff bzw. die Besatzung freizugeben. Das bedeutete für den ersten dem Gericht vorliegenden Fall: Eingang des Antrags am 13. 11.; mündliche Verhandlung am 21. und 24. 11. und Verkündung des Urteils bis zum 4.12.1997.

V. Bewertung

Eine völkerrechtspolitische Bewertung des Internationalen Seegerichtshofs kann sich bislang lediglich auf die vorliegenden Regeln, vor allem das Statut und die Verfahrensordnung stützen. Eine gerichtliche Praxis gibt es noch nicht. Gerade letztere wird entscheidend sein; der von dem Seerechtsübereinkommen konzipierte Mechanismus zur Streitbeilegung ist zwar in vieler Hinsicht weiterführend, entscheidend ist jedoch, daß die Staaten sich seiner bedienen und der Gerichtshof den Erwartungen der Staaten gerecht wird.

Insgesamt enthalten die Regelungen zum Seegerichtshof Elemente des Rechts für den Internationalen Gerichtshof sowie den EuGH. Letzteres gilt insbesondere für die Verfahren vor der Meeresbodenkammer. Die Verfahren vor der Meeresbodenkammer sind auf die besonderen Regeln zur Nutzung des Tiefseebodens zugeschnitten. Sie dienen dem Schutz der Rechtssicherheit bei der Regelung des Tiefseebergbaus sowie der Vergabe oder dem Entzug von Bergbaulizenzen. Besondere Bedeutung kommt insoweit auch dem Gutachtenverfahren zu, das von einem Viertel der Mitglieder der Versammlung beantragt werden kann. Es hat die Funktion eines Minderheitenschutzes. Innovativ ist es, daß auch natürliche und juristische Personen Parteien in Verfahren vor der Meeresbodenkammer sein können und nicht Staaten ihre Interessen wahrnehmen müssen.

Innovativ sind die Kompetenzen des Seegerichtshofs zur Freigabe von Schiffen; damit werden Streitigkeiten auf die internationale Ebene gehoben, die bislang lediglich auf nationaler Ebene entschieden wurden. Es ist dies ein weiterer Beleg für die Durchdringung von nationalem Recht und Völkerrecht.

Neuland beschreitet schließlich das Seerechtsübereinkommen z.T. hinsichtlich der Durchsetzung seiner Urteile. Generell gilt, daß die Staaten verpflichtet sind, die Urteile des Gerichtshofs durchzusetzen. Die Entscheidungen der Meeresbodenkammer müssen allerdings durchgesetzt werden wie die Urteile nationaler Gerichte. Die Bundesrepublik Deutschland hat insoweit ein automatisches Verfahren geschaffen.

Vielleicht erhebt sich jetzt die Frage, was diese ausgefeilten Verfahren sollen. Sie dienen dazu, die Akzeptanz des Seerechtsübereinkommens zu vergrößern. Denn nur wenn die Staatengemeinschaft ein überschaubares, streng geregeltes Verfahren zur Verfügung stellt, ist es zu erwarten, daß Streitigkeiten auf friedlichem Wege und nicht mit Bordkanonen geregelt werden. Friedenssicherung ist aber auch heute noch die wesentliche Aufgabe des Völkerrechts.

Im Fadenkreuz von Raum und Zeit

Zum Verhältnis von Weltbild und Herrschaftskonzeption im Alten Orient

von Stefan M. Maul

Betrachtet man die akkadischen (d.h. die assyrisch-babylonischen) Begriffe, die „Vergangenes" und „Zukünftiges" bezeichnen, nicht nur als Wortentsprechungen zu den jeweils zugeordneten deutschen Begriffen, ist eine zunächst erstaunliche Entdeckung zu machen. Ein Blick auf die Etymologie der Zeitbegriffe wie „früher": *pāna, pān; pānānu; pāni; pānû* oder „frühere Zeit, Vergangenheit": *pānātu; pānītu; pānū*, zeigt, daß diese Begriffe zu akkadischem *pānum*, „Vorderseite", im Plural *pānū*, „Gesicht" gehören. Die sumerischen Entsprechungen zu den akkadischen Zeitbegriffen der Vergangenheit sind mit dem Wort i g i gebildet, das „Auge", „Gesicht" und dann auch „Vorderseite" bedeutet. In den akkadischen und sumerischen Zeitbegriffen der Vergangenheit wird das zugrunde liegende Wort „Vorderseite" gebraucht im Sinne von „etwas, das vor dem Betrachter / im Angesicht des Betrachters liegt". Ähnliches ist auch für die Begriffe, die Zukünftiges bezeichnen, zu beobachten. Akkadisches *(w)arka, (w)arkānu(m), (w)arki* in der Bedeutung „später, danach", *(w)arkû(m)* in der Bedeutung „zukünftig" und *(w)arkītu(m)*, „Späteres, spätere Zeit, Zukunft" gehören zu dem Wort *(w)arkatu(m)*, „Rückseite, Hinteres". Auch die entsprechenden sumerischen Begriffe (e g e r ; m u r g u ; b a r) bedeuten ursprünglich „Hinteres" und „Rückseite". Obgleich dieses für das Verständnis der mesopotamischen Kultur höchst wichtige Problem der Eigenbegrifflichkeit hier nicht näher betrachtet werden soll, wird doch deutlich, daß für einen Babylonier die Vergangenheit vor ihm, ihm „im Angesicht" daliegt, wohingegen das Kommende, Zukünftige (*warkītum*), das ist, was er als hinter sich, in seinem „Rücken" liegend betrachtet. In der Gedankenwelt unserer eigenen modernen Gesellschaft wird jedoch das Umgekehrte als selbstverständlich hingenommen. Fest glauben wir, daß unser Blick nach vorn gerichtet ist, wenn wir „in die Zukunft schauen". Und kein Zweifel er-

---

* Festvortrag anläßlich des 70. Geburtstages von Prof. Dr. Karlheinz Deller am 21. 2. 1997

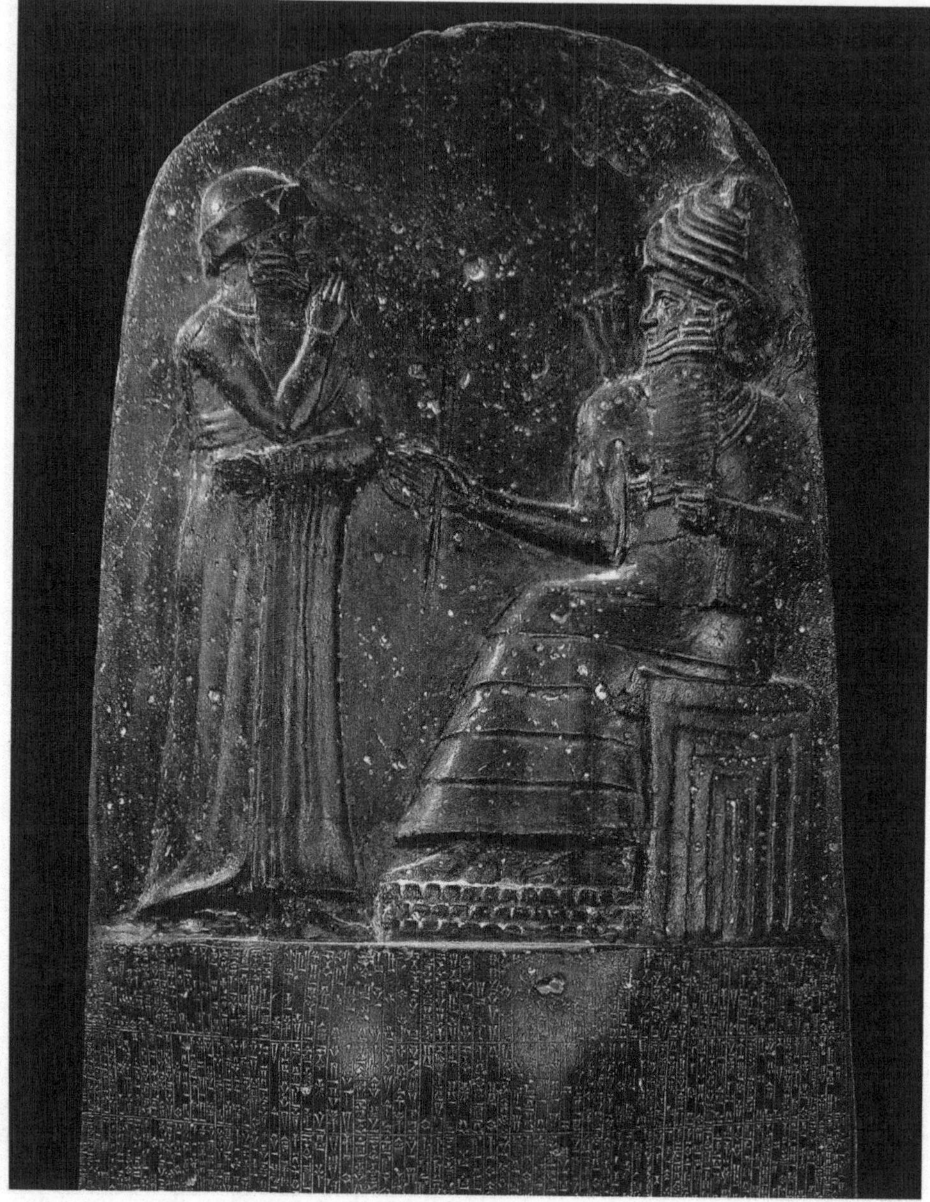

Abb. 1. Die Inschrift der berühmten Stele des babylonischen Königs Hammurapi (1792–1750 v. Chr.) enthält eine der ältesten Gesetzessammlungen der Menschheit. Im Bildfeld ist der König vor dem Sonnengott stehend dargestellt. Die Keilschriftzeichen der Inschrift weisen Formen auf, die nahezu 500 Jahre vor der Zeit Hammurapis in Gebrauch waren. (Louvre © Photo RMN – H. Lewandowski)

schüttert unsere Überzeugung, daß die Vergangenheit in unserem Rücken, also hinter uns liegt. Während wir „der Zukunft zugewandt" auf der Zeitachse nach vorne schreiten, bewegten sich die Mesopotamier zwar ebenso wie wir auf dieser Achse in Richtung auf die Zukunft fort, ihr Blick war dabei jedoch in die Vergangenheit gerichtet. Sie bewegten sich gewissermaßen mit dem „Rücken" nach vorn, rückwärts gehend, in die Zukunft. Ohne das hier gewählte Bild überstrapazieren zu wollen, liegt nahe, daraus zu folgern, daß das ‚Augenmerk' der mesopotamischen Kultur in die Vergangenheit und damit letztlich auf den Urpunkt allen Seins gerichtet ist.

In der Tat ist das Interesse der mesopotamischen Kultur an der eigenen Vergangenheit allgegenwärtig: So ließen z.B. die babylonischen und assyrischen Könige des ersten vorchristlichen Jt. ihre Inschriften in einer Kunstsprache verfassen, die sich an der altertümlichen, als klassisch empfundenen akkadischen Sprache des beginnenden 2. Jt. v. Chr. orientierte. Die offiziellen Inschriften der neubabylonischen Könige aus dem 6. Jh. v. Chr. wurden darüber hinaus sogar häufig mit sehr archaischen Keilschriftzeichenformen niedergeschrieben, die im Alltagsleben etwa 2000 Jahre zuvor in Gebrauch waren. Die Schreiber legten – wie moderne Assyriologen – paläographische Zeichenlisten an und fertigten Tontafelfaksimiles, die so gelungen erscheinen, daß sich in der Gegenwart mancher Assyriologe über das wahre Alter des Dokumentes täuschen ließ. Der hochgelehrte neuassyrische König Assurbanipal (668–627 v. Chr.) rühmte sich gar, Inschriften „aus der Zeit vor der Sintflut" entziffern zu können (vgl. auch Abb. 1). Die wohl älteste Sprache der mesopotamischen Kulturen, das mit keiner bekannten Sprache verwandte Sumerische, galt noch um die Zeitenwende – 2000 Jahre, nachdem es als gesprochene Sprache aufgehört hatte zu existieren – als heilige Sprache, in der man die Götter anredete. Und Texte, die bereits im 3. Jt. v. Chr. entstanden, waren noch im 1. vorchristlichen Jahrhundert wesentlicher Bestandteil des Götterkultes.

Interesse an der Vergangenheit manifestierte sich jedoch keineswegs nur in der Verwendung von Sprache und Schrift, sondern betraf auch die materielle Kultur: Überraschend erscheint dem modernen Leser die in neubabylonischen Königsinschriften keineswegs selten anzutreffende Schilderung, daß im Auftrage des Königs in den Tempelbezirken der wichtigen Städte Babyloniens großflächige archäologische Ausgrabungen unternommen wurden. Die Reste der Fundamente von uralten, oft seit langem vergessenen Kulteinrichtungen wollten die Babylonier freilegen, um „den ursprünglichen Zustand wiederherstellen" zu können, ohne dabei auch nur einen „Finger breit" von dem alten, uranfänglichen Plan „abzuweichen".

Unsere eingangs geäußerte und nur auf der Betrachtung der akkadischen Zeitbegriffe fußende Vermutung, das ‚Augenmerk' der mesopotamischen Kultur sei in die Vergangenheit und damit letztlich auf den Urpunkt allen

Seins gerichtet, findet auch in zahlreichen keilschriftlichen Bauinschriften eine glänzende Bestätigung. Denn in diesen Texten betonen die königlichen Bauherren immer wieder ihre Absicht, in dem jeweiligen Neubau Verhältnisse aus „den Tagen der Ewigkeit" wiedererstehen zu lassen. In die gleiche Richtung weist auch die für solche Bauberichte kennzeichnende (akkadische) Wendung „*ana ašrīšu turru*". In den Wörterbüchern wird sie zwar sachlich richtig, eigenbegrifflich aber eher unscharf mit „wiederherstellen" oder „restaurieren" wiedergeben. Wörtlich übersetzt bedeutet sie „(eine Sache) an den jeweils für sie vorgesehenen / an den ihr (seit jeher) zugewiesenen Platz zurückführen". In dieser Formulierung spiegelt sich die mesopotamische Vorstellung, daß alle Dinge im Kosmos über einen festen, unverrückbaren Platz verfügten, den die Götter ihnen im Schöpfungsakt auf ewig zugewiesen hatten.

Ein Blick in die zahlreichen mythischen Texte Mesopotamiens zeigt sehr rasch, daß auch sämtliche *kulturellen* Errungenschaften – sei es die Baukunst oder die Kunst der Schreiber, sei es das Wissen der Handwerker oder das der Ärzte und Beschwörer – als Weisheit des Gottes Ea angesehen wurden, die dieser den Menschen zum Anbeginn der Zeiten offenbart hatte. Noch im 3. Jh. v. Chr. hielt Berossos, ein Marduk-Priester, der mit seinem griechischsprachigen Werk *Babyloniaka* der hellenistischen Welt Geschichte und Kultur des alten Zweistromlandes nahe bringen wollte, ein solches Selbstverständnis der babylonischen Kultur für wesentlich: Ein fischgestaltiges Wesen (aus keilschriftlichen Texten wissen wir, daß es als eine Erscheinungsform des Weisheitsgottes Ea galt) sei, so Berossos, im ersten Jahre der Welt, also *unmittelbar* nach Erschaffung von Himmel, Erde und Menschen, aus dem persischen Golf gestiegen und habe „die Menschen die Schriftkunde und die mannigfaltigen Verfahrensweisen der Künste, die Bildungen von Städten und die Gründungen von Tempeln gelehrt". Ein erst jüngst bekannt gewordener Mythos aus dem frühen 2. vorchristlichen Jt. bestätigt die Nachricht des Berossos, daß man in Babylonien auch die Gründung eines Tempels auf göttliches Wirken zurückführte. Im Mittelpunkt dieses Mythos steht die Urgeschichte des Eanna, des Haupttempels der südmesopotamischen Stadt Uruk. Dieser (tatsächlich existierende, sichtbare) Tempel galt, obgleich hundertfach restauriert, dem Text zufolge in seinem Ursprung keineswegs als Menschenwerk. Vielmehr habe der Himmelsgott An, in der Urzeit von seiner Tochter Inanna-Ischtar gezwungen, seinen himmlischen Palast freigegeben und zur Erde herabgelassen, damit dieser nunmehr der Göttin als irdische Wohnstätte dienen könne.

Spätestens an dieser Stelle wird offenbar, daß in einem mesopotamischen Tempel mythischer Raum (bzw. Handlungsschauplatz des Mythos) und *realer* Raum ineinander fließen, ja untrennbar miteinander verschmolzen sind. Die zuvor erwähnten Ausgrabungen, die die neubabylonischen Könige veranstal-

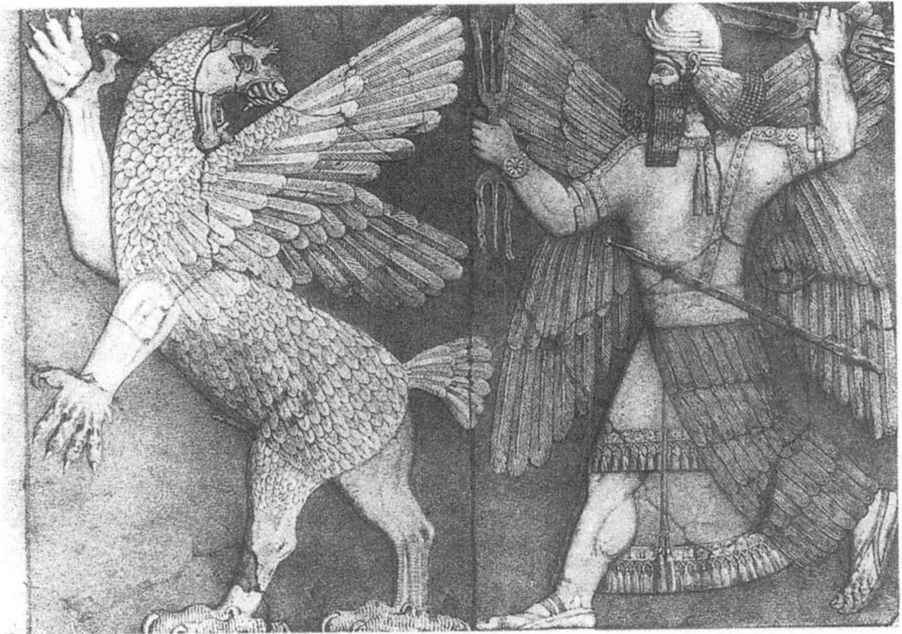

Abb. 2. Ein mesopotamischer Gott im Kampf gegen ein Wesen des Urchaos. Zeichnung eines Alabasterreliefs (Höhe 2,50 m), das in den Resten des neuassyrischen Ninurta-Tempel von Kalchu (Nimrud) gefunden wurde. *Bildnachweis:* U. Moortgat, Archiv für Orientforschung Band 35, Wien 1988

teten, hatten eindeutig zum Ziele, den uranfänglichen göttlichen Plan eines Tempels, der seinerseits als Teil des großen Weltschöpfungsaktes galt, frei von allen historischen Verfälschungen zu ermitteln, damit der Tempel in seiner reinsten Form und uranfänglichen Frische wiedererstehen konnte. Der König machte so in seinem Wirken als Bauherr das Königtum zum Teil dieser uranfänglichen Ordnung und seine Person zu deren Vollstrecker.

Altorientalische Tempelstrukturen sind, soweit durch Grabungstätigkeit erschlossen, bislang nur beschrieben, aber kaum gedeutet worden. Allein aufgrund des archäologischen Befundes wird dies auch nicht möglich sein. Verschränkt man jedoch die Informationen aus keilschriftlichen Tempelbeschreibungen mit den archäologischen Befunden und weiteren Texten wie Bau- und Weihinschriften, Ritualbeschreibungen und Mythen, besteht eine gute Chance, das ‚Wesen' eines Tempels und seine Bedeutung für die Gesellschaft zu erfassen. Für eine solche Untersuchung bietet sich der Tempel des Marduk in Babylon ganz besonders an. Zum einen, da er zumindest in seinem architektonischen Aufbau vergleichsweise gut dokumentiert ist, zum anderen da er als ‚Herz' des babylonischen Reiches Gegenstand vielfältiger Textzeugnisse ist.

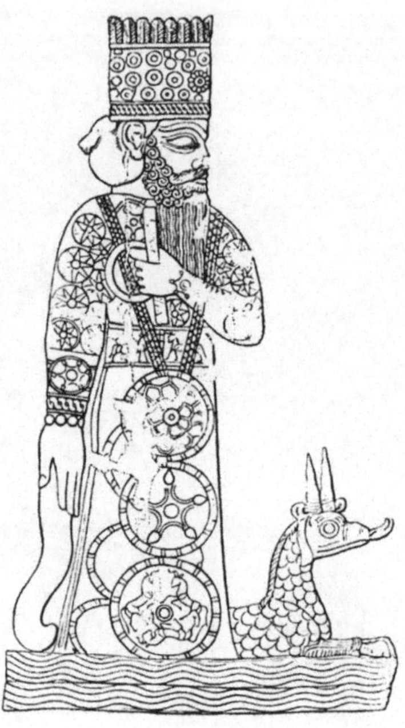

Abb. 3. Der Gott Marduk. Darstellung des Kultbildes des Gottes aus dem 9. Jh. v. Chr. *Bild-nachweis:* R. Koldewey, MDOG 5 (1900)

Die Kulttopographie Babylons kann ohne das babylonische Weltschöp-fungsepos, das *Enūma eliš* nicht verstanden werden. Dieses babylonische ‚Na-tionalgedicht' schildert, wie sich die jungen, das Leben verkörpernden Götter gegen die alten Kräfte der bewegungslosen Unordnung, die Kräfte des Chaos, aufwarfen (siehe Abb. 2). Die alten Götter ertrugen die Unruhe der jungen nicht und wollten sie vernichten. Keiner außer Marduk weiß Rat (siehe Abb. 3). Unter dem Versprechen, ihn – sofern er erfolgreich ist – auf ewig zu ihrem König zu berufen, statten die jungen Götter Marduk mit den Gewalten eines Diktators aus und Marduk gelingt es, seine Gegenspielerin, die große Urmutter Tiamat, zu besiegen. Wie einen Fisch spaltet er sie in zwei Hälften. Aus der einen formt er den Himmel, aus der anderen die Erde. Er erschafft Gestirne, Flüsse und Berge und erwählt inmitten der Erde Babylon zu seinem Wohnort. Dort wird nach seiner Weisung der Mensch erschaffen, um die an-deren Götter von ihren Arbeiten zu entlasten. Diese nun erkennen Marduk auf ewig als ihren König an und errichten ihm zum Dank seinen Wohnsitz, den Marduk-Tempel Esagil und die Stadt Babylon, die als wahre Heimstatt aller Götter gilt.

Ort und Gestalt des Tempels des Marduk (siehe Abb. 4) waren laut *Enūma eliš* freilich nicht zufällig gewählt. An dem Ort, von dem letztlich alles Leben ausgegangen war, dort, wo Marduk geboren und der Mensch erschaffen wur-

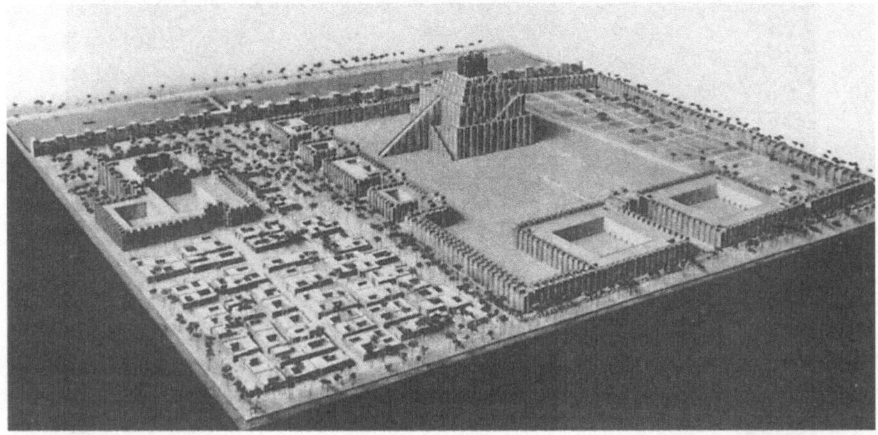

Abb. 4. Modell des gewaltigen Marduk-Tempels zu Babylon mit dem Tempelturm E-temen-an-ki und dem außerhalb des Zingels gelegenen ebenerdigen Tempel Esagil (Zustand des 6. Jh. v. Chr.). *Bildnachweis:* H. Schmökel, Ur, Assur und Babylon, Phaidon-Verlag, Stuttgart o.J.

de, bauten die Götter ihrem König sein Haus. Dies, so wird in *Enūma eliš* eindringlich betont, sei geschaffen als irdisches Abbild des darüber am Himmel liegenden Palastes der himmlischen Götter und ebenso als Abbild des Palastes der *in* der Erde beheimateten Götter, der seinerseits unter Esagil, dem Palast des Marduk, liege. Jeder der drei kosmischen Bereiche, der Himmel, die Erdoberfläche und die Erde, wird dieser Vorstellung zufolge von einem Götterpalast beherrscht. Alle drei Paläste bilden eine vertikale Achse, in deren Zentrum Babylon mit dem Tempel Marduks liegt. Ausdrücklich wird dieser Tempel als Stütze und als Verbindung des in der Erde befindlichen Grundwasserhorizontes *apsû* mit dem Himmel bezeichnet. Das Heiligtum Esagil und die Stadt Babylon liegen also in der Mitte der vertikalen kosmischen Achse, und verbinden diese mit der irdisch-gegenwärtigen Welt. Sie sind (nach *Enūma eliš*) der Ort, an dem Marduk bei der Formung der Welt aus dem Leibe der toten Tiamat den Schwanz der drachengestaltig gedachten erschlagenen Urmutter an der Weltenachse befestigte, um so mit ihrem Unterleib den Himmel festzukeilen und seinem Schöpfungswerk ewige Dauer zu verleihen. Diese *axis mundi* nahm für den Besucher des alten Babylons sichtbare Gestalt an in dem siebenstufigen Tempelturm, der den Namen É - t e m e n - a n - k i trug, das bedeutet „Haus, (das das) Fundament von Himmel und Erde (ist)" (siehe Abb. 5–7). Die Verknüpfung von Kosmos und irdischer Realität spiegelt sich wohl auch im Bauplan des Esagil. Archäologen haben sehr wohl bemerkt, daß der Innenhof des ansonsten sehr regelhaften Gebäudes nicht etwa rechteckig sondern leicht trapezförmig ist. Nimmt man die in *Enūma eliš* gemachten Angaben ernst, ist die sicherlich nicht unbeabsichtigte Trapezform des Hofes zu

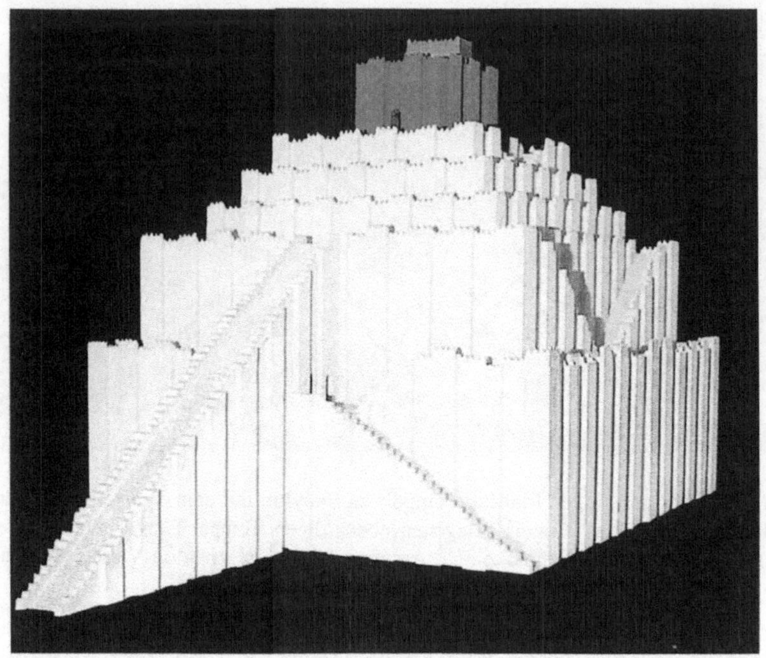

Abb. 5. Neueste Rekonstruktion des etwa 90 m hohen, siebenstufigen Tempelturms, der für die Babylonier die ‚Achse der Welt' markierte. *Bildnachweis:* Eberhard Thiem, Kaufbeuren

erklären. Das Esagil sei – so heißt es in dem großen babylonischen Schöpfungsmythos – ein Abbild des himmlischen Götterpalastes. Als dieser galt jedoch das als Sternbild Pegasus am Himmel stehende Trapez, das dem Esagil seine Form verlieh.

Auch auf der horizontalen, irdischen Ebene befand sich Esagil im Zentrum der Welt. Denn alle Götter, wo auch immer sie verehrt wurden, so *Enūma eliš*, betrachteten das Esagil, das Haus ihres Retters, auf den sie ewige Treue schworen, als ihren tatsächlichen Kultort. Und in der Tat wurden all diese Götter im Esagil verehrt: unter der Prämisse freilich, die der Dichter des *Enūma eliš* den Göttern in den Mund legte: „Auch wenn die Menschen irgendeinen anderen Gott verehren sollten, ist Marduk der Gott eines jeden von uns!"

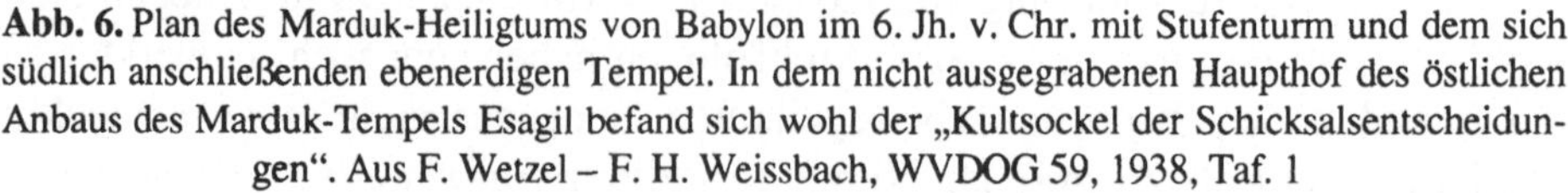

Abb. 6. Plan des Marduk-Heiligtums von Babylon im 6. Jh. v. Chr. mit Stufenturm und dem sich südlich anschließenden ebenerdigen Tempel. In dem nicht ausgegrabenen Haupthof des östlichen Anbaus des Marduk-Tempels Esagil befand sich wohl der „Kultsockel der Schicksalsentscheidungen". Aus F. Wetzel – F. H. Weissbach, WVDOG 59, 1938, Taf. 1

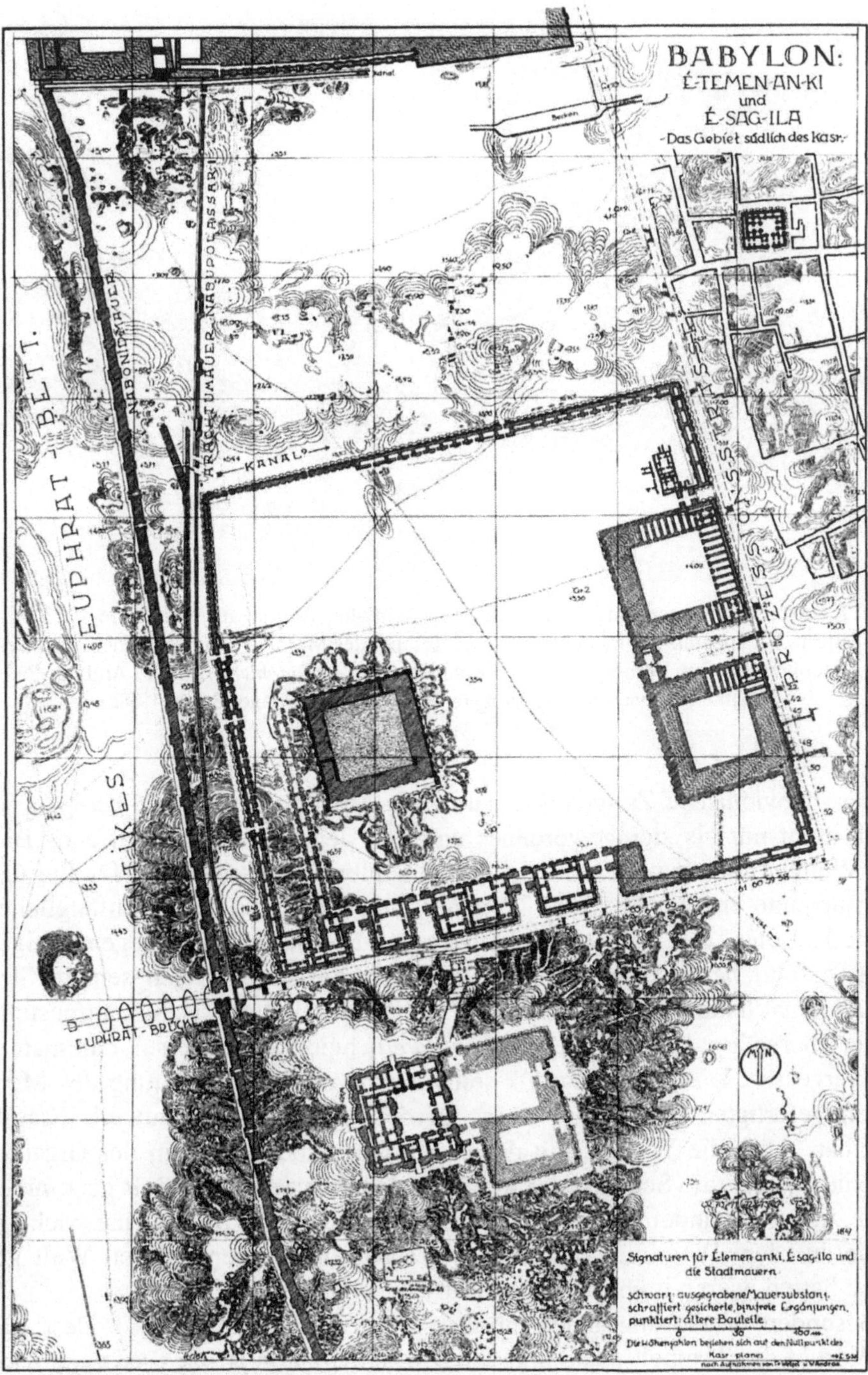

Ausschnitt aus dem Stadtplan von Babylon mit Etemenanki und Esagila; aus F. Wetzel – F. H. Weissbach, WVDOG 59, 1938, Taf. 1.

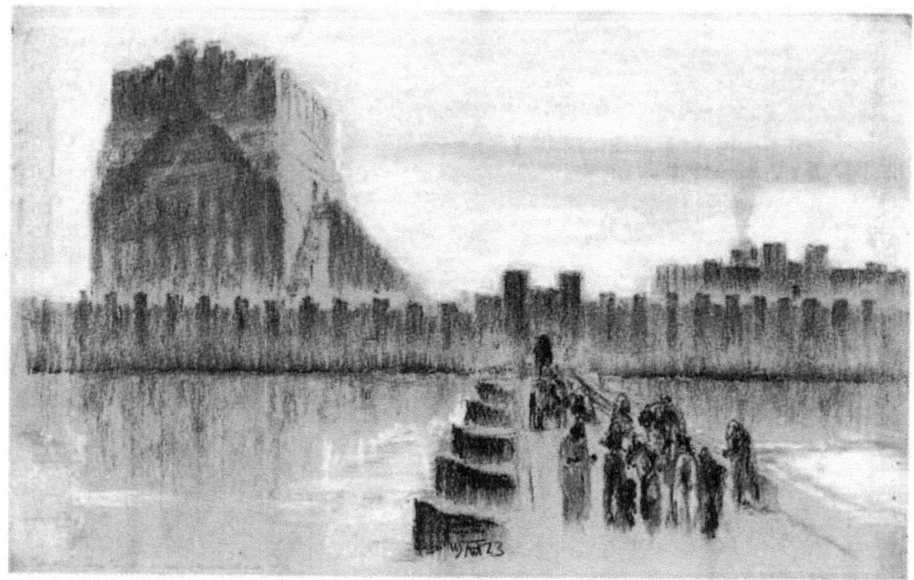

Abb. 7. Rekonstruktionszeichnung des Archäologen Walter Andrae aus dem Jahre 1923: Der Tempelturm E-temen-an-ki und der ebenerdige Tempel des Marduk, Esagil, gesehen vom westlichen Euphratufer. Im Vordergrund die Euphratbrücke. *Bildnachweis:* E. W. Andrae, R. M. Boehmer, Bilder eines Ausgräbers, 2. erweiterte Auflage, Berlin 1992

Der babylonische Zeitgenosse nahm die Anlage des Marduk-Tempels jedoch nicht nur als steingewordenes und von den Göttern geschaffenes Bild der Weltenordnung wahr. In dem Tempel selbst verschwammen für ihn Gegenwart und mythische Zeit. Trophäen und Reliquien des uranfänglichen Götterkampfes, der nach Marduks Sieg zur Erschaffung der gegenwärtigen Welt geführt hatte, konnte er dort leibhaftig bestaunen: Nach seinem Sieg über Tiamat hatte Marduk „Bilder" der 11 Ungeheuer der Tiamat aufgestellt, die er überwältigt hatte; wie es im *Enūma eliš* heißt: „als Zeichen, daß man es nie vergesse". Diese von Marduk selbst noch vor der Erschaffung des Menschen gefertigten Skulpturen waren in dem historischen Bauwerk Esagils sichtbar. Auch die Waffen, mit denen Marduk seine Gegner in der Gigantomachie besiegt, die Schicksalstafel, die er dem überwältigten Gott genommen hatte, und viele andere Objekte und Stätten, die in der Vorwelt eine wichtige Rolle auf dem Weg zur von Marduk geschaffenen gegenwärtigen Welt gespielt hatten, waren im historischen Babylon sichtbar gegenwärtig.

Besondere Verehrung genoß ein aus Lehmziegeln gemauertes Podest, das im Vorhof des Tempels stand und von den Babyloniern *parak šīmāti*, „Sockel der Schicksalsentscheidungen", genannt wurde. Wie die meisten Kulteinrichtungen in mesopotamischen Tempeln trägt auch dieser „Kultsockel der

Schicksalsentscheidungen" einen sumerischen Namen, der d u 6 - k ù lautet. Dies bedeutet wörtlich, „reiner" oder auch „heiliger Hügel". Der „heilige Hügel" ist uns bereits aus den ältesten mesopotamischen kosmogonischen Vorstellungen wohl vertraut. Mit ihm verbinden sich recht urtümliche Vorstellungen von der Weltentstehung. Aus den vorzeitlichen Urwassern, so glaubte man, habe sich zu Anbeginn der Welt der Urhügel, eben jener „heilige Hügel", erhoben, und aus ihm sei wie aus einer Keimzelle alles Weitere entstanden. In der noch ungeordneten Welt war er der Ursprung alles geordneten Seins und somit der ‚Nabel der Welt'. In dem gemauerten Podest auf dem Vorhof des Tempels, dem mythischen Urhügel, stülpte sich gewissermaßen die Vorwelt, der Uranfang allen Seins und aller Zeit, ein Pol der Zeiten, sichtbar und real in die Gegenwart des babylonischen Menschen.

In den Ritualen des Neujahrsfestes, den bedeutsamsten öffentlichen Ritualen Babyloniens, die zu Frühlingsbeginn in Babylon stattfanden, kam dem *parak šīmāti* eine besondere Stellung zu. Im Rahmen des Neujahrsfestes wurden alljährlich der Kampf des Marduk gegen die Kräfte des Chaos, der triumphale Sieg des Gottes und der ordnende Schöpfungsakt nachgelebt. Ebenso wie in dem soeben kurz zusammengefaßten Mythos *Enūma eliš* berichtet, kamen zu diesem Anlaß alljährlich die Götter des Landes in Babylon zusammen. Ihre Kultbilder reisten in feierlich ausgerichteten Prozessionen aus verschiedenen Städten Babyloniens zu diesem Ereignis an. Auf dem „Urhügel" genannten Podest versammelten sich diese Götter, um ihre Gewalt an den Götterkönig Marduk abzugeben. So legitimiert konnte dieser dann (wie im Mythos beschrieben) gegen seine große Gegenspielerin Tiamat und die Kräfte zu Felde ziehen, die die Welt in ihrem Bestand bedrohen.

Eine feierliche Prozession von dem „Kultsockel der Schicksalsentscheidungen" in das außerhalb der Stadt gelegene Neujahrsfesthaus und das Geschehen im Neujahrsfesthaus selbst sind von den Babyloniern als rituelle Reaktualisierung des im *Enūma eliš* geschilderten Auszugs und Kampfes des Marduk gegen Tiamat sowie seines Sieges über sie verstanden worden. Auf dem Weg ins Neujahrsfesthaus wurde Marduk von den „Göttern des Himmels und der Erde" und vom König Babylons begleitet. Der im Mythos beschriebenen triumphalen Rückkehr des Marduk, nach der ihn die Götter in ihrer Versammlung endgültig zum König erhoben, entsprach im Ritual des Neujahrsfestes die Rückkehr des Kultbildes des Marduk zum Esagil. Diese sehr feierliche Prozession fand ihren rituellen Höhepunkt und Abschluß in einer erneuten Versammlung der Götterbilder auf dem „Kultsockel der Schicksalsentscheidungen" (*parak šīmāti*): Eine klare Analogie zu der Götterversammlung im Mythos. Eine der wichtigsten Informationen über dieses Geschehen liefert eine Bauinschrift Nebukadnezars II. (604–562 v. Chr.):

38 Stefan M. Maul

„d u 6- k ù ... der ‚Kultsockel der Schicksalsentscheidungen‘ (*parak šīmāti*), auf dem im
Neujahrsfest zum Jahresanfang am 8. (und) 11. Tage Lugaldimmerankia (= Marduk), der
Herr der Götter, verweilt, auf dem die Götter des Himmels und der Erde ihm demütig auf-
warten, indem sie knien, und auf dem sie vor ihm stehen und ein Schicksal ewiger Tage, das
Schicksal meines Lebens festsetzen – diesen Kultsockel, den Kultsockel des Königtums ...,
des Fürsten Marduk, (... verkleidete ich mit Gold)."

Sehr deutlich erkennen wir an diesem Zitat, daß auf dem „Urhügel" nicht
nur die Erhebung Marduks zum König der Götter und sein ordnendes Schöpfungswerk nachgelebt wurde, sondern daß auch der babylonische König selbst
an diesem zentralen Ereignis maßgeblich teilhatte (siehe Abb. 8). So wie im
Mythos Marduk zum Götterkönig erhoben wurde und das Schicksal der Welt
bestimmte, indem er die Schöpfung einrichtete, so wurde im Neujahrsfest der
amtierende König von Marduk und den Göttern in seinem Amt bestätigt und
sein Schicksal für das kommende Jahr bestimmt.

Der König hatte zuvor seine Insignien abzulegen, umfangreiche Bußrituale
durchzuführen und seine Vergehen dadurch zu sühnen, daß ihn ein Priester
ins Gesicht schlug „bis die Tränen fließen". Dann betrat er das Podest, den
„Kultsockel der Schicksale". Für einen Augenblick stand er gemeinsam mit
dem göttlichen Herrn der Welt auf dem Urhügel, der Keimzelle allen Seins,
dem Pol von Raum und Zeit. Marduk, als König der Götter, und der irdische
König, als König der Menschen, wurden in diesem Ritual in enger Analogie
aneinander gebunden und für einen Moment scheinen Vorzeit und Gegenwart,
Götterkönig und irdischer König im Punkt des Uranfangs ineinander zu fließen. Aus der Hand der Götter erhielt der babylonische König dann die Herr-
schaftszeichen, die eigentlich die der Götter, aber nun seine eigenen waren.
Dieses Ereignis ist der Höhepunkt des babylonischen Neujahrsfestes. Aus
dem dort vollzogenen Ritualgeschehen dürfte der König in erheblichem Maße
seine politische und theologische Legitimität bezogen haben. Durch den rituellen Akt auf dem (mythischen und doch realen) Urhügel wurde der amtierende König zum Teil der klaren und frischen Ordnung des Uranfangs, der – wie
aufgezeigt – das Ideal der Ordnung für die Mesopotamier darstellte. Wie eingangs vermutet, zeigt sich hier sehr klar, daß das Idealbild der Gesellschaft
und des Staatswesens, die Utopie der Mesopotamier, stets in der Urvergan-
genheit und nicht in der Zukunft angesiedelt war. Dementsprechend bestand
die Aufgabe eines Königs darin, die von den Göttern in der Schöpfung geschaffene, geordnete Welt zu bewahren. Reformen werden daher in Mesopo-
tamien grundsätzlich als das Wiederherstellen der (im Laufe der Zeit brüchig
gewordenen) Ordnung des Uranfangs begriffen.

Die zentripetalen Kräfte von Weltenachse und Urhügel haben das zentrale
babylonische Königtum nicht nur begünstigt, sondern gehören zu dessen prägenden Elementen. Staat und Königtum verstanden sich – wie in den Ritualen

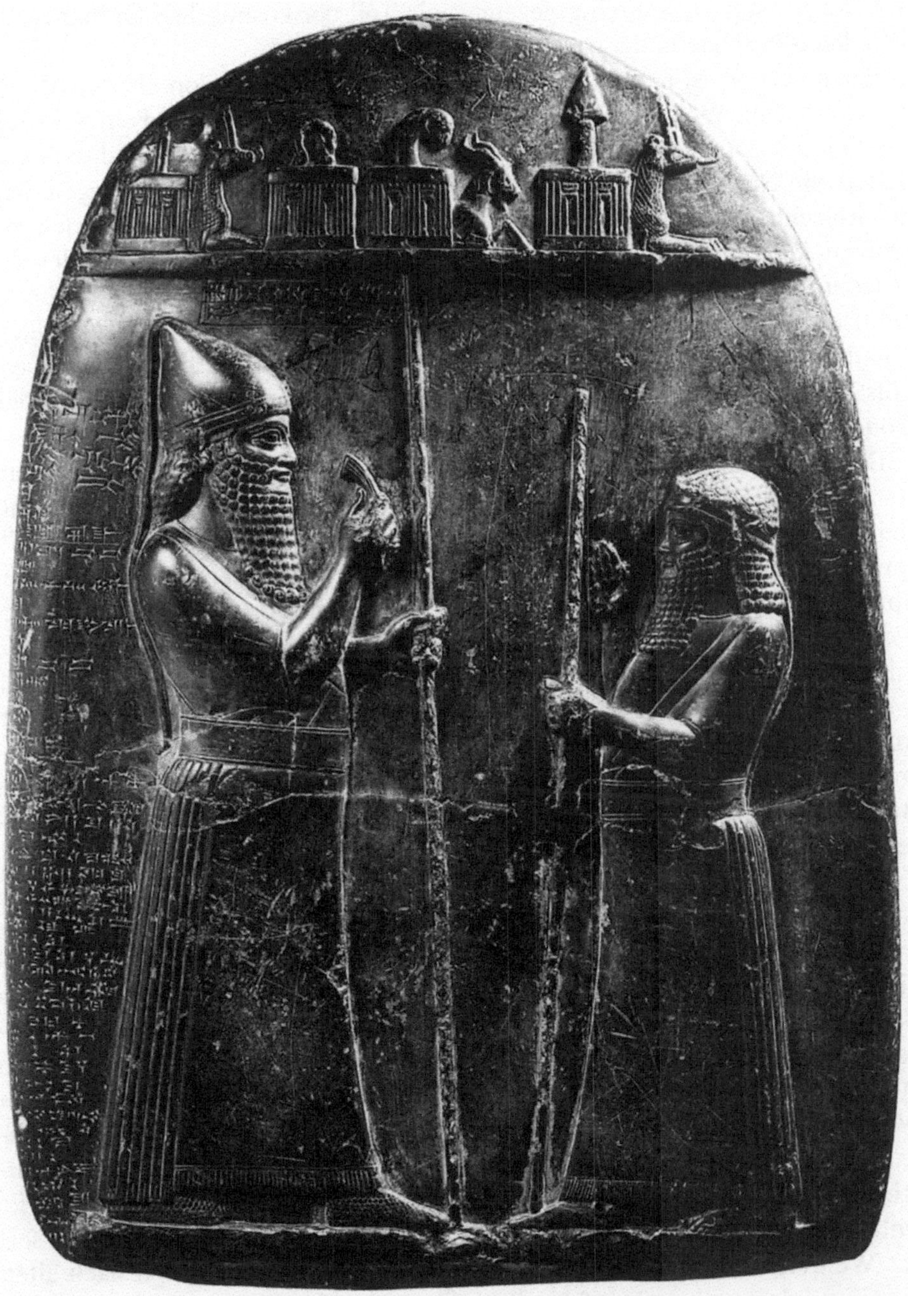

Abb. 8. Stele aus schwarzem Marmor (Höhe 45 cm; spätes 8. Jh. v. Chr.), die unter einer Reihe von Altärchen mit den Symbolen der wichtigsten babylonischen Götter den babylonischen König Marduk-apla-iddina (den Merodach-Baladan der Bibel; 721–711 v. Chr.) und einen hohen Würdenträger (rechts) zeigt. (Bildarchiv Preußischer Kulturbesitz)

des Neujahrsfestes sinnfällig gezeigt – als Teil der kosmischen Ordnung, die
sich den Menschen in der *axis mundi* offenbarte.

Entsprechend ist auch die Anlage der Königsstadt Babylon als ein Abbild
der geordneten Welt anzusehen, die sich der Unordnung des Außen, der Welt
des Feindes entgegenstellte. Es ist nicht zufällig, daß mehrere Stadtteile Babylons die Namen der wichtigsten mesopotamischen Kultzentren tragen. Mit
der Absicht, die Stadt zu einem Abbild des Kosmos zu gestalten, wurden mit
großem Aufwand fremdartige Pflanzen und auch Tiere in den Gärten des Palastes und der Stadt heimisch gemacht. Auch die systematische, sicherheits-
politisch nicht ganz ungefährliche Ansiedlung deportierter fremder Völker-
schaften in der Königsstadt mag neben rein wirtschaftlichen Gründen ebenfalls diesem Zweck gedient haben. Die Stadt in ihrer Anlage feierte so den
Götterkönig und den irdischen König Babylons als Herren der Welt.

Die Kraft der Weltenachse von Babylon war so signifikant, daß sie Gegenstand einer biblischen Parabel geworden ist. Dort, in Genesis 11, ist die Entstehung der ersten Stadt der (biblischen) Weltgeschichte geschildert: „Auf",
sprachen die Menschen, „bauen wir uns eine Stadt und einen Turm mit der
Spitze bis zum Himmel, und machen wir uns damit einen Namen, dann werden wir uns nicht über die ganze Erde zerstreuen". Der Turm, die *axis mundi*,
gilt hier als die Kraft, die das Gemeinwesen zusammenhält.

Die Geschichte Babylons lehrt uns, wie zutreffend diese Einschätzung ist.
Im 7. Jh. vor Christus versuchte ein assyrischer König, den Weltherrschaftsanspruch Babylons dadurch endgültig zu brechen, daß er die Tempelanlage
Babylons und namentlich den Tempelturm, das Sinnbild der kosmischen Achse, schleifen und das Kultbild Marduks nach Assyrien verschleppen ließ.
Zwar wurden später die Tempel Babylons prächtiger als je zuvor wieder aufgebaut, aber als die persischen Achämenidenkönige die Herrschaft über Me-
sopotamien übernahmen, kamen sie nur anfänglich den Pflichten des babylonischen Königtums nach und nahmen am Neujahrsfest in Babylon teil. Als
Babylonien dann nach und nach aus dem Zentrum der Herrschaft rückte, gingen gefährliche Aufstände von Babylon aus, mit dem Ziel das alte Königtum
in Babylon wiederzuerrichten. Xerxes ließ daraufhin den steingewordenen
Weltherrschaftsanspruch, Stufenturm und Tempel des Marduk erneut schleifen. Alexander schließlich hat die machtpolitische Kraft, die in der kosmischen Einbindung des babylonischen Königtums liegt, sehr wohl erkannt. Er
wollte Babylon, ganz im Sinne der uralten Traditionen, zu der Hauptstadt seines Weltreiches machen und in seinem Auftrage sollte das Esagil nach alten
Plänen wiedererstehen. Der frühe Tod Alexanders hat dies verhindert. Und so
verlor Babylon – ohne die Weltenachse – rasch an Bedeutung und geriet in
Vergessenheit.

In den kosmischen Entwürfen der mittelalterlichen sogenannten T-förmigen
Landkarten, die Jerusalem als Zentrum des irdischen Heilsgeschehens in den

Mittelpunkt der Welt setzen, finden die babylonischen Vorstellungen der Weltenachse eine würdige Nachfolgerin. So wie in Babylon Weltenachse und Urhügel in die reale Welt hineinragten, konnten die Pilger dort unter der Stätte, an der Christus starb und die Menschheit endgültig erlöste, das Grab des Adam, den Uranfang menschlichen Seins, betrachten.

Vom Sinn der Strafe

von Bernhard Wahl

I.

Nach einer der ältesten Erzählungen, für viele weit mehr als das, müssen wir
Menschen auf der Erde leben, weil Adam und Eva entgegen einem Verbot
einen Apfel gegessen haben und dafür mit der Vertreibung aus dem Paradies
bestraft wurden.[1] Seither werden Menschen schuldig, seither werden sie bestraft; eine der nächsten Erzählungen berichtet von einem mit äußerster Strenge geahndeten Brudermord.[2]

Die nachstehenden Ausführungen wenden sich freilich nicht theologischen
Aspekten von Schuld und Sühne zu, sondern stellen die Frage, ob Strafe auch
an der Schwelle eines neuen Jahrtausends noch einen Beitrag zur Lösung der
uns bedrückenden gesellschaftlichen Probleme leisten kann.

Zwar muß der Blick dabei in erster Linie nach vorne gerichtet sein, es empfiehlt sich aber auch, zunächst zu denen zurückzuschauen, die diese uralte und
fundamentale Fragestellung schon früher durchdacht haben.

Einheitliche Antwortet findet man dabei allerdings nicht, der Sinn des
Strafrechts und seiner Hauptrechtsfolge, der Strafe, ist seit jeher umstritten.
Aus der Vielfalt der Ansichten lassen sich zwei Hauptgruppen feststellen:

Während eine als absolute Straftheorie bezeichnete Richtung auf Vergeltung, Rache, Sühne und Wiederherstellung der Gerechtigkeit aufgrund eines
letztlich göttlichen Gebotes abstellt, fordert die sogenannte relative Straftheorie, daß Strafe einem sozialnützlichen Zweck dienen müsse. Sehr klar kommt
dieser schon in der Antike bekannte Gegensatz bei Seneca zum Ausdruck, der
unter Berufung auf Plato erklärt[3], daß kein Verständiger strafe, weil gefehlt
worden sei (quia peccatum est), sondern damit künftig nicht mehr gefehlt

---

* Grundlage dieses Beitrages ist ein am 17. November 1997 vor dem Lions-Club Heidelberg
  gehaltener Vortrag.
[1] Genesis, 3, 14 ff.
[2] Genesis, 4, 8 ff.
[3] De ira 1, 19.

werde (ne peccetur). Pflichtete man dem heute nicht bei, so setzte man sich dem Verdacht aus, die „political correctness" zu verletzen und überholten, gar transzendentalen Vorstellungen nachzuhängen. Es erscheint modern, wenn der strafende Staat angewiesen wird, Strafe nicht als bloße Reaktion auf vergangenes Unrecht anzusehen, sondern nach vorn in die Zukunft zu schauen und möglichst so zu strafen, daß künftige Normverletzungen verhindert werden.

Die Annahme, der Staat könne durch Inhalt und Vollzug seines Strafsystems auf den einzelnen Menschen ebenso wie auf gesellschaftliche Entwicklungen nachhaltig (positiv) einwirken, ist in einem Maße Allgemeingut geworden, wie man es in der Meinungsvielfalt unserer Tage kaum sonst findet.

Die Leser bestimmter Publikationen konnten freilich schon immer der Meinung sein, Juristerei sei überwiegend mit Strafrecht identisch, allenfalls ein wenig an Prominentenscheidung oder so eigenartige Dinge wie die Rechtschreibreform oder die Frage nach der Bedeutung eines Kruzifixes im Chemiesaal einer bayrischen Schule kämen hinzu. Dieses Bild beginnt sich immer mehr der Wahrheit anzunähern. Strafrecht und Strafe scheinen geradezu Wundermittel zur Lösung gesellschaftlicher Probleme zu sein und sobald die Öffentlichkeit irgendwo Handlungsbedarf sieht, bietet die Politik strafrechtsorientierte Lösungen an. Das gilt für herkömmliche Kriminalität in neuem Gewande ebenso wie für neue Kriminalitätsformen.

Sei es der sexuelle Mißbrauch von Kindern, seien es Exzesse von Hooligans, sei es der Dschungel des Steuer- und Subventionsrechtes, sei es die Korruption, sei es die organisierte Kriminalität mit ihren internationalen Verflechtungen und ihren Schwerpunkten in den Bereichen des Frauen-, Waffen- und Drogenhandels, überall soll es das Strafrecht richten. Immer öfter muß der Strafjurist dabei auch die Grenzen seiner gewohnten Tätigkeitsfelder überschreiten. War er bisher vor allem mit der Kriminalität der alltäglichen Gewalt, der Kriminalität aus Triebhaftigkeit, Not oder moralischer Verwahrlosung befaßt, so findet er sich immer öfter in den oberen Etagen von Regierungsgebäuden, Banken, Industrieunternehmen und Villen wieder.

Alles erscheint stimmig: Strafe ist nicht länger rückwärtsorientierte Vergeltung von Unrecht und Schuld, sie verfolgt vielmehr Zwecke und verspricht Lösungen. Verurteilte werden gebessert, potentielle Täter abgeschreckt. Dementsprechend wird das Strafrecht ständig erweitert, ihm werden die drängendsten Probleme anvertraut, die es dann spätestens mit Hilfe des Strafvollzuges auch löst.

Fragezeichen sind angebracht.

Zu den herkömmlichen bildungsbürgerlichen Besitztümern zum Sinn der Strafe gehört nicht nur die bereits genannte Sentenz von Seneca, hierher gehört auch das berühmte Inselbeispiel aus Immanuel Kants „Metaphysik der Sitten": „Selbst wenn sich die bürgerliche Gesellschaft mit aller Glieder Ein-

stimmung auflöste (z.B. das eine Insel bewohnende Volk beschlösse, ausein-
anderzugehen und sich in alle Welt zu zerstreuen), müßte der letzte im Gefängnis befindliche Mörder vorher hingerichtet werden, damit jedermann das
widerfahre, was seine Taten wert sind und die Blutschuld nicht auf dem Volke hafte." Dieses Inselbeispiel ist mit den modernen Ideen vom präventiven,
vorbeugenden Sinn der Strafe unvereinbar. Niemand ist zu bessern oder abzu-
schrecken, nichts ist wiedergutzumachen, allein der Gerechtigkeit ist Genüge
zu tun.

Dies ist keine versunkene Auffassung, ebenso überholt wie etwa Inquisition
oder Folter. Man braucht sie, um einige der Probleme zu verstehen, die uns
gegenwärtig bedrücken.

II.

Anhand von drei Komplexen, die in unterschiedlichem Zusammenhang unsere
Aufmerksamkeit immer wieder erzwingen, soll geprüft werden, ob allein die
gängigen Erklärungsmuster von Abschreckung und Besserung tragfähig sind,
zu gesellschaftlich richtigem Handeln anzuleiten oder zumindest das Verständnis für den Sinn der Strafe zu schärfen und zu bestätigen.

1. Regierungskriminalität

Zunächst geht es um die sog. Regierungskriminalität innerhalb jenes Gebil-
des, bei dessen Benennung einst um die „Gänsefüßchen" und das Wort „sogenannte" gestritten wurde, und das wir heute als ehemalige DDR bezeichnen.

Zahlreichen Beschwichtigungen zum Trotz decouvrierte sich der innerste,
menschenfeindliche Kern jenes Systems an Mauer und Stacheldraht, was nach
der Wende zu den sog. Mauerschützenprozessen führte. Darunter fallen aber
nicht nur die Prozesse, in denen sich die Grenzsoldaten vor Ort, vielfach zur
Tatzeit knapp 20 Jahre alt, verantworten mußten, sondern auch die Prozesse
gegen diejenigen, die man üblicherweise als Hintermänner bezeichnet und die
vorher Mitglieder des Nationalen Verteidigungsrates der DDR waren.

Bei der Aburteilung der Staats- und Regierungskriminalität der DDR hat
die Strafjustiz, wenn auch manchmal zögerlich und nur in Teilen, Wege be-
schritten[4], die die Justiz der Nachkriegszeit bei der Bewältigung oder auch
Nichtbewältigung der ihr damals gestellten Aufgaben[5] nicht zu beschreiten
gewagt hat. Ohne hier auf rechtsdogmatische Einzelheiten eingehen zu wollen, ist ein zentraler Unterschied darin zu sehen, daß heute auch die für die

---

[4] Vgl. nur BVerfg. EuGRZ 1996, 538 ff.; zahlreiche einschlägige Entscheidungen des Bundes-
gerichtshofes finden sich in den Bänden 39 ff der Amtlichen Sammlung (BGHSt).
[5] Der Bundesgerichtshof selbst hat z.B. die Verfolgung nationalsozialistischen Justizunrechts
durch Gerichte der Bundesrepublik als „insgesamt fehlgeschlagen" bezeichnet (BGHSt. 40,
30, 40).

politischen Grundentscheidungen Verantwortlichen, die Schreibtischtäter, die Hintermänner auf der Anklagebank sitzen und zwar als Täter, nicht aufgrund nur schwer nachvollziehbarer und daher hier nicht nachzuzeichnender Rechtskonstruktionen nur als Anstifter oder Gehilfen. Selbst Erich Honecker mußte auf der Anklagebank Platz nehmen. Nachdrücklich stellt sich die Frage, welche zukünftigen, sinnvollen Ziele eine Bestrafung der damaligen Machthaber verfolgen kann. Der Glaube an die unbegrenzte Therapierbarkeit, also an die unbegrenzte Formbarkeit, von Menschen muß sich ohnehin in Frage stellen lassen. Man kann wahrscheinlich jede Maschine reparieren, wenn Zeit und Geld keine Rolle spielen. Die Vorstellung, für Menschen gelte bei entsprechendem Einsatz von Sachverständigen, Therapeuten und sonstigem Fachpersonal uneingeschränkt dasselbe, erscheint nicht realistisch und auch nicht grundsätzlich erstrebenswert, mag auch für die Umformung einzelner Menschen, die sich in schwerster Weise verfehlt haben, anderes gelten. Jedenfalls läßt schon allein das Alter der meisten der ehemaligen Machthaber der DDR die Möglichkeit einer wie auch immer gearteten erzieherisch-bessernden Einwirkung durch Strafrecht, Strafvollzug oder irgend etwas anderes ziemlich fernliegend erscheinen. Ihnen mag vieles gefehlt haben, sie haben vielfältig gefehlt, doch die Bereitschaft, sich an die Regeln anzupassen, die sie für unabänderlich gültig hielten, hat ihnen nicht gefehlt. Und selbst wer aber unbeirrt an die Therapiefähigkeit des Menschen glaubt, tut sich doch schwer mit der Vorstellung, der Strafvollzug sei geeignet, älteren DDR-Generalen zu der Erkenntnis zu verhelfen, daß man Menschen auch dann nicht erschiessen oder von Minen zerfetzen lassen darf, wenn sie die Grenzen ihres Landes verlassen wollen. Geradezu absurd erschiene auch die Vorstellung, durch diese Prozesse könnten potentiell Tatgeneigte abgehalten werden, künftig vergleichbare Straftaten zu begehen.

Offenbar haben also alle diese Prozesse nach Maßgabe unserer geläufigen Straftheorien keinen vertretbaren Sinn. Sind sie also doch nur Ausdruck der Siegerjustiz, eine Machtdemonstration, wie dies schon immer z.B. von einer Partei behauptet wird, die immerhin bereits die Weihe hat, der Regierung eines der neuen Bundesländer zu parlametarischer Mehrheit zu verhelfen ?

Dem ist nachdrücklich zu widersprechen.

Diese Prozesse haben sehr wohl einen Sinn, etwa für die Angehörigen der Maueropfer oder für alle die, deren Leben durch schwerwiegende physische oder psychische Verletzungen nachhaltig negativ beeinflußt wurde.

Mit dieser Einschätzung ist allerdings der Bereich des modernen, zweckorientierten Strafrechts verlassen. Verlassen ist die strenge Orientierung des Besserungskonzeptes allein am Täter ebenso wie die ausschliessliche Ausrichtung auf die Zukunft, die dem Ziel der Besserung ebenso zugrunde liegt, wie dem Ziel der Abschreckung. Rücksicht auf die Interessen des Opfers ist nämlich im wahrsten Sinne eine rückwärts gewandte Sicht auf vergangenes

Geschehen. Dabei geht es nicht nur um Schadensersatz, der in Mark und Pfennig auszudrücken wäre. Schon das sog. Adhäsionsverfahren[6], das es dem Opfer einer Straftat ermöglicht, im Strafprozeß zugleich auch eine Verurteilung des Täters zu Schadenersatz zu erwirken, wird von den Strafjuristen überwiegend als Fremdkörper im Strafprozeß empfunden und spielt jedenfalls in der Gerichtspraxis eine untergeordnete Rolle. Rücksicht auf Opferinteresse bedeutet über materiellen Schadensersatz hinaus Rehabilitierung seiner menschlichen Würde, die Bestätigung, Opfer und nicht etwa Täter zu sein und auch nicht lediglich in einen Vorfall verwickelt gewesen zu sein.

Die Bedeutung von Besserung und Abschreckung soll damit nicht in Frage gestellt sein, die Berücksichtigung der Opferinteressen hat aber eine damit mindestens gleichwertige eigenständige Bedeutung. Dies gilt nicht etwa nur für die Verbrechen, die mit der früheren Teilung unseres Landes zusammenhängen, sondern es lässt sich in diesem Zusammenhang nur besonders klar verdeutlichen.

Wer aber ist das Opfer einer Straftat?

Auf den ersten Blick erscheint diese Frage leicht zu beantworten. Opfer ist derjenige, dessen individuelle Rechte – Leben, Gesundheit, Vermögen, Ehre – durch eine Straftat beeinträchtigt wurden. Wie aber verhält es sich mit Straftaten, die nicht gegen Individualinteressen gerichtet sind, wie z.B. Steuerhinterziehung oder Falschaussage vor Gericht? Der Gedanke einer Wiederherstellung von Ehre und Würde etwa von Fiskus oder Justiz wirkt überraschend.

Er führt aber zu der Erkenntnis, daß der Opferbegriff grundsätzlich weiter zu fassen ist. Opfer jeder Straftat ist nicht – nur – eine konkrete Person, sondern die Gesellschaft. Das Strafrecht schützt nämlich auch und gerade mit den genannten, scheinbar nur individuellen Rechtsgütern zugleich die Grundlagen eines erträglichen menschlichen Zusammenlebens. Letztlich geht es im Strafrecht um die Gewährleistung der Goldenen Regel[7], die es in allen Kulturen der Welt gibt, und die wir mit dem deutschen Sprichwort „Was Du nicht willst, das man Dir tu, das füg' auch keinem andern zu" ausdrücken. Sie kann nur in Kraft bleiben, wenn der in der Straftat liegende Bruch eine nachdrückliche Reaktion hervorruft.

Wie immer dies im einzelnen geschieht, welche Strafe oder im Einzelfall auch weniger einschneidende Maßnahme der Bruch der Norm auch nach sich zieht, entscheidend ist, daß dies geschieht, wenn die Grenzen, die das Strafrecht der Freiheit zieht, unverbrüchlich bleiben sollen.

---

[6] §§ 403 ff. StPO.

[7] Vgl. z.B. Matthäusevangelium 7, 12: „Alles was ihr wollt, daß euch die Leute tun sollen, das tut ihr ihnen auch". In negativer Form findet sich die Goldene Regel vielfach in der Religionsgeschichte, z.B. in den Gesprächen des Konfuzius („Lun yü").

Strafe ist demnach sowohl an der Vergangenheit orientiert – quia peccatum est – als auch an der Zukunft – ne peccetur – . Sie reagiert auf den vergangenen Bruch der Norm und will die künftige Weitergeltung der Norm und damit die in ihr zum Ausdruck kommende Verhaltenserwartung sichern. Gerade in Zeiten eines von manchen auch als Werteverfall bezeichneten Wertewandels muß es Orte geben, wo die Unverzichtbarkeit von Regeln für das menschliche Zusammenleben konsequent verdeutlicht und mit Konsequenzen durchgesetzt wird. Ein solcher Ort ist der Strafprozeß.

2. Wormser Kinderschänderprozeß

Wenn also die Strafe den Bestand und die Durchsetzung fundamentaler Normen gewährleisten soll, stellt sich die Frage, welche Normen damit gemeint sind. Sicher gemeint sind damit die Verhaltensgebote des Strafgesetzbuches, also etwa das Verbot zu töten, zu stehlen oder zu vergewaltigen oder Kinder sexuell zu mißbrauchen.

Ausgelöst nicht zuletzt zunächst durch schauerliche Vorgänge in einem westlichen Nachbarland, hat der Begriff der Kinderschändung die Öffentlichkeit in den letzten Monaten und Jahren stark beschäftigt.

Das Wort „Flachslanden" ist Synonym für den Begriff „das sündige Dorf" geworden, doch ist damit nicht ein viertklassiger Film gemeint, wie er nachts über manche TV-Kanäle flimmert.

Die Namen der Kinder „Nathalie", „Kim" und „Christine", die von Wiederholungstätern erst geschändet und dann ermordet worden sind, sind republikweit bekannt geworden und haben den Gesetzgeber mit für seine Verhältnisse erstaunlicher Geschwindigkeit tätig werden lassen.

In diesem Zusammenhang nach Normen zu fragen, deren Bestand gewährleistet werden soll, mag zunächst überraschen. Daß sexueller Mißbrauch von Kindern verboten sein soll, steht (Skeptiker mögen hinzufügen: einstweilen noch) außerhalb der Diskussion. Die Wormser Kinderschänderprozesse, die nicht nur regional Aufsehen erregt haben, öffnen aber den Blick für die Frage, ob neben den Verhaltensgeboten des Strafrechts auch die fundamentalen Normen des Strafverfahrensrechts, die wir in der Strafprozeßordnung, dem Gerichtsverfassungsgesetz und teilweise auch im Grundgesetz finden, zu den Normen zählen, die der ständigen Sicherung bedürfen. Als Beispiel für derartige Normen mag die Unschuldsvermutung, das Recht, sich nicht selbst belasten zu müssen, oder das, was wir im Anschluß an den anglo-amerikanischen Rechtskreis als „fair trial" bezeichnen, genannt werden.

Um was ging es in den Wormser Prozessen ?

Grundsätzlich ist bei der Bewertung von zumal noch nicht rechtskräftig abgeschlossenen Verfahren natürlich äußerste Zurückhaltung angebracht. Dies vorausgeschickt, möchte ich die in der Tatsacheninstanz ergangenen Freisprüche so bewerten:

Die Freisprüche sind nicht ergangen, weil den Kindern kein Unrecht geschehen wäre, sondern weil den Angeklagten ihre Schuld nicht mit prozessual hinreichender Sicherheit nachzuweisen war. Dies ging letztlich vor allem auf eine frühzeitige Beeinflussung der Ermittlungsergebnisse durch private Aufklärer zurück. Trotz deren durchaus respektabler Motive waren dem Gericht dadurch im Ergebnis verläßliche Feststellungen unmöglich gemacht worden. Es ließ sich nicht ausschließen, daß die kindlichen Zeugen einseitig beeinflußt worden waren. Die Schäden sind insgesamt beträchtlich und wohl nicht mehr auszugleichen, vor allem bei den Kindern und ihrem sozialen Nahbereich.

Im Ergebnis waren Regeln außer Betracht geblieben, die die Suche nach der Wahrheit nicht nur aber vor allem zu Beginn strafrechtlicher Ermittlungen formalisieren und steuern sollen; Wahrheitssuche im Strafverfahren kann für alle Beteiligte ein überaus schmerzlicher Vorgang sein, für Schuldige ebenso wie für Unschuldige, für Beschuldigte ebenso wie für Zeugen. Bei aller Unzulänglichkeit im Einzelfall bemüht sich das Strafverfahrensrecht, dem auch lange kriminalistische Erfahrungen zugrunde liegen, um eine Balance zwischen der Wahrheitsfindung und der Privatheit der Beteiligten.

Verfahrensregeln wird vielfach kein eigener Wert zugesprochen, sondern nur eine dienende Funktion bei der Suche nach der Gerechtigkeit. Zumal der Öffentlichkeit leuchtet es nur wenig ein, wenn ein vielleicht nach langer Verhandlung und mit viel Mühe gefundenes Urteil von der Oberinstanz wegen eines im konkreten Fall sogar nur wenig bedeutsamen formalen Verstoßes aufgehoben wird. Dieser Gedanke greift aber im hier erörterten Zusammenhang zu kurz. Verfahrensnormen sind nur teilweise Technik der Gesetzesanwendung, sie bestimmen auch die Kultur des Strafverfahrens. Sie ordnen nicht nur das Strafverfahren, sie entscheiden vielmehr auch über Rechte und Pflichten aller Beteiligten und binden die Suche nach Wahrheit und Gerechtigkeit an Regeln und Prinzipien. Nicht umsonst ist die Form schon als die Zwillingsschwester der Gerechtigkeit und die geschworene Feindin der Willkür bezeichnet worden.

Die Frage, ob auch verfahrensrechtliche Normen zu den Normen gehören, deren Bestand durch das Strafsystem gesichert werden soll, wird in jüngster Zeit erstmals wieder seit langem diskutiert, obwohl der Gedanke vom Eigenwert des Prozeßrechts sich in Ansätzen sogar schon im Rechtsdenken der sogenannten primitiven Völker findet[8].

---

[8] Albert Schweitzer, Zwischen Wasser und Urwald, 1926 S. 72 sagt vom Eingeborenen: „Als gerecht empfindet er die Strafe nur, wenn er wirklich überführt ist und bekennen muß. Solange er noch mit irgend einem Scheine von Glaubwürdigkeit leugnen kann, entrüstet er sich in der ehrlichsten Weise über die Verurteilung, auch wenn er tatsächlich schuldig ist. Diesem Zug an dem primitiven Menschen muß jeder, der mit ihm zu tun hat, Rechnung tragen."

Auch Verfahrensnormen sind in die Beantwortung der Frage nach dem Sinn der Strafe einzubeziehen. Das materielle Strafrecht ist Verbot, Drohung und Disziplinierung. Es fehlt das, was als Kultur der Strafrechtspraxis zu bezeichnen ist, Regeln also, die die Eingriffs- und Reaktionsmöglichkeiten des Staats auch beim Verdacht und selbst beim Erwiesensein einer Straftat an Regeln binden und damit Machtausübung im Sinne einer Willkür entgegenstehen. Diese Regeln finden sich in den Verfahrensordnungen ebenso wie im Grundgesetz.

Gegenwärtig steht der in der Vergangenheit manchmal durchaus vernachlässigte Sicherheitsauftrag der Strafjustiz im Vordergrund der öffentlichen Debatten.

Das sollte aber nicht den Blick dafür verstellen, daß auch die angesprochenen Verfahrensnormen einen guten Sinn haben und nicht zum geringsten Teil auch auf leidvollen historischen Erfahrungen beruhen. Nach dem Buchstaben der auch dort geltenden Gesetze weitgehende und faktisch noch viel weitergehende Rechtlosigkeit von Beschuldigten war Teil des Systemunrechts aller deutschen Diktaturen dieses Jahrhunderts. Bei allem Respekt und aller Hochachtung vor der Polizei und ihren Leistungen liegt es daher auch nicht nur im Interesse der Strafjustiz, sondern des Staates, daß Polizei und Justiz getrennt bleiben. Auch insoweit gibt es historische Erfahrungen. Es ist ein bedenklicher Schritt in die falsche Richtung, wenn unter Hinweis auf Sparzwänge neuestens in einem großen Bundesland das Innenministerium und das Justizministerium zusammengelegt worden sind. Der Präsident des Deutschen Richterbundes hat zu Recht gemahnt, daß Errungenschaften des modernen Verfassungsstaates nicht auf dem Altar der Ökonomie geopfert werden dürfen[9].

Aus alledem ergibt sich, daß Strafe ihren Sinn aus dem gesamten damit zusammenhängenden Rechtssystem erfährt, zu dem auch das Verfahrensrecht gehört. In diesem Sinne enthält das Strafrecht nicht nur Verhaltensgebote und Disziplinierungsmöglichkeiten bei deren Verletzung, sondern auch Muster eines rechtsstaatlichen, am freiheitlichen Menschenbild orientierten Umgang mit dem Verdacht und dem Verdächtigen, der Straftat und dem Zeugen, vor allem dem Opfer.

Genau an dieser Stelle liegt das Problem der Wormser Kinderschänderprozesse. Hier ging es nicht um die Sicherung von Verhaltensgeboten, sondern um Technik und Kultur des Vorgehens bei einem schweren Verdacht. Um Technik, weil gutgemeintes, aber laienhaftes Vorgehen Erkenntnisquellen unwiderruflich verschütten kann, um Kultur, weil fehlende Sensibilität den diesen Ermittlungen ausgesetzten Menschen, Verdächtigten ebenso wie Opfern, Verletzungen zufügen können, unter denen sie vermutlich ein Leben

---

[9] dpa-Meldung vom 3. Juli 1998.

lang leiden werden. Strafverfahren, Strafverhängung und Strafvollzug haben auch den Sinn, Normen und Regeln zu vermitteln, die Prozesse bestimmen müssen, in denen es um Verdacht und Bestrafung geht, und diese unverzichtbaren Regeln so gegen Verletzungen zu stabilisieren.

3. Korruption

Um ihre Funktion bewahren zu können, muß Strafe auch hervorgehoben sein, das heißt sie muß sich auf Wesentliches beschränken und sie darf angesichts der Schwere des regelmäßig gegen Vermögen oder Freiheit gerichteten Eingriffs nur letztes Mittel („ultima ratio") sein. Dies kann am Beispiel der Korruptionsbekämpfung verdeutlicht werden.

Das gesellschaftliche Problem der Korruption ist keinesfalls ausgestanden, sondern wir stehen erst am Beginn einer bedrohlichen Entwicklung.

Jahrzehntelang haben wir uns in dem sicheren Gefühl gewiegt, wir hätten eine zwar manchmal etwas aufgeblähte, manchmal etwas umständliche, insgesamt aber gewiss untadelige Verwaltung.

Zu Problemen in diesem Bereich haben wir Begriffe wie „Bakschisch" oder „Bananenrepublik" assoziiert und sie sehr weit weg entfernt von uns vermutet, allenfalls am südlichen Rand Europas, insbesondere aber auf anderen Kontinenten.

Inzwischen ist uns aber der Begriff des „amigos" geläufig geworden und wir wissen, daß es immer weniger nur Einzelfälle sind, wenn, wie vor kurzem in westdeutschen Großstädten geschehen, zahlreiche Angehörige von Stadtverwaltungen – sei es, daß sie Aufenthaltserlaubnisse oder Führerscheine ausstellen, Sperrstunden verlängern, Aufträge vergeben oder Baugenehmigungen und vor allem Ausnahmegenehmigungen aller Art erteilen können – zwangsweise aus ihren Dienstzimmern verschwinden und sich wegen Bestechlichkeit vor Gericht verantworten müssen, wo sie zum Teil zu mehrjährigen Freiheitsstrafen verurteilt wurden. Amtsenthobene Klinikärzte, Bürgermeister oder Bauamtsleiter, Polizisten, die mit dem Rotlichtmilieu zu eng verbandelt waren, die Kette läßt sich nahezu beliebig fortführen. Wir haben keine sehr genaue Vorstellung vom Umfang des Phänomens, aber es ist mehr als nur eine Ahnung, daß wir allenfalls die Spitze eines Eisberges sehen. Diese Prozesse sind kaum noch umkehrbar, wenn sie erst einmal Fuß gefasst haben. Erreichen sie die Zentren staatlicher Macht, ergreifen sie damit die zu ihrer Bekämpfung notwendigen Instanzen. Korrupte Staatsgewalt, wobei zwischen der ersten, zweiten und dritten Gewalt nicht zu differenzieren ist, vergiftet die staatliche Ordnung von innen.

Er wäre aktuell, aber verfehlt aus der Gefährlichkeit der Korruption zu folgern, diese müßte in erster Linie oder gar ausschließlich mit strafrechtlichen

Mitteln – z.B. erweiterte Tatbestände, höhere Strafen, Kronzeugenregelung, V-Männer, Telefonüberwachung – bekämpft werden[10].

Nicht das Strafrecht, sondern zuallererst das öffentliche Recht, Verwaltungsrecht, Dienstrecht, Steuerrecht, aber auch Psychologie und Betriebswirtschaftslehre sind hier gefragt. Neuordnung der Vergabepraxis, dienstinterne Rotation, Vier-oder-sechs-Augen-Prinzip, viele Vorschläge liegen auf dem Tisch, die korruptive Entwicklungen schon im Ansatz bekämpfen können. Natürlich kann man auch auf das Strafrecht nicht verzichten, aber erst, wenn anderweit viel besser mögliche Vorbeugung gescheitert ist. Strafrecht muß die letzte Überlegung, die ultima ratio, nicht die erste oder gar einzige Überlegung sein.

III.

Korruption ist nur ein Beispiel dafür, daß wir das Strafrecht entlasten müssen und auch nicht mit exakt ohnehin nie belegbaren Hoffnungen auf seine Wirksamkeit überfrachten dürfen. Es kann nicht nahezu alle Probleme lösen. Die Strafe behält aber ihren Sinn schon allein dadurch, daß sie zumindest symbolisch Verhaltensgebote verdeutlicht und hiergegen gerichtete Verstöße als Unrecht stigmatisiert.

Literatur

Baumann: Einführung in die Rechtswissenschaft, 8. Aufl. 1989
Dihle: Die Goldene Regel. Eine Einführung in die Geschichte der antiken und frühchristlichen Vulgärethik, 1982
Hanack: Zur Problematik der gerechten Bestrafung national-sozialistischer Gewaltverbrecher in JZ 1967, 297 ff.
Hassemer: Warum und zu welchem Ende strafen wir? in ZRP 1997, 316 ff.
Luhmann: Das Recht der Gesellschaft, 1993
Radbruch: Rechtsphilosophie, 4. Aufl. 1950
Schütz: Die Rechtsfolgen der Straftat in Jura 1995, 399 ff.

---

[10] In der Gesetzgebungspraxis stehen strafrechtliche Aspekte bei der Korruptionsbekämpfung deutlich im Vordergrund, zuletzt bei den am 27. März 1998 vom Bundeskabinett beschlossenen drei Gesetzentwürfen zur Bekämpfung der internationalen Korruption; vgl. Recht, Information des Bundesjustizministeriums 3/1998, S. 46.

Bühne und Schafott

von Andreas Höfele

I

„All the world's a stage." Die ganze Welt ist eine Bühne. Dieser vielzitierte Satz aus Shakespeares *As You Like It*, einer der meistzitierten aus Shakespeares gesamtem Oeuvre, bringt eine im Denken der Renaissance fest verankerte Gleichung auf die kürzeste Formel. Wenn es um die Veranschaulichung menschlichen Verhaltens, um die Verortung des Menschen in der Welt ging, lag für die Zeitgenossen Shakespeares nichts näher als das Theater: „It is a trew old saying, That a King is as one set on a stage, whose smallest actions and gestures, all the people gazingly doe behold"[1]. Denn Könige sind gleichsam auf eine öffentliche Bühne gestellt, allem Volk vor Augen.

Auch dieser Satz stammt aus der Epoche Shakespeares, nicht von ihm selbst, sondern von einem Zeitgenossen. Er hebt aus der allgemeinen Anwendbarkeit des Theatergleichnisses die Könige als besonders exponiertes Beispiel hervor. Wenn die ganze Welt ein Theater ist und alle Menschen Schauspieler, dann gilt das für Könige in noch gesteigertem Maße. Der dies schrieb, mußte es wissen. Er war nämlich selber König: Jakob VI von Schottland, der Sohn Maria Stuarts, der deren Erzrivalin Elisabeth 1603 auf den englischen Thron folgte; nach englischer Zählung der erste seines Namens: James I. Der zitierte Satz steht im Vorwort einer Schrift mit dem schönen Titel *Basilikón Dóron* (Königliches Geschenk). Jakobs englische Untertanen konnten dieses Geschenk bereits genießen, ehe ihr neuer Herrscher in London eintraf. Es enthielt so etwas wie eine vorweggenommene Regierungserklärung, freilich eine, die in England mit seinen gewachsenen Institutionen parlamentarischer Mitsprache durchaus nicht mit einhelligem Beifall rechnen konnte. Denn James bekennt sich in *Basilikón Dóron* zu einem kompromißlosen Absolutismus, zu gottunmittelbarer, an keine Parlamentsaufsicht gebun-

---

[1] *The Political Works of James I*, ed. with an introduction by Charles Howard McIlwain (Harvard U.P., 1918), S. 43.

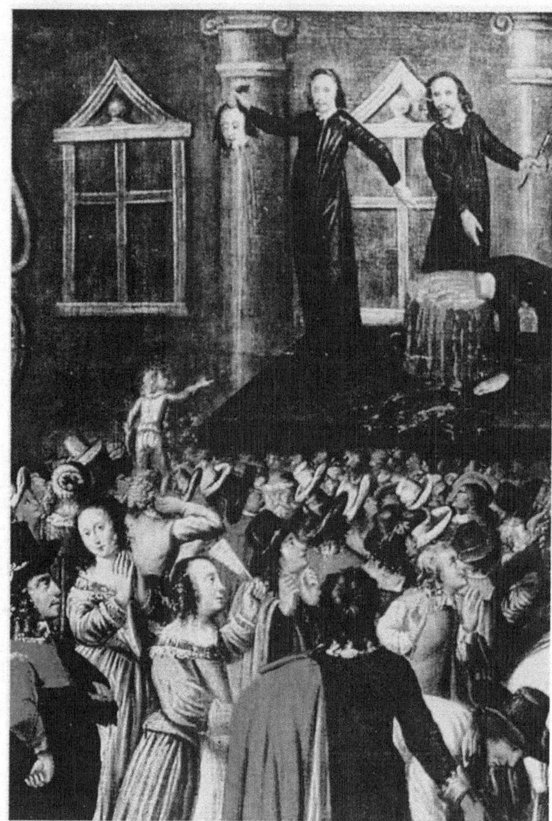

Abb. 1a. Die Hinrichtung Karls I. im Februar 1649. Zeitgenössische Darstellung. National Galleries of Scotland

dener Monarchie. Und er versuchte, wenig lernfähig in seiner neuen Umgebung, dieses Programm auch durchzusetzen. Sein Nachfolger Charles desgleichen – mit bekanntlich verheerenden Folgen: Bürgerkrieg gegen die Parlamentspartei unter Oliver Cromwell, Entmachtung, schließlich Enthauptung Karls I im Februar 1649 (Abb. 1a).

In diese historische Perspektive gerückt, gewinnt für den heutigen Leser eine kleine Emendation ominöses Gewicht, die Jakob an dem zitierten Satz vornahm. Wo dort von *stage* die Rede ist, stand in der ersten Fassung[2] das Wort *scaffold*: „That a King is as one set on a skaffold, whose smallest actions and gestures, all the people gazingly doe behold." Die Textänderung – *scaffold* zu *stage* – bringt eine hintersinnige Bedrohlichkeit zum Verschwinden. Sie vereindeutigt, was zunächst zweideutig formuliert war. *Scaffold* kann nämlich

---

[2] Edinburgh, 1599; repr. London: Westheimer, Lea, and Co., 1887.

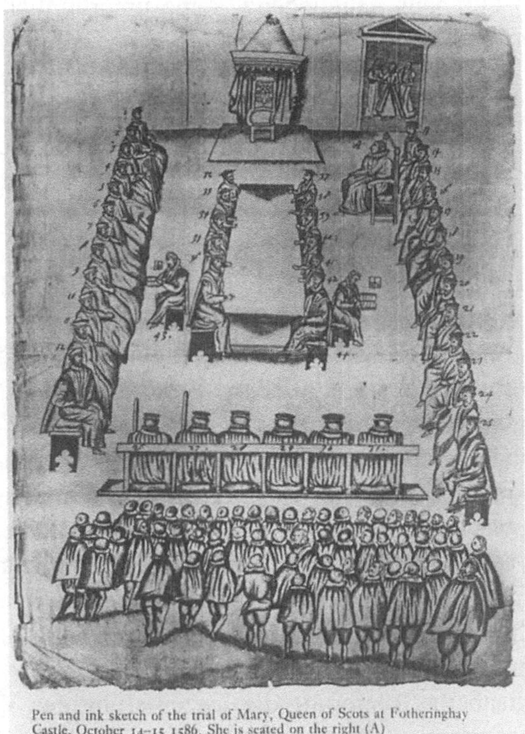

Abb. 1b. Tuschezeichnung der Verhandlung gegen Maria Stuart (A). Fotheringhay
14./15. Oktober 1586

beides bedeuten: Spielgerüst, aber auch Blutgerüst, Schauplatz, aber auch
Richtplatz, Bühne und – das deutsche Wort entstammt derselben altfranzösi-
schen Wurzel – Schafott. Wenn der König in der Welt wie auf einer Bühne zu
agieren hat, dann läßt das Wort *scaffold* durchblicken, daß das Stück, in dem
er auftritt, ihn womöglich den Kopf kosten kann. Zwischen Theater und Hinrichtung besteht eine Blutsverwandtschaft, die in Jakobs Text zunächst aufgerufen, dann unterdrückt wird; eine Verwandtschaft, die uns heute abwegig erscheinen mag, den Zeitgenossen Shakespeares jedoch ohne weiteres ein-
leuchtete. Für sie bestand zwischen Schauspiel und Exekution eine unmittelbar evidente Spiegelbildlichkeit. Die Bühne hatte im Schafott ihr Double, das
Schafott in der Bühne. Ein Hin und Her, ein Austausch von Bedeutungen und
Wirkungen ging hier vonstatten, bei dem jede Seite als gebende wie als neh-
mende fungierte und also die eine ohne die andere kaum zu begreifen wäre,
keine von beiden ihre kulturelle Signifikanz ganz für sich hat.

Noch einmal zurück zu King James. Gewiß wäre es abwegig, ihm propheti-
schen Weitblick in bezug auf das Schicksal seines Sohnes Karl unterstellen zu

wollen. Hingegen durchaus naheliegend, seine ursprüngliche Wortwahl von der unbehaglichen Erinnerung an jenes *scaffold* beeinflußt zu vermuten, auf dem seine Mutter Maria sechzehn Jahre zuvor ihr Leben lassen mußte.

Auch auf jenes Gerüst, das im Februar 1587 in der *Great Hall* der zugigen Festung Fotheringhay errichtet wurde, treffen beide Wortbedeutungen zu: Es war Schafott, zugleich aber auch Bühne (Abb. 1b). Nicht erst Schiller hat den Untergang Maria Stuarts zur Tragödie gemacht. Schon sie selbst verstand ihn so. „I think they are making a scaffold to make me play the last scene of the Tragedy"[3] schrieb sie an den spanischen Gesandten Mendoza, als sie das Hämmern der Zimmerleute vernahm. Das politisch hochbrisante, juristisch anfechtbare Verfahren gegen die Schottenkönigin war geprägt von einer erbitterten Konkurrenz um inszenatorische Wirkungen.[4] Das zeigt schon die Wahl des Austragungsortes. Um zu verhindern, daß Marias Auftritt womöglich die Sympathien eines großen Publikums gewänne, verlegte man den Prozeß in die Provinz, nach Northamptonshire, in eine Trutzburg Wilhelms des Eroberers, die inzwischen nur noch als Staatsgefängnis diente. Ein Ort, weitab von London und seinen gefährlich unberechenbaren Volksmengen, der eine genaue Dosierung von Öffentlichkeit zuließ. Etwa dreihundert Zuschauer sollen der Hinrichtung beigewohnt haben – gerade genug, um den Eindruck verdächtiger Heimlichkeit zu vermeiden.

Wie wichtig Elisabeths Regierung die Inszenierung des Verfahrens nahm, läßt sich daran ermessen, daß der Lordkanzler selbst, Lord Burghley, die Bühne für die große Gerichtsszene entwarf. Zentrum und Blickfang seines Arrangements ist der leere Thron, der die abwesende Herrin des Verfahrens, Elisabeth, repräsentiert. Als Maria den Saal betrat, glaubte sie, man habe ihr diesen, ihrem königlichen Rang gemäßen Platz zugedacht. Doch wurde sie umgehend belehrt: Nicht als Königin, sondern als Angeklagte habe sie sich zu betrachten und daher auf einen Sessel rechts unterhalb des Thrones zu bequemen. Mit dieser Sitzverteilung war das Ergebnis des Prozesses bildhaft vorweggenommen. Hätte die Anerkennung ihres königlichen Status Maria der englischen Gerichtsbarkeit entzogen, so war sie, auf die subalterne Position einer Angeklagten zurückgestuft, praktisch schon verurteilt. Als ihr übereifriger puritanischer Bewacher Sir Amias Paulet daraufhin auch den Baldachin über dem Sessel in ihrem Wohnquartier abmontieren ließ, konterte Maria diese Schikane mit einer Gegendemonstration. An die Stelle des entfernten Hoheitszeichens plazierte sie ein Kruzifix, Insignium der Rolle, die sie selbst sich zugedacht hatte: die der Märtyrerin für ihren katholischen Glauben. Daß sie in dieser Rolle ihr Publikum – trotz aller Sicherheitsvorkehrungen der Regierung – jenseits der engen Mauern von Fotheringhay finden würde, dessen

---

[3] Antonia Fraser, *Mary Queen of Scots* (London: Weidenfeld and Nicolson, [10]1975), S. 521.
[4] vgl. Ulrich Suerbaum, *Das Elisabethanische Zeitalter* (Stuttgart: Reclam, 1989), S. 173.

war sie sich sicher. „Look to your consciences", rief sie ihren Anklägern zu, „and remember that the theatre of the world is wider than the realm of England".[5] Das Welttheater der Märtyrertragödie liegt im Blickfeld der Geschichte, die die Worte der Schottenkönigin ebenso aufbewahrt hat wie den Vorgang ihrer Hinrichtung: als große Sterbeszene auf dem Schafott zu Fotheringhay; einer Plattform, deren Ähnlichkeit zu den Plattformbühnen der elisabethanischen Freilichttheater sofort ins Auge sticht.

Marias Würde und Gefaßtheit angesichts des Todes ist in der Überlieferung zum heroisch verklärten Musterbeispiel einer *ars moriendi* geworden, einer Sterbekunst, in der die Lebenskunst der Selbstinszenierung ihr triumphales Finale feiert. Nochmals behauptet sie ihre Märtyrerrolle, als sie gegen die Regie ihrer Richter die protestantische Mahnpredigt des Dechants von Peterborough ignoriert und unbeirrt für die verfolgte katholische Kirche in England betet. Zum wohlüberlegten Schauspiel gerät dann auch noch das Ablegen ihres schwarzen Oberkleides: unter dem Schwarz ist sie ganz in Rot gehüllt, die liturgische Farbe der Märtyrer.

Ebenfalls überliefert ist freilich das makaber-groteske Nachspiel der Exekution, mit dem die Tragödie unversehens in Grand Guignol umkippt. Als der Henker mit dem üblichen Ruf „God Save the Queen" das abgeschlagene Haupt emporhielt, löste sich dieses von den Haaren und fiel zu Boden. Niemand hatte bemerkt, daß die fast kahlköpfige Schottenkönigin zu ihrer Hinrichtung eine Perücke getragen hatte.

Fast vier Monate waren zwischen der Verurteilung Marias und ihrer Hinrichtung am 8. Februar 1587 verstrichen, während derer Elisabeth sich nicht dazu durchringen konnte, die Vollstreckung anzuordnen. Vor dem Parlament, das sie zum Handeln drängte, rechtfertigte sie ihr Zögern mit ihrer exponierten Position, denn: „we princes are set as it were upon stages, in the sight and view of all the world".[6] Es ist die gleiche Vorstellung von der Welt als Theater, an der ihre Gegenspielerin Maria ihr Verhalten ausrichtete. Und es sind fast die gleichen Worte, die ich vorhin schon zitiert habe, die Worte, die ihr Nachfolger Jakob sechzehn Jahre später im Vorwort zu *Basilikón Dóron* gebrauchen wird.[7]

---

[5] Fraser, S. 507.

[6] Fraser, S. 518.

[7] So sehr Elisabeth sich scheute, in aller Öffentlichkeit den Tod Marias zu verantworten, so gerne wäre sie offenbar bereit gewesen, im Geheimen den Schurkenpart zu übernehmen. An Shakespeares Macbeth erinnert ihr Versuch, den Kommandanten von Fotheringhay, Paulet, dazu zu bringen, ihr durch Mord aus der Klemme zu helfen, was dieser allerdings entsetzt von sich wies.

II

Dem Wortsinn nach ist das Theater nicht in erster Linie Spielstätte, sondern
Zuschaustätte. Théatron kommt von theâsthai, und das heißt zuschauen. Das
theatrale Rollenspiel hat seinen Zweck im Gesehenwerden. Und Gleiches gilt
von der Hinrichtung: „Executions are intended to draw spectators. If they do
not draw spectators they don't answer their purpose".[8] So klar lagen die Dinge
noch für Samuel Johnson, den großen Literaten und Lexikographen des aufgeklärten 18. Jahrhunderts. Was für uns die Barbarei der Todesstrafe noch
potenzieren würde – ihr spektakulärer, öffentlicher Vollzug – ist für Jahrhunderte, deren zivilisatorische Leistungen wir bewundern, nicht bloß unanstö-
ßig, sondern geradezu ein sittliches Gebot. Gaskammer, Todeszelle, elektri-
scher Stuhl – das in unserem Jahrhundert zumindest in der westlichen Welt
übliche Verstecken des staatlich sanktionierten Tötungsaktes, kam für frühere
Epochen keinesfalls in Frage. Die Anwesenheit des zuschauenden Volkes ist
für die Legitimation des Strafaktes unabdingbar. Dem Blick der Öffentlichkeit
entzogen, wird Strafe zu Mord. Maria Stuart hatte keine Angst vor der Hinrichtung, wohl aber davor, daß Elisabeth sie heimlich umbringen lassen würde. Eine begründete Furcht: Tatsächlich versuchte Elisabeth Marias Bewacher
Paulet zu einer solchen Tat zu überreden.[9]

Der Zusammenhang zwischen Bühnenschauspiel und dem Schauspiel der
Hinrichtung ist also nicht nur von der Seite der Akteure, sondern auch und gerade von der Zuschauerseite zu erschließen. Und so stellt sich die Frage: Wer
ist im Welttheater der Könige Zuschauer? Jakob gibt in *Basilikón Dóron* eine
bezeichnend zwiespältige Antwort. Er zitiert das Lukasevangelium, Kapitel
12, Vers 2 und 3:

> Nichts ist so verhüllt, daß es nicht offenbar, nichts so verborgen, was nicht
> bekannt werden wird. Und was immer ihr im Finstern gesprochen habt,
> wird im Licht gehört werden, und was ihr ins Ohr gesagt habt am geheimen
> Ort, das soll öffentlich verkündet / gepredigt werden auf den Dächern der
> Häuser.

Man kann hier – und Jakob tut das – zwei Instanzen der Wahrnehmung erkennen, eine göttliche und eine menschliche. Nicht menschlicher Scharfblick

---

[8] James Boswell, „On Executions". In: *London Magazine*, May 1783, S. 284, Anm.14.
[9] Noch in den Parlamentsdebatten der 1860er Jahre bestanden die Befürworter öffentlicher
Exekutionen darauf, daß der Verurteilte ein Recht auf Öffentlichkeit habe, denn so ein Parlamentarier wörtlich: „It had long been the wise practice of this country for centuries to make
people feel that the law was an expression of their own judgement and will". Ein anderer
meinte: „The poor man [...] had the right to be hanged in public." Zit. nach Thomas W. Laqueur, „Crowds, carnival and the state in English executions, 1604–1868". In: A.L. Beier, David
Cannadine and James Rosenheim (eds.), *The First Modern Society: Essays in English History
in Honour of Lawrence Stone* (Cambridge U.P., 1989), S. 353.

bringt das Verborgene an den Tag, sondern Gott, der alles sieht. Erst bei der Rezeption des Enthüllten kommt menschliche Wahrnehmung ins Spiel, dann nämlich, wenn die durch göttliches Wirken aufgedeckten Geheimnisse auf den Dächern öffentlich bekanntgegeben werden.

Jakobs Text scheint sich zunächst auf die erste, göttliche Instanz festlegen zu wollen, wenn er in der allgemeinen Nutzanwendung des Bibelzitats das allsehende Auge hervorhebt, dessen Blick jeder Mensch ausgesetzt ist. Doch sobald er vom allgemein Menschlichen auf das spezifisch Königliche übergeht und auf dessen erhöhte Sichtbarkeit zu sprechen kommt, zählt nicht mehr der eine, göttliche Blick, sondern der vieläugige Blick der Menge. Was die Situation des Königs mit der des Schauspielers verbindet, ist Öffentlichkeit, ein Aspekt, der vor dem allsehenden Auge Gottes belanglos ist. Gott sieht auch, was im Privaten geschieht. Ausdrücklich aber stützt Jakob seinen Vergleich des Königs mit dem Schauspieler auf das *tertium comparationis* des Öffentlichen (zweimal nennt er es:) „for Kings being publike persons by reason of their office and authority are as it were set [...] vpon a publike stage". Vom kosmischen *theatrum mundi* holt dieser Vergleich den König herunter auf eine irdische *public stage* und unterläuft damit – vermutlich unabsichtlich – die absolutistische Tendenz der Schrift. Denn jene Autoritätsabtretung, die Jakob strikt ablehnt, – hier wird sie durch das Theatergleichnis unter der Hand konzediert. Wenn der König sich als *player-king* auf eine öffentliche Bühne begibt – oder vielmehr, sich, ob er will oder nicht, auf einer solchen befindet -, dann liefert ihn das der Gunst, dem Urteil, der Autorität eines Publikums aus, dem er in *Basilikón Dóron* eigentlich jede Autorität absprechen möchte: jener Menge, die Jakob an anderer Stelle eine „*Hydra* of diversly-enclined spectatours"(p.9) nennt, ein vielköpfiges Monstrum.

Sehr genau spürte James die Ambivalenz des Öffentlichen. Einerseits ist Sichtbarkeit das konstituierende Merkmal von Majestät. Andererseits ist diese Sichtbarkeit aber stets auch potentiell bedrohlich. Denn die Zuschauer sind, wie der König schreibt, „diversly enclined", „verschieden geneigt", verschiedenen Sinnes, ihr Eigensinn bleibt eine letztlich unberechenbare Größe. Wie das Schauspiel der Majestät in den Köpfen ‚ankommt', das entzieht sich der staatlichen Exekutive, ja sogar ihrem schärfsten Machtmittel, der Exekution. Denn der Hydra Köpfe abzuschlagen, nützt nichts. Ihr wachsen immer wieder neue.

Daß auch das Schauspiel der Bestrafung in seiner Wirkung auf die Zuschauer nicht völlig kontrollierbar war, ist durch zahlreiche Berichte belegt.[10] Für Maria Stuart auf dem Schafott zu Fotheringay wird eben dies zur Chance, ihre Hinrichtung gegen das offizielle Protokoll der Aburteilung als Hochverräterin zur Märtyrertragödie umzuinszenieren.

---

[10] Vgl. Laqueur, S. 305–355, sowie V. A. C. Gatrell, *The Hanging Tree: Execution and the English People 1770–1868* (Oxford U.P., 1994), Kapitel 3.

III

Beide, Jakob und Maria, begriffen ihren Auftritt im *theatrum mundi* als Nachvollzug eines göttlichen Vorbildes. Jakob sein Königtum als Spiegelbild der „Divine Maiestie" (p.12), Maria ihr Martyrium als *imitatio Christi.* Daß beide, der regierende Monarch und die abgeurteilte Staatsfeindin, Machtfülle und Machtlosigkeit, das Charisma ihrer Rolle aus derselben Quelle beziehen können, verweist auf eine analoge Koinzidenz der Gegensätze in der Passion Christi. Der leidende Gottessohn ist König und Sträfling, er triumphiert in der Erniedrigung, in der Unterwerfung offenbart er sein Reich. Die Hinrichtung des Jesus von Nazareth ist aber auch und ganz wesentlich Schauereignis. Als solches erscheint sie in zahllosen Altarbildern und in den Mysterienspielen des Mittelalters. Diese Darstellungen setzen ganz auf Vergegenwärtigung. Unbekümmert anachronistisch verlegen sie die Kreuzigung Christi in ihre eigene Zeit. Am deutlichsten wird dies bei der gemalten Zuschauermenge, die die Bilder der Passion bevölkert, und bei den realen Zuschauern der Oster- und Fronleichnamsspiele, die jederzeit als Volk von Jerusalem ins biblische Spielgeschehen einbezogen werden konnten.

Ins Extrem getrieben finden wir diesen Zug zur Vergegenwärtigung in Pieter Bruegels „Kreuztragung Christi" von 1564 (siehe beiliegende Abbildung am Ende des Buches in Tasche auf dritter Umschlagsseite). Erst auf den zweiten Blick ist der zentrale Bildinhalt im Gewimmel einer mehrhundertköpfigen Zuschauermenge überhaupt zu entdecken. Zwar hat der Maler den unterm Kreuz zusammenbrechenden Jesus (vgl. auch Abb. 2) genau in der Mitte des Bildes plaziert, aber diese Mitte hat kein Gewicht, sie löst sich auf im diffusen Getriebe der Welt. Die ikonologische Regel, die dem biblischen Thema den dominanten Platz innerhalb der Komposition vorbehält, ist nachhaltig durchbrochen. Als ihre Ruine ragt nurmehr die Gruppe um die trauernde Maria (vgl. auch Abb. 3) im Vordergrund rechts ins Bild herein: seltsam deplaziert, wie auf einer Glasscheibe flächig vor das Geschehen gesetzt. Das allbekannte biblische Ereignis wird radikal verfremdet – und dies gerade durch seine Familiarisierung. Bruegels Kreuzigung ist eine ganz und gar zeitgenössische Exekution. Der eine der beiden Schächer, die bleich vor Angst zur Richtstätte gekarrt werden, hält ein Kreuz umklammert: das zum Symbol geronnene Memento des Ereignisses, das im Bild erst noch stattfinden muß. Alles strömt diesem Ereignis zu. Wenn es im Gewimmel der Komposition eine Einheit gibt, so liegt sie in der Bewegung.[11]

Von links hinten näherkommend bewegen sich die Figuren im weiten Bogen durch die Bildmitte und entfernen sich nach rechts hinten. Das Ziel dieses Menschenstromes ist schon auszumachen: ein aus Blicken, aus einer Zu-

---

[11] Vgl. Pierre Francastel, *Bruegel* (Paris: Hazan, 1995), S. 140

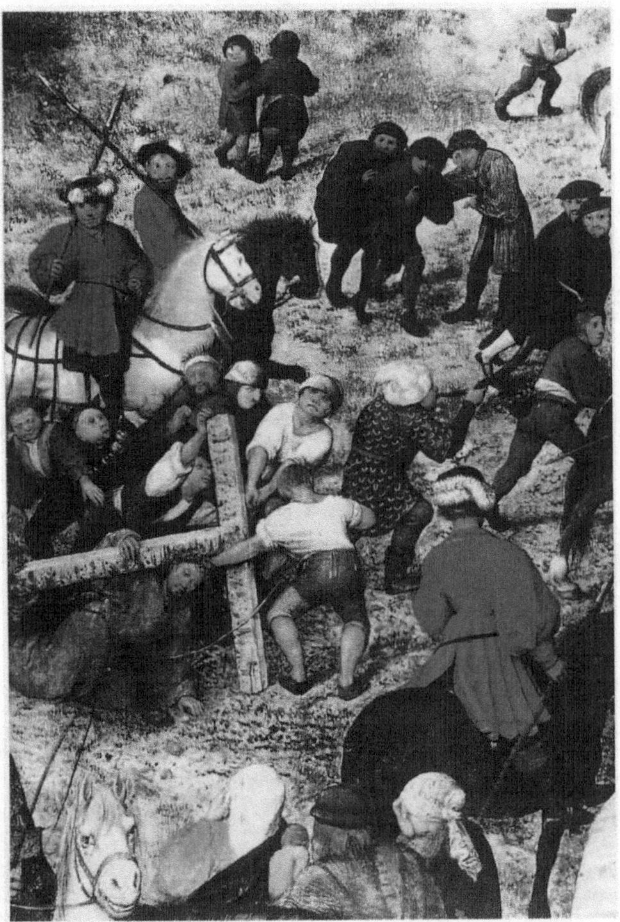

Abb. 2

schauermenge gebildeter Kreis (vgl. auch Abb. 4). Durch die Perspektive zum
Oval gestreckt, wiederholt er die Form des Rades, das, auf einen Pfahl ge-
steckt, an ein bereits stattgehabtes Tötungsritual gemahnt. Beim Rädern wurde dem Verurteilten mit einem Wagenrad der Leib zerstoßen, der Sterbende
oder bereits Tote dann mit seinen zerbrochenen Gliedmaßen in die Speichen
des Rades geflochten aufgepflanzt und den Vögeln zum Fraß überlassen. Eine
Reihe solcher Mahnmale zieht sich mit der scheinbaren Harmlosigkeit von
Telegraphenmasten durch Bruegels Todeslandschaft bis zum Horizont (vgl.
auch Abb. 5). Die Menschen zeigen sich von ihr völlig unbeeindruckt, keiner
scheint sie zu beachten. Ihr Interesse gilt dem bevorstehenden Schauspiel.

Andreas Höfele

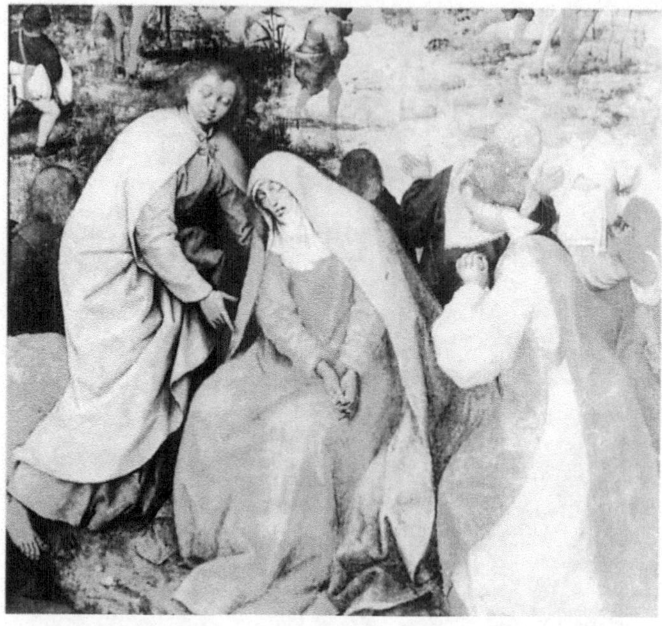

Abb. 3

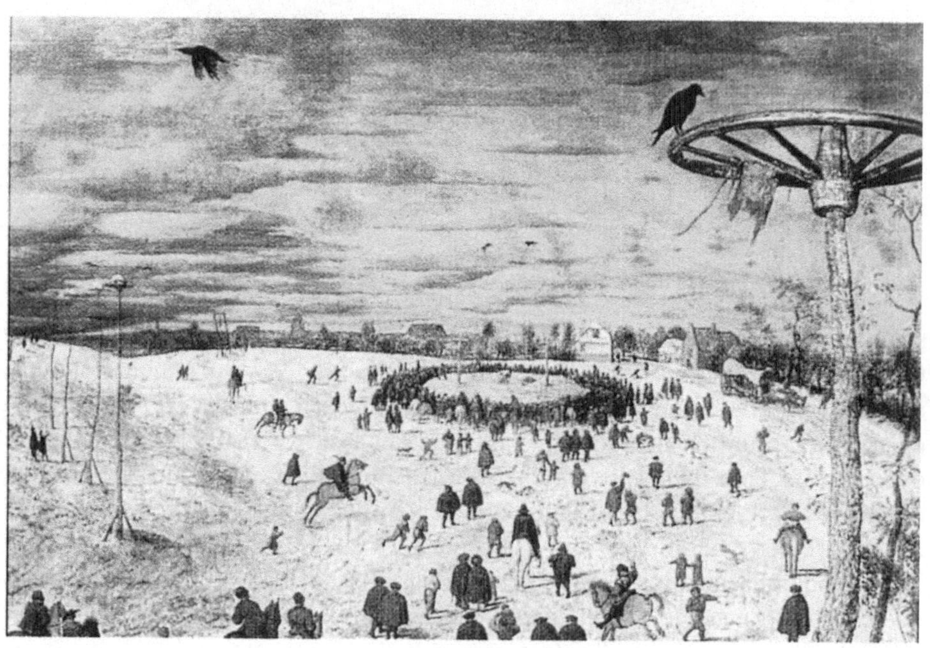

Abb. 4

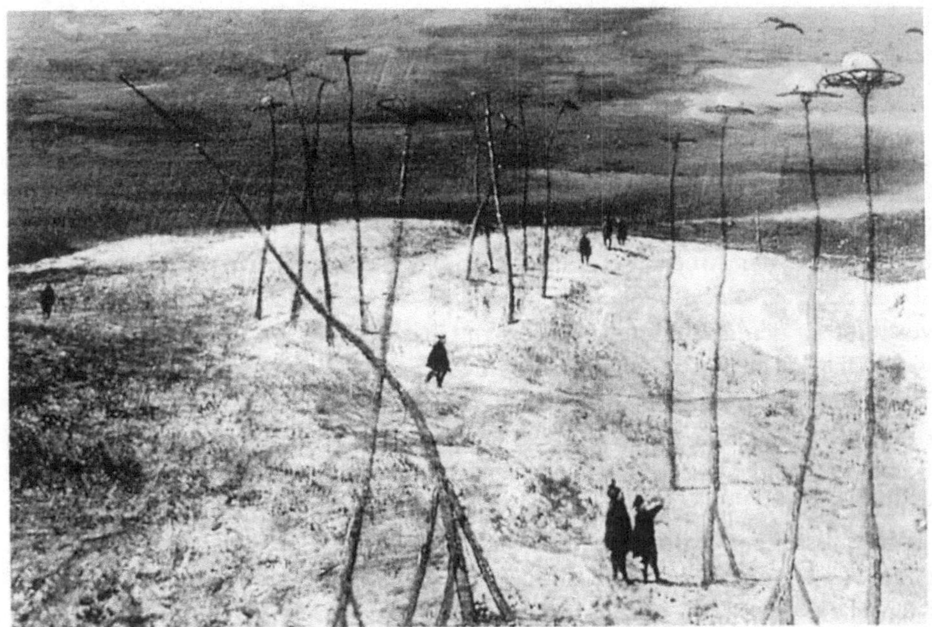

Abb. 5

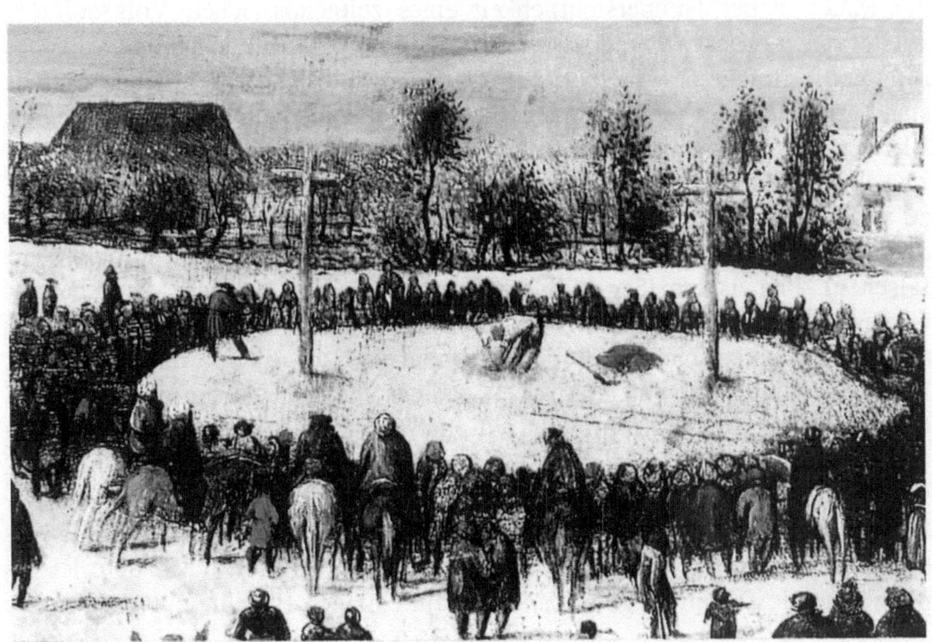

Abb. 6

Exemplarisch zeigt das Bild den Zusammenhang von Hinrichtung und Thea-
ter. Der Kreis, schreibt Uri Rapp[12], ist „[d]ie räumliche Urform [...] aller
theaterartigen Veranstaltungen [...]: ein Rahmen, der einschließt und aus-
schließt." In Bruegels Bild ist der Kreis leer. Alles kann in ihm geschehen.
Zwei Kreuze stehen schon, das dritte fehlt noch (vgl. auch Abb. 6). Dieses
Golgatha ist eine ländliche Freilichtbühne, ein grüner Anger am Dorfrand. Ein
Mann gräbt ein Loch, die Menge sieht ihm dabei zu, vielleicht singt er ein
Liedchen bei der Arbeit wie der Totengräber in *Hamlet*. Er hat seine rote Jacke
abgelegt. Auch der zweite Mann im Kreis hat eine solche Jacke. Vielleicht
vertreibt er dem Publikum die Zeit mit irgendeiner Art von Vorprogramm,
vielleicht hat er einen Bauchladen umgeschnallt und verkauft Erfrischungen.
Vielleicht ist die Farbe Rot aber auch der Hinweis darauf, daß beide zu den be-
rittenen Rotröcken gehören, die die Staatsgewalt vertreten in der für Bruegels
flämische Zeitgenossen furchterregendsten Form der berüchtigt grausamen
wallonischen Garden.

Aktualisierung bedeutet Annäherung: weit Entferntes näherrücken, es in
gegenwärtige Lebenswelt übertragen. Der gepeinigte Jesus als Mensch unter
Menschen, hier und jetzt. Doch wird das Nähergerückte hier mindestens
ebenso wirksam wieder entrückt, dem Blick durch Verkleinerung entzogen.
Man muß schon genau hinschauen, um diesen Jesus nicht zu übersehen, den
der Maler in der Unübersichtlichkeit eines zeitgenössischen Volksauflaufs
versteckt hat. Dieses Paradox der Komposition – die gleichzeitige Annäherung und Entrückung – thematisiert das Sehen selbst als eigentlichen Gegenstand des Bildes. Unser suchender Blick, wohin er sich auch wendet, begegnet
Blicken. Figuren, deren Anwesenheit und Handeln durchweg von dem einen
Zweck bestimmt ist, etwas sehen zu wollen. Auffallend die vielen, in geradezu hingebungsvoller Neugier, in purer, selbstvergessener Schaulust, gewen-
deten Köpfe. Worum es geht, ist Zuschauen; um die Frage nach richtigem und
falschem – gewissermaßen blindem Sehen, nach Einsicht und Verblendung.
Nirgends zeigt sich der Zug zur aktualisierenden Ver-Alltäglichung deutlicher
als in den Blicken. Nichts läßt darauf schließen, daß sie eine Ahnung von der
Heilsbedeutung dessen hätten, was sie da begaffen. Das Gezerr um Simon von
Cyrene, dessen Frau partout nicht will, daß er dem Verurteilten beim Kreuz-
tragen hilft[13]– eine Burleske, die für den Moment mehr Aufmerksamkeit fes-
selt als der unerkannte Heiland (vgl. auch Abb. 7). Und alle die, die uns den
Rücken kehren, um sich schleunigst noch einen guten Platz für die Beobachtung des Hinrichtungsschauspiels zu verschaffen, all diese nach dem Richtplatz flutende Dynamik: getrieben von dem einzigen Begehren, zuzuschauen,

---

[12] *Handeln und Zuschauen* (Darmstadt, Neuwied: Luchterhand, 1972), S. 208
[13] Oft bemerkt worden ist die ironische Pointe, die Bruegel mit dem Rosenkranz an ihrem Gür-
tel setzt.

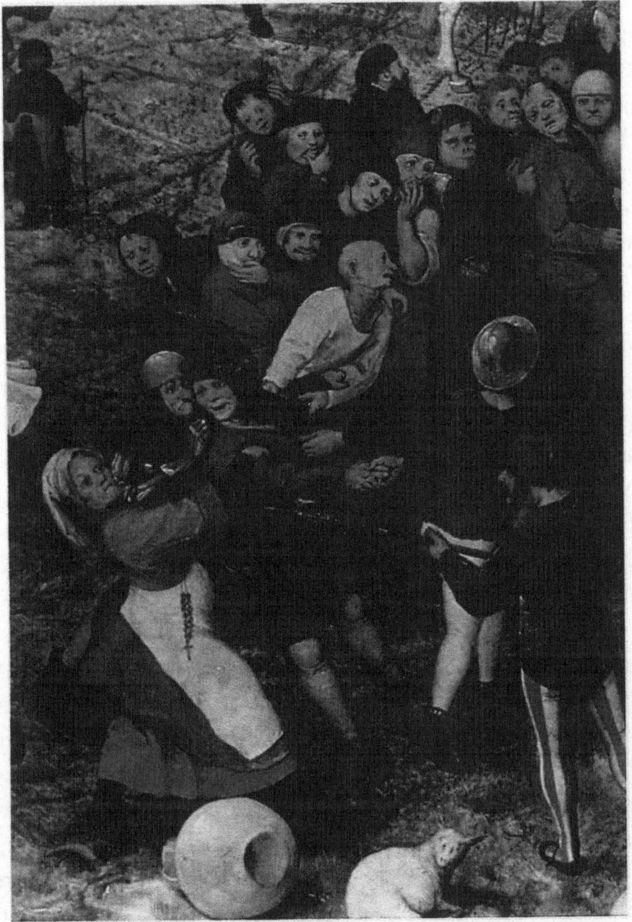

Abb. 7

einem profanen Voyeurismus. Es ist ein frommes Bild, wenn wir es so betrachten, ein frommes Suchbild, das uns zum richtigen Hinschauen auffordert; das gegen die disperse Weltlichkeit zur Konzentration auf eine fast verschüttete wahre Mitte mahnt; das gegen die Menge der Schaulustigen die mit gesenkten Lidern betende Maria setzt.

Aber es ist nicht nur das. Es kann gar nicht nur das sein. Denn schließlich ist es ein Bild und als solches darauf angelegt, die Schaulust, die es tadelt, erst einmal selbst zu wecken. So macht es auch uns zu neugierigen Betrachtern dieser Welt, die hemmungslos ihrer Neugier frönt. (So ist es zunächst nicht kritischer, sondern lockender Spiegel.) Es verführt uns zur Schaulust, auch wenn es die Schaulust verurteilt. Wollte es uns dazu bringen, der Sichtweise der Welt abzuschwören, so müßte es seine eigene Wirkungsmacht dementieren. Dann wäre die kleine blaue Gestalt des Erlösers das einzige, was sich in all der Fülle der Bildreize zu sehen lohnte. Wie fromm auch immer das Bild intendiert sein mag – ein solches Dementi dementiert sich selbst: allein schon dadurch, daß das Bild jeden neuen Betrachter aufs neue zur Zerstreuung animiert; Zerstreuung im doppelten Sinn: des Sich-Verlierens in der Figurenfülle des gemalten Panoramas und des Sich-Vergnügens, der Unterhaltung. Die Spannung zwischen der visuellen Askese des richtigen Hinschauens und der profanen Schaulust vermittelt die Komposition im Gegensatz zwischen der zentralen Jesusfigur und der von ihr allenfalls vorübergehend arretierten, ansonsten gleichsam über sie hinweggehenden Bewegung zum Schauplatz im Hintergrund. Die roten Reiter als Vertreter der Staatsautorität sind in diese Bewegung zwar markant einbezogen, aber keineswegs als ihre Allein- oder Hauptverursacher gekennzeichnet. Was die Leute übers Feld zum Schaukreis treibt, ist eine Kraft, die offenbar in ihnen selbst steckt, der letztlich unkontrollierbare Drang, hingucken zu wollen.[14] So ist Bruegels Gemälde Fastenpredigt und Karneval in einem.[15] Wenn es den weltlichen *spectacula*, die die puritanischen Theaterfeinde in England als *pompa diaboli* – teuflisches Blendwerk – diffamierten, eine Absage erteilt, so ist es doch selbst genau das: ein opulentes karnevaleskes Spektakel. Und als solches bezeugt und inszeniert es jene Anziehungskraft, die die öffentlichen Hinrichtungen sich mit den Darbietungen der Schauspieler teilen; jene Kraft, der das neuzeitliche Theater seine Entstehung verdankt. Zwölf Jahre nach Bruegels Kreuztragung, 1576, gebiert sie in London die erste feste Bühne, einen Zweckbau, der ausschließlich der Schaulust eines zahlenden Publikums dient: „this wooden O", wie Shakespeare es einmal nennt, ein hölzernes O – Bruegels Schaukreis zum Gehäuse ausgebaut; und in seinem Innern „the scaffold," die Plattform der Schausteller und Henker. Bald gibt es in London etwa ein halbes Dutzend solcher *playhouses*. Wie die Richtstätte, wie Bruegels Golgatha, liegen sie an der Peripherie, in anrüchigen Randbezirken, deren schlechten Ruf sie keineswegs verbessern. Da hilft es wenig, daß die Apologeten des Theaters seine heilsame, gegen Laster und Verbrechen immunisierende Abschreckungswirkung beteuern; die gleiche Wirkung, die für das Schauspiel der Exekution reklamiert wurde. Bruegels Gemälde kommt der Wahrheit (freilich) näher. Was die Zuschauer zu den Hinrichtungen zieht, ist kein moralischer Drang, vielmehr

---

[14] Die Reflexion über die Schaulust hat eine lange Tradition. Herrn Dr. Knut Emig verdanke ich den Hinweis auf Platons *Staat*, wo sich im zwanghaften Blick des Leontios auf die Leichen von Exekutierten der innere Widerstreit zwischen Abscheu und Begierde manifestiert (Platon, *Politeia – Der Staat*, Werke in 8 Bden., Darmstadt 1971, Bd. 4, 440a).

[15] Bekanntlich hat Bruegel dem Wettstreit zwischen Fasten und Karneval ein eigenes Bild gewidmet („Der Kampf zwischen Karneval und Fastenzeit", 1559, Wien, Kunsthistorisches Museum).

eine Gefühlsmischung, die niemand besser, das heißt unbefangener beschrieben haben dürfte als Goethe:

> Wie viel Tausende werden unwiderstehlich nach einer Exekution, die sie verabscheuen, hingerissen, wie ängstet sich die Brust der Menge für den Übeltäter, und wie viele würden unbefriedigt nach Hause gehen, wenn er begnadigt würde und ihm der Kopf sitzen bliebe? Das sprudelnde Blut, das den bleichen Nacken des Schuldigen färbt, besprengt die Einbildungskraft der Zuschauer mit unauslöschlichen Flecken; schauernd, lüstern blickt die Seele wieder nach Jahren zu dem Gerüste hinauf, läßt alle fürchterlichen Umstände wieder vor sich erscheinen und scheut es, sich selbst zu gestehen, daß sie sich an dem gräßlichen Schauspiele weidet. Viel willkommner sind jene Exekutionen, welche der Dichter veranstaltet.[16]

Der letzte Satz belegt es: Für Goethe ist die Gleichung zwischen Schafott und Bühne umkehrbar. Wenn die Hinrichtung ein Schauspiel ist, dann wird im Schauspiel auch der Schattenriß der Hinrichtung erkennbar. Im letzten Teil dieses Vortrags möchte ich nun – Goethe beim Wort nehmend – auf jene willkommeneren Exekutionen eingehen, welche der Dichter veranstaltet.

IV

Der Held, die Heldin von Shakespeares elisabethanischen *tragedies* oder *tragical histories* betreten das Schaugerüst als zum Tode Verurteilte. Dies ist die Spielregel der Gattung[17]; die Tragödie eine *ars moriendi* zum Zuschauen. Schillers Wort von der „Gerichtsbarkeit der Bühne" ist nicht zuletzt deshalb so treffend, weil nur das Theater uns den Nexus von Vergehen und Strafe vollständig vor Augen führen kann. Was die *dramatis personae* ins Ohr sagen am geheimen Ort, das ist, da es im Theater geschieht, zugleich öffentlich verkündet. Als Zuschauer sind wir zu Zeugen und Richtern bestellt. Nirgends tritt diese „Gerichtsbarkeit der Bühne" deutlicher zutage als in der Rachetragödie, einem Lieblingsgenre der Shakespeare-Zeit. Rache, sagt Francis Bacon, „is a kind of wild justice."[18] Eine Art Gerichtsbarkeit, eine Art Justiz (schon), aber eine wilde, prä- oder auch antizivilisatorische; eine, die nicht nur dem christlichen Verbot, sondern auch dem gesellschaftlichen Modernisierungsprozeß zuwiderläuft, der auf Konsolidierung eines zentralen staatlichen Gewaltmonopols abzielt. Der Rächer stellt sich außerhalb der Gesellschaft, sein Rache-

---

[16] Johann Wolfgang von Goethe, *Wilhelm Meisters theatralische Sendung*, hrsg. und eingel. von Günther Weydt (Bonn: Bouvier, 1949), S. 61.

[17] Während Aristoteles Tragödien, die der Protagonist überlebt, ausdrücklich gelten läßt, würden die Elisabethaner sie gar nicht als solche erkennen.

[18] Francis Bacon, „Essay IV. – Of Revenge". In: ders. *Francis Bacon's Essays* (London, New York: Everyman, 1966), S. 13.

vorhaben treibt ihn in die äußerste Vereinzelung. Und eben dies macht ihn für
das Theater so interessant: Es ist kein Zufall, daß wir dem ersten und vielleicht nachhaltigsten Entwurf moderner Subjektivität in Gestalt des Rächers
Hamlet begegnen. Aber der Dänenprinz ist nicht Shakespeares erste Rächer-
figur.

Ihm voraus geht der Römer Titus Andronicus, Titelheld eines Stückes, das
der Kritik bis vor wenigen Jahren als krude und ziemlich ungeniert effekt-
haschende Fingerübung eines noch unausgereiften Talents galt, neuerdings
aber dabei ist, eine erhebliche Aufwertung zu erfahren.[19] *Titus Andronicus*
kann beschrieben werden als eine Folge von Blutbädern und ebenso auch als
eine Folge von Ritualen. Gemetzel und Zeremoniell bilden keinen Gegensatz,
sie verschmelzen zur funktionalen Einheit. Allein schon darin gibt das Stück
seine Nähe zu den Strafritualen der Epoche zu erkennen.

„See, lord and fathers, how we have performed Our roman rites" (I.1.145)
ruft Luccius in der ersten Szene seinem Vater Titus nach ihrer beider Heim-
kehr vom siegreichen Feldzug gegen die Goten zu. Und er sagt auch gleich,
worin diese 'römischen Riten' bestehen:

> Alarbus' limbs are lopped
> And entrails feed the sacrificing fire
> Whose smoke like incense doth perfume the sky.   (I.1.146–148)

> [Seht, Herr und Vater, treu befolgen wir
> Den römischen Brauch: Alarbus ward zerstückt,
> Sein Eingeweide nährt die Opferglut,
> Daß Dampf, dem Weihrauch gleich, die Luft durchwürzt.]

Ein Menschenopfer zu Ehren der im Kampf gefallenen Andronicus-Söhne[20],
vollzogen am ältesten Sohn der kriegsgefangenen Königin Tamora, die vergeblich gegen diesen Gewaltakt römischer Pietät protestiert („Oh cruel irreli-
gious piety") und sich im weiteren Verlauf des Stücks bitter für ihn rächen
wird. Dies löst – in der typischen Überbietungslogik der Rachetragödie – die
noch ausgeklügelter grausame finale Vergeltungsaktion des Titus Andronicus
aus, in der nicht nur seine Feinde, sondern auch seine Tochter Lavinia (wie
Vater Galotti bei Lessing ersticht er sie) und natürlich Titus selbst zugrunde
gehen müssen. Mit der Zerstückelung des Tamora-Sohnes ist das talionische
Prinzip des Auge um Auge in Kraft gesetzt, ein Prinzip, das keineswegs nur
die private Blutrache kennzeichnet, sondern auch jenes öffentliche *theatrum
poenarum*, (jenes Straftheater) das die barocken Kompendien der Leib- und

---

[19] Jonathan Bates Einleitung zu seiner 1995 publizierten Arden Edition (Third Series) des Stük-
kes markiert einenn vorläufigen Höhepunkt dieser Tendenz. Zitiert wird nach dieser Ausgabe.
[20] Deren Anzahl undefiniert bleibt. Von ursprünglich 25 Söhnen leben am Anfang des Stückes
noch vier.

Lebensstrafen in ungerührter Gründlichkeit durchbuchstabieren: Kataloge grausamster Todes- und Verstümmelungsarten, die eine einfallsreiche Rechtspflege für den Delinquenten bereithielt.[21]

Charakteristisch für diese und genauso auch für Shakespeares *Titus Andronicus* ist die objektivierende und quantifizierende Betrachtung des Körpers und seines Empfindens. Der Körper, nicht Gestalt des Individuums, sondern ein in Teile zerlegbarer Gegenstand. Hände, Ohren, Augen, Zunge, Knochen, Hals, Kopf, Eingeweide – die Justiz wird zur Anatomie, der Scharfrichter zum Menschen-Trancheur, die Folter, ein Instrumentarium dosierbarer Reize auf der nach oben offenen Skala des Schmerzes. Die Logik des Systems fordert endlose Steigerung. Es gibt Verbrechen, für die der Tod als Sühne nicht ausreicht. Die Endlichkeit menschlicher Leidensfähigkeit aber setzt dem Straf-

---

[21] Jacobi Döpleri *Theatrum Poenarum, Suppliciorum et Executionum Criminalium, oder Schau-Platz derer Leibes und Lebens-Straffen* (Sondershausen, 1693). S. 2: „Derselbe bestehet in folgenden Capituln (1.) von Hinrichtung mit dem Messer (2.) von Hinrichtung mit dem Beil (3.) vom dem Schwerdt ingemein (4.) insonderheit von den Scharffrichters Schwerdt/ und was damit vor Aberglauben getrieben werde (5.) von Hinrichtung mit dem Schwerdt (6.) von Schickung des Kopffs/ und (7.) von Abstossung des Kopffs und Halses mit einer Dielen (8.) von Abahrung des Halses mit einem Pflug (9.) von Schlagung eines spitzigen Nagels durch den Kopff/Augen/Schultern und Knie (10.) von Ersticken (11.) von Strangulieren (12.) von Aufhencken (13.) von Haupt-Fleisch/ Knochen und Haaren der Gehenckten: Item von den Galgen oder Diebes-Ketten/ Stricken und Nägeln/ und wozu dieselben gemisbraucht werden (14.) de Uncis, oder von den eisernen Hacken/ daran man die zum Tode verdammte entweder gehencket/ oder sie damit in die Cloaken/ Canäle oder Wasser-Flüsse gezogen. (16.) von Ersäuffen (17.) von Aufhauen der Adern/ und zu tode bluten (18.) von Aufschneiden der Leiber und Bäuche (19.) von Rädern und Radebrechen (20.) von Reissen mit glühenden Zangen (21.) von Schleiffen mit unvernünfftigen Thieren zur Fehnstatt (22.) von Vierteilen (23.) von Riemenschneiden aus der Missethäter Rücken und andern Orten des Leibes (24.) von Spiessen (25.) von Schinden der lebendigen Menschen (26.) von Zerreißung der menschlichen Leiber mit eisernen Kämmen und Striegeln (27.) von Zerschneidung der menschlichen Leiber mit eisernen und hölzernen Sägen (28.) von Schlagung eines spitzigen Pfahls durch den Leib (29.) von Zerreissung der Ubelthäter mit niedergebogenen und wieder zurückgeschlagenen Gipffeln der Bäume (30.) von Zerreissung der Missethäter Leiber mit Wagen und Pferden. (31.) von Niederseblen (32.) von Erschlagung mit eisernen Flegeln (33.) de Cyphonismo (34.) de Scaphismo (35.) de Scalis sive Gradibus Gemoniis. (36.) von Herabstürtzung der Maleficanten von hohen Klippen/Thürmen und andern erhabenen Orten: Item de Defenestratione. (37.) von Einmauren der lebendigen Menschen (38.) von der Straffe des Steinigens (39.) von lebendigen Begraben der Missethäter (40.) von Einspundung der maleficanten in Fässer mit spitzigen eisernen Zacken/ Stacheln und Nägeln durchschlagen. (41.) von Hinrichtung mit Gift (42.) von Ertödtung der Menschen durch Hunger und Durst (43.) de Damnatione ad Bestias & Objectione Bestiarium (44.) von Schmieden der Raubschützen und Wildbrets-Diebe auf lebendige Hirsche (45.) von der Creutzigung (46.) von der Straffe des Verbrennens (47.) von Braten der lebendigen Menschen an Spiessen (48.) von den Ehrnen Ochsen des grausamen Tyrannen Phalaridis, und von metallinen Löwen zu Clinsam in der Barbarey. (49.) von Schmeuchen (50.) de Poenis civitatum, & aratri in urbes eversas inductione (51.) von den Soldaten Straffen sowohl wie sie vor alters üblich gewesen / als auch jetzo noch in Gebrauch sind. (52.) von der Schiffjustiz oder Straffen auf den Schiffen. (53.) de Executione in effigie (54.) de Damnatione memoriae.

maß eine Grenze, die den grenzenlosen Vergeltungswillen des Gesetzes immer wieder frustriert. Irgendwann verliert der Gepeinigte das Bewußtsein, erlöst ihn der Tod von seiner Qual. Der 1757 exekutierte Attentäter Damiens, über dessen Hinrichtung Michel Foucault in allen Einzelheiten berichtet[22], war in dieser Hinsicht die rare Ausnahme, das perfekte Strafobjekt. Nicht nur, daß man ihm mit Zangen Fleischstücke aus dem Körper riß und ihn dann bei lebendigem Leibe vierteilte; er befand sich durch all diese Torturen hindurch bis zuletzt bei Bewußtsein.

Auch in *Titus Andronicus* ist der Vergeltungsdrang des Gesetzes grenzenlos, wenn Saturninus, der neue Kaiser und oberste Richter verfügt, die beiden Titus-Söhne Quintus und Martius solange im Kerker festzuhalten „until we have devised / some never-heard-of torturing pain for them." (II.2.283–285)

> For, by my soul, were there worse end than death
> That end upon them should be executed.   (II.2.302f)

Quintus und Martius sind angeklagt, den Bruder des Kaisers umgebracht zu haben, der in Wahrheit aber von Tamoras Söhnen Chiron und Demetrius unter Anleitung des Mohren Aaron getötet worden ist. Nicht nur gemordet haben Chiron und Demetrius, sondern auch bereits das Rachewerk der Leibeszerstückelung an der Andronicus-Familie begonnen. Die Vokabel ist dieselbe: „lopped," abgehackt; für die „lopp'd limbs" des Tamora-Sohnes Alarbus die „lopped hands" der Titus-Tochter Lavinia. Als Jagdbeute teilen sich ihre Vergewaltiger zunächst ihren Körper, ehe sie dann buchstäblich Teile von ihm abtrennen. Eben noch Objekt der Begierde, wird Lavinia zum *corpus delicti*, zum Beweisstück, das durch Amputation unentzifferbar gemacht werden muß.

> Speak, gentle niece, what stern ungentle hand
> hath lopped and hewed and made thy body bare
> Of her two branches.   (II.3.16–18)

An Ovids *Metamorphosen* erinnert hier nicht nur die Bildersprache, die Lavinia in einen Baum verwandelt, sondern auch die begangene Untat und die Methode ihrer Vertuschung. Gründlicher als Ovids Tereus, der der vergewaltigten Philomela die Zunge herausschnitt, hacken die Tamora-Söhne ihrem Opfer auch noch die Hände ab, denn Tereus wurde entlarvt, als Philomela die Buchstaben seines Namens in ein Gewand webte. Szenen wie die eben zitierte, in der Marcus Andronicus, der Bruder des Titus, die verstümmelte Lavinia entdeckt, wirken in ihrer Verbindung von Schaubild und kommentierendem Text wie lebende Embleme. Das Stück hält gewissermaßen inne, um das Maß – oder vielmehr Übermaß – der begangenen Grausamkeiten zu resümieren.

---

[22] Michel Foucault, *Surveiller et punir. La naissance de la prison* (Paris: Editions Gallimard, 1975), S. 9.

Auch in diesem Gestus des Vorzeigens trifft sich *Titus Andronicus* mit den Bräuchen der Justiz. Keine Exekution, bei der das abgeschlagene Haupt nicht der Menge vorgezeigt worden wäre. Eine groteske Parodie dieses Rituals liefert die Szene, in der die Titus-Söhne zur Hinrichtung abgeführt werden. Titus' Kniefall vor der Prozession der Tribunen ist umsonst. Ungerührt ziehen sie an ihm vorbei zum Richtplatz. Der weiterhin kniende Titus bleibt als Emblem der Vergeblichkeit zurück.

Doch nun kommt Aaron der Mohr und eröffnet die Aussicht auf eine Begnadigung in letzter Minute. Solche Überraschungen sind historisch in einer ganzen Reihe von Fällen belegt.[23] Ungewöhnlich, der Welt des Stückes aber um so angemessener, ist nur, daß Titus als Gegenleistung für das Leben seiner Söhne seine rechte Hand opfern soll. Titus läßt sich die Hand abschneiden und erhält umgehend – nicht seine Söhne, sondern deren Köpfe zurück. „Enter a messenger with two heads and a hand," bemerkt die Regieanweisung (F + Q) lakonisch. Nun, am Höhepunkt der Tortur, bricht in diesem hochrhetorischen Stück kein Sprechorkan aus. „Now is a time to storm," ruft Marcus Andronicus, „why art thou still?" (III.1.264) Titus schweigt. Dann lacht er. Das Maß des Erträglichen ist überschritten. Die Skala der Pein läßt keine Steigerung mehr zu. Die an den Andronici begangenen Untaten werden im Bild einer schauerlichen Karnevalsprozession zusammengefaßt, die Titus am Ende der Szene aufstellt.

> Come brother, take a head
> And in this hand the other will I bear.
> And, Lavinia, thou shalt be employd in these arms;
> Bear thou my hand, sweet wench, between thy teeth. (III.1.280–283)

„Rome is but a wilderness of tigers" (III.1.54). Daß das Stück eine säuberliche Unterscheidung von zivilisierten Römern und barbarischen Fremden nicht zuläßt, ist häufig bemerkt worden. Zwar sind die Gotin Tamora und der Mohr Aaron die Erzschurken, doch es ist die inhumane Pietät des Römers Titus, die das große Schlachten auslöst; seine Rache, die in einem kannibalischen Festmahl gipfelt, bei dem er Chiron und Demetrius, zur Pastete gekocht, an ihre Mutter verfüttert. Ebenso unscharf läßt das Stück auch die Demarkationslinie zwischen Verbrechen und Strafe werden. Der Begriff der 'spiegelnden Strafe', im Zusammenhang mit der *lex talionis* gebräuchlich, erweist sich hier als überaus treffend, denn gesetzliche und ungesetzliche Grausamkeit gleichen einander wie ein Ei dem andern. Die Gerechtigkeit jedenfalls hat sich in den Himmel verzogen, und Titus schießt seine Petitionen

---

[23] Stephen Greenblatt geht in „Martial Law in the Land of Cockaigne". In: ders. *Shakespearean Negotiations: The Circulation of Social Energy in Renaissance England*, (Berkeley: 1988), S. 129–163 ausführlich auf diese Praxis ein.

an sie mit Pfeilen in die Luft. Auf der Erde erfaßt die große Tötungsmaschine selbst völlig Unbeteiligte. Auch diese Shakespeare-Tragödie hat ihren Clown. Doch anders als der Totengräber in *Hamlet*, der Pförtner in *Macbeth* wird der Spaßmacher in *Titus Andronicus* von der Bühne geradewegs an den Galgen expediert. Sein winziger Auftritt wirkt wie ein flüchtiges Memento für all die Namenlosen, denen die Justiz der Zeit kurzen Prozeß gemacht hat. Nach vorsichtiger Schätzung müssen es in England unter Elisabeth und Jakob über 13.000 gewesen sein.[24]

V

Auf den ersten Blick mag *Hamlet* wenig Anschauungsmaterial für die in *Titus Andronicus* so überdeutlich ausgespielte Affinität zwischen Bühne und Schafott liefern. Doch der Schein trügt. Und indem man das sagt, ist man bereits mitten im Stück, denn genau darum geht es in Shakespeares *Hamlet*: um die Kluft zwischen Schein und Sein, Trug und Wahrheit. Helsingör ist eine Welt der Täuschung, und so spannt sich die Kette von Verbrechen und Vergeltung hinter einer Fassade der Normalität und Legalität, der höfischen Routine, des friedlichen *business as usual*. Der alte König ist tot, doch der neue macht seine Sache mindestens ebenso gut. Sein Regierungsstil ist zeitgemäßer, moderner. Wo Hamlet senior sich wie ein vorzeitlicher Recke im blutigen Einzelkampf mit dem alten Fortinbras um Gebietsansprüche schlug, betreibt Claudius erfolgreich Deeskalation mit diplomatischen Mitteln. Schwerter zu Depeschen; das nennt man Fortschritt. Sein ersatzväterlicher Rat an den Neffen, der sich im Kummer um einen allzu schwärmerisch verehrten Vater zu verlieren droht: vernünftig und verständnisvoll, durchaus nicht unsensibel. Und wenn im 4. Akt Laertes an der Spitze einer aufgebrachten Volksmenge hereinbricht, kann man seine Geistesgegenwart nur bewundern: Einem wie Claudius würden wir zutrauen, auch ein Mogadischu zu bewältigen. Nur fehlt diesem Bild der entscheidende Zug: Der Mann ist ein Mörder. Er hat seinen Bruder umgebracht. Und damit wird seine Herrschaft zu einer einzigen Lüge, sein dänischer Hof zur bloßen Kulisse, durch deren Ritzen allerdings manchmal – und im Verlauf des Stückes immer häufiger – Vorzeichen des großen Strafgerichts hereinflackern. Ganz schwach erst, wenn der geschwätzige Ratgeber Polonius seinen Kopf darauf verwettet, daß Hamlet aus verschmähter Liebe zu Ophelia verrückt geworden ist.

Take this from this, if this be otherwise.   (II.2.156)[25]

---

[24] Vgl. Francis Barker, „Treasures of Culture. *Titus Andronicus* and Death by Hanging". In: David Lee Miller, Sharon O'Dair, Harold Weber (eds.), *The Production of English Renaissance Culture* (Ithaca and London: Cornell U.P., 1994), S. 226–261 bes. S. 248.

[25] Der Satz impliziert gestische Unterstreichung: „Take this" – gemeint ist sein Kopf – „from this" – seine Schultern. Zitiert wird nach der von G.R. Hibbard besorgten World's-Classics-Ausgabe (Oxford U. P., 1994).

Ein Scherz nur. Freilich einer, der sich bald bewahrheiten wird. Zwar nicht geköpft, sondern durchbohrt von Hamlets Schwert, läßt Polonius sein Leben, passenderweise eingeklemmt zwischen Wand und Wandbehang wie zwischen öffentlicher Scheinwelt, deren eifrigster Diener er war, und Hamlets Rache. Wenn Claudius einen Akt weiter sagt:

> And where th'offence is, let the great axe fall.   (IV.5.219)

dann weist dies schon sehr viel deutlicher den Weg, den das Geschehen nehmen wird. Einen anderen allerdings als den von Claudius geplanten. Denn der hat seinen Neffen inzwischen nach England expediert, samt einem Brief, der Hamlets Hinrichtung verfügt. Doch die große Axt trifft vorerst nur die Überbringer des Befehls, Rosenkranz und Güldenstern – auch sie willige Helfer des Claudius-Regimes. Dänemark ist ein Gefängnis, sagt Hamlet. Er entkommt zwar Claudius' erster Intrige, kehrt aber nach Helsingör zurück, noch immer nicht als zielstrebiger Rächer, sondern mehr wie einer, der seine Zeit absitzt. Eine Entlassung aus dem Kerker Dänemark ins Leben aber gibt es nicht. Hamlets letzter Befehl verlangt nicht Öffnung, sondern Schließung des (Gefängnis-) Tores.

> Ho! Let the door be locked.
> Treachery! Seek it out.   (V.2.265 f)

Und nun erst, in der letzten Szene, wenn die Ausgänge verrammelt sind, das Hofparkett in Blut schwimmt, fällt die Verkleidung, hat der Theaterstaat des Claudius ausgespielt, gibt seine Bühne sich zu erkennen als Schafott.

> You that look pale and tremble at this chance,
> That are but mutes or audience to this act,
> Had I but time ...   (V.2.287–289)

> [Ihr, die erblaßt nun bebt bei diesem Fall,
> Und seid nur stumme Hörer dieser Handlung,
> Hätt' ich nur Zeit ...]

Sterbend wendet sich Hamlet zum ersten und einzigen Mal im Stück direkt an sein Publikum, den stummen Hofstaat auf der Bühne wie auch an uns, die Zuschauer im Theater. Indem er diesen unverzichtbaren Part des öffentlichen Sterberituals erfüllt und damit die Kongruenz von Bühne und Schafott befestigt, weist er über das Dramenende, über den Schluß der Vorstellung hinaus in eine Zeit, einen Raum jenseits des Theaters. Inständig beschwört Hamlet seinen Freund Horatio, am Leben zu bleiben: „To tell my story" (V.2.302), Hamlets in die Welt zu tragen. Und tatsächlich hat sich Hamlet in der Welt behauptet, hat er als eine der prägenden mythischen Gestalten der Neuzeit ein Eigenleben jenseits der dramatischen Fiktion, die ihn hervorbrachte, gewonnen.

VI

Ich möchte schließen mit einer Gestalt, die den umgekehrten Weg genommen
hat: von der historischen Wirklichkeit in die dramatische Fiktion, und damit
von der Bühne als Schafott noch einmal zurückkehren zum Schafott als Bühne. Wobei die Distinktion der beiden Perspektiven in diesem Fall allerdings
kaum mehr gelingt, so unauflöslich verquickt sind Leben und Theater. Am 30.
Januar 1649, einem bitterkalten Tag, an dem sogar die Themse gefroren war,
betrat Karl I das neben dem Palast von Whitehall errichtete Holzgerüst zu seinem letzten Staatsauftritt, um, wie er selber sagte, eine verwesliche gegen eine unverwesliche Krone einzutauschen.[26] Wie seine Großmutter Maria Stuart
62 Jahre zuvor war auch er entschlossen, der Welt seinen Tod auf dem Schafott als Märtyrertragödie einzuprägen. Der Schauplatz für das königliche
Trauerspiel hätte nicht beziehungsreicher gewählt werden können. Um die
schwarzverhängte Freilichtbühne zu erreichen, auf der die vermummten und
durch Perücken unkenntlich gemachten Henker ihn erwarteten, mußte Charles
jene Banqueting Hall durchschreiten, in der sein Hof sich in aufwendigen allegorischen Theaterspielen selbst gefeiert hatte. Die letzte dieser sogenannten
court masques hatte noch 1640 stattgefunden.[27] Während draußen im Land
der Verfall seiner Herrschaft unaufhaltsam voranschritt, hatte Charles sich
drinnen in seiner Halle ein Phantasiereich der Harmonie inszenieren lassen, in
dem er selbst als Friedensfürst unangefochten regierte, getragen von der Liebe
seines Volkes. Während der Lauf der Ereignisse diese Selbstinszenierungen
als haltloses Wunschdenken desavouiert hat, erntete der „Royal Actor", wie
der Lyriker Andrew Marvell ihn treffend nennt, für seinen letzten Auftritt un-
geteilten Beifall. Sorgfältig bereitete er ihn vor. Um vor Kälte nicht zu zittern
und damit den Eindruck von Feigheit zu erwecken, verlangte er für den Gang
zum Schafott ein zweites Hemd. Und als biete ihm erst die Sterbeszene endlich die ihm gemäße Rolle, verlor sich bei seinen letzten Äußerungen jenes
Stottern, das ihn zeitlebens behindert hatte. Zwar hatte das Gericht durch einen breiten Kordon von Soldaten dafür gesorgt, daß Karls Sterbeworte von
der Masse der Zuschauer, die sich bis auf die vereisten Dächer hinauf dräng-
ten, kaum oder gar nicht verstanden werden konnten. Doch mehrere Steno-
graphen ließen kein Detail der Szene verlorengehen. Kurz nach zwei kniete
der König nieder, legte den Hals auf den Richtblock und breitete die Arme
wie zur Kreuzigung. Dann gab er dem Scharfrichter das Zeichen. Bald schon
war eine Flut von Berichten über das Martyrium des Stuart-Königs im Um-
lauf, der als Nachfolger Christi in der Erniedrigung triumphierte und mit seinem Blut sein sündiges Land reinwusch. „Er wird", so dichtet ein enthusiasti-

---

[26] „I go from a corruptible to an incorruptible crown." Charles Carlton, *Charles I: The Personal
Monarch* (London: Routledge, 1983), S. 359.
[27] Sir William D'Avenants *Salmacida Spolia*, vgl. Carlton, S. 152.

scher Anonymus in treffender Synthese von Karls früheren und seiner letzten Selbstinszenierung, „Er wird der erste sein in der Royal Mask/Of all King-Martyrs" (aller Märtyrerkönige).[28] Mit der großen Sterbeszene auf dem Schafott zu Whitehall geht nicht nur die Monarchie, sondern auch der letzte Ausläufer jener Theater-Epoche zu Ende, die wir mit dem Namen Shakespeare verbinden. Fast alle nach dem Spielverbot von 1642 noch bestehenden alten Bühnen wurden in diesem Winter zerstört. Als mit der Restauration der Monarchie elf Jahre später auch das Theater nach London zurückkehrte, war es ein anderes/der kontinentalen Kulissenbühne ähnelndes geworden.

Schon 1650 aber bewahrheitete sich abermals der Satz Maria Stuarts, daß das Theater der Welt größer sei als England. Denn in diesem Jahr betrat Charles Stuart erneut das „Trauergerüst", den „rauhen Mordaltar" – und zwar in Deutschland, vermutlich in einer Schüleraufführung von Andreas Gryphius' Trauerspiel „Ermordete Majestät oder Carolus Stuardus, König von Großbritannien". Wie der Monarch das Schafott zur Bühne, so machte der Dichter die Bühne zum Schafott.

> Den Schau-Platz muss mein Fürst zum letztenmal beschreiten.
> Den Schau-Platz herber Angst und rauher Bitterkeiten.
> Den Schau-Platz grimmer Pein! auff dem ein jeder findt
> Dass alle Majestät sey Schatten / Rauch und Wind.[29]

---

[28] *Vaticinium Votivum*, repr. Spenser Society facsimile, no. 41 (New York: Burt Franklin, 1967), sig. f2v.

[29] Andreas Gryphius, „Ermordete Majestät oder Carolus Stuardus, König von Großbritannien". In: ders. *Dramatische Dichtungen* hrsg. von Julius Tittmann (Leipzig: F. U. Brockhaus, 1870), S. 1–76, (Die fünfte Abhandlung. 1629–1632).

Selbstentfremdung bei Jugendlichen
als Problem von Natur und Geschichte

von Franz Resch

Wir Psychiater sind Mediziner, als Mediziner sind wir der Naturwissenschaft verpflichtet. Aber als Seelenärzte haben wir doch eine Sonderstellung, denn im Rahmen der Naturwissenschaft, inmitten von Genen, neuronalen Netzwerken, Transmittern und Interleukinen stehen wir bald an einer Grenze, die uns den Blick in die Tiefe des menschlichen Wesens verwehrt. Gerade in unserem Fachgebiet der Psychiatrie des Kindes- und Jugendalters wird rasch deutlich, daß wir nicht ärztliche Helfer für natürliche Objekte – Organe wie Knochen, Augen, Körpersäfte –, sondern für lebende Subjekte sind, für menschliche Seelen, die erleben, denken, fühlen, handeln und wollen!

Die Naturwissenschaft allein kann uns also nicht ermächtigen, nicht genügend kompetent machen für ein Verständnis menschlicher Selbstentwicklung. Der Mensch hat nicht nur seine Natur – er ist nicht nur Natur –, er hat auch Geschichte, erlebte, in Erfahrung und Weltbild auskristallisierte Geschichte, im Gedächtnis repräsentierte, in neuen Entscheidungs- und Anpassungsprozessen vergegenwärtigte Geschichte, das ist der Ausgangspunkt.

Das Thema der Selbstentfremdung eignet sich zur Erörterung des differentiellen Einflusses von Biologie und Lebensgeschichte auf die seelische Entwicklung besonders. So finden wir in über zwei Drittel unserer jugendlichen Patienten Phänomene der Identitätsdiffusion, d. h., die Jugendlichen wissen nicht, welcher Identitätskern ihnen zu eigen ist. Sie nennen Phänomene der Depersonalisation, so als würden Teile von ihnen selbst nicht zu ihnen gehören, sich verselbständigt haben und die anderen Teile beobachten. Nur bestimmten Teilen kommt das tätige Leben zu, andere Teile werden als bildhaft, fremd oder abgestorben erlebt. Dazu kann sich auch die Erfahrung gesellen, die Umwelt als unwirklich zu erleben, als befände sich der Jugendliche gelegentlich wie in einem Traum oder Trancezustand, der die Zuordnung zur

---

*Nach einem Abendvortrag des gemeinsamen Treffens von Lions & Rotary Heidelberg am 19. 1. 1998.

Wirklichkeit erschwert. Solche Zustände wurden bei einer Reihe von seeli-
schen Störungen schon von der Psychiatrie des 19. Jahrhunderts beschrieben.
Vor allem im Vorfeld der Schizophrenie sind Depersonalisationszustände als
typische Symptome anzutreffen. Andererseits hat die psychodynamische Literatur der 60er und 70er Jahre mit der Beschreibung des sogenannten Borderli-
ne-Syndroms, also einer bestimmten impulshaften Persönlichkeitsstruktur, die
sich gleichsam an der Grenze zwischen Neurose und Psychose bewegt, eine
psychodynamische Erklärung für eine Reihe von schweren Verhaltensstörun-
gen vorgelegt. Auch dabei spielt die Selbstentfremdung eine zentrale Rolle.
Schließlich gibt es seit den 80er Jahren eine Fülle von Literatur zu traumati-
sierten Menschen, d. h. Menschen, die schwere seelische Schockerlebnisse
erleiden mußten, in der Folge solcher schwerer seelischer Traumen kann es
ebenfalls zu Selbstentfremdung bis hin zur sogenannten multiplen Persönlichkeit kommen, in der Haltung, Sprache, Intonation je nach unterschiedlichem
Persönlichkeitsanteil krass wechseln kann. Schließlich zeigen Untersuchungen an normalen Jugendlichen aber, daß das Phänomen der Selbstentfremdung auch vorübergehender Ausdruck der Identitätssuche und der Selbstwer-
dung des Jugendlichen in bestimmten Entwicklungsphasen sein kann. Selbstentfremdung kann also auch wesentlich durch die Auseinandersetzung des Jugendlichen mit der aktuellen Kultur entstehen, bis der Jugendliche seinen
Platz im kulturellen Geschehen gefunden hat. An dieser Schnittstelle will ich
meine Überlegungen anstellen.

Wie sehr wir als Menschen in die Zeit geworfen sind, möchte ich anhand
von ein paar Zeilen aus Oswald Spenglers „Untergang des Abendlandes" er-
läutern. Spengler sagt, bezugnehmend auf Zeit als Zeitalter am Beginn unseres Jahrhunderts – ich zitiere: „... aber wir haben diese Zeit nicht gewählt. Wir
können es nicht ändern, daß wir als Menschen des beginnenden Winters der
vollen Zivilisation und nicht auf der Sonnenhöhe einer reifen Kultur zur Zeit
des Phidias oder Mozart geboren sind. Es hängt alles davon ab, daß man sich
diese Lage, dies Schicksal klarmacht und begreift, daß man sich darüber belü-
gen, aber nicht hinwegsetzen kann. Wer sich dies nicht eingesteht, zählt unter
den Menschen seiner Generation nicht mit. Er bleibt ein Narr, ein Scharlatan
oder ein Pedant." (Seite 62).

Weiter sagt Spengler, „... der Mensch ist als Element und Träger der Welt
nicht nur Glied der Natur, sondern auch Glied der Geschichte, also eines
zweiten Kosmos von anderer Ordnung und anderem Gehalte." Und in einer
Fußnote (Seite 68) bezieht sich Spengler dann auf Goethe, und zwar auf einen
Satz zu Eckermann: „Die Gottheit ist wirksam im Lebendigen, aber nicht im
Toten; sie ist im Werdenden und sich Verwandelnden, aber nicht im Gewordenen und Erstarrten. Deshalb hat auch die Vernunft in ihrer Tendenz zum
Göttlichen es nur mit dem Werdenden, Lebendigen zu tun, der Verstand mit
dem Gewordenen, Erstarrten, daß er es nutze." Es ist klar, daß hier der trok-

kene Verstand, die Beschäftigung mit dem Gewordenen und Erstarrten, grundsätzlich die praktische Intelligenz, die Empirie, letztlich die Naturwissenschaften repräsentiert.

Aber ist eine solch strikte Trennung zwischen Natur und Geschichte auf dem heutigen Wissensstand überhaupt noch aufrechtzuerhalten? Unser Zeitalter erlaubt im Kontrast zu der pessimistischen Weltperspektive von Spengler eine einzigartige Zusammenschau chemisch-physikalischen Wissens einerseits – denken wir nur an die Gebiete der Elektronik, Biochemie und der Molekulargenetik – und dem Problem des Lebens, der Gewordenheit eines geistigen schaffenden Wesens in der Jetzt-Zeit andererseits – denken wir dabei an die Kenntnisse der Sozial- und Verhaltenswissenschaften, der Sozial-Medizin und der Psychologie. Es gibt auch in der Empirie ein bescheidenes Denken, das nicht vorgibt alles durchschaut und erkannt zu haben. Das Denken, das sich nicht bemächtigt, sondern im Wissen zuläßt, die Erkenntnis, die nicht töten muß, um ihre Fragen zu beantworten, eine Erkenntnis, die offen läßt, daß es mehr in der Welt gibt, als unsere Formeln erklären – in diesem Denken bliebe dem Werden, dem Leben, dem Geist, dem Willen einer übernatürlichen Sinnstruktur, einer Gottheit noch Platz. Mit Goethe ist Vernunft mehr als Verstand. Vernunft verachtet nicht das Emotionale, sondern räumt ihm ganz klar einen Platz ein. Die Integration von Natur und Geschichte kann wohl nur mit Vernunft gelingen, und ein Verständnis für menschliche Verhaltens- und Erlebnisweisen kann nur unter Einbeziehung der Emotionen erreichbar sein.

Wie lautet das angesprochene Problem?

1. Wir erkennen ein seelisches Phänomen wie die Selbstentfremdung.

Wir fragen uns:
2. Ist dieses Phänomen aus einer Störung der Hirnfunktion, der Körperfunktionen herzuleiten – also krankhaft – oder ist dieses Phänomen vor dem Hintergrund der Lebensgeschichte, der Erziehungsgeschichte, der kulturellen Rahmenbedingungen verständlich zu machen?

Dieses Problem hat noch in den letzten Jahrzehnten zu intensiven ideologischen Auseinandersetzungen geführt und erweist sich heute als Problem der Gegenüberstellung von biologischer Psychiatrie, die als ahistorisch und naturwissenschaftlich geprägt gilt, und der Psychotherapie, die explizit die Lebensgeschichte betont, aber die zerebrale Funktion und ihre Voraussetzungen für das Erleben vernachlässigt.

Wenn ein Mensch unbeherrscht und ungezügelt ist, in süchtiger Weise Erlebnisse sammelt, immer heftiger und gröber bis hin zur Gewalttätigkeit seine triebhaften Interessen vertritt, dann sind wir geneigt zu sagen, dies sei seine Natur. Wenn ein Mensch nach dem Verlust eines geliebten Anderen, nach dem Zusammenbruch seiner Lebensentwürfe, seiner Pläne oder Geschäfte in Apathie verfällt, neigen wir dazu, seine Lebensgeschichte als Erklärung heranzuziehen. Der Mensch sei an seinem Schicksal gescheitert, sei Opfer seiner oder unser aller Geschichte geworden. Kriegsopfer, Kulturtransfer, Katastrophen, Tod, Trennung, Entführungen, Vergewaltigungen setzen Spuren in uns Menschen, die teilweise unauslöschlich werden. Wir sprechen dann von Traumen. Unsere Geschichte kann uns also auch prägen. Wie findet Geschichte Eingang in die Natur? Es gibt offenbar Wechselwirkungen zwischen Biologie und Lebensgeschichte und von einigen wenigen Einblicken in diese Verschränkungen soll nun die Rede sein.

Sind seelische Ausnahmezustände anlagebedingt oder durch Umweltbedingungen hervorgerufen? Gestalten Menschen ihre Geschichte nicht aktiv aufgrund ihres Wissens mit? In welchem Wechselverhältnis stehen biologische Faktoren zu Erziehungseinflüssen? Welche Rückwirkungen auf das Gehirn haben tiefgehende subjektive Erlebnisse. Das Problem hat als „nature/nurture"-Diskussion breit in die psychiatrische Wissenschaft Eingang gefunden. Querdenken ist notwendig. Es ist nicht mehr möglich, nur eine Psychiatrie des Gehirns oder eine biographische Erlebnisrekonstruktion ohne Blick auf den Gesamtzusammenhang zu betreiben.

Ein Geheimnis der natürlichen Voraussetzungen des Menschen liegt darin, daß auch das Gehirn – als Träger, Repräsentant und biologische Grundlage aller psychischen Aktivitäten – in Bau und Funktion die Geschichte eines individuellen Lebens widerspiegelt. Das Gehirn folgt in seinem grundsätzlichen Bauplan der genetischen Information, die Architektur ist genetisch vorprogrammiert, aber die Realisierung dieses Bauplans geschieht unter dem Einfluß des Baumeisters Leben, wobei bereits Einflüsse im Mutterleib über Ernährungsfaktoren, Giftstoffe, Infektionen und Hormone den Bauplan modifizieren können. Schon in den ersten Lebensjahren des Kindes zeigen auch persönliche Erlebnisse, Eindrücke, Gefühle, z. B. Sicherheit und Geborgenheit oder Angst und Verlassenheit ihre Spuren im Substrat des Gehirns. Das Gehirn ist also nicht wie eine passive Kamera zu sehen, die die Umweltinformationen lediglich abbildet, sondern das Gehirn erzeugt die Phänomene, die es erkennt und wiedererkennt, selbst mit, das Gehirn ist eher ein Interpretationssystem, das aus Außenreizen Informationen schafft und verarbeitet. Alles, was wir als Erfahrungsbestände speichern, muß in einer Art Engramm im Gehirn strukturell festgehalten werden. Wir können davon ausgehen, daß Langzeiterinnerungen in den neuronalen Verknüpfungen des Gehirns kodiert sind. Es besteht die Vermutung, daß als strukturelle Basis des Gedächtnisses eine Modifikation funktioneller Verbindungen zwischen den Nervenzellen anzusehen ist. In diesem Zusammenhang sind die Netzwerktheorien zu nennen, die davon ausgehen, daß psychische Funktionen auf der Basis von Neuronengruppen, die in spezieller Weise funktionelle Einheiten bilden, ablaufen. Die Natur selbst kann also nicht nur lernen, das tut sie bereits auf zellulärer Ebene, nein, die gesamte Vernetzung einzelner Neuronen zu übergeordneten Einheiten geschieht unter dem Einfluß von erlebter Anpassungsgeschichte. Wir wissen, daß die Neuronenzahl nach der Geburt nicht mehr vermehrt werden kann, aber das heißt nicht, daß die Gehirnstruktur statisch ist. Die einzelnen Verbindungen zwischen den Nervenzellen können sich aufbauen und abbauen über differenzierte zelluläre Mechanismen. Zwei Schlagworte der gegenwärtigen Diskussion sollen dies verdeutlichen. Das eine Schlagwort heißt „neuronale Plastizität", d. h. das Gehirn ist in der Lage, immer wieder neue funktionelle Einheiten zu kreieren. Und das zweite Schlagwort ist die sogenannte „biographische Enkodierung", d. h. Veränderungen in den Nervenzellen vollziehen sich in der Folge von Erlebnissen und sind über komplexe intrazelluläre Boten-Systeme gesteuert. Die Forschung zur Auswirkung von Life events und die Erforschung der posttraumatischen Störungen hat gewichtige Zusammenhänge aufgezeigt.

Streßerlebnisse können im Tierversuch geradezu zerstörerische Einflüsse auf manche Hirnstrukturen ausüben. Auch beim Menschen gibt es Hinweise, daß Nervenzellfunktion und der Vernetzungsgrad bis hin zu Unterfunktion oder Zelltod auch durch erlebnishafte Aktivierung beeinflußt werden könnten. Aktivierungsmuster zeigen Folgewirkungen, die sich über viel längere Zeitstrukturen auswirken. Ich möchte Ihnen noch einmal diese Zeitstruktur verdeutlichen. Während die Reaktion einer Nervenzelle auf den Transmitter in Millisekunden erfolgt, sind Veränderungen der weiteren intrazellulären Botensysteme im Minuten- bis Stundenbereich gelegen. Veränderungen im Stoffwechsel der Nervenzelle dauern Tage bis Monate, und schließlich können anatomische Modifikationen der Vernetzung auf Jahre hinaus Folgen zeigen (*Post* 1992). Auf diese Weise ist es eben vorstellbar, daß neuronale Verbindungen je nach Aktivitätsmustern, die wiederum von Erlebnisfaktoren abhängig sind, vorübergehende anatomische Festschreibungen erfahren, jedoch selbst wieder durch neue Erfahrungen umgeschrieben werden können. Soweit zum Eingang des Geschichtlichen in die Natur.

Nun möchte ich mich ein paar Fragen der Natur in der Geschichte widmen. Der Philosoph Foucault sagt, daß man sich als ein Selbst schaffendes Subjekt erst im Spiegel der anderen sehen könne, so wie man gesehen wird, erfährt man sich gleichsam von außen. Die Zuwendung zu anderen ist nach Foucault die in unserer Gesellschaft notwendigerweise geforderte Arbeit am Selbst. Man wird Selbst durch die Auseinandersetzung mit anderen. Das Werden des Einzelnen in seiner Individualität kann als die Auskristallisation all der vielen Interaktionen mit frühen Bezugspersonen im primären Umfeld und mit allen Menschen im sekundären Umfeld gelten, denen das werdende Individuum tagtäglich und mit emotionaler Bezogenheit begegnet. Die Identitätsentwicklung ist ein Weg von außen nach innen, von der Interaktion zum inneren Bild derselben. Wo ist in diesem Entwicklungsweg die Natur wirksam?

Der erste lebenswichtige und überlebenswichtige Austausch mit geliebten Personen findet in der Familie statt. Der Mensch bedarf als Zoon politikon von Natur aus eines sozialen Rahmens für seine Entwicklung. Er ist in ein Gefüge zwischenmenschlicher Relationen eingebettet, wobei diese einen wesentlichen Einfluß auf das körperliche Gedeihen, das Selbstverständnis und das innere Weltbild nehmen. Frühe Beziehungen sind zu wichtig, als daß sie nur der Kultur überlassen blieben. Sie haben einen natürlichen Kern. Betrachtet man die Familie im Entwicklungskontext, so ist der elterliche Einfluß auf das Kind durch die zwei Begriffe „Beziehung und Erziehung" beschreibbar. Sowohl die Beziehungs- wie die Erziehungsqualität sind von individuellen Faktoren der elterlichen Personen, aber auch von kindlichen Faktoren abhängig. Papoušek – eine Münchener Säuglingsforscherin – beschreibt eine sogenannte intuitive elterliche Fürsorge, die es allen Eltern ermöglicht, kindliche Signale aus Tonus und Haltung zu lesen und sich so kindgerecht verhalten zu können. Eltern können auch die kommunikativen Fähigkeiten des Kindes intuitiv einüben. Von Natur aus hat das Kind eine Nachahmungstendenz. Schon vom Babyalter an wird das Verhalten, bspw. der Spracherwerb, durch Nachahmung elterlicher Vorgaben gebahnt. Nicht zu trennen sind von diesen primär instruktiven – das Erlernen und Einüben fördernden Funktionen der elterlichen Nachahmung – auch die affektiven Funktionen.

Die Frage, ob die affektive Reagibilität – also das Gefühlsleben – angeboren ist, hat die moderne Säuglingsforschung mehrfach beschäftigt. Zum Begriff des Temperaments wurde eine Fülle von Untersuchungen durchgeführt. Dabei zeigte sich, daß es schon beim Baby ein sogenanntes Risikotemperament gibt, das mit einer erhöhten Wahrscheinlichkeit für Verhaltensprobleme im späteren Lebensalter verbunden ist. Es sind übernervöse und schlecht beruhigbare Kinder, die davon betroffen sind. Die Vorhersagekraft solcher Befunde erweist sich aber nur als gering und die Ergebnisse der Untersuchungen bleiben bis dato widersprüchlich. Vor allem eine erniedrigte Selbstberuhigungstendenz des Kindes nach Zuständen der Aufregung scheint jedoch ein gewisses Entwicklungsrisiko darzustellen.

Die moderne Emotionsforschung zeigt auch, daß Bezugspersonen auf bestimmte Gefühlsäußerungen des Kindes sehr differenziert antworten, wobei die Antwort stärker oder schwächer ausfallen kann als der kindliche Ausdruck. Man spricht auch von Affektabstimmung. So kann eine Mutter die Gefühlsäußerungen ihres Kindes variieren, abdämpfen oder stimulieren und schließlich durch diese Akzentuierungen gestalten. Dieses gefühlsmäßige Wechselspiel kann nun durch unsensible Bezugspersonen, die Handlungswünsche des Kindes immer wieder unterbrechen, oder die in ihrem eigenen Verhalten für das Kind unberechenbar bleiben, gestört werden. Es ist also nicht nur die angeborene affektive Reagibilität, die später Impulshaftigkeit und Gefühlshaftigkeit beim Jugendlichen mitbestimmt, sondern die emotionale Regulation des Jugendlichen ist das Ergebnis vielfacher Wechselwirkungen dieser angeborenen Gefühlslage mit wichtigen Bezugspersonen. In diesem Zusammenhang soll auch noch auf den Begriff der Bindung eingegangen werden, da diese eine besondere Art einer gefühlshaft getragenen sozialen Beziehung zwischen dem Kind und einer bevorzugten Person darstellt, die als stärker, wissend, schützend und Sicherheit gebend angesehen wird. Bindung ist nicht nur eine Eigenschaft des Kindes oder der Mutter, sondern eine zwischenmenschliche Qualität, die von beiden Interaktionspartnern getragen wird. Wir gehen heute davon aus, daß persönliche Verhaltensbereitschaften bei Jugendlichen, ja letztlich die Identität des Individuums, sich aus solchen frühen interaktionellen Qualitäten entwickelt. Dabei nimmt es nicht wunder, daß Störungen auf Seiten der Eltern – Unglücklichsein, Verzweiflung, Desinteresse und Überforderung von Bezugspersonen – das Kind nachhaltig beeinflussen können. Und hier spielt wieder die Kultur herein, die es Eltern mehr oder minder ermöglicht, für ihr Kind Zeit und Laune zu haben! So wissen wir beispielsweise, daß depressive Eltern gegenüber ihren Kindern eine negative Haltung einnehmen. Sie üben vermehrt Kritik, wollen das Kind beeinflussen, engagieren sich aber wenig, um entsprechende Forderungen auch durchzusetzen. Depressive Eltern sind erhöht reizbar und irritabel, können weniger auf die Bedürfnisse der Kinder eingehen und neigen zu emotionalen Eskalationen. Wenn ein Baby in Gefühlsaufruhr gerät, können depressive Elternteile nicht genügend beruhigend einwirken, sondern reagieren überfordert und unsicher, wodurch sich die Aufregungen des Kindes noch verstärken.

Die Natur des Kindes beeinflußt ebenfalls die Wechselwirkung mit den Bezugspersonen. Das Kind gestaltet auf diese Weise auch seine Erlebnisumwelt aktiv mit. Viele Kinder und Jugendliche kommen in die Probleme, von denen sie negativ beeinflußt werden, gar oft selbst aktiv hinein. Das Kind beeinflußt seine Lebensumgebung in aktiver Weise wie es auch von dieser Umgebung beeinflußt wird. Gerade bei Risikoentwicklungen haben wir das Phänomen, das man mit dem Begriff bezeichnen könnte: wo Tauben sind, fliegen Tauben zu. Je mehr Entwicklungsrisiken ein Jugendlicher zu erleiden hat, desto größer ist die Wahrscheinlichkeit, noch weitere Unbill im Leben ertragen zu müssen. Gerade schwer traumatisierte Kinder – mißhandelte, gedemütigte Kinder – verhalten sich im späteren Lebensalter bereits so, daß sie in der Regel negatives Echo von seiten ihrer Umwelt ernten. Solche Prozesse schließlich noch wenden zu können, ist eine besondere Aufgabe, weil man manchmal Menschen helfen soll, die zumindest teilweise durch ihr Verhalten eine freundliche und verstehende Annäherung erschweren.

Kehren wir zur normalen Entwicklung zurück und fragen uns, wie denn Identitätsentwicklung im Jugendalter in einer so komplexen schnellebigen

Welt wie unserer Postmoderne überhaupt gelingen kann. Dazu bedarf es auch, den eigenen Standpunkt als Väter und Mütter der Gegenwart zu überprüfen. An Horrormeldungen für das Scheitern der adoleszentären Anpassung mangelt es nicht. Das Sprechen vom Verfall der Werte, Gewalt, Kriminalität, Hoffnungslosigkeit, Angst und Selbstentfremdung. Sind dies generalisierbare Mißstände?

Das Sprechen vom Verfall der Werte wird von manchen Sozialwissenschaftlern auch als eine beständige, seit Jahrhunderten bestehende Alltagstheorie entlarvt, die die Angst der Erwachsenen vor der kreativen Potenz, vor der rücksichtslosen Veränderungsbereitschaft der Jugendlichen kennzeichnet. Sollten wir uns nicht vor einer zu raschen Generalisierung der von uns beobachteten Mißstände hüten? Das Entsetzliche darf nicht normativ werden. Gegen Mißstände müssen wir ankämpfen. Wir dürfen uns nicht zurücklehnen und mit der Idee vom allgemeinen Werteverfall unsere Jugend global verunglimpfen. Wir dürfen nicht gesellschaftliche Probleme noch in der letzten tatenlosen Beschwörung eines Weltuntergangsszenarios geradezu legitimieren. Wenn wir zulassen, daß Gewalt und Heimtücke im Alltag als beklagenswerte Begleiter salonfähig werden, dann sind wir selbst die Protagonisten des Werteverfalls. Wo bleibt die einigende Zukunftsidee, jene Lebensvision, die Kinder sicher ins Erwachsenenalter führt, ein Ideal, ein Leitstern, der Lebenschancen und kreative Fähigkeiten zur Vollendung bringen läßt? Leben wir nicht in einer Alltagswelt, die oft mehr Befürchtungen als Hoffnungen hegt? Leben wir nicht in einer Zeit, in der Menschenverachtung und Selbstsucht in vielerlei Formulierung lauthals widerhallt? Können Jugendliche eigentlich noch davon ausgehen, daß hinter ihren langen Ausbildungswegen gesellschaftliche Positionen winken? Können unsere Jugendlichen in der Welt von morgen mit den Werten von gestern noch leben? Jugendliche brauchen Verantwortung, um erwachsen werden zu können. Wo beginnt die Entwicklungsförderung? Wo sind die Lebenschancen? Auf Kosten der Entwicklungsmöglichkeiten von Kindern und Jugendlichen zu sparen, ist in Wahrheit die größte Verschwendung. Was wir an Kindern versäumen, rächt sich in explodierendem Bedarf an Krankenhäusern und Gefängnissen.

Zeit ist notwendig. Zeit zum Hinschauen, zum Durchschauen, Zeit für eine Differenzierung. Was steckt hinter dem Verhalten von Jugendlichen? Was haben Unsicherheiten der Identitätsbildung zu bedeuten? Was wollen Jugendliche? Worum kämpfen sie? Wofür sind Jugendliche, nicht nur wogegen? Wenn wir genau zuhorchen, können wir den sogenannten Werteverfall vieler Jugendlicher auch als Wertewandel erkennen. Jugendliche suchen Werte. Oft werden die gleichen Werte der Erwachsenen nur auf unterschiedlichem Wege zu erreichen versucht.

Wir müssen uns mit der Wertepluralität in einer zunehmend multikulturellen Gesellschaft auseinandersetzen. Der Aufeinanderprall unterschiedlicher

Wertsysteme bei Kindern aus anderen Kulturkreisen, die sich in unseren Lebensräumen mehr und mehr zuhause fühlen, kann nicht ohne Auswirkung bleiben. Eine entwicklungsbezogene Sicht macht jugendliche Verhaltensweisen als einen Kampf um das Selbst, als ein Ringen um den eigenen Wert und die eigene Selbstbestimmung faßbar. Viele Risikoverhaltensweisen (z. B. Drogenabusus), aber auch Eßstörungen und seelische Krisen werden unter dem Gesichtspunkt der Icherhaltung und Schamabwehr verständlich. Eine Gesellschaft wie die unsrige, die die individuelle Verantwortlichkeit für die eigene Biographie betont, verstärkt im heranwachsenen Individuum die Angst vor dem persönlichen Versagen. Es stimmt nicht, daß unsere Jugendlichen weniger Scham zeigen, im Gegenteil, vieles, was uns an Jugendlichen auffällig erscheint, dient der Abwehr von intensiver sozialer Scham.

Dieses Ringen um die eigene Bedeutung in der Gesellschaft geht bei jedem Jugendlichen vor dem Hintergrund einer anderen Natur und einer anderen Biographie vonstatten. Nicht jede psychische Krise ist Ausdruck einer Krankheit oder Krankheitsneigung, aber viele und andauernde psychische Krisen können schließlich krank machen!

Wir selbst, wir Erwachsenen, sind Teil dieser Biographien. Wir sind die familiären und außerfamiliären Wirklichkeiten, die die Identitätsentwicklung unserer Kinder und Jugendlichen mitbestimmen. Die Jugend auf ihrem Weg in die Erwachsenenwelt zu verstehen, heißt, mit ihr in Kontakt zu bleiben, heißt, uns selbst, unsere Werte und Ziele ernst zu nehmen und nicht zynisch zu verwischen, heißt differenzieren, beobachten, zuhören und mit Interesse Anteil nehmen und heißt Hoffnung und Zuversicht auch in die künftigen Generationen setzen. Unser eigenes Weltbild, unser eigener Zukunftsentwurf steht damit auf dem Prüfstand der Jugendlichen.

Wer den Einschaltquoten der Medien den Zeitgeist abgewinnt, wer nur in Katastrophenphantasien schwelgt, den multikulturellen Niedergang vorhersieht und im Entsetzen tatenlos verharrt, der hat den Kontakt zu unserer Jugend schon verloren. Der Jugendliche erkennt sich im Spiegel der anderen, der Familie, der Freunde, aber auch aller anderen Gleichaltrigen und Erwachsenen. Wir sollten nicht nur Zerrbilder zurückgeben, Gleichgültigkeit, Abweisung, Zynismus und Angst in unserem Spiegel hinterlassen tiefe Spuren im Selbst der kommenden Generationen.

Es gibt viele individuelle Wirklichkeiten, aber Identität und Lebensfreude gewinnen und erhalten wir alle nur in der gemeinsamen Wirklichkeit, die durch Gegenseitigkeit, Austausch, Abstimmung von Erlebnissen und Gedanken zur teilbaren und mitteilbaren Wirklichkeit wird. Dort, in der gelebten Gemeinsamkeit, befindet sich der Brennpunkt, in dem Natur und Geschichte individuelle Gestalt annehmen und sich für das Glück eines menschlichen Augenblicks verdichten.

Literatur

Foucault M (1993) Technologien des Selbst. In: Martin L, Gutman H, Hutton P (Hrsg) Technologien des Selbst, Kap. 2, 24–62. Fischer Frankfurt a. M.

Papoušek M (1994) Vom ersten Schrei zum ersten Wort. Anfänge der Sprachentwicklung in der vorsprachlichen Kommunikation. Huber Bern

Post R (1992) Transduction of psychosocial stress into the neurobiology of recurrent affective disorder. Amer J Psychiatry 149:999–1010

Resch F (1996) Entwicklungspsychopathologie des Kindes- und Jugendalters. Ein Lehrbuch. Psychologie Verlags Union Beltz Weinheim

Spengler (1923) Der Untergang des Abendlandes. Umrisse einer Morphologie der Weltgeschichte. DTV-Taschenbuch, 6. Auflage 1980, Originalausgabe Beck'sche Verlagsbuchhandlung München

Räumliche Disparitäten des Wissens als Strukturmerkmal der Wirtschaft

Zu einigen Defiziten der neoklassischen Wirtschaftstheorien

von Peter Meusburger

1 Einführung in die Problemstellung

Die neoklassischen Theorien stellen zweifellos für viele Fragestellungen der Wirtschaftswissenschaften ein sehr fruchtbares Theoriegebäude dar. Sie müssen jedoch überall dort versagen, wo ihre Prämissen in einem diametralen Gegensatz zu den grundlegenden Strukturprinzipien und epochalen Trends einer modernen Wirtschaft und Gesellschaft stehen und/oder wo die Preistheorie wenig erklären kann. Verschiedene Defizite und Schwachstellen der neoklassischen Theorien werden schon seit Jahrzehnten kritisiert, so daß das neoklassische Grundmodell im Laufe der Zeit immer weiter entwickelt und durch neue Ansätze (Humankapitaltheorie, Job-Search-Theorie, Signaling Hypothese etc.) ergänzt wurde. Trotz dieser „Rettungsversuche" sind jedoch vor allem auf dem Gebiet der Arbeitsmarktforschung einige gravierende Defizite der Neoklassik noch nicht ausgeräumt.

Je mehr sich die Gesellschaft zu einer Wissensgesellschaft entwickelt hat, je mehr Humanressourcen, Kreativität, Forschung und Entwicklung, effiziente Informationsverarbeitung, ein Wissens- und Informationsvorsprung der Führungskräfte, hohe Qualifikationen der Beschäftigten und das technologische Niveau der Betriebe die Wettbewerbsfähigkeit eines Unternehmens oder einer Volkswirtschaft bestimmt haben und je mehr die Globalisierung der wirtschaftlichen Beziehungen vorangeschritten ist, um so weiter haben sich einige Prämissen der neoklassischen Modelle von den grundlegenden Strukturen und Trends der Wirtschaft entfernt und um so mehr haben die neoklassischen An-

---

*In wesentlich ausführlicherer Form werden einige der hier diskutierten Themen in folgendem Buch diskutiert: Meusburger, P. (1998): Bildungsgeographie. Wissen und Ausbildung in der räumlichen Dimension. Heidelberg, Spektrum Akademischer Verlag.

sätze an Erklärungswert verloren. Einige Prämissen der neoklassischen Modelle sind in den letzten Jahrzehnten so obsolet geworden, daß sie in gravierender Weise den Erkenntnisprozeß behindern. Es drängt sich also die für manche provozierend klingende Frage auf, ob die Neoklassik auf dem Gebiet der Arbeitsmarktforschung überhaupt noch einen erwähnenswerten Beitrag leisten kann. Folgende Prämissen und Thesen stehen im Mittelpunkt der Kritik:

- Die neoklassischen Ansätze gehen davon aus, daß *rationales* Entscheidungsverhalten genüge, um im wirtschaftlichen Wettbewerb bestehen zu können. Sie unterschätzen die Bedeutung eines *Wissens-, Informations- und Qualifikationsvorsprungs* für den Erfolg im wirtschaftlichen Wettbewerb.

- Die Annahme, daß das von den Akteuren im wirtschaftlichen Wettbewerb benötigte Wissen und die für rationale Entscheidungen erforderlichen Informationen ein *öffentliches*, allen Akteuren zugängliches (*ubiquitäres*) Gut seien, steht in einem diametralen Gegensatz zu einer Wettbewerbsgesellschaft und zur Wirtschaftsgeschichte der vergangenen Jahrhunderte.

- Die Begriffe Wissen und Informationen dürfen nicht synonym verwendet werden. Freigegebene Informationen kann man in Sekunden weltweit verbreiten, der Erwerb von Wissen ist sehr zeit- und kostenintensiv. Das zu einem wirtschaftlichen Wettbewerbsvorteil führende Wissen ist immer knapp und teuer. Je nach dem Vorwissen des Empfängers wird der Nutzen von Informationen sehr unterschiedlich bewertet.

- Die Annahme von der *Homogenität* des Raums ist aus vielen Gründen besonders obsolet. Wer von der Homogenität des Raumes ausgeht, negiert nicht nur die unterschiedliche Ausstattung von Orten und Regionen mit Ressourcen, sondern auch die Resultate der Arbeitsteilung, die zu einer funktionalen Diversifizierung der Wirtschaft und einer Differenzierung der Entscheidungsbefugnisse, Kompetenzen und Qualifikationen geführt hat. Jede Arbeitsteilung führt zu räumlichen Disparitäten der Wirtschaft und Gesellschaft. Die Annahme, daß regionale Disparitäten (Ungleichgewichte) der Arbeitsmarktstrukturen eine vorübergehende „Störung" oder Übergangsphase auf dem Weg zum „Gleichgewicht" sind oder daß sie als Unvollkommenheiten des Marktes anzusehen sind und deshalb in den theoretischen Modellen nicht berücksichtigt werden müssen, führt zu völlig falschen Schlußfolgerungen.

- Die neoklassischen Ansätze haben die Bedeutung der *Räumlichkeit* als Strukturprinzip des Sozialen übersehen (vgl. Weichhart 1997, Meusburger 1998). Gesellschaft und Raum konstituieren sich wechselseitig »each requiring and altering the other« (Sack 1997, 2). »[...] human interactions may be impossible without the organization and connections provided by space« (Sack 1997, 33). »Places constrain and enable not only our actions but also the content and extent of our awareness« (Sack 1997, 17). Soziale Beziehungen und Interaktionen, die Ausübung von Herrschaft, die Steuerung und Koordination von Organisationen und die Austragung sozialer Konflikte finden jeweils in einen relationalen Raum statt. Deshalb sind die Begriffe Zentrum, Peripherie und Distanz nicht nur Grundelemente der Raumwissenschaften, sondern sie beschreiben auch die Struktur von Netzwerken, Statusunterschieden und Machtbeziehungen (vgl. Kap. 4.2). »Every place possesses meaning. [...] Our minds and our social institutions help draw attention to these places and invest them with numerous layers of significance. [...] As our models change, so do the meaning of places« (Sack 1997, 66). Orte haben also einen unterschiedlichen Bedeutungsinhalt, der ihnen einerseits durch soziale Beziehungen und Bewertungen vermittelt wird, der aber andererseits auch selbst soziale Beziehungen beeinflussen kann. Die Begriffe Zentrum und Peripherie sind weniger eine Frage der Distanz, sondern der sozialen Positionierung, Bewertung, Machtverteilung und Statuszuweisung. »The center not only helps organize structure, but it provides its boundaries. [...] The way the center helps create a structure is by using its privileged and unexamined position to establish oppositions or „difference" that imply a less privileged [...] quality« (Sack 1997, 51). Diese Funktion der Räumlichkeit, die symbolische Bedeutung von Standorten und das unterschiedliche soziale Kapital (Prestige, Vertrauen, Kreditwürdigkeit etc.), das gewissen Standorten von der Gesellschaft bzw. den handelnden Akteuren zugewiesen wird, werden von den meisten Wirtschaftswissenschaftlern übersehen.

- Die neoklassischen Ansätze messen den Transportkosten immer noch eine zu hohe Bedeutung bei.

Der hier vertretene Ansatz setzt genau bei diesen Defiziten an. Er bestreitet, daß es im Laufe der Geschichte jemals eine Homogenität des Raumes gegeben hat oder in Zukunft geben kann. Er lehnt die Annahmen einer ubiquitären Verfügbarkeit und unbegrenzten Mobilität des Wissens, einer Transparenz des Arbeitsmarktes und einer Substituierbarkeit der Arbeitskräfte ab. Eine ubiquitäre Verfügbarkeit und Substituierbarkeit ist nur bei sogenannten Jedermannsqualifikationen gegeben. Er hält auch die Preistheorie nicht für geeignet, um die räumlichen Strukturen des Arbeitsmarkts erklären zu können. Er geht davon aus, daß *räumliche Disparitäten* des Wissens, also des Ausbildungs-, Informations- und Qualifikationsniveaus der Arbeitsbevölkerung (= Erwerbstätige nach ihrem Arbeitsort), die räumliche Konzentration der Arbeitsplätze für hochrangige Entscheidungsträger und die räumliche Konzentration von kreativen (innovativen) Milieus *nicht* als *Unvollkommenheiten* des Marktes oder als zu vernachlässigende *Übergangserscheinung* auf dem Weg zum Gleichgewicht anzusehen sind, sondern vielmehr ein Ergebnis der Arbeitsteilung sind und somit *grundlegende Strukturelemente* der Wirtschaft und Gesellschaft darstellen.

2 Kritische Anmerkungen zu einigen Prämissen, Aussagen und Konzepten der neoklassischen Arbeitsmarkttheorie

2.1 Zur Prämisse von der Homogenität des Raumes

Nur wenige Prämissen von wirtschaftswissenschaftlichen Modellen stellen ein so großes Erkenntnishindernis dar wie die Annahme von der Homogenität des Raums. Aus der Ausblendung der räumlichen Dimension resultieren eine Reihe von folgenschweren Schwachstellen der neoklassischen Wirtschaftstheorien. Für viele Wirtschaftswissenschaftler spielen sich die Anpassungsprozesse zwischen Angebot und Nachfrage auf einem Punkt ab. Dies mag legitim sein, wenn man nur den unmittelbaren *Tauschprozeß* im Auge hat. Der traditionelle Dorfmarkt, auf dem sich Bauer und Händler treffen, eine Versteigerung oder eine internationale Messe, auf der Akteure kaufen und verkaufen, können als ein solcher „Punkt" aufgefaßt werden, auf dem Angebot und Nachfrage zu einem Ausgleich kommen. Die *Produktions-* und *Verteilungsprozesse*, an die in der Regel wesentlich mehr Arbeitplätze gebunden sind, finden jedoch nicht an einem, sondern an einer Vielzahl von Standorten statt, die durch Beziehungen miteinander verflochten sind und zusammen ein räumliches System darstellen. Diese vielen Standorte sind nicht nur in unterschiedlichem Maße mit Infrastruktureinrichtungen, Ressourcen und Institutionen der Machtausübung ausgestattet, sondern sie werden von den handelnden Akteuren hinsichtlich ihrer Eignung für verschiedene Funktionen auch unterschiedlich *bewertet*.

Die Vielzahl der Orte, an denen wirtschaftliche Aktivitäten stattfinden und Arbeitsplätze angeboten werden, stellen zusammen also *keinen homogenen Raum*, sondern ein *hierarchisch strukturiertes räumliches System* dar, dessen Spitze und Basis mit dem Begriffspaar Zentrum und Peripherie beschrieben werden kann. Sowohl aus funktionalen, als auch aus statusrelevanten, konflikttheoretischen und symbolischen Gründen (vgl. Kap. 4) sind weitreichende Entscheidungsbefugnisse und Machtpositionen sowie hochqualifizierte und prestigereiche Arbeitsplätze vor allem auf den obersten Rängen des Städtesystems, und die niedrigqualifizierten, fremdbestimmten und schlecht entlohnten Routinefunktionen vorwiegend auf den unteren Rängen bzw. an der Peripherie konzentriert. Aufgrund dieses Wissens- und Machtvorsprungs der Zentren können die organisatorischen und marktwirtschaftlichen Beziehungen zwischen Zentrum und Peripherie gar nicht symmetrisch oder gleichberechtigt sein. Eine Ungleichheit von Machtbefugnissen führt auch zu einer Ungleichheit der Beziehungen. Asymmetrische Beziehungen, welche die Zentren bevorzugen, können auch nicht zu einem Ausgleich von regionalen Disparitäten führen. Darauf haben die Wachstumspoltheorien, die Dependenztheorien und diverse Zentrum-Peripheriemodelle schon vor längerer Zeit hingewiesen. Diese Ansätze haben allerdings die Abschöpfung von Ressourcen und die ungleichen *terms of trade* in den internationalen Beziehungen in den Vordergrund gerückt und den organisationstheoretischen Aspekten, wie z. B. der Rolle von Wissen und Macht bei der Steuerung und Kontrolle von sozialen Systemen, noch wenig Aufmerksamkeit geschenkt.

Diese Hierarchie der Standorte (Raumelemente), die auf verschiedenen Maßstabsebenen (von der Mikroebene des Stadtviertels bis zur globalen Makroebene) nachzuvollziehen ist, und die Asymmetrie der ökonomischen und organisatorischen Beziehungen zwischen den Standorten sind die entscheidenden Gründe dafür, warum auch die *multiregionalen* Modelle der Neoklassik, die von der Ein-Punkt-Wirtschaft abgerückt sind und von mehreren homogenen Räumen ausgehen, unbefriedigend bleiben müssen. Denn auch sie blenden aus den wirtschaftlichen Beziehungen die Aspekte Macht, Hierarchie und Organisationsstrukturen weitgehend aus. Auch sie gehen von mehr oder weniger symmetrischen Beziehungen zwischen (homogenen) Räumen aus und erwarten deshalb einen langfristigen Ausgleich der Lohnhöhe beziehungsweise des Angebots und der Nachfrage nach Arbeitskräften.

Die Prämisse von der Homogenität des Raums mag bei einigen wenigen wirtschaftswissenschaftlichen Fragestellungen legitim sein oder zumindest keinen größeren Schaden anrichten. In der Arbeitsmarktforschung und bei vielen anderen Forschungsfragen der Wirtschaftswissenschaften führt sie jedoch zu gravierenden Fehlschlüssen, falschen Erwartungen und wenig brauchbaren Theorien.

Es werden alle zustimmen, daß ökonomische Modelle nicht ohne starke Abstraktionen und nicht ohne Prämissen auskommen können, welche die Realität stark vereinfachend darstellen. Die Aufgabe des Wissenschaftlers besteht jedoch darin, die *wesentlichen* Einflußfaktoren und Gesetzmäßigkeiten zu erkennen und diese von den weniger wichtigen zu unterscheiden. Wenn man gerade die wichtigen Faktoren (Humanressourcen, Wissen, Ausbildungsniveau, technologisches Niveau) außer acht läßt und sich auf weniger wichtige, wie z.B. die Transportkosten, konzentriert, kann ein theoretisches Modell logischerweise wenig leisten. Solange das Kapital der wichtigste Motor der Wirtschaft war und solange Rohstoffe, Transportkosten und billige (niedrigqualifizierte) Arbeitskräfte die entscheidenden Standortkriterien (Kostenfaktoren) darstellten, haben sich diese Defizite der neoklassischen Modelle noch nicht so negativ ausgewirkt. In der Wissensgesellschaft des ausgehenden 20. Jahrhunderts haben sie jedoch den Erklärungswert und die Analysefähigkeit der Neoklassik stark eingeschränkt.

2.2 Dürfen „rationales Verhalten" und „Wissen" gleichgesetzt werden?

In den neoklassischen Ansätzen wurde dem Begriff der *Rationalität* mehr Aufmerksamkeit geschenkt als den Begriffen Wissen, Qualifikation, Ausbildungsniveau, Fachkompetenz sowie Lern- und Anpassungsfähigkeit. In den

Vorstellungen der Neoklassik fällt der *homo oeconomicus* die für ihn optimale
Entscheidung meist in einer klar definierten Umwelt. Falls es ein Risiko gibt,
kann er dessen Wahrscheinlichkeit berechnen und sich darauf einstellen. Das
neoklassische Grundmodell geht von einer durchschnittlich qualifizierten Arbeitskraft aus, die überall einsetzbar ist und jeweils ökonomisch *rational* auf
Lohnunterschiede reagiert. Es wird angenommen, daß die Arbeitskräfte vollkommen über die Arbeitsmarktbedingungen (Arbeitsplatzangebot, Löhne etc.)
informiert und auch uneingeschränkt regional mobil sind. Die zur Wahl stehenden Alternativen und die mit ihnen verbundenen Konsequenzen sind dem
Akteur bekannt, er muß nur noch den Nutzen der jeweiligen Alternativen und
seine Präferenzen abwägen und dann eine der Alternativen auswählen. Dabei
wird angenommen, daß der Akteur eine klare Vorstellung über den Nutzen
seiner Entscheidung oder die Rangordnung seiner Präferenzen hat. Die Theorie sagt allerdings nichts darüber aus, wie der Akteur zu seinen Alternativen
kommt, wie er wissen kann, wieviele Alternativen es überhaupt gibt, welche
der Alternativen ihm kurz- oder langfristig den größten Nutzen bringt und wie
er die (unbeabsichtigten) Konsequenzen seines Handelns erkennen kann (vgl.
March and Simon 1993b, 158–159).

Nun könnte sich ein Anhänger der Neoklassik damit rechtfertigen, daß eine
rationale Entscheidung Wissen und Fachkompetenzen bereits einschließt. Rationales Verhalten darf jedoch nicht mit Wissen gleichgesetzt werden. Um die
Bedeutung von Informationen erkennen und bewerten zu können und zwischen Alternativen eine Wahl treffen zu können, ist ein Vorwissen notwendig,
das nicht überall vorhanden und auch nicht kurzfristig und kostenlos zu erwerben ist. Außerdem bringen nicht Wissen und Informationen an sich einen
wirtschaftlichen Wettbewerbsvorteil, sondern ein *Wissens- und Informationsvorsprung*. Wenn (fast) alle Akteure dasselbe Wissen und Informationsniveau
haben, wird es ökonomisch uninteressant. So wie die Entscheidungstheoreti-
ker und die neoklassischen Ökonomen Rationalität definieren, kann sie nicht
beurteilen, ob das vom Akteur verfolgte Ziel „richtig" ist, ihm Nutzen bringt
oder das Überleben des Systems sichert, sondern nur, ob die eingesetzten
Mittel zur Erreichung des gesetzten Ziels führen. Die Ökonomie empfiehlt
dem Akteur nur, »angesichts beschränkter Mittel rational zu handeln« (Meier
1994, 76). Wie kann jedoch ein Akteur wissen, ob sein Verhalten und seine
Entscheidungsfindung rational sind?

Ob ein Verhalten als rational zu bezeichnen ist, kann nämlich nur unter Berücksichtigung der Ziele, der dem Akteur zur Verfügung stehenden Informationen und der von ihm eingesetzten Mittel beurteilt werden (Edwards 1968,
35; Arrow 1974, 17). Das Konzept der *rational choice* eines *homo oeconomicus* mag vielleicht bei sehr einfachen Entscheidungsproblemen anwendbar
sein, bei denen der Preis die einzige oder wichtigste Entscheidungsvariable
ist. In einer sehr komplexen, dynamischen, wettbewerbsintensiven, modernen

Wirtschaft mit kurzen Produktzyklen ist der Preis jedoch nur einer von vielen Faktoren. Das Prinzip der *rational choice* reicht also mit Sicherheit nicht aus, um in einem hochentwickelten modernen Wirtschaftssystem den Erfolg oder Mißerfolg von Individuen und sozialen Systemen im gesellschaftlichen oder wirtschaftlichen Wettbewerb oder gar räumliche Disparitäten der wirtschaftlichen Entwicklung erklären zu können. In den Preisen sind nicht so viele Informationen enthalten, wie das neoklassische Modell annimmt. Ein Vergleich von Preisen reicht nicht aus, um Anpassungs- und Lernfähigkeit, Kreativität, *inventive activity* oder den Erwerb von neuem Wissen auszulösen, wie dies etwa von Vives (1993) und Gale (1996, 627) angedeutet wird. Es gibt mindestens vier Gründe, warum *rationales* Entscheidungsverhalten nicht ausreicht, um langfristig die Wettbewerbsfähigkeit zu erhalten:

- Mit Rationalität kann man keine technische Innovation erzielen und kein neues, kreatives Produkt erfinden. Ein hochwertiges technisches Produkt, das einem Unternehmen einen Wettbewerbsvorteil oder Vorsprung gegenüber den Konkurrenten bringt, muß zuerst erfunden, entwickelt und konstruiert werden, bevor es verkauft werden kann. Vor der Rationalität kommen also die Kreativität und Innovationsfähigkeit.

- Rationalität kann in den seltensten Fällen universell und global definiert werden. Zur Erreichung eines bestimmten Ziels kann es je nach dem räumlichen oder sozialen Kontext und je nach dem Vorwissen des Akteurs *mehrere* (jeweils nur lokal oder regional gültige) rationale Entscheidungen geben.

- Rationalität darf nicht losgelöst vom Zeithorizont der Folgen einer Entscheidung definiert werden. Eine Entscheidung, die im Hinblick auf einen kurzfristigen Nutzen als rational erscheint, kann sich mittel- oder langfristig zum Nachteil des Akteurs auswirken und damit auf lange Sicht als irrational erweisen.

- Genügt es, wenn der einzelne Akteur der Ansicht ist, daß er rational handelt? Wer bestimmt eigentlich, ob eine Entscheidung oder Handlung rational ist oder nicht? Die Antwort auf die Frage, ob man die Entscheidung eines Akteurs als rational bezeichnen kann oder nicht, hängt vor allem davon ab, welche Informationen dem Beurteilenden zur Verfügung stehen, über welches Vorwissen er verfügt und wieviele Einflußfaktoren in seine Entscheidung mit eingeflossen sind. Ein Akteur, der nur ein unterdurchschnittliches Wissen hat, für eine Aufgabe nicht ausreichend qualifiziert ist, nicht über alle notwendigen Informationen verfügt oder in seinem Entscheidungsmodell wichtige Einflußfaktoren nicht berücksichtigt, wird in vielen Situationen eine Entscheidung als rational ansehen, die ein anderer Akteur, der über einen Wissens- und Informationsvorsprung verfügt, als nicht rational beurteilen wird.

Wenn eine Entscheidung auf falschen Annahmen, einer fehlerhaften Perzeption der Situation und Umwelt oder auf einem mangelhaften Wissen über Zusammenhänge und Wechselwirkungen von Einflußfaktoren aufbaut, kann auch eine rationale Entscheidung zu sehr negativen Konsequenzen führen. Die *rechtzeitige* Festlegung der neuen Ziele und Methoden sowie die Entwicklung von neuen oder besseren Produkten erfordern nicht Rationalität, sondern Wissen, Kompetenz, Erfahrung und Kreativität. Wenn sich ein Unternehmen ein falsches Ziel setzt, wenn das gewählte Ziel aufgrund der zur Verfügung stehenden Ressourcen unerreichbar ist, wenn die Zielsetzung von der technologischen Entwicklung überholt wird, wenn das Erreichen des Ziels gravierende, unerwünschte Konsequenzen hat oder langfristig die Ertragslage schwächt, kann rationales Verhalten dem sozialen System Schaden zufügen und seine Existenz bedrohen.

Je größer die Zahl der wichtigen Einflußfaktoren und je größer die Ungewißheit der Umwelt oder der zukünftigen Entwicklung sind, um so geringer ist die Wahrscheinlichkeit, daß sich eine einzige Entscheidungsvariante als rational herausstellt bzw. um so größer wird die Zahl von rational *erscheinenden* Varianten sein. Die Lösung des Problems, unter zahlreichen als rational erscheinenden Varianten jene zu finden, welche langfristig dem System den größten Nutzen bringt oder sein langfristiges Überleben sichert, kann ein soziales System nur durch den Erwerb von zusätzlichem *Wissen*, zusätzlichen *Kompetenzen* und *Informationen* (Lernprozeß), durch eine Erhöhung der informationsverarbeitenden Kapazitäten, durch eine weitere Spezialisierung oder durch eine je nach Aufgabenstellung flexible Verteilung von Kompetenzen und Qualifikationen innerhalb der Organisation finden.

2.3 Prämisse von der ubiquitären Verfügbarkeit des Wissens und der benötigten Informationen

Die Prämisse von der Ubiquität des Wissens und der weltweiten Verfügbarkeit der für eine Entscheidung benötigten Informationen stellt einen weiteren folgenschweren Irrtum der neoklassischen Wirtschaftstheorien dar. Er hängt u.a. damit zusammen, daß nicht prinzipiell zwischen Wissen und Informationen und nicht zwischen verschiedenen Arten des Wissens unterschieden wird und eine hohe Mobilität des Wissens angenommen wird. Während beim Sender einer Nachricht Wissen und Informationen ineinander überfließen und wohl nicht voneinander getrennt werden können, muß man beim Empfänger einer Nachricht zwischen Wissen und Information unterscheiden. So mobil, wie es die Neoklassik annimmt, sind nur jene Alltags- und Routineinformationen, für deren Verständnis kein besonderes Vorwissen benötigt wird und die für den wirtschaftlichen Wettbewerb eine relativ geringe Bedeutung haben. Jene Arten des Wissens und jene Informationen, die einen wirtschaftlichen Wettbewerbsvorteil bringen, sind knapp, teuer und nur mit einem entsprechenden Zeit- und Kostenaufwand zu erwerben. Aus diesen Gründen sind sie auch auf wenige räumliche Einheiten konzentriert und relativ stark lokal oder regional „verwurzelt". Mit dem Begriff „verwurzelt" (*rooted*) ist gemeint, daß sich diese Arten des Wissens nicht einfach beliebig übertragen lassen, sondern nur von jenen aufgenommen werden können, die über das entsprechende Vorwissen und die eventuell notwendige technische Ausstattung verfügen.

Entscheidend ist, daß nicht Wissen und Informationen an sich, sondern ein *Wissens- und Informationsvorsprung* die wirtschaftliche Wettbewerbsfähigkeit erhöhen. Wenn *neues* Wissen durch Neugier, Kreativität, Interaktion, Nachahmung, Diskurs, Erfahrung, Forschung und Entwicklung entsteht, ist das *erstmalige* Auftreten dieses neuen Wissens logischerweise an einige wenige Personen, soziale Systeme und Lokalitäten gebunden. Solange außerdem mit einem Informations- oder Wissensvorsprung ein Wettbewerbsvorteil erzielt werden kann, werden bestimmte Erkenntnisse, Erfindungen und Informationen so lange als möglich (oder so lange als notwendig) geheim gehalten. Selbst wenn der Inventor sein neues Wissen preis gibt, benötigt der räumliche Diffusionsprozeß dieser neuen Informationen Zeit. Nicht zuletzt wird das neue Wissen von einem Teil der Akteure gar nicht aufgenommen werden können, weil ihnen das „Vorverständnis" zur Aufnahme und/oder Bewertung des neuen Wissens fehlt. Was können Grundschulabsolventen oder selbst ein Großteil der nicht einschlägig ausgebildeten Akademiker mit den allgemein zugänglichen Publikationen der Hochfrequenzphysik oder der Molekularbiologie anfangen? Wie können Analphabeten (in den 90er Jahren gab es weltweit noch mehr als eine Milliarde) ökonomischen Nutzen aus wissenschaftlichen Publikationen ziehen?

Die Geschwindigkeit, mit der sich neues Wissen von den Innovationszentren aus verbreitet, hängt u. a. von der Art des Wissens, vom Interesse des Inventors, sein Wissen preiszugeben, und vom Vorwissen der Adoptoren (Imitatoren) ab. Hinsichtlich der Diffusion von Wissen im Raum muß man also mindestens drei Niveaus von Wissen und drei Kategorien von Informationen unterscheiden (vgl. Meusburger 1998). Wenn man diese Unterscheidung nicht trifft, wird man auch die räumlichen Auswirkungen der Globalisierung der Wirtschaft und der technischen Möglichkeiten der modernen Telekommunikation (Internet, „real time" Informationen an der Börse etc.) falsch einschätzen.

Ein historischer Rückblick zeigt, daß Wissen (die Schwester der Macht), Kreativität, seltene (hochwertige) Qualifikationen, die Entstehungsorte von Erfindungen oder höhere Entscheidungs-, Kontroll- und Verwaltungsfunktionen im Laufe der Geschichte in allen Kulturräumen, in allen politischen Systemen und auf allen Maßstabsebenen stets auf einige wenige Zentren, Entwicklungspole oder innovative Regionen konzentriert waren, und daß es immer große zentral-periphere Disparitäten des Wissens gegeben hat. Seit den Arbeiten von Friedmann (1968, 1972a, 1972b) wurden die Wechselbeziehungen zwischen Zentrum und Peripherie zwar zunehmend unter dem Aspekt der Informationsverarbeitung gesehen, die Aspekte des Wissens, der Entscheidungsfindung, der Machtausübung und der Humanressourcen wurden jedoch noch weitgehend ausgeklammert.

2.4 Versuche, die neoklassische Theorie zu modifizieren

Als Reaktion auf diese, schon seit längerer Zeit erkannten, Defizite des neoklassischen Grundmodells sind einerseits neue Theorien wie die Wachstumspoltheorie oder die Segmentationstheorie entstanden (eine Übersicht bieten u.a. Faßmann und Meusburger 1997). Andererseits haben einige Vertreter der Neoklassik selbst versucht, ihre Theorie weiterzuentwickeln. Das Konzept der *bounded rationality* (Simon 1957, 1979, 1983), das Konzept des *temporary equilibrium* oder das Arrow-Debreu Modell, das davon ausgeht, daß jeder Akteur unvollständige Informationen über den Zustand der Umwelt hat, daß aber alle Akteure dieselben Informationen haben (vgl. Radner 1987, 737) stellen solche Versuche dar, das neoklassische Grundmodell zu modifizieren. Andere Autoren (vgl. Arrow 1974, 20) haben den neoklassischen Ansatz durch die Behauptung verteidigt, daß ein perfektes Wissen des Akteurs gar nicht notwendig sei, weil das Preissystem alle erforderlichen Informationen beinhalte bzw. vom Akteur nur wenig Wissen (z. B. über seine eigenen Bedürfnisse) erfordere.

Dieses Argument stellt ein klassisches Beispiel für eine *statische* Sichtweise der Wirtschaft dar. Die neoklassische Theorie war bis in die jüngste Zeit zu sehr auf das *Gleichgewicht* fixiert und hat der *Dynamik,* die bekanntlich stets neue Ungleichgewichte verursacht, zu wenig Beachtung geschenkt. Die Gleichgewichtstheorie stellt die zentrale Kategorie der Wirtschaftswissenschaften dar, »around which the whole of economic theory was constructed« (Milgate 1987, 182). Sie war jedoch auch in den Wirtschaftswissenschaften nie ganz unumstritten und ist in jüngster Zeit verstärkt in die Kritik geraten (vgl. Kaldor 1972; Jaeger 1981). Dies hatte zur Folge, daß einerseits immer wieder neue Arten von Gleichgewichtszuständen eingeführt werden mußten, und sich andererseits immer mehr Autoren vom Konzept des Gleichgewichts distanzieren. Diese statische Sichtweise mag vielleicht im 19. Jahrhundert noch eine gewisse Berechtigung gehabt haben, als die Produktzyklen noch mehrere Jahrzehnte lang angedauert haben und Inventionen noch nicht einen so hohen Stellenwert für die Wettbewerbsfähigkeit hatten. In der zweiten Hälfte des 20. Jahrhunderts hatten jedoch viele Produkte nur noch Zyklen von wenigen Jahren, und die Zeitspanne zwischen der Erstellung eines Entwurfes bis zur

Produktion durfte oft nur noch wenige Monate betragen. Wenn Dynamik und schneller Wandel zum vorherrschenden Kriterium einer Wirtschaft geworden sind, muß eine Theorie, deren zentrales Interesse am Gleichgewicht hängt, notwendigerweise an Erklärungswert einbüßen und evolutionären Ansätzen weichen.

Die Preistheorie ist in der Arbeitsmarktforschung deshalb wenig hilfreich, weil das Preissystem überhaupt nichts aussagt über absehbare (zukünftige) technologische Entwicklungen und Herausforderungen, über die zukünftige Anwendbarkeit von neuen Ergebnissen der Grundlagenforschung, über notwendige Änderungen der Organisationstrukturen oder über zukünftige Ziele und Absichten der Konkurrenz. Eine gut funktionierende und wettbewerbsfähige Organisation benötigt zweifellos mehr Informationen, als im Preissystem enthalten sind (Mirman 1987, 836). Der Erfolg oder das langfristige Überleben von sozialen Systemen hängt in erster Linie von der *Anpassungs- und Lernfähigkeit* des Systems ab bzw. von der Frage, ob rechtzeitig die Zielsetzung oder die Methoden (z. B. Herstellung von bestimmten Produkten, die Verwendung einer bestimmten Technologie, die Schwerpunkte in Forschung und Entwicklung etc.) geändert werden und ein absehbarer technologischer, gesellschaftlicher oder wirtschaftlicher Wandel nicht „verschlafen" wird. Wer mit diesen Anpassungen so lange wartet, bis sich langfristig wichtige Entwicklungen im Preis niederschlagen, wird, wie das Schicksal vieler altindustrialisierter Räume zeigt, im ökonomischen Wettbewerb nicht bestehen.

Innerhalb der Vertreter der Neoklassik gehören Romer (1986, 1990), Krugman (1979, 1991a, 1991b), Gale (1996), Schmutzler (1996) sowie Gersbach und Schmutzler (1995, 1996, 1997) zu jenen Autoren, die sich am stärksten von den Prämissen des homogenen Wirtschaftsraums und der Ubiquität der benötigten Informationen distanziert haben. P. Krugman unterscheidet in seinem Grundmodell immerhin schon zwischen zwei Typen von Arbeitskräften, zwei Regionen und zwei Produkten, nämlich Bauern, die landwirtschaftliche Produkte erzeugen, und Industriearbeiter, die Industrieprodukte fertigen. Die Wirtschaft besteht nun nicht mehr aus einem Punkt, sondern aus zwei Regionen, von denen jedoch jede wiederum als Punkt behandelt wird. Nach wie vor bilden jedoch die Transportkosten (inklusive der Transaktionskosten) den entscheidenden Faktor. Aufgrund von Agglomerationsvorteilen und kleinen, historisch bedingten Vorteilen, entwickelt sich in seinem Modell die eine Region zur „Kernregion" und die andere zur „peripheren Region". Dieses Modell wurde später noch für eine größere Zahl von Regionen erweitert. Romer (1990) weist auf die große Bedeutung des technologischen Wandels und des Wissens für das Wachstum der Wirtschaft hin. »technological change [...] lies at the heart of economic growth [...]. Technological change provides the incentive for continued capital accumulation« (Romer 1990, S. 72). Verschiedene Autoren betonen, daß *knowledge spillovers* und der Zugang zum Wissen

anderer Unternehmen ein wichtiger Grund für zentripetale Standorttendenzen
(in die Kernregion) sei. Die Schwachpunkte dieser Arbeiten liegen in folgenden Punkten:

- Transportkosten haben, auch wenn man diesen Terminus sehr weit faßt und
  etwa auch Transaktionskosten inkludiert, immer noch einen zu hohen Stellenwert. In der Wirtschaft des 19. Jahrhunderts haben die Transportkosten,
  vor allem für die Schwerindustrie, als Standortfaktor zweifellos eine wichtige Rolle gespielt, so daß sie in älteren raumwissenschaftlichen Theorien
  zurecht das entscheidende Kriterium darstellen. In der Wissensgesellschaft
  spielen jedoch Transportkosten nur noch eine marginale Rolle, so daß sie
  auch nicht mehr im Zentrum der Theorien stehen sollten.
- Die funktionale räumliche Arbeitsteilung zwischen Unternehmensleitung
  (inkl. Stabsstellen wie z. B. Forschung und Entwicklung) und Produktion
  spielt in den meisten ökonomischen Modellen noch keine Rolle; von den
  meisten Autoren wird nicht zwischen Standorten unterschieden, wo die
  Firmen produzieren, und solchen, an denen sie planen, entscheiden, kon-
  trollieren, forschen sowie Technologien und Innovationen entwickeln. Eine
  Ausnahme bilden u.a. die Arbeiten von Schmutzler (1996) sowie von Gersbach und Schmutzler (1995, 1996, 1997). Weil wir es nicht mit einem homogenen Raum zu tun haben, können, entgegen vieler Erwartungen, weder
  die *interfirm* noch die *intrafirm knowledge spillovers* in nennenswertem
  Ausmaß zum Abbau der *zentral-peripheren* Disparitäten des Wissens und
  Qualifikationsniveaus beitragen. Denn für die Aufnahme von neuem Wissen und neuen Technologien muß ein bestimmtes Vorwissen bzw. eine
  technological capability vorhanden sein, die an der Peripherie oder im
  ländlichen Raum nur selten anzutreffen ist. Dies ist der Hauptgrund dafür,
  warum viele im ländlichen Raum oder kleinen Städten errichteten Techno-
  logiezentren keine nennenswerten Impulse auf ihre Standortregion ausgeübt
  haben und sich sowohl der Wissenstransfer (*knowledge spillover)* als auch
  die regionale Mobilität von hochqualifizierten Entscheidungsträgern und
  Spezialisten (*skilled migration*) weitgehend zwischen den oberen Rängen
  der Zentrale-Orte-Hierarchie abspielen.
- Viele Ökonomen betrachten Wissen immer noch als ein *öffentliches* Gut,
  das allen zur Verfügung steht. Obwohl allgemein bekannt ist, daß große
  Unternehmen Millionenbeträge zur Abwehr oder Durchführung von Indu-
  striespionage einsetzen, ist in vielen *knowledge spillover* Modellen nicht
  vorgesehen, daß Firmen ihr Wissen bewußt zurückhalten. In Wirklichkeit
  gehören die Geheimhaltung von Wissen und die Patentierung von Inventionen zu den wichtigsten Kriterien des ökonomischen Erfolgs.
- Die meisten *knowledge spillover* Modelle konzentrieren sich vorwiegend
  auf Forschungs- und Entwicklungszentren, während das Wissen des Mana-

gements, der Verwaltung und der Stabsstellen weitgehend außer acht gelassen wird. Das Top-Management multinationaler Konzerne tendiert jedoch noch stärker zu räumlicher Konzentration in einigen Zentren als Forschungs- und Entwicklungsabteilungen.

Trotz ihrer schrittweisen Distanzierung von der Prämisse der ubiquitären Verfügbarkeit der benötigten Informationen sehen die meisten neoklassischen Wirtschaftstheoretiker *regionale Unterschiede* des Wissens jedoch nicht als primäres Strukturmerkmal der Wirtschaft, sondern eher als Unvollkommenheit des Marktes, als Folge einer mangelhaften Transparenz oder als Asymmetrie der Information an. Der Nobelpreisträger F. A. von Hayek hat diese Geringschätzung des Wissens in der ökonomischen Theorie darauf zurückgeführt, daß die neoklassischen Wirtschaftstheoretiker, so wie ihre klassischen Vorbilder, stärker am *Gleichgewicht* als am *Wandel* interessiert sind (Nishiyama and Leube 1984, 215). Diese Tatsache hat Veblen (1898) in seiner Publikation *„Why is Economics Not An Evolutionary Science?"* schon um die Jahrhundertwende bedauert. T. Veblen, der sich übrigens als einer der ersten Wirtschaftstheoretiker mit der Bedeutung des Wissens in der modernen Zivilisation befaßt hat (Veblen 1906), hat diese Vernachlässigung des Wandels und der prozeßhaften Entwicklung der Wirtschaft darauf zurückgeführt, daß die (neo)klassischen Wirtschaftstheoretiker von einem einseitig hedonistisch geprägten Menschenbild ausgehen, das keine evolutionäre Sicht der Dinge provoziere.

Erstaunlicherweise ist die Bedeutung des Wissens für die Dynamik der Wirtschaft zwar schon vor Jahrhunderten hervorgehoben worden, die Tatsache, daß Wissen, Kreativität, Informationen und Qualifikationen jedoch *nicht ubiquitär* vorhanden, sondern im Raum unterschiedlich verteilt sind, ist in vielen wichtigen Theorien allerdings noch nicht oder nicht in ausreichendem Maße berücksichtigt worden. Die nach dem 2. Weltkrieg entstandene Humankapitaltheorie geht zwar nicht mehr von einem homogenen Arbeitskräfteangebot aus, sondern erlaubt Heterogenität der Qualifikation und Arbeitsproduktivität, sie konzentriert sich jedoch zu sehr auf den Nutzen, den das *Individuum* von einer höheren Ausbildung hat. Für die Arbeitsmarktforschung wichtiger ist jedoch die in *sozialen Systemen* organisierte Kompetenz. Sobald eine Organisation eine gewisse Größe und Komplexität erreicht hat, sind Kompetenzen, Qualifikationen und Entscheidungsbefugnisse *ungleich* verteilt. Die Humankapitaltheorie hat viel dazu beigetragen, Lohnunterschiede bzw. die Bedeutung der Ausbildung und Qualifikation für das spätere Einkommen zu verstehen, sie bietet jedoch keine befriedigende Erklärung für die *räumliche* Konzentration der hochrangigen Entscheidungsbefugnisse oder die Entstehung räumlicher Disparitäten des Ausbildungs- und Qualifikationsniveaus der Arbeitsbevölkerung an.

Auch die seit Mitte der 50er Jahre sich entwickelnde *Informationsökono-mie* fokussierte ihr Interesse bisher zu sehr auf das Wirtschaftssubjekt als Nachfrager eines bestimmten Gutes und befaßte sich vor allem mit den Suchkosten nach dem billigsten Anbieter. Die wirtschaftliche Bedeutung der Informationsverarbeitung sollte jedoch weniger aus der Sicht des Subjekts, sondern aus der Perspektive der sozialen Systeme betrachtet werden. Denn es ist ja vor allem die beschränkte informationsverarbeitende Kapazität des Subjekts, die zur Entstehung von arbeitsteilig organisierten sozialen Systemen geführt hat.

3 Die räumliche Verteilung der Humanressourcen – zu den zentral-peripheren Disparitäten des Wissens

Im Gegensatz zu den Prämissen der neoklassischen Arbeitsmarkttheorien, nämlich daß alle Akteure denselben Zugang zu Informationen, dasselbe Wissen, dieselben Qualifikationen oder dieselben informationsverarbeitenden Kapazitäten haben, oder daß alle Akteure in gleichem (unvollkommenem) Maße über den Markt informiert sind, lauten die zentralen Thesen der Arbeitsmarktgeographie und der Geographie des Bildungs- und Qualifikationswesens,

- daß es schon seit frühester Menschheitsgeschichte (nachweisbar seit der Erfindung der Schrift) und in verstärktem Maße seit Beginn der Industrialisierung auf allen Maßstabsebenen große regionale Ungleichheiten des Wissens, des Informations-, Ausbildungs- und Qualifikationsniveaus gibt,
- daß sich diese regionalen Disparitäten im Laufe der Geschichte noch nie aufgelöst, sondern nur immer wieder neu strukturiert haben,
- daß regionale Disparitäten der Entscheidungsbefugnisse, der Qualifikationen, der fachlichen Kompetenzen und des Ausbildungsniveaus nicht als Übergangserscheinungen zu betrachten sind, sondern ein wesentliches Strukturelement der Wirtschaft darstellen,
- daß nicht das Gleichgewicht, sondern das Ungleichgewicht das Charakteristikum der modernen Wirtschaft ist,
- daß regionale Unterschiede des Wissens in erster Linie eine räumliche Konsequenz der vertikalen Arbeitsteilung, der Machtausübung, der Steuerung und Koordination großer Organisationen, der raum-zeitlichen Diffusion verschiedener Innovationen sowie des ökonomischen und gesellschaftlichen Wettbewerbs sind,
- daß auch die Telekommunikation und die Globalisierung der Wirtschaftsbeziehungen nicht zu einer Auflösung dieser Disparitäten beitragen werden.

3.1 Zentrum und Peripherie als Strukturelemente des Raumes

Nach Auffassung der Organisationstheorie sind die *Zentren* jeweils dort, wo Macht (Autorität) und Wissen einer Organisation lokalisiert sind. Im Zentrum werden die Entscheidungen gefällt, vom Zentrum aus wird regiert und kontrolliert, das Zentrum stellt die Regeln auf, es schöpft Ressourcen ab und verteilt diese wieder. Das Zentrum ist der Knotenpunkt der Transaktionen und der Kommunikation. Die Nähe zur Macht bietet Sicherheit und Vorteile. Deshalb sind in den Zentren (den Zentralregionen oder Kernräumen) überproportional viele Arbeitsplätze für Hochqualifizierte und hochrangige Entscheidungsträger konzentriert.

Den Gegenpol bildet die *Peripherie*. Die Peripherie wird nicht nur anhand der Distanz zum Zentrum definiert, sondern sie symbolisiert auch Abhängigkeit, Zurückgebliebenheit, Marginalität, Fremdbestimmtheit, niedriges Ausbildungsniveau, Unterordnung sowie Abwesenheit von Macht und weitreichenden Entscheidungsbefugnissen. »The periphery [...] is marginal, weak, alienated, provincial, and backward. Innovations come late and investments tend to have a purely exploitative and colonial character, with no spin-off effects« (Strassoldo 1980, 52). Periphere Regionen sind besonders dadurch gekennzeichnet,

- daß sie im Rahmen der funktionalen Arbeitsteilung die „Routinearbeit" anziehen,
- daß sie in überproportional starkem Ausmaß Arbeitsplätze für schlecht entlohnte Erwerbstätige mit einem niedrigen Ausbildungsniveau anbieten,
- daß sie laufend durch Abwanderung den Großteil der aus ihnen hervorgehenden gut ausgebildeten, innovativen und kreativen Personen an die Zentren verlieren,
- daß die wichtigen Entscheidungen an Arbeitsplätzen außerhalb dieser Regionen gefällt werden und daß die Peripherie weitgehend „fremdbestimmt" ist,
- daß sie über ein geringes Kontaktpotential mit hochqualifizierten und hochrangigen Entscheidungsträgern verfügen und selten ein kreatives Milieu anbieten,
- daß sie von vielen Innovationen nur mit einer großen Zeitverzögerung und von einigen Innovationen überhaupt nicht erreicht werden,
- daß sie in vielen Bereichen eine Unterversorgung mit Infrastruktur aufweisen.

Aus diesen Gründen gibt es zwischen Zentrum und Peripherie eine große Vielfalt an sozioökonomischen Disparitäten, beispielsweise ein zentral-peripheres Gefälle des Ausbildungs- und Qualifikationsniveaus der Arbeitsbevölkerung, der Löhne, des Lebensstandards, des Sozialprodukts oder des Pro-Kopf-Einkommens.

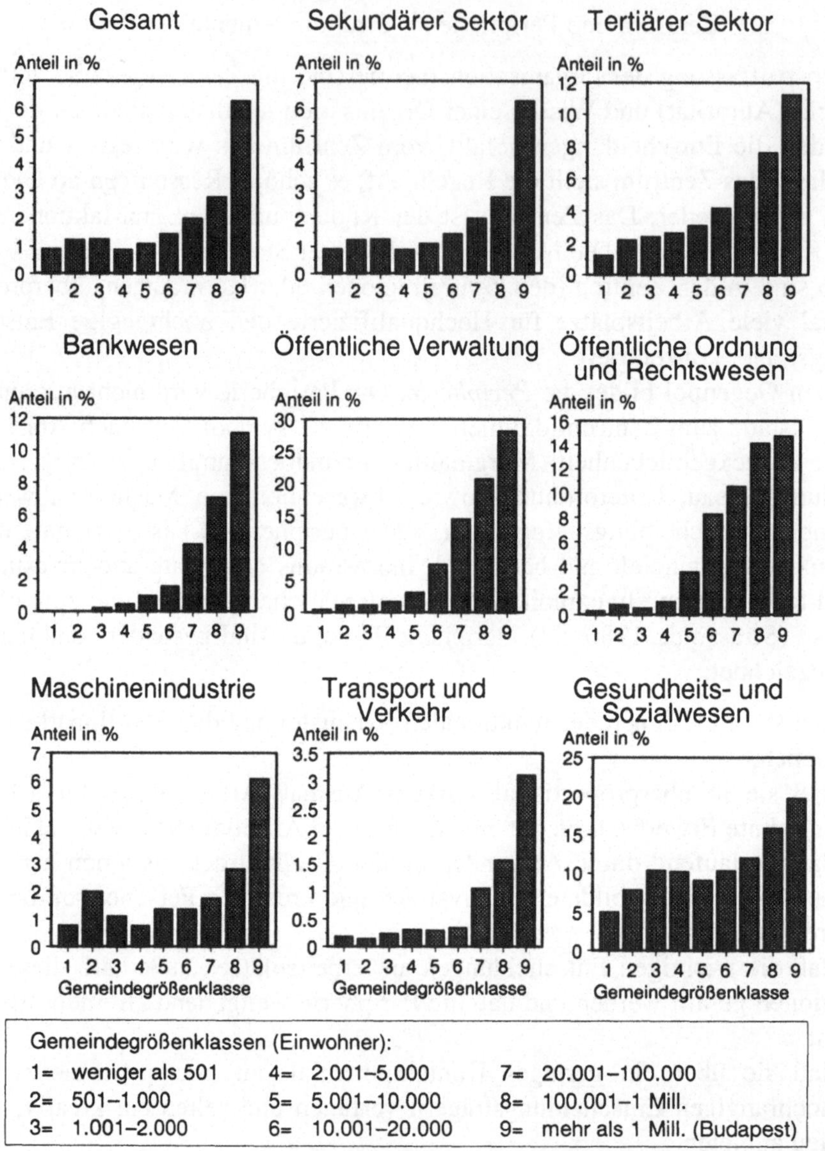

Abb. 1. Die zentral-peripheren Disparitäten des Anteils von Universitätsabsolventen an der ungarischen Arbeitsbevölkerung im Jahre 1990 nach der Gemeindegrößenklasse ihres Arbeitsorts (Quelle: Sonderauswertung der Ungarischen Volkszählung 1990; Heidelberger Ungarn-Datenbank)

Ob ein Standort als Zentrum oder Peripherie zu bezeichnen ist, hängt von der jeweiligen Branche und der Maßstabsebene der Betrachtung ab. Ein Land, das im großräumigen Vergleich zur Peripherie gehört, weist intern eine eigene Hierachie von Zentren und Peripherien auf. Auch in einer extrem peripheren

Region befinden sich noch (kleine) Zentren, in denen die Arbeitsplätze für die *lokalen* Entscheidungsträger und einige wenige Höherqualifizierte konzentriert sind. Wenn ein Zentrum als jener Ort definiert wird, wo die Autorität und Macht lokalisiert ist (vgl. Gottmann 1980, 15), dann kann theoretisch jede Branche einen anderen Ort als ihr Zentrum ansehen, so daß es nebeneinander auch mehrere räumliche Hierarchien des Wissens geben kann. Ob alle oder die Mehrheit der Branchen ihr Zentrum des Wissens in derselben Stadt (z. B. Bundeshauptstadt) oder in unterschiedlichen (Groß)Städten haben, hängt von vielen historischen und politischen Faktoren ab. Es gibt Länder, in denen sich aus historischen Gründen die höchsten Entscheidungsträger fast aller Bereiche (Politik, Finanzwesen, Wissenschaft, Kultur, Industrie etc.) in der Hauptstadt befinden und diese Stadt das ganze Land in allen Bereichen dominiert (z. B. Frankreich, Ungarn etc.). Andererseits gibt es auch Länder (z. B. Schweiz, Bundesrepublik Deutschland, USA), in denen die Spitzen-Funktionen auf mehrere Städte aufgeteilt sind.

Unabhängig vom politischen System gelten in fast allen Wirtschaftsbranchen die zwei Gesetzmäßigkeiten »je höher das Ausbildungsniveau der Erwerbstätigen, um so stärker sind deren Arbeitsplätze räumlich konzentriert« und »je größer (höherrangiger) der Arbeitsort, um so größer der Anteil von Universitätsabsolventen an der Arbeitsbevölkerung«. Die zentral-peripheren Unterschiede des Ausbildungsniveaus der Arbeitsbevölkerung wurden von Meusburger (1980, 1995b, 1996b) für verschiedene Wirtschaftsklassen und Länder mehrfach empirisch untersucht. Dabei ergab sich geradezu ein idealtypischer Zusammenhang zwischen der Hierarchie des Siedlungssystems und der Qualifikation der Arbeitsbevölkerung (vgl. Abb. 1).

3.2 Die zeitliche Persistenz von räumlichen Disparitäten des Ausbildungs- und Qualifikationsniveaus

Die räumlichen Disparitäten des Ausbildungs- und Qualifikationsniveaus der Bevölkerung weisen, historisch gesehen, eine erstaunlich große Stabilität (Persistenz) auf. In manchen Ländern haben sich diese Disparitäten sogar Jahrhunderte lang erhalten. Der Hinweis auf die Persistenz der Disparitäten bedeutet nicht, daß es hinsichtlich der räumlichen Verteilung dieser Zentren des Wissens keine Dynamik und keine Umverteilung gegeben hätte. Über die Jahrhunderte hinweg haben sich die Schwerpunkte des Wissens (und der Macht) aufgrund interner Unzulänglichkeiten oder aufgrund externer Einflüsse immer wieder verlagert. Entscheidend ist die Tatsache, daß es nie zu einem *Abbau* der regionalen Unterschiede des Wissens gekommen ist, und daß die Spannweite der Unterschiede zwischen Zentrum und Peripherie immer sehr groß war.

Für diese zeitliche Persistenz der zentral-peripheren Disparitäten können folgende Gründe angeführt werden:

- Da Wissen und Macht aus diversen Gründen (vgl. Meusburger 1998, 131–179) eng verkoppelt sind, tendieren sie (zumindest innerhalb derselben Branche) zu denselben Zentren.
- Die Zentren, in denen die wichtigen Entscheidungsträger, die Inhaber der Macht und die Arbeitsplätze für Akteure mit einem Wissens- und Informationsvorsprung überproportional konzentriert sind, bieten ein höheres Kontaktpotential und ein kreativeres Milieu an als die peripheren Regionen. Sie genießen bei vielen Entwicklungen immer wieder von neuem einen Startvorteil. Da auch Akteure aus anderen Regionen die in den Zentren bestehenden oder dort subjektiv vermuteten Vorteile nutzen wollen, verstärkt sich die Anziehungskraft der Zentren ständig. »[...] the dynamics of capital accumulation insure that a region that starts with a slightly larger capital stock eventually ends up with a dominant industrial position [...] any existing pattern of comparative advantage is reinforced over time« (Krugman 1991a, 653). Dieser Konzentrationsprozeß wird erst dann unterbrochen, wenn sich zeigt, daß an anderen Zentren noch erfolgreichere und noch kompetentere Akteure sind.
- Innovationen entstehen dort, wo Wissen, Kreativität und Qualifikationen konzentriert sind. Die hierarchische Diffusion von Innovationen im Siedlungssystem verschafft den Zentren also immer wieder von neuem einen Vorteil und stabilisiert oder verstärkt damit die zentral-peripheren Ungleichheiten.
- Der für die Entstehung von Erfindungen und Innovationen benötigte *Kontext* von Einflußfaktoren ist nicht überall vorhanden. Hochqualifizierte Entscheidungsträger großer Organisationen, Anbieter von wissens- und qualifikationsintensiven Dienstleistungen und diverse hochqualifizierte Spezialisten sind auf ein bestimmtes Kontaktpotential, auf bestimmte Schwellenwerte der Nachfrage, auf bestimmte Infrastruktureinrichtungen und ein kreatives Milieu angewiesen. Während Kapital heute in Sekunden weltweit verschoben werden kann, finden hochqualifizierte Humanressourcen das für Innovationen und Kreativität erforderliche Milieu und die notwendige Infrastrukturausstattung nur an relativ wenigen Standorttypen vor. Deshalb beschränkt sich auch die regionale Mobilität der Hochqualifizierten auf wenige Ziele. Sie verläuft von der Peripherie in die Zentren und zwischen den Zentren. Die (von der Neoklassik erwartete) regionale Mobilität von Hochqualifizierten von den Zentren an die Peripherie ist dagegen äußerst selten und auf wenige Branchen beschränkt. Die regionale Mobilität der Hochqualifizierten führt im allgemeinen nicht zum Ausgleich von zentral-peripheren Disparitäten, sondern sie stabilisiert oder vergrößert sogar diese Disparitäten.

Als Beleg für die zeitliche Persistenz von räumlichen Disparitäten des wirtschaftlichen Entwicklungsniveaus oder der Arbeitsmarktstrukturen können zahlreiche Beispiele angeführt werden. Die Zweiteilung Italiens in einen entwickelten Norden und einen unterentwickelten Süden war schon im Mittelalter nachweisbar und hat sich jahrhundertelang vor allem in unterschiedlich hohen Analphabetenquoten dokumentiert. Um 1871 gab es beispielsweise in der Lombardei 45% Analphabeten (an der Bevölkerung über 6 Jahre), in Kalabrien jedoch 87% (Cipolla 1969, 19). Viele der in Mittel-, Ost- und Südosteuropa während des Kommunismus verschleierten, aber nach der Wende wieder zutage tretenden Disparitäten des ökonomischen und gesellschaftlichen Entwicklungsgefälles waren schon in den unterschiedlichen Analphabetenquoten der zweiten Hälfte des 19. Jahrhunderts vorgezeichnet (Meusburger 1991b, 1996a, 1996c, 1998) und können anhand anderer Indikatoren sogar mehrere hundert Jahre zurückverfolgt werden.

4 Neuere raumwissenschaftliche Ansätze zur Erklärung von regionalen Disparitäten des Ausbildungs- und Qualfikationsniveaus der Arbeitsbevölkerung

Die räumliche Konzentration der Arbeitsplätze für hochqualifizierte Entscheidungsträger und Spezialisten und das zentral-periphere Gefälle des Ausbildungsniveaus der Arbeitsbevölkerung können durch folgende Ansätze besonders gut erklärt werden:

- Organisations- und kommunikationstheoretischer Ansatz,
- Ansätze zur Erklärung der symbolischen Bedeutung von Standorten,
- Konflikttheoretische Ansätze.

4.1 Der organisations- und kommunikationstheoretische Erklärungsansatz

> „Space needs to be commanded and controlled"
> (Graham and Marvin 1996, 97).

Der organisationstheoretische Ansatz geht davon aus, daß sich eine organisatorische Ausdifferenzierung von Funktionen, Verantwortungsbereichen, Entscheidungsbefugnissen, Qualifikationen, Privilegien und Statuspositionen auch in der räumlichen Dimension manifestiert. Die Konzentration von Entscheidungsbefugnissen und Kompetenzen an der Spitze einer Hierarchie hat beispielsweise bei einem Mehrbetriebsunternehmen eine räumliche Konzentration der Arbeitsplätze von Hochqualifizierten zur Folge. Dies ist in erster Linie darauf zurückzuführen, daß Steuerungs-, Kontroll-, Planungs-, Distributions- und Produktionseinheiten sowie verschiedene Hierarchieebenen einer Organisation jeweils unterschiedliche Anforderungen an das Kontaktpotential des Standortes haben und die in Frage kommenden Standorte aus der Sicht der Akteure ein unterschiedliches Prestige aufweisen (vgl. Meusburger 1998).

Das Interesse des organisationstheoretischen Ansatzes gilt vor allem der räumlichen Konzentration der Arbeitsplätze für wichtige Entscheidungsträger, den zentral-peripheren Disparitäten des Ausbildungsniveaus der Arbeitsbevölkerung und den Standortanforderungen der Steuerungs-, Koordinations-, Verwaltungs- und Kontrollelemente von (großen) Organisationen verschiedener Branchen. Dieser Ansatz geht davon aus, daß die Steuerungselemente großer Organisationen und diverse spezialisierte Dienstleistungen nur an relativ wenigen Standorten das für weitreichende Entscheidungen notwendige Kontaktpotential, das für hochwertige Forschung und Entwicklung notwendige kreative Milieu und die für eine hochwertige Informationsbeschaffung notwendigen Netzwerke von kompetenten Führungskräften und Spezialisten vorfinden.

Ob ein Steuerungselement (z. B. eine Geschäftsleitung) auf ein hohes Potential an direkten Kontakten mit Spezialisten und auf Netzwerke mit kompetenten und entscheidungsbefugten Führungskräften anderer Organisationen angewiesen ist oder nicht, hängt in erster Linie von der Ungewißheit der Umwelt, also den Wettbewerbsbedingungen, der Dynamik der Veränderungen und der Notwendigkeit von ständigen Lern- und Anpassungsprozessen ab. Je nach dem Grad der Ungewißheit der Umwelt sind organische oder bürokratische Organisationen leistungsfähiger (vgl. Mintzberg 1979). Ein dynamisches, sich rasch veränderndes Umfeld mit einem hohen Maß an Ungewißheit führt zu flachen Hierarchien und organischen Organisationsstrukturen, bei denen hohe Entscheidungbefugnisse und Fachkompetenzen auch dezentral angeboten werden müssen. Eine stabile Umwelt mit geringem Wettbewerb begünstigt die Entstehung von stark ausgeprägten Hierarchien und von bürokratischen Strukturen, in denen die Arbeitsplätze für hochqualifizierte Entscheidungsträger vorwiegend an der Spitze der Hierarchie zentralisiert sind. Eine zentralisierte, bürokratische Organisation eignet sich am besten für eine Aufspaltung einzelner Funktionen (Elemente) auf mehrere Standorte, eine organische Struktur, bei der Hochqualifizierte auf ständige Interaktionen mit anderen Spezialisten angewiesen sind, kann am wenigsten auseinander gerissen und auf verschiedene Standorte verteilt werden.

Fast alle Methoden zur Reduzierung von Ungewißheit haben etwas mit Wissen, Ausbildung, Informationsverarbeitung und Lernprozessen zu tun. Da es in den meisten Fällen nicht um ein absolutes Maß an Wissen oder Ausbildung geht, sondern um einen *Vorsprung* an Wissen, Qualifikationen, Ausbildung und Informiertheit im Vergleich zu anderen Mitbewerbern (Konkurrenten), und da Organisationen laufend um wichtige Humanressourcen konkurrieren, sind die hochqualifizierten Führungskräfte, Spezialisten, Forscher,

Techniker und Anbieter von Dienstleistungen immer selten, teuer und räumlich konzentriert.

Der Erwerb von zusätzlichem Wissen und neuesten (für die Aufgabe relevanten) Informationen ist die wichtigste Strategie, um in einer ungewissen (schwierigen) Umwelt zu überleben. Wenn man Lernprozesse als Verknüpfung von (wichtigen) neuen Informationen versteht, dann kann man in Metropolen, Zentren oder *transactional cities* logischerweise wesentlich mehr lernen als an der Peripherie. Erstens ist in diesen Zentren die *Vielfalt* der Informationen und Kompetenzen größer, so daß man hier eher zu völlig neuen und wertvollen Verknüpfungen kommen kann. Zweitens trifft man hier in der Regel *früher* auf die betreffenden Informationen und Kompetenzen als an der Peripherie. Drittens stellt die Beobachtung der erfolgreichen Konkurrenz (der Entscheidungsträger anderer Systeme) ebenfalls eine Möglichkeit des Lernens dar. Lernen durch Nachahmen spielt in der Wirtschaft eine wichtige Rolle. Wer einen Erfolgreichen nachahmt, geht davon aus, daß jener die *trial and error*-Phase schon erfolgreich überwunden hat, wichtige Erfahrungen gewonnen hat, über bessere Ideen, Informationen oder Methoden verfügt bzw. „mehr weiß". Diese Art des Lernens durch Nachahmen ist nur in den „Zentren des Geschehens" möglich.

Organisationen oder Teile von Organisationen, die eine stabile Umwelt (wenig Ungewißheit) und gleichbleibende Ziele haben bzw. vorwiegend zeitstabile Routineaktivitäten ausüben, für die es Regeln, Betriebsanleitungen, Vorschriften und Pläne gibt, haben einen geringen Lern- und Anpassungsdruck und somit auch einen geringen Bedarf an direkten Kontakten zu anderen Organisationen. Sie können deshalb aus der Sicht des organisationstheoretischen Ansatzes an sehr vielen Standorten angesiedelt werden. Bei solchen Organisationen oder Systemelementen entscheiden die sogenannten traditionellen Standortfaktoren wie Transportkosten, Lohnkosten, Mietpreise, Subventionen etc., welche Standorte als günstig (optimal) angesehen werden.

Je höher die Position eines Entscheidungsträgers oder Spezialisten in einem mit Ungewißheit konfrontierten System ist und je mehr Verantwortung er trägt, um so weniger können sich seine Entscheidungen an Leitlinien, Plänen und Vorschriften orientieren. Je größer die Ungewißheit über die kurz- und mittelfristigen Entwicklungen, über die Konsequenzen einer Entscheidung oder über die Richtigkeit der verfolgten Ziele und der eingeschlagenen Methoden ist, um so größer ist der Bedarf an Wissen, Kreativität, Fachkompetenz, Erfahrung und Lernfähigkeit und um so mehr direkte Kontakte zu qualifizierten und gut informierten Entscheidungsträgern der Regierung, großer Industriekonzerne, der Forschung, des Finanz- und Versicherungswesens oder der internationalen Nachrichtenagenturen sind notwendig. Der Kontaktbedarf der obersten Führungsebenen einer großen Organisation oder von spezialisierten Dienstleistungen kann im allgemeinen nur in wenigen „Zentren"

(Großstädten, Agglomerationen) bzw. in *transactional cities* (Gottmann 1983) oder *global cities* (Sassen 1991) erfüllt werden.

Selbstverständlich sind die *headquarters* großer internationaler Unternehmen räumlich nicht so mobil, daß sie bei einer Veränderungen der Rahmenbedingungen sofort an den jeweils optimalen Standort verlagert werden. Für die Erklärung der Standorte muß man deshalb die Situation während der Gründungsphase der Unternehmen betrachten. Nur ein relativ autonomes Unternehmen, das die Position eines Weltmarktführers innehat und nur mit wenigen Konkurrenten zu tun hat, ist nicht auf das Kontaktpotential seines Standortes angewiesen und in seinen Standortentscheidungen viel freier. Denn ein solches Unternehmen stellt innerhalb seiner Branche selbst „das Zentrum" dar.

Der organisationstheoretische Ansatz kann und will nur den funktionalen Aspekt der räumlichen Konzentration des Wissens erklären. Lokalitäten und Standorte können jedoch auch eine enorme symbolische Bedeutung haben, gegen die funktionale Argumente nicht ankommen. Andererseits besteht kein Zweifel, daß Führungstätigkeit auch symbolisches Gestalten im Sinne von Sinnvermittlung, Handlungslegitimation und Motivation beinhaltet. Die Kluft zwischen einem funktionalen und symbolorientierten Ansatz ist also gar nicht so groß, wie sie von den Kritikern eines funktionalen Ansatzes manchmal dargestellt wird.

4.2 Die symbolische Bedeutung von Zentrum und Peripherie

Der symbolorientierte Ansatz weist darauf hin, daß unterschiedliche Standorte (Positionen in einem relativen Raum) für die handelnden Akteure eine unterschiedliche symbolische Bedeutung haben und daß die symbolische Bedeutung eines Standorts einen hohen ökonomischen Wert haben kann. Nicht nur bei Kleingruppen, sondern auch bei großen sozialen Systemen werden Unterschiede in den Macht-, Verantwortungs- und Entscheidungsbefugnissen oder in der Verfügbarkeit über Ressourcen in hohem Maße über die relative *Positionierung in einem räumlichen System* dargestellt. Macht und Prestige werden über die räumliche Dimension gleichsam manifestiert und inszeniert. Auch in der Wirtschaft ist mit Standorten oder Adressen, abhängig von der Branche, ein unterschiedliches soziales Kapital in Form von Macht, Ansehen, Kreditwürdigkeit, Kompetenz, Qualifikation oder Prestige verbunden. In vielen Branchen würde eine Institution, die einen prestigereichen Standort verläßt, nicht nur ein aus funktionaler Sicht wertvolles Kontaktpotential in Form von hochwertigen Netzwerken aufgeben, sondern auch soziales Kapital in Form von Ansehen, Kreditwürdigkeit und Vertrauen verlieren, deren Geldwert weit über dem liegt, was an der Peripherie durch niedrigere Löhne eingespart werden kann.

Seit frühester Menschheitsgeschichte kam einzelnen Orten eine hohe positive oder negative Symbolik zu. Ein Stadtviertel, ein Platz oder eine Straße können ein Symbol für Prestige, Zuverlässigkeit, Kreditwürdigkeit und Macht darstellen, eine andere Adresse kann Gefahr, Armut, Marginalität oder Kriminalität suggerieren. In Symbolen können sehr komplexe Sachverhalte oder die Erfahrungen von vielen Jahren projiziert werden. Der Mensch benötigt Symbole und arbeitet mit ihnen, um die Komplexität der Wirklichkeit reduzieren zu können.

Während es aus der Sicht eines funktionalen oder organisationstheoretischen Ansatzes (zumindest bei gleichen Boden- und Mietpreisen) keine Rolle spielt, ob der Standort einer Firmenleitung, eines Rechtsanwaltes, einer Bank oder Versicherung um 200 m variiert, weil die Aufnahme von persönlichen Kontakten und die Beteiligung an sozialen Netzwerken durch eine so kleine Distanz nicht beeinträchtigt werden, können diese 200 m einen enormen Unterschied im Symbolgehalt des Standortes ausmachen. Für Banken, Versicherungen, Rechtsanwälte, Fluggesellschaften, Diamantenhändler, *headquarters* von multinationalen Konzernen, Juweliere, Architekten und viele andere Bereiche kann es große finanzielle Konsequenzen haben, ob sie ihren Standort in *der* prestigeträchtigen Straße oder in einer nahe gelegenen Parallelstraße mit „schlechterer Adresse" haben.

Das Zentrum hat also nicht nur eine funktionale Bedeutung als Knotenpunkt von Interaktionen und Transaktionen, sondern dem Zentrum kam schon immer eine hohe symbolische Bedeutung zu. Nach Eliade (1958, 46–47) war das Zentrum schon in alten Kulturen eine »geheiligte Örtlichkeit«, in der sich die Götter geoffenbart haben und von der die Verbindung mit den Göttern aufgenommen wurde. Die Religionsgeschichte kennt eine große Zahl »rituell durchgeführter Konstruktionen eines Zentrums« (Eliade 1958, 63). Auch die Alltagssprache hat dem Zentrum eine symbolische Bedeutung zugewiesen. Wer sich im Zentrum (der Aufmerksamkeit, des Interesses, des Informationsaustausches, der Diskussion, der sozialen Interaktion, eines sozialen Netzwerkes, einer Entwicklung) befindet, genießt Prestige, hat Einfluß und Macht und verfügt in der Regel über einen Informations- und Wissensvorsprung. Wer sich „am Rande" befindet, ist „Außenseiter", ist marginalisiert, hat weniger Einflußmöglichkeiten, verfügt über weniger Ressourcen, genießt ein geringeres Prestige und ist mit größerer Unsicherheit konfrontiert.

Lange bevor die Zentrum-Peripherie-Metapher in die Sozial- und Wirtschaftswissenschaften eingeführt wurde und lange bevor die Soziometrie und die soziologische Kleingruppenforschung den Einfluß der Distanz auf die Häufigkeit von Interaktionen (Ward 1968), den Zusammenhang zwischen Führungsverhalten und physischer Nähe (Podsakoff, Todor, Grover and Huber 1984), den Zusammenhang von Positionierung in einem Raum und Führungsverhalten (Rose 1968), die erstaunlich große Bedeutung der Sitzordnung

auf Kommunikation und Einflußnahme und die große Bedeutung von Netzwerken für hochrangige Entscheidungsträger (vgl. Literaturübersicht von Bass
1990, 658–686) erkannt und empirisch untersucht haben, war in konfuzia-
nisch geprägten Kulturräumen (China, Korea, Japan) der Begriff Zentrum mit
den soziologischen Attributen Macht, Autorität, Dominanz, Prestige, Kontrolle und Einfluß besetzt. Daran hat sich bis heute nichts geändert.

Diese symbolische Besetzung der Begriffe Zentrum und Peripherie ist zwar
in allen Kulturkreisen festzustellen, aber in Ostasien hatte die Geosemantik
stets eine besondere Bedeutung. Je höher in Japan der Rang eines Daimyo
war, desto näher lag seine Residenz im alten Edo beim Palast des Shogun.
Aus der Lage im Stadtgebiet (etwa im alten Xian oder in Kyoto) konnte man
auf die unterschiedliche Bedeutung von Institutionen schließen. Im alten China war die Hierarchie (und Schwierigkeit) der Beamtenprüfungen mit der
Hierarchie des Siedlungssystems verknüpft. Die höchste Prüfung eines chine-
sischen Staatsbeamten fand im Zentrum der Macht (Kaiserpalast) statt, die
mittleren und niedrigen Prüfungen wurden, abgestuft nach deren Bedeutung,
in verschiedenrangigen mittelgroßen und kleinen Provinzstädten abgenom-
men.

Der Symbolgehalt bestimmter Zentren trägt also dazu bei, daß auch solche
Funktionen einen Standort im Zentrum suchen, die es aus funktionalen Gründen gar nicht notwendig hätten.

4.3 Konflikttheoretische Ansätze

Auch konflikttheoretische Ansätze können eine Erklärung anbieten, warum
Wissen und Macht zu einer starken räumlichen Konzentration neigen. Ein
solcher Ansatz würde argumentieren, daß Machtausübung, Kontrolle, Ausschließung und Disziplinierung immer von einem Zentrum aus erfolgen, daß
die Macht über die Grenzen eines Einflußgebiets bestimmt und daß Wissen
und Macht aus verschiedenen Gründen eng verkoppelt sind. Er würde darauf
hinweisen, daß die Austauschbeziehungen zwischen unterschiedlichen Ebe-
nen eines hierarchischen Systems, z. B. zwischen einem Zentrum und seiner
Peripherie, genau so wenig konfliktfrei oder gleichberechtigt sind, wie die
zwischen Herr und Knecht. Ein konflikttheoretischer Ansatz kann auch erklären, warum es einzelnen Zentren gelingt, andere Regionen zu dominieren oder
auszubeuten oder mehr Ressourcen zu erhalten als andere Zentren. Aus konflikttheoretischer Sicht sind in diesem Zusammenhang drei Fragen von be-
sonderem Interesse:

- die Rolle des Wissens als „Waffe" bei der Austragung von Konflikten,
- die Kontrolle über die Wissensvermittlung und die Wissensinhalte,
- die Durchsetzung von Normen und Regeln.

Schon in den 20er Jahren hat Wieser (1926, 145) darauf hingewiesen, daß die Wissenschaft zu einem »Machtfaktor höchsten Ranges« geworden sei und daß »die Wissensbildung [...] die wichtigste Waffe im Lebenskampfe, wichtiger als der Besitz« sei. Dies war sicherlich keine ganz neue Erkenntnis. Denn die Geschichte liefert seit Jahrhunderten zahlreiche Beispiele dafür, wie ein Wissensvorsprung (z.B. in Form einer überlegenen Militärtechnologie) Konflikte entschieden hat, wie verschiedene Formen des Wissens (Religionen, Ideologien) und die Institutionen der Wissensvermittlung (Schulwesen) in politischen oder sozialen Auseinandersetzungen als „Waffe" (Znaniecki 1940, 70) verwendet worden sind und daß die Wissensvermittlung oft mit Kontrolle, Ausschließung und Disziplinierung verbunden ist (Meusburger 1996b).

Ein zentrales Problem betrifft die Kontrolle der Wissensvermittlung, die Schaffung von territorialer und kultureller Identität, die mediale Konstruktion von „Wirklichkeit" und Feindbildern, die Durchsetzung des eigenen Geschichtsbildes und die inhaltliche Besetzung von Symbolen durch die Zentren der Macht. Meistens haben nur die Zentren die Macht, Spielregeln festzulegen, diese zum eigenen Vorteil umzuinterpretieren oder sich zum eigenen Vorteil über diese hinwegzusetzen. Die Peripherien stehen diesen Manipulationen meistens hilflos gegenüber.

Die enge räumliche Verflechtung von Wissen und Macht ist eine der wichtigsten Ursachen für die Entstehung und Persistenz von regionalen Disparitäten. Jahrhunderte bevor Nietzsche, Foucault, Lyotard, Shils, Konrád und Szelényi etc. das Wissen als Zwillingsschwester der Macht betrachtet und Begründungen für die enge Verkoppelung von Wissen und Macht (Herrschaft) geliefert haben, haben viele Herrscher dieses Prinzip in der Praxis verwirklicht, indem sie sich mit Sehern, Priestern, Weisen, Beratern, Künstlern, Experten oder Wissenschaftlern umgeben haben. Diese Verbindung gingen die Herrscher erstens deshalb ein, weil sie auf die analytischen Fähigkeiten, das Wissen, die Kreativität und den Rat dieser Experten angewiesen waren. Zum zweiten haben sie jedoch auch jemanden gebraucht, der ihre Herrschaft und ihre Entscheidungen als Herrscher legitimierte (Shils 1968, 309).

Weil eine politische Herrschaft dauerhafter und stabiler ist, wenn sie von den Untertanen als legitim betrachtet wird, benötigen die Herrscher die Priester, Weisen und Ideologen, welche ihnen diese Legitimität vermitteln. Schon Weber (1922) hat die Koalition und die Auseinandersetzungen zwischen politischer und religiöser Herrschaft, zwischen „Thron" und „Altar", ausführlich beschrieben, ohne dabei jedoch auf die räumliche Dimension dieser Frage einzugehen. Auch Bourdieu wies darauf hin, daß der Besitz von ökonomischer oder politischer Macht allein nicht ausreicht. Der Macht muß es gelingen, »die Anerkennung ihrer Legitimität zu erwirken [...] die Herrschaft durchzusetzen heißt, deren Legitimität die Anerkennung zu verschaffen« (Bourdieu 1991, 76–77).

Da ein Vorsprung an Wissen und Technologie im Laufe der Geschichte immer wieder zu wirtschaftlicher und militärischer Überlegenheit geführt hat, waren viele Herrscher bemüht, an ihren regionalen Machtzentren „Zentren des Wissens" (z. B. Akademien und Universitäten) zu errichten. Schon der Kalif Harun al-Raschid (786–809) und sein Sohn al-Ma'mun gründeten an ihrem Regierungssitz in Bagdad das „Haus des Wissens", wo griechische, indische und persische wissenschaftliche Schriften ins Arabische übersetzt wurden. Als in Japan die politische Macht vom Shogun übernommen wurde und dieser seinen Regierungssitz von Kyoto nach Kamakura verlegte, wurde dort bald auch eine „Akademie" gegründet, die zum Zentrum der Kunst und der Wissenschaften werden sollte. Auch Karl der Große hat seinen Hof durch die Akademie, die Palastschule und die Pfalzbibliothek »zum Brennpunkt geistigen Lebens« (Bosl 1972, 11) gemacht. Mehrere europäische Universitäten (auch Heidelberg) verdanken ihre Gründung dem Umstand, daß Territorialherren oder Konfessionen ihren Einfluß erweitern, eine eigene „Kaderschmiede" besitzen oder ein „geistiges Bollwerk" gegen unerwünschte Einflüsse von außen errichten wollten.

Andererseits waren auch die Vermittler des „Heilswissens" (Priester, Ideologen) auf die Unterstützung der weltlichen Macht angewiesen. Organisationen, die vorrangig auf religiöser oder sonstiger ideeller „Heilsverkündung" beruhen, sind sehr instabil, da jede neue Heilslehre ihre Position unterhöhlen kann. Sie benötigen deshalb für die Verfestigung ihrer Herrschaft die Unterstützung der weltlichen Macht bzw. deren exekutiven Möglichkeiten des physischen Zwangs. Trotz der Gegnerschaft zwischen weltlicher und geistlicher Macht sind beide Herrschaftssysteme immer wieder auf die gegenseitige Unterstützung angewiesen (Schelsky 1975, 54). Deshalb haben auch die sogenannten *Intellektuellen* immer wieder die Nähe der politischen Machthaber gesucht.

> »Authority has always fascinated intellectuals. Authority is a manifestation of what is central in society and it is in the nature of the educated intelligence to be concerned with the central, the essential, in existence. As scientists who seek out the laws of nature, as theologians and philosophers who seek to ascertain the nature of divinity and of the ultimately good, as artists who seek to do justice to what is essential in their traditions, as scholars concerned with the truth about important life-determining events and about the great expressions of humanity, the peaks of authority in society naturally call to them« (Shils 1968, 310). »Often scientists who have achieved prominence as technologists in the field of nature or as theoretic scholars and investigators in mathematics, physics, or biology feel the urge to tell the human world what is good for it« (Znaniecki 1940, 82).

Auch Strassoldo (1980, 44) nennt verschiedenste philosophische, logische und soziokulturelle Gründe, warum Menschen am Zentrum, am Wesentlichen, am Kern aller Dinge interessiert sind und den „Rand" bzw. das Nebensächliche vernachlässigen.

Intellektuelle suchen nicht zuletzt deshalb die Nähe der Macht (und der Medien), weil sie ihre Rolle als »Sinn- und Heilsvermittler« (Schelsky 1975,

14) bzw. als »selbsternannte Wortführer« (Bourdieu 1991, 63) nur im Zentrum spielen können. Auch ein Deutungsmonopol, eine Definitionsmacht, eine Beeinflussung der öffentlichen Meinung und eine »Heilsherrschaft über die Wirklichkeit« (Schelsky 1975, 94) kann man am besten in einem Zentrum ausüben. Wenn jemand in der Lage ist, von der Peripherie aus über eine längere Zeit hinweg einen solchen Einfluß auszuüben, muß er ein außerordentliches Format haben. Diese Standortverknüpfung von Wissen und Macht ist ein weiterer, wesentlicher Grund für die Persistenz der zentral-peripheren Disparitäten des Wissens.

5 Ausblick – ist in den Wirtschaftswissenschaften ein Paradigmenwechsel fällig?

Von wenigen Ausnahmen abgesehen haben nicht nur die Wirtschaftswissenschaften die Bedeutung regionaler Disparitäten des Wissens, Ausbildungs-, Qualifikations- und Informationsniveaus erst sehr spät erkannt, sondern auch die Wirtschaftsgeographen haben ihr Forschungsinteresse erst spät auf die regionalen Unterschiede des Ausbildungs- und Qualifikationswesens gerichtet. Dies erstaunt insofern, als die Humanressourcen spätestens in der zweiten Hälfte des 20. Jahrhunderts neben Arbeit, Kapital und Rohstoffen zu den wichtigsten Produktions- und Wettbewerbsfaktoren geworden sind. Eine Vielzahl von räumlichen Strukturunterschieden der Wirtschaft und Gesellschaft sind auf die Ausbildungs- und Qualifikationsunterschiede der Bevölkerung zurückzuführen oder können nur mit einem bildungsgeographischen Ansatz erklärt werden. Die Zentralitätsforschung und die Forschungen über Städtesysteme haben sich zwar schon vor Jahrzehnten mit der Hierarchie des Siedlungssystems befaßt und dabei auch die Bedeutung der Kommunikation (Christaller 1933; Thorngren 1970; Törnqvist 1970), der Kontrolle (Borchert 1978) oder der Transaktionen und Informationsverarbeitung (Gottmann 1979, 1980, 1983; Goddard 1971, 1973) hervor gehoben. Es gibt auch eine umfangreiche Literatur über die funktionale räumliche Arbeitsteilung (Bade 1979), über *headquarters* großer Unternehmen (Evans 1973), über Netzwerke von Führungspersönlichkeiten, über die *office industry* (Cowan et al. 1969; Daniels 1975) oder über *global cities* (Sassen 1991), in denen jeweils Standortfragen für das Top-Management diskutiert worden sind. Die Qualifikationen und Ausbildungsniveaus der Führungskräfte und Anbieter von hochqualifizierten Dienstleistungen wurden jedoch relativ selten untersucht.

Da diese räumlichen Disparitäten des „Wissens" (Ausbildungs- und Qualifikationsniveau, kreatives Milieu, Inventions- und Innovationstätigkeit, technologisches Niveau) jedoch die Weichen für eine Reihe von sozio-ökonomischen Prozessen stellen, eine der wichtigsten Ursachen für die Persistenz von sozio-ökonomischen Disparitäten sind sowie maßgeblich die Dominanz, Autonomie, Abhängigkeit, Rückständigkeit oder Wettbewerbsfähigkeit von Regionen und Nationen begründen, verdienen sie auch in der wirtschafts- und regionalwissenschaftlichen Theorie mehr Aufmerksamkeit. Es drängt sich also die Frage auf, ob in den Wirtschaftswissenschaften und insbesonders in der Arbeitsmarktforschung nicht ein Paradigmenwechsel fällig wäre, der die räumliche Dimension des Wissens in den Mittelpunkt rückt. Dies würde allerdings auch bedeuten, daß man endgültig von der Prämisse der Homogenität des Raumes Abschied nimmt.

Literatur

Ahmed MD (1988) Traditionelle Formen der Erziehung in der Islamischen Welt. Zeitschrift für Kulturaustausch 38:332–337

Ades AF, Glaeser EL (1995) Trade and Circuses: Explaining Urban Giants. In: The Quarterly Journal of Economics 110:195–227

Arrow KJ (1974) The Limits of Organizations. New York, London

Bade FJ (1979) Funktionale Aspekte der regionalen Wirtschaftsstruktur. In: Raumforschung und Raumordnung 37:253–268

Bass BM (1990) Bass & Stogdill's Handbook of Leadership. Theory, Research, and Managerial Applications. 3rd ed., New York, London

Borchert JR (1978) Major Control Points in American Economic Geography. In: Annals of the Association of American Geographers 68:214–232

Bosl K (1972) Die Bibliothek in der Gesellschaft und Kultur Europas vom 6. bis zum 18. Jahrhundert. In: Baur-Heinhold M (Hrsg) Schöne alte Bibliotheken. Ein Buch vom Zauber ihrer Räume. München, 7–20

Bourdieu P (1991) Die Intellektuellen und die Macht. Hamburg

Braudel F (1990) Sozialgeschichte des 15.–18. Jahrhunderts. Aufbruch zur Weltwirtschaft. München

Christaller W (1933) Die Zentralen Orte in Süddeutschland. Eine ökonomisch-geographische Untersuchung über die Gesetzmäßigkeit der Verbreitung und Entwicklung der Siedlungen mit städtischen Funktionen. Jena

Cipolla CM (1969) Literacy and Development in the West. Harmondsworth

Cowan P et. al. (1969) The Office – a facet of urban growth. London

Daniels PW (1975) Office Location. An Urban and Regional Study. London

Edwards W (1968) Decision Making. Psychological Aspects. International Encyclopedia of the Social Sciences, vol. 4:34–42

Eliade M (1958) Ewige Bilder und Sinnbilder. Vom unvergänglichen menschlichen Seelenraum. Olten und Freiburg i.Br

Evans AW (1973) The Location of Headquarters of Industrial Companies. In: Urban Studies 10:387–395

Faßmann H, Meusburger P (1997) Regionale Arbeitsmarktforschung. Teubner Studienbücher Geographie. Stuttgart

Frenkel R (1993) Thorsten Veblen: Gelächter im Gottesdienst. Zeit-Punkte, 3/1993:83–84

Friedmann J (1968) An Information Model of Urbanization. In: Urban Affairs Quarterly 3: 235–244

Friedmann J (1972a) The Spatial Organization of Power in the Development of Urban Systems. In: Comparative Urban Research 1:5–42

Friedmann J (1972b) A General Theory of Polarized Development. In: Hansen NM (ed) Growth Centers in Regional Economic Development. New York, p 82–107

Gale D (1996) What Have We Learned from Social Learning? In: European Economic Review 40:617–628

Geipel R (1965) Sozialräumliche Strukturen des Bildungswesens. Studien zur Bildungsökonomie und zur Frage der gymnasialen Standorte in Hessen. Frankfurt

Geipel R (1971) Die räumliche Differenzierung des Bildungsverhaltens. In: Forschungs- u. Sitzungsberichte d. Akademie für Raumforschung und Landesplanung 61:47–61

Geipel R (1976) Zur Entstehungsgeschichte des Forschungsansatzes „Geographie des Bildungsverhaltens". In: Mitteilungen der Österr Geogr Gesellschaft 118:3–8

Gersbach H, Schmutzler A (1995) The Consequences of Intrafirm Knowledge Spillovers for Industry Localization. Discussion Papers Nr. 233, Wirtschaftswissenschaftliche Fakultät, Universität Heidelberg. Heidelberg

Gersbach H, Schmutzler A (1996) External Spillovers, Internal Spillovers and the Geography of Production and Innovation. Discussion Papers Nr. 238, Wirtschaftswissenschaftliche Fakultät, Universität Heidelberg. Heidelberg

Gersbach, Schmutzler A (1997) Endogenous Spillovers, the Market for Human Capital, and Incentives for Innovation. Discussion Papers Nr. 248, Wirtschaftswissenschaftliche Fakultät, Universität Heidelberg. Heidelberg

Goddard JB (1971) Office Communications and Office Location: A Review of Current Research. Regional Studies 5:263–280

Goddard JB (1973) Office Linkages and Location. A Study of Communication and Spatial Patterns in Central London. In: Progress in Planning, vol. 1, part 2

Gottmann J (1979) Office Work and the Evolution of Cities. Ekistics 46, No. 247:4–7

Gottmann J (1980) Confronting Centre and Periphery. In: Gottmann J (ed) Centre and Periphery. Spatial Variation in Politics. Beverly Hills, London, 11–25

Gottmann J (1983) The Coming of the Transactional City. Institute of Urban Studies, University of Maryland, Monograph Series No. 2. College Park

Graham S, Marvin S (1996) Telecommunications and the City. Electronic Spaces, Urban Places. London, New York

Helle HJ (1972) Symboltheorie und religiöse Praxis. In: Wössner J (Hrsg) Religion im Umbruch. Soziologische Beiträge zur Situation von Religion und Kirche in der gegenwärtigen Gesellschaft. Stuttgart, S 201–214

Jaeger K (1981) Ökonomisches Gleichgewicht. In: Handwörterbuch für Wirtschaftswissenschaften 3. Bd., Stuttgart, S 671–699

Kaldor N (1972) The Irrelevance of Equilibrium Economics. In: Economic Journal 82: 1237–1255

Krugman P (1979) Increasing Returns, Monopolistic Competition, and International Trade. In: Journal of International Economics 9:469–479

Krugman P (1991a) History versus Expectations. In: Quarterly Journal of Economics 56: 651–667

Krugman P (1991b) Geography and Trade. Cambridge Ma

Krugman P (1993) First Nature, Second Nature, and Metropolitan Location. In: Journal of Regional Economics 129–144

March JG, Simon HA (1993b) Organizations. 2nd. ed., Oxford

Meier A (1994) Ökonomen auf dem Weg von der Expertise zur Esoterik. In: Hitzler R, Honer A, Maeder C (Hrsg) Expertenwissen. Die institutionalisierte Kompetenz zur Konstruktion von Wirklichkeit. Opladen, S 74–82

Meusburger P (1976) Entwicklung, Stellung und Aufgaben einer Geographie des Bildungswesens. Eine Zwischenbilanz. In: Mitteilungen der Österreichischen Geographischen Gesellschaft 118:9–54

Meusburger P (1980) Beiträge zur Geographie des Bildungs- und Qualifikationswesens. Regionale und soziale Unterschiede des Ausbildungsniveaus der österreichischen Bevölkerung. Innsbrucker Geographische Studien, Bd. 7, Innsbruck

Meusburger P (1988) Das Ausbildungsniveau der österreichischen Arbeitsbevölkerung im Jahre 1981 nach der Gemeindegröße des Arbeitsortes. Ein organisationstheoretischer Erklärungsansatz. In: Österreich in Geschichte und Literatur mit Geographie 32:31–54

Meusburger P (1991) Ausbildungsniveau und regionale Disparitäten der Wirtschaftsstruktur. Neuere Forschungstrends in der Geographie des Bildungs- und Qualifikationswesens. In: Geographische Rundschau 43:652–657

Meusburger P (1995a) Spatial Disparities of Labour Markets in Centrally Planned and Free Market Economies – A Comparison between Austria and Hungary in the early 1980's. In: Flüchter, W. (ed.) Japan and Central Europe Restructuring. Geographical Aspects of Socioeconomic, Urban and Regional Development. Wiesbaden, p 67–82

Meusburger P (1995b) Wissenschaftliche Fragestellungen und theoretische Grundlagen der Geographie des Bildungs- und Qualifikationswesens. Münchener Geographische Hefte Bd. 72:53–95

Meusburger P (1996a) Regionale und soziale Ungleichheit in der sozialistischen Planwirtschaft und beim Übergang zur Marktwirtschaft. Das Beispiel Ungarn. In: Glatzer W. (Hrsg) Lebensverhältnisse in Osteuropa. Prekäre Entwicklungen und neue Konturen. Frankfurt, New York, S 177–210

Meusburger, P (1996b) Educational Achievement, Language of Instruction, and School System as Key Elements of Minority Research. In: Frantz K, Auder RA (eds) Ethnic Persistence and Change in Europe and America. Veröffentlichungen der Universität Innsbruck 213, Innsbruck, p 187–222

Meusburger P (1996c) Zur räumlichen Konzentration von „Wissen und Macht" im realen Sozialismus. In: 100 Jahre Geographie an der Ruprecht Karls-Universität (1895–1995). Heidelberger Geographische Arbeiten 100:216–236

Meusburger P (1998) Bildungsgeographie. Wissen und Ausbildung in der räumlichen Dimension. Heidelberg

Milgate M (1987) Equilibrium: an Expectational Concept. In: The New Palgrave. A Dictionary of Economics, vol. 2, London and Basingstoke, p 177–183

Mintzberg H (1979) The Structuring of Organizations. A Synthesis of the Research. Englewood Cliffs

Mirman L J (1987) Perfect Information. The New Palgrave. A Dictionary of Economics, vol. 3: 836–837

Nishiyama C, Leube KR (eds) (1984) The Essence of Hayek. Stanford

Podsakoff PM, Todor WD, Grover RA, Huber VL (1984) Situational Moderators of Leader Reward and Punishment Behaviors: Fact or Fiction? Organizational Behavior and Human Performance 34:21–63

Radner R (1987) Uncertainty and General Equilibrium. The New Palgrave. A Dictionary of Economics, vol. 4:734–741

Romer PM (1990) Endogeneous Technological Change. In: Journal of Political Economy 98: S71–S102

Rose AM (1968) The Ecological Influential: A Leadership Type. Sociology and Social Research 52:185–192

Sack RD (1997) Homo Geographicus. A Framework for Action, Awareness, and Moral Concern. Baltimore, London

Sassen S (1991) The Global City. New York, London, Tokyo, Princeton

Schelsky H (1975) Die Arbeit tun die anderen. Klassenkampf und Priesterherrschaft der Intellektuellen. Opladen

Schmutzler A (1996) The Geographical Concentration of Economic Activities. Maschingeschr. Habilitationsschrift, Heidelberg

Shils EA (1968) Rulers and Intellectuals: Some General Observations and Some Particular References to India. In: Wijeyewardene G (ed) Leadership and Authority. A Symposium. Singapore, p 309–321

Simon HA (1957) Models of Man. New York

Simon HA (1979) Models of Thought. New Haven

Simon HA (1983) Reason in Human Affairs. Oxford

Strassoldo R (1980) Centre-Periphery and System Boundary: Culturological Perspectives. In: Gottmann J (ed) Centre and Periphery. Spatial Variation in Politics. Beverly Hills, London, p 27–61

Thorngren B (1970) How do Contact Systems affect regional development? In: Environment and Planning 2:409–427

Törnqvist G (1970) Contact Systems and Regional Development. Lund Studies in Geography, Ser. B. 35

Veblen T (1898) Why is Economics Not An Evolutionary Science? In: Quarterly Journal of Economics 13:373ff.

Veblen T (1906) The Place of Science in Modern Civilisation. The American Journal of Sociology 11. Reprint in: Veblen T (1961) The Place of Science in Modern Civilisation, and other Essays. New York, p 1–31

Vives X (1993) How Fast Do Rational Agents Learn? In: Review of Economic Studies 60: 329–348

Ward CD (1968) Seating Arrangement and Leadership Emergence in Small Discussion Groups. Journal of Social Psychology 74:83–90

Weber M (1922) Wirtschaft und Gesellschaft. Tübingen

Weichhart P (1997) Sozialgeographie alltäglicher Regionalisierungen. Benno Werlens Neukonzeption der Humangeographie. In: Mitteilungen der Österreichischen Geographischen Gesellschaft 139:25–45

Wieser F (1926) Das Gesetz der Macht. Wien

Ziegler R (1984) Norm, Sanktion, Rolle. Eine strukturelle Rekonstruktion soziologischer Begriffe. In: Kölner Zeitschrift für Soziologie und Sozialpsychologie 36:433–463

Znaniecki F (1940, 1965²) The Social Role of the Man of Knowledge. New York

Jäger – Hirten – Chimären:
Über die Zellevolution

von Eberhard Schnepf

Wie die Atome die Grundbausteine der Materie, so sind die Zellen die Grundbausteine der Lebewesen. Es gilt als gesichert, daß sich die heutigen Organismen, und damit ihre Zellen, in der Evolution verändert, entwickelt haben. Dabei spielten zwei Prozesse eine wesentliche Rolle: die Veränderung der genetischen Information und die Selektion. Es ist seit langem bekannt, daß die genetische Information, die DNA, einer Zelle verändert wird durch Mutationen und durch Umverteilungen im Zuge von Sexualprozessen, d.h. durch Genaustausch zwischen gleichartigen Partnern. Neuer, aber heute unumstritten ist, daß es auch „horizontale Gentransfers" zwischen ganz verschiedenen Organismen gibt. Darauf beruht die *„Endosymbiose-Theorie"* (Herrmann 1997; Sitte 1998). Abb. 1 zeigt einen „klassischen" Stammbaum von Haeckel (1866), einen der ersten, der konstruiert wurde. Im Vergleich dazu zeigt Abb. 2 (s. dazu auch Abb. 6) einen „modernen" Stammbaum, der die Endosymbiose-Theorie nicht nur berücksichtigt, sondern sie in den Vordergrund stellt. Er basiert auf verschiedenen in den letzten Jahren publizierten Stammbäumen.

Die Endosymbiose-Theorie erklärt, wie die Zellen der „höheren" Lebewesen entstanden sind. Wenn eine Zelle von einer anderen Zelle aufgenommen, aber nicht verdaut wird, kann das zu einem parasitischen oder zu einem symbiontischen Verhältnis führen. Bei einer Symbiose können beide Partner so voneinander abhängig werden, daß eine neue Einheit entsteht, ein Mischwesen, eine Chimäre. Die Pflanzen und Tiere, also auch wir Menschen, sind solche Zell-Chimären. Das hat die Elektronenmikroskopie gezeigt und die Molekularbiologie bewiesen.

---

*Herrn Prof. Dr. Martin Bopp zum 75. Geburtstag gewidmet. Er hat diesen Aufsatz angeregt und sein Werden wohlwollend-kritisch begleitet.

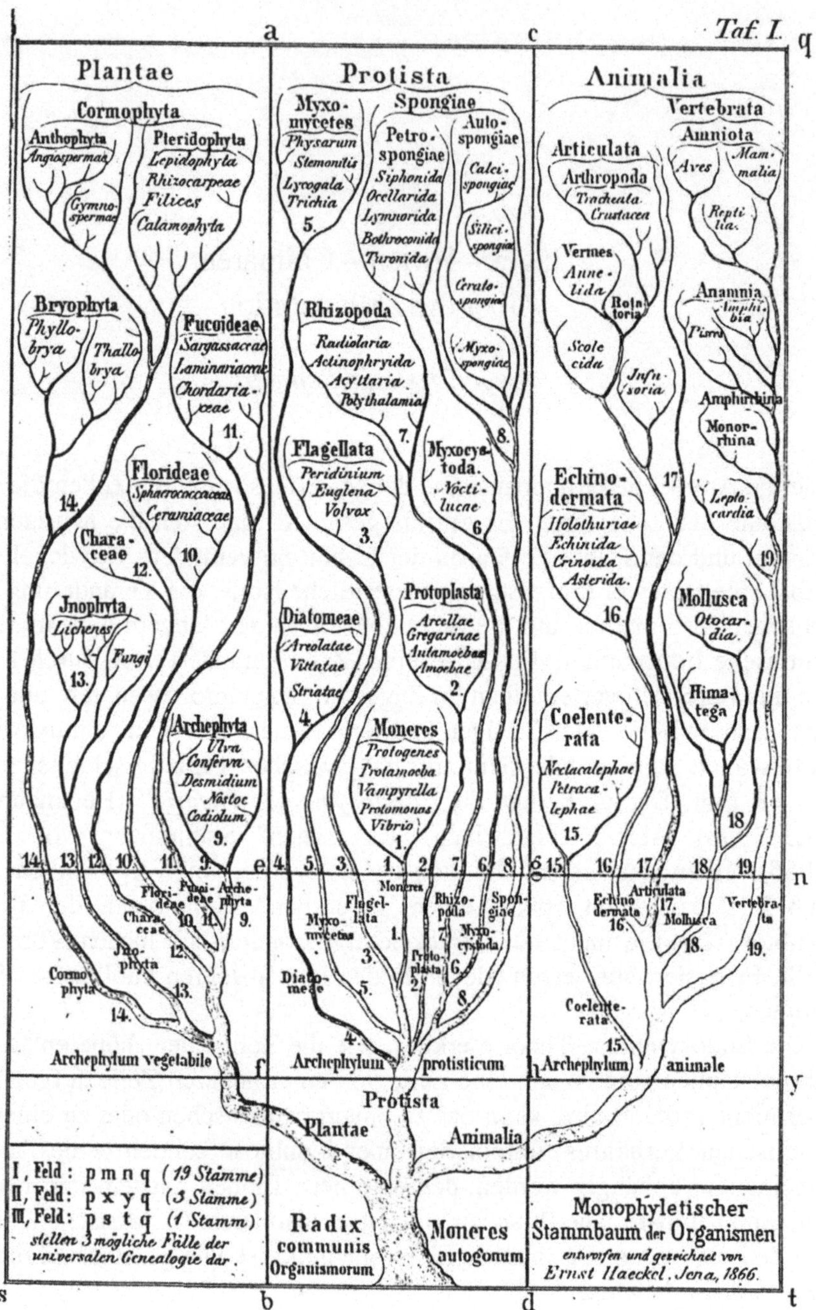

Abb. 1. „Klassischer" Stammbaum der Evolution. Aus Haeckel 1866

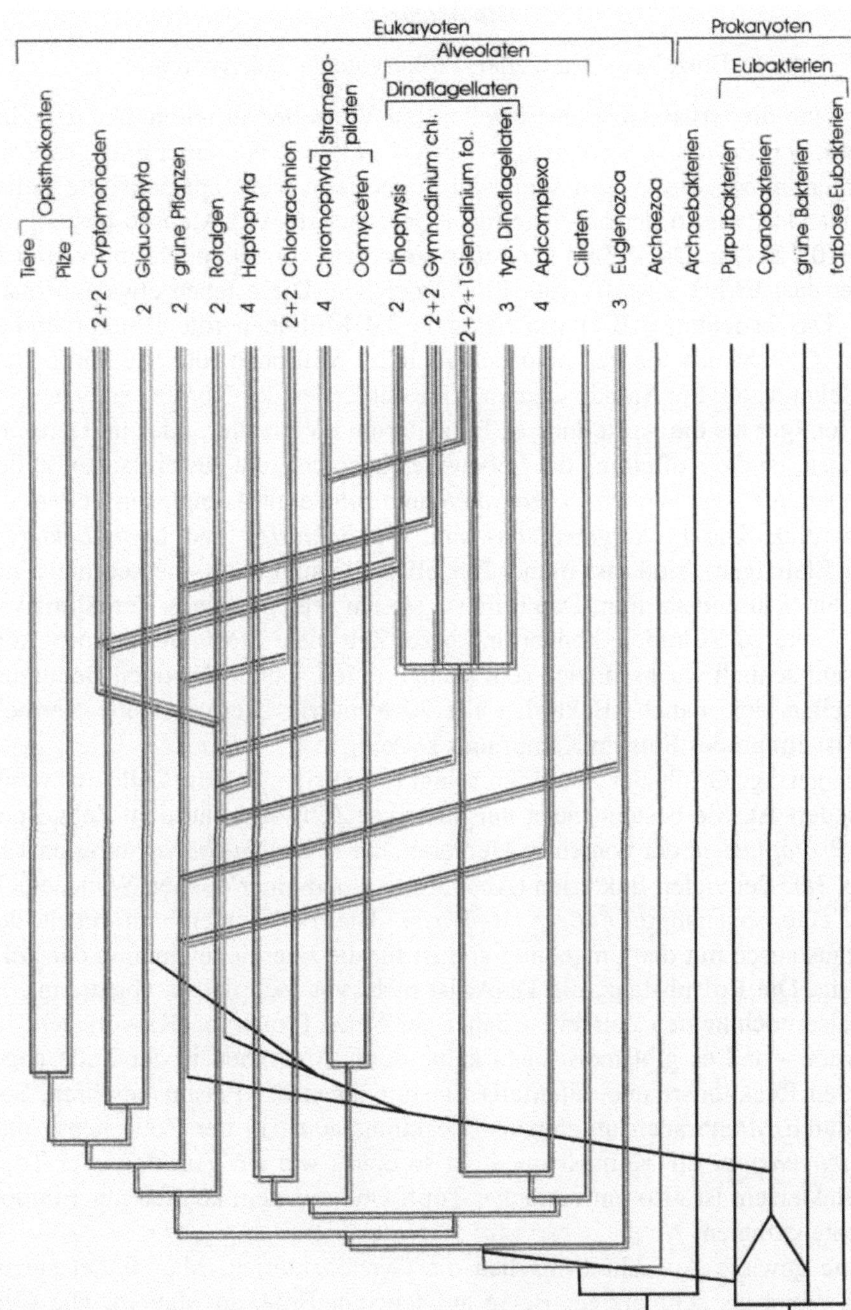

Abb. 2. „Moderner" Stammbaum, der auf der Endosymbiose-Theorie aufbaut und sie in den Vordergrund stellt. Schwarze Linien: Prokaryoten; blaue Linien: Eukaryoten (Kern + Cytoplasma); orange Linien: Mitochondrien; grüne Linien: Chloroplasten. Die Ziffern stehen für die Zahl der Chloroplasten-Hüllmembranen. Weitere Einzelheiten sind im Text erklärt

Die Akteure:

Einzeller – Vielzeller, Prokaryoten – Eukaryoten

Man kann die Organismen in Einzeller und Vielzeller aufteilen. Bei den Einzellern, den *Protisten,* werden alle Lebensfunktionen von einer einzigen Zelle wahrgenommen. Bei einem Vielzeller kooperieren viele spezialisierte Zellen miteinander, wie in der arbeitsteiligen Gesellschaft. Der Mensch besteht aus etwa 10^{14} Zellen. Diese Zahl kann man sich nicht vorstellen. Darum vielleicht besser das: Er hat 2×10^{13} rote Blutkörperchen. Diese leben etwa 3 Monate lang. Das bedeutet, daß er pro Sekunde 2,4 Millionen rote Blutkörperchen bildet. Gleichzeitig sterben natürlich auch 2,4 Millionen rote Blutkörperchen pro Sekunde ab. Pro Stunde werden 0,1% der Zellen des Körpers ersetzt.

Wichtiger als die Aufteilung in Einzeller und Vielzeller, oder in Tiere und Pflanzen, ist die Aufteilung der Lebewesen in solche, die aus einfachen Zellen bestehen, die sogenannten *Prokaryoten,* und solche mit komplexen Zellen, die *Eukaryoten.* Die Prokaryoten, das sind die *Bakterien* und *Cyanobakterien* (oder Blaualgen), sind fast immer Einzeller. Sie sind klein, messen meist nur etwa ein Tausendstel mm. Damit haben sie ein sehr günstiges Verhältnis von Oberfläche zu Volumen, können in kurzer Zeit viele Stoffe aufnehmen, können sehr schnell wachsen, sich sehr schnell teilen. Unter günstigen Bedingungen teilen sich manche Bakterien alle 20 Minuten. Diese schnelle Vermehrung ist ein großes Plus im Kampf ums Dasein.

Die geringe Größe der Bakterien bringt es mit sich, daß die Zelle nur wenig gegliedert ist. Sie besteht meist nur aus einer Zellwand und dem Zellkörper, dem *Protoplasten,* der von einer Membran, der *Plasmamembran,* umgrenzt ist (Abb. 3a). Bei vielen Bakterien (Abb. 3b) liegt auf einer dünnen Wandschicht noch eine sogenannte *Äußere Membran.* Die Plasmamembran regelt den Stoffaustausch mit der Umgebung und ist für die Energiegewinnung der Zelle wichtig. Die Erdsubstanz, die DNA, ist nicht von Zellplasma abgetrennt. Es gibt also noch keinen Zellkern – daher der Name Prokaryot: Karyon steht für Zellkern – und es gibt meist auch keine durch Mebranen in der Zelle abgetrennten Reaktionsräume, allenfalls Einstülpungen der Plasmamembran. Solche durch Membranen umgrenzten Reaktionsräume in der Zelle nennt man *Kompartimente.* Ein Kompartiment ist so etwas wie ein geschlossener Topf. Ein Bakterium ist also ein einfacher Topf. Und aus dem können nur Eintopfgerichte kommen.

Eine gewisse Ausnahme machen die Cyanobakterien. Man findet sie im Wasser und als schmutziger Belag auf feuchter Erde, an Mauern. Die Cyanobakterien machen schon eine echte Photosynthese. In der *Photosynthese* bilden sie Zucker aus Wasser, CO_2 und Licht. Dabei entsteht Sauerstoff als Abfall. Dieser Prozess ist an das Blattgrün, das *Chlorophyll* gebunden, das in Membranen sitzt. Dementsprechend haben die Cyanobakterien in ihrem Inne-

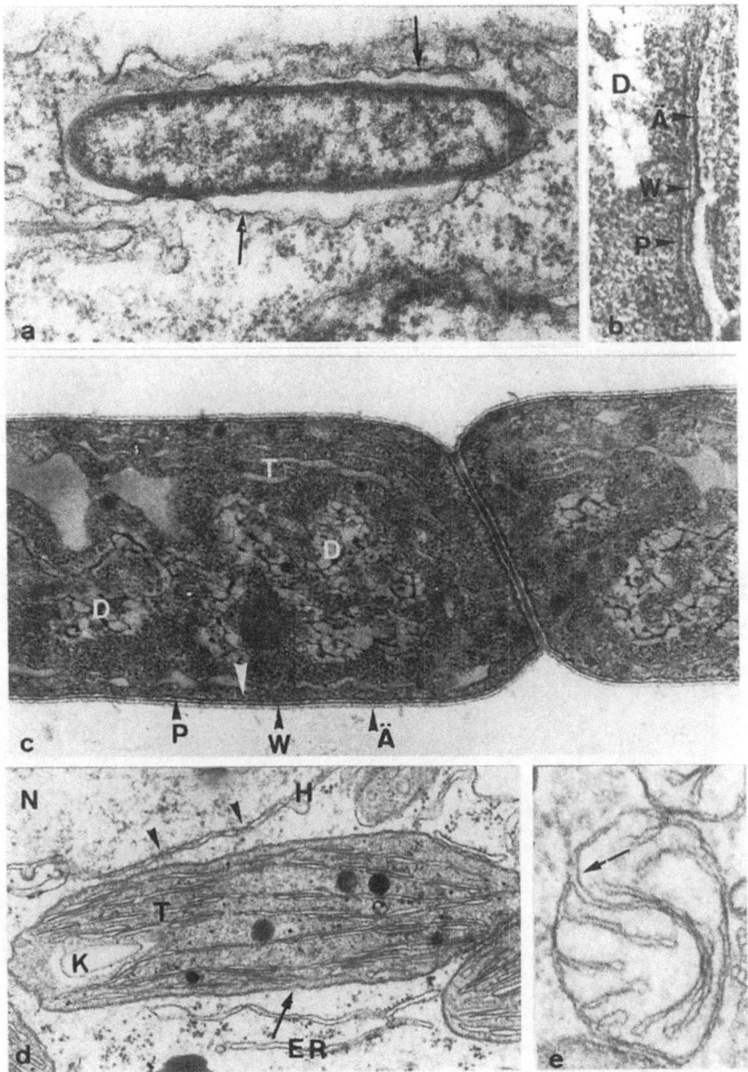

Abb. 3. Prokaryoten, einfache Chloroplasten, Mitochondrien, elektronenmikroskopisch
a. Bakterium in einer Symbionten-Vakuole; Wirt: *Cryptomonas.* Pfeile: Vakuolen-Membran.
Vergr.: 45 000×. **b.** Parasitisches Bakterium (*Bdellovibrio*) in einer Grünalge (*Scenedesmus*).
Umhüllung aus drei Teilen, der Plasmamembran P, der Zellwand W und der Äußeren Membran
Ä. D: DNA des Bakteriums. Rechts sind Reste des Grünalgen-Plasmas. Vergr.: 80 000×.
c. Cyanobakterium (*Pseudanabaena*), Zellen eines Fadens. Bezeichnungen wie bei **b.** Vergr.
32 000×. **d.** Chloroplast eines Mooses (*Funaria*) mit Thylakoiden (T), einem Stärkekorn (K)
und einer Hülle aus zwei Membranen (Pfeil). Die Hülle H des Zellkerns N hat Poren: Pfeilspitzen; ER: Endoplasmatisches Reticulum. Vergr.: 24 000×. **e.** Mitochondrium eines parasitischen
Schleimpilzes (*Phagomyxa algarum*). Die innere Membran der zweischichtigen Hülle (Pfeil)
stülpt sich an mehreren Stellen nach innen ein. Vergr.: 72 000×

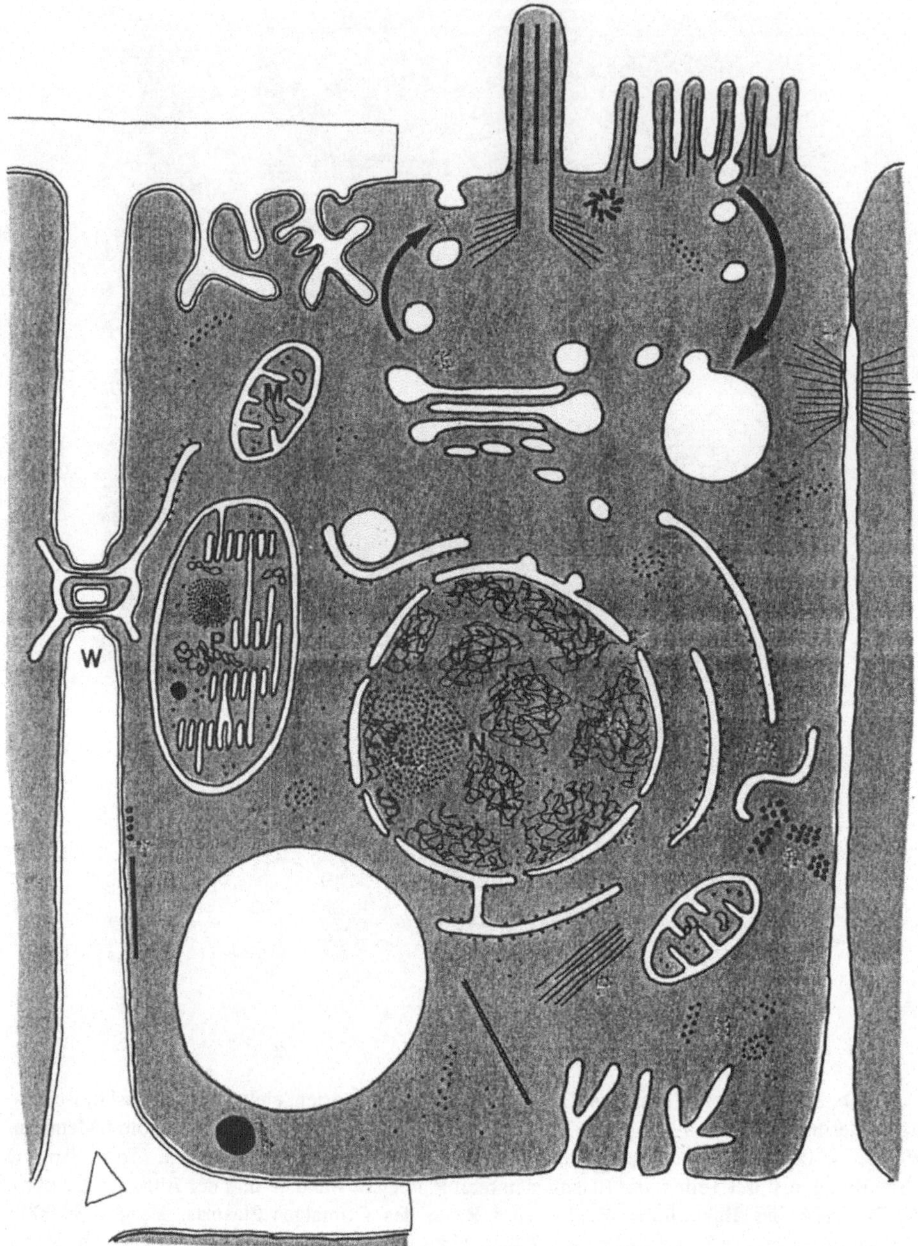

Abb. 4. Eukaryontenzelle, schematisch. Die linke Hälfte stellt eine Pflanzenzelle, die rechte eine Tierzelle dar. Grau: plasmatische Kompartimente; weiß: nicht-plasmatische Kompartimente. M: Mitochondrium, N: Zellkern, P: Chloroplast, W: Zellwand

ren Membran-umgrenzte Räume, Kompartimente, die in diesem speziellen Fall *Thylakoide* heißen, wie immer dann, wenn die Kompartiment-Membran Chlorophyll enthält (Abb. 3c). Auch die Cyanobakterien sind von der Zellwand und einer „Äußeren Membran" umhüllt (Abb. 3c).

Eine hohe Vermehrungsrate bedeutet auch eine hohe Sterberate. Oft ist es besser, langsamer und gründlicher zu sein. Abb.4 zeigt im Schema, wie höhere Zellen, Eukaryoten-Zellen, aufgebaut sind. Sie heißen so, weil sie einen echten Zellkern haben. Zu den Eukaryoten gehören alle Organismen außer den Bakterien. Die Eukaryoten-Zellen sind meist 10 Tausendstel mm groß und größer. Im Volumen tausendfach größer als ein Bakterium! Und sie sind komplizierter aufgebaut.

Wenn ein Bakterium so etwas wie ein einzelner Topf ist, ist eine höhere Zelle so etwas wie eine große Hotelküche, in der in vielen Töpfen die verschiedensten Gerichte gekocht werden. In Abb. 4 sieht man, wie das Zellinnere durch Membranen in eine große Zahl von Kompartimenten aufgeteilt ist. Dabei trennt in der Regel (Schnepf 1964) eine Membran ein sogenanntes *plasmatisches Kompartiment*, im Schema grau dargestellt, von einem *nicht-plasmatischen Kompartiment*, im Schema weiß gelassen: die Schnepf'sche Regel (Sitte 1998).

Im plasmatischen Kompartiment befindet sich die DNA und die Strukturen des Zellskeletts, in ihm wird Protein synthetisiert, Energie umgesetzt, es enthält nur wenig Calcium-Ionen. Im nicht-plasmatischen Kompartiment laufen diese Prozesse nicht ab, der Gehalt an Calcium-Ionen ist hoch. Mit dieser Kompartimentierung kann die Zelle mehr – und gleichzeitig mehr Verschiedenes – leisten.

Außerdem sind Membranen so etwas wie ein Staudamm in einer Talsperre: Auf der nicht-plasmatischen Seite können sich Protonen aufstauen, und wenn diese dann „bergab" durch die Membran fließen, wird dabei wie bei einer Turbine Energie, chemische Energie, erzeugt.

Die (meiste) DNA befindet sich im Zellkern und ist vom Plasma durch die Kernhülle getrennt. Diese Hülle besteht aus zwei Membranen und hat Poren (Abb. 5, 11c). Der Zellkern ist also auch ein Teil des plasmatischen Kompartiments.

Die *Mitochondrien*, die „Kraftwerke der Zelle", sind hingegen lückenlos von zwei Membranen umgeben, wobei sich die innere Membran vielfach einstülpt (Abb. 3e). Mitochondrien gibt es bei Tieren, Pflanzen und Pilzen. Hingegen kommen die *Chloroplasten,* die Fabriken der Photosynthese, nur bei Pflanzen vor. Auch sie haben eine Hülle aus zwei (manchmal mehr) Membranen, und in ihrem Inneren Thylakoide, deren Membranen das Chlorphyll tragen (Abb. 3d). Beide, Mitochondrien wie Chloroplasten, bestehen aus einem plasmatischen Kompartiment, in dem sich wie bei einem Bakterium etwas eigenes Erbmaterial, eigene DNA befindet, und einem bzw. zwei nicht-plasmatischen Kompartimenten. Das hat historische Gründe, wie ich im Folgenden zeigen werde. Prokaryoten und Eukaryoten unterscheiden sich also fundamental.

Autotrophe – Heterotrophe (Schlinger und Sauger)

Die Vorfahren der höheren Organismen waren Einzeller, eukaryotische Protisten. Um zu verstehen, wie sich daraus die höheren Tiere und Pflanzen entwickelt haben, muß man wissen, wie sich diese Protisten ernähren und wie sie zusammenleben.

Einzellige „Pflanzen" sind (wie die mehrzelligen) photosynthetisch aktiv, sind *autotroph*. Einzellige „Tiere" (die Begriffe „Tier" und „Pflanze" passen eigentlich bei den Einzellern nicht) ernähren sich direkt oder indirekt von anderen Pflanzen und Tieren, sind *heterotroph*. Viele von ihnen sind Jäger.

Die meisten Jäger sind Schlinger. Sie verschlingen – mit Hilfe von muskelähnlichen Strukturen des Zellskelettes – einen Beuteorganismus und schließen ihn in ein Verdauungs-Kompartiment, die *Nahrungsvakuole* ein. Diesen Vorgang nennt man *Phagocytose*. Wenn eine Beutezelle phagocytotisch verschlungen wird, wird sie ganz, also mit ihrer Plasmamembran aufgenommen und in die Nahrungsvakuole eingeschlossen. Abb. 5a zeigt einen besonders gefräßigen Protisten, *Noctiluca*. Das ist einer der Organismen, die das Meeres-

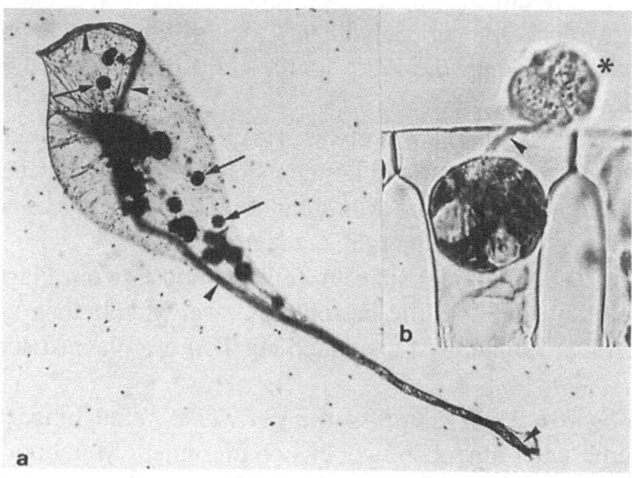

Abb. 5. Protisten bei der Nahrungsaufnahme. **a.** Phagocytose. *Noctiluca scintillans,* ein Erreger des Meeresleuchtens, hat nicht nur kleine Algen, die als dunkle Pünktchen im Bild zu sehen sind, verschlungen und in Nahrungsvakuolen (Pfeile) eingeschlossen, sondern auch noch einen – unverdaulichen – großen Fussel (Pfeilspitzen), der die eigentlich rundliche Zelle stark deformiert. Vergr.: 50×. **b.** Myzocytose. Ein Dinoflagellat (*Paulsenella kornmanii,* mit * markiert), beginnt den kollabierten Inhalt einer Kieselalgen-Zellen mit Hilfe eines Rüssels (Pfeilspitze) auszusaugen. Vergr.: 630×

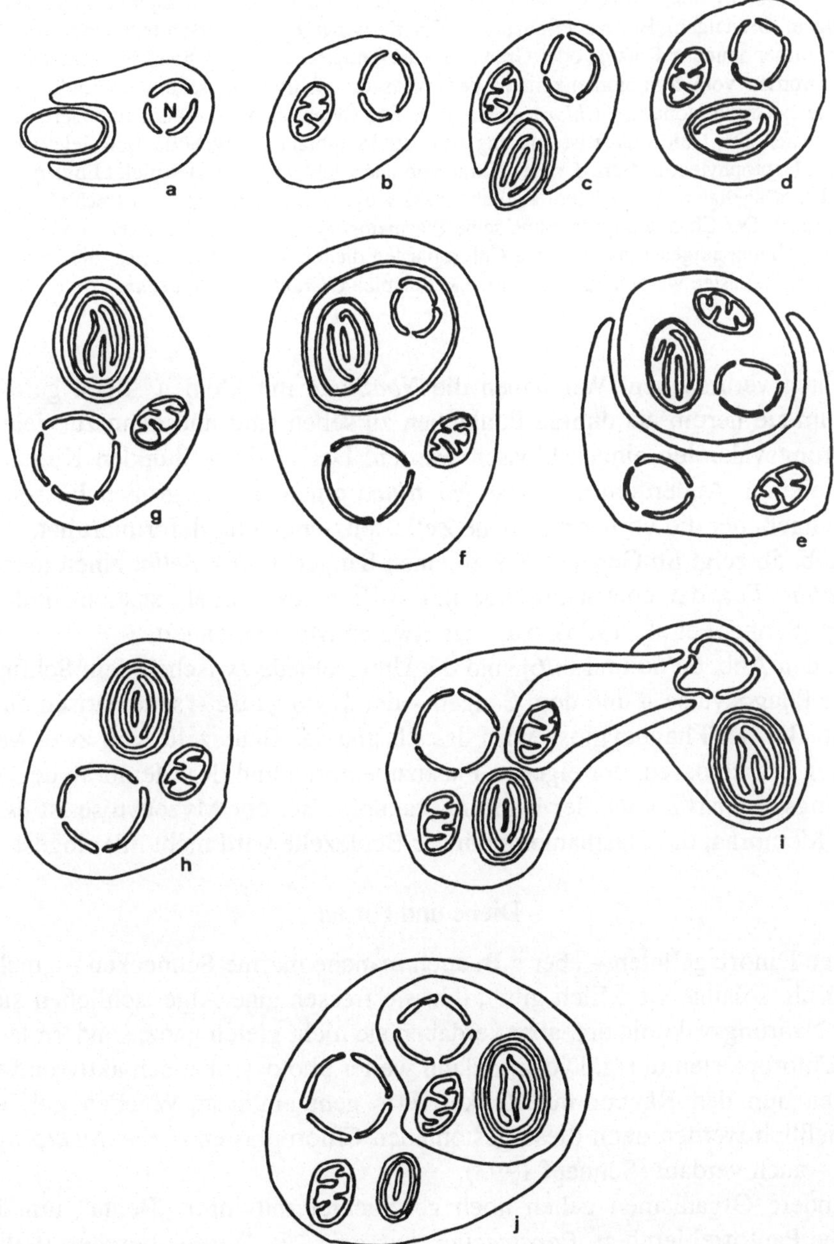

Abb. 6. Bildung von Zellorganellen durch primäre, sekundäre und tertiäre Endosymbiose, schematisch. **a.** Ein Archaezoon verschlingt ein Bakterium; N = Zellkern. **b.** Das Bakterium wird zum Mitochondrium; eine der Hüllmembranen geht verloren, die innere Membran stülpt sich ein, Gene werden in den Zellkern übertragen: primäre Endosymbiose. Beispiele: tierische Protisten, Tiere, Pilze. **c.** Ein („tierischer") Protist verschlingt ein Cyanobakterium. **d.** Das Cyanobakterium wird zum Chloroplasten; eine der Hüllmembranen geht verloren, Gene werden in ➜

[**Forts. Abb. 6**] den Zellkern übertragen: primäre Endosymbiose. Beispiele: Glaucophyten, Rotalgen, Grünalgen, Höhere Pflanzen. **e.** Ein tierischer Protist verschlingt eine Algenzelle. **f.** Die aufgenommene Rotalge oder Grünalge wird reduziert, die Mitochondrien gehen verloren, Gene werden vom Symbiontenkern in den Wirtskern übertragen: sekundäre Endosymbiose. Beispiele: Cryptomonaden, *Chlorarachnion*. **g.** Der Symbiont wird weiter reduziert, weiterer Gentransfer. Der Chloroplast ist nun eng von vier Membranen eingehüllt. Beispiele: Chromophyten, Haptophyten. **h.** Eine der vier Hüllmembranen geht verloren. Beispiele: Euglenen, typische Dinoflagellaten. **i.** Ein Dinoflagellat (links) saugt einen Chromophyten (rechts) aus, Myzocytose. **j.** Der Chromophyt ist ohne seine Plasmamembran in einer Symbionten-Vakuole des Dinoflagellaten eingeschlossen, seine Chloroplasten dienen der Photosynthese, die Dinoflagellaten-Chloroplasten werden zum Augenfleck. Beispiel: *Glenodinium foliaceum*

leuchten verursachen. Wir haben die *Noctiluca* mit kleinen Algen gefüttert, die um sie herum als dunkle Pünktchen zu sehen sind und dann zu vielen in Nahrungsvakuolen eingeschlossen werden. Das sind die dunklen Kugeln im Zellinneren. Außerdem hat diese *Noctiluca* einen für sie großen Fussel verschlungen, der die vorher rundliche Zelle spitz-spindelig deformiert hat.

Abb. 5b zeigt im Gegensatz dazu einen Sauger, *Paulsenella*, einen marinen *Dinoflagellat*, der eine *Kieselalge* mit Hilfe eines Rüssels ansticht und aussaugt (Schnepf et al., 1985), was hier etwa 45 Minuten dauert.

In den Abb. 6c/6d und 6i/6j sind die Unterschiede zwischen dem Schlingen – der Phagocytose – und dem Saugen – der *Myzocytose* – schematisch dargestellt. Bei der Phagocygtose wird das Plasma der Beutezelle von zwei Membranen umschlossen, der eigenen Plasmamembran und der Membran des Verdauungskompartiments, der Nahrungsvakuole. Bei der Myzocytose ist es nur eine Membran; die Plasmamembran der Beutezelle wird nicht mit eingesaugt.

Diebe und Hirten

Einige Dinoflagellaten – aber z.B. auch manche marine Schnecken – „melken die Kuh, solange sie Milch gibt", d.h. sie fressen eine Alge, schließen sie in eine Nahrungsvakuole ein, aber verdauen sie nicht gleich ganz, sondern lassen die Chloroplasten übrig. Die sind dann weiter photosynthetisch aktiv und versorgen nun den Räuber mit Zucker. Das geht ein paar Wochen gut, aber schließlich werden dann diese gestohlenen Chloroplasten – *Kleptochloroplasten* – auch verdaut (Schnepf 1993).

Andere Organismen gehen noch geschickter mit ihrer „Beute" um. Das Grüne Pantoffeltierchen, *Paramecium bursaria*, ein Wimpertierchen (Ciliat), nimmt einzellige kleine Grünalgen auf, schließt sie in Vakuolen ein (Abb. 7), aber verdaut sie nicht (nur in Notfällen) (Reisser, 1981), sondern ernährt sie mit anorganischen Salzen und schwimmt mit ihnen zum Licht, damit die Algen Photosynthese betreiben können. Als guter Hirte weidet der Wirt seine Haustiere (wissenschaftlich: *Symbionten*) auf grüner Aue – im Licht – und

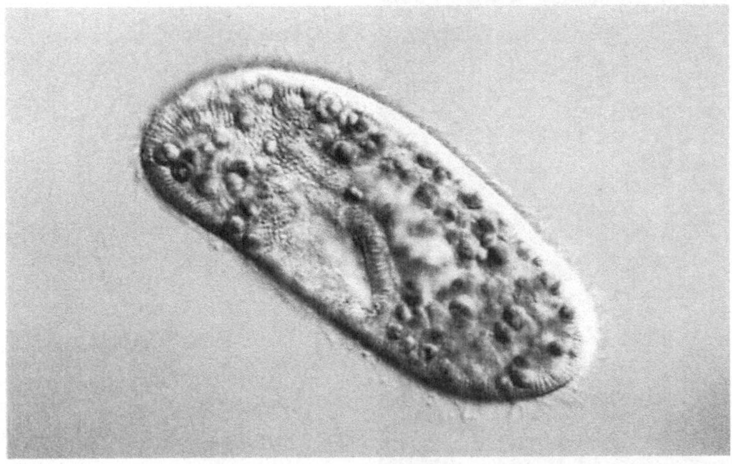

Abb. 7. Das grüne Pantoffeltierchen, *Paramecium bursaria*, ein Wimpertierchen (Ciliat) mit endosymbiontischen Grünalgen. Vergr.: ca 450×. Aufnahme: A. Schüßler

führt sie zum frischen Wasser – versorgt sie mit Nährsalzen. Dafür beliefert ihn die symbiontische Alge mit Zucker. Auch der Hirte weidet ja seine Schafe nicht uneigennützig! Sie werden geschoren und schließlich geschlachtet. – Wenn sich die Wirtszelle teilt, werden die Symbionten auf die beiden Tochterzellen verteilt. Symbiont und Wirt profitieren also voneinander. Beide können aber auch allein, ohne den Partner leben. Allerdings werden die symbiontischen Grünalgen im freien Wasser fast immer von Viren befallen und getötet. Im Wirt, in der *Symbiontenvakuole*, sind sie davor geschützt (Reisser, 1993)!

Eine ähnliche Symbiose hat globale Bedeutung: die Korallen. Ohne die Symbionten, in diesem Fall Dinoflagellaten, gäbe es keine Korallenriffe.

Wissenschaftshistorisch wichtig ist die Symbiose von *Geosiphon* (Schnepf, 1964; Kluge et al., 1997). Sie wurde Anfang des Jahrhunderts entdeckt. Fritz von Wettstein, ein junger Wiener Botaniker, wurde von seinem Vater nach Kremsmünster geschickt. Er sollte dort seinem kleinen Bruder die Leviten lesen. Der war dort, weil nicht so ganz wohlgeraten, bei den Mönchen im Internat. Als beide durch den Klostergarten gingen, entdeckte Fritz auf der Erde zwischen Kohlköpfen winzige blauschwarze Blasen; *Geosiphon* (Abb. 8a). Die Blasen gehören zu einem Pilz, und die Farbe stammt von fädigen Cyanobakterien, die in der Pilzblase leben. Fritz hat gleich das Kohlfeld von den Mönchen gepachtet, aber *Geosiphon* trat niemals wieder auf. Heute findet man *Geosiphon* nur bei Biebergemünd im Spessart – und bei uns in Heidelberg im Labor. Wenn die *Geosiphon*-Pilzfäden auf ein geeignetes Cyanobakterium stoßen, umwachsen sie es und schließen es in eine Symbiontenvakuole

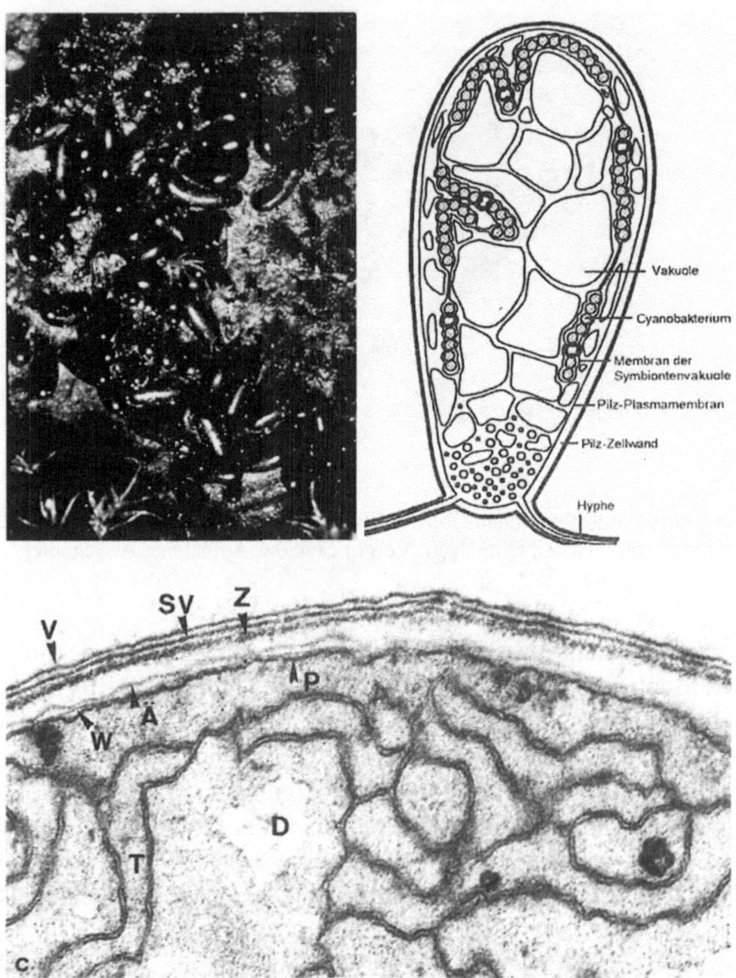

Abb. 8. *Geosiphon pyriforme.* **a.** (Farbbild) *Geosiphon*-Blasen auf feuchtem Boden. Vergr.: ca.
5×. **b.** Aufbau der Blase, schematisch (aus Schüßler 1995). **c.** Eine Cyanobakterien-(*Nostoc*-)
Zelle in der Pilzblase, elektronenmikroskopisch. Cyanobakterium: Thylakoide T und DNA D,
Plasmamembran P, Zellwand W, Äußere Membran Ä. Pilz: Vakuolenmembran V, Membran
der Symbionten-Vakuole SV, dazwischen ein dünner Saum Pilzplasma, Zellwand W. Vergr.:
52 000×

ein (Abb. 8b), wie beim Grünen Pantoffeltierchen. Dort ist der Endosymbiont
aber ein Eukaryot, hier ein Prokaryot. Er versorgt die Wirtszelle mit Photo-
synthese-Produkten und erhält dafür Wasser und Nährsalze. Damit sind die
Cyanobakterien beinahe schon so etwas wie Chloroplasten, also wie genuine
Zellbestandteile. Diese haben ja zwei Hüllmembranen (s.o.), die äußere
könnte der Membran der Symbiontenvakuole entsprechen, die innere der

Plasmamembran des Cyanobakteriums. Aber bei *Geosiphon* haben die Cyanobakterien noch ihre Zellwand (Abb. 8c), und sie können frei, autonom existieren. Das in Abb. 3a gezeigte Bakterium ist ebenfalls ein Symbiont. Es lebt in Vakuolen eines autotrophen Einzellers.

Chimären
Primäre Endosymbiosen

Eine kleine Gruppe von Algen, die *Glaucophyten* (Kies, 1992), haben sogenannte *Cyanoplasten* (Abb. 9a). Die Cyanoplasten sehen fast aus wie symbiontische Cyanobakterien (Schnepf und Brown, 1971). Sie haben nämlich noch einen Rest der Cyanobakterien-Zellwand (Abb. 9b). Diese ist noch so fest, daß sie den Cyanoplasten eine charakteristische Form verleihen, die auch

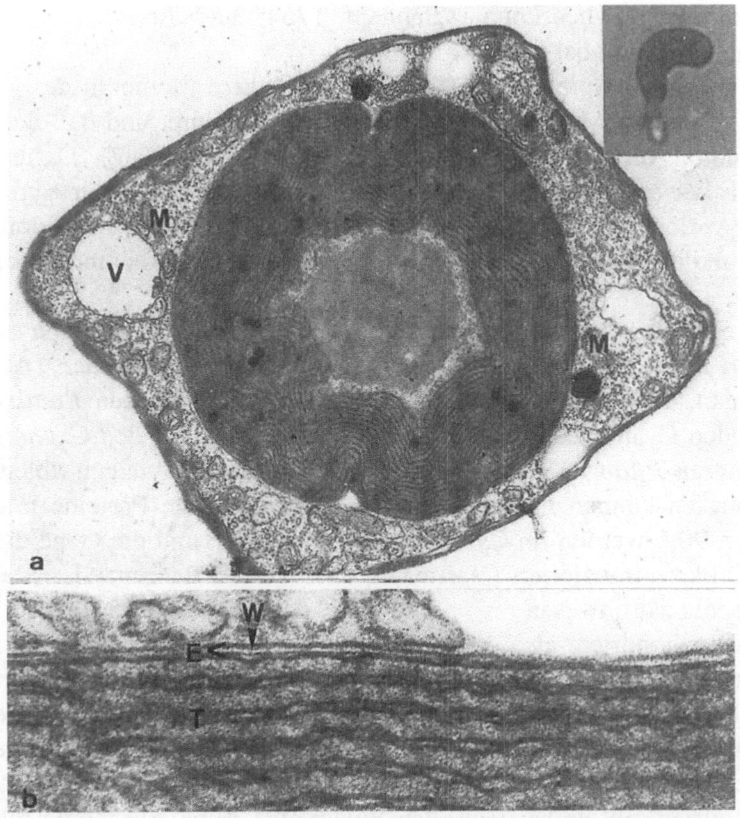

Abb. 9. Glaucophyten. **a.** *Cyanophora paradoxa* mit einem großen, zentralen Cyanoplasten. M: Mitochondrien, V: Vakuole. Elektronenmikroskopisch, Vergr.: 15 000×. Einsatz: Ein isolierter Cyanoplast von *Glaucocystis nostochinearum* behält seine Form, rundet sich nicht ab. Lichtmikroskopisch, Vergr.: 1 900×. **b.** Peripherie eines Cyanoplasten von *Glaucocystis*; in der dreiteiligen Hülle E ist die Zellwand W stellenweise erkennbar. T: Thylakoide. Vergr.: 92 000×

dann bleibt, wenn die Cyanoplasten isoliert sind (Abb. 9a, Einsatz). Die Cyanoplasten enthalten etwas eigene DNA, aber zu wenig, um frei leben zu können. Sie sind also eigentlich keine Symbionten mehr, sondern schon Chloroplasten, wobei ein Chloroplast ein genuiner, unselbständiger Zellbestandteil, ein *Organell* ist. Zweifellos sind diese Cyanoplasten reduzierte Cyanobakterien. Sie können aber nicht mehr alle ihre Proteine selbst synthetisieren, denn ein großer Teil ihrer genetischen Information ist in den Kern der Wirtszelle übertragen. Der teilweise Verlust der Unabhängigkeit bedeutet eine bessere Kooperation der beiden Partner. Übrigens kann auch der „Wirt" nicht ohne seine „Symbionten" leben.

Den „echten" Chloroplasten sieht man es hingegen kaum noch an, daß sie von Cyanobakterien abstammen, wohl aber hat das die Molekularbiologie bewiesen. Eine Zellwand fehlt hier völlig. Allerdings haben auch sie zwei Hüllmembranen (Abb. 3d), von denen die äußere der Membran der Symbiontenvakuole entsprechen könnte (Schnepf, 1964), und die innere der Plasmamembran des Cyanobakteriums.

Eine andere Interpretation ist die, daß die äußere Membran des Organells von der „Äußeren Membran" des Bakteriums abstammt und daß die Vakuolen-Membran verloren gegangen ist (Cavalier-Smith, 1987). Dafür spricht, daß auch bei endosymbiontischen Bakterien die Membran der Symbionten-Vakuole verloren gehen kann und daß die äußere Membran der Chloroplasten gewisse molekulare Ähnlichkeiten mit der Äußeren Membran der Bakterien aufweist.

Die „einfachen" Chloroplasten sind also wie die Cyanoplasten aus einer *primären Endosymbiose* mit einem Cyanobakterium entstanden (Abb. 6c/d) (Melkonian, 1996; Kowallik, 1997). Man findet sie bei den *Rotalgen*, dort sind sie den Cyanobakterien noch recht ähnlich, und bei den *Grünalgen* und den *Höheren Pflanzen* (Abb. 6a), die sich von den Grünalgen ableiten. Die Chloroplasten können nur noch etwa 10% der eigenen Proteine bilden, die restlichen 90% werden im Cytoplasma synthetisiert, und die Gene dafür sind in den Zellkern transferiert (Herrmann, 1997). Die Pflanzenzelle ist also eine Chimäre, ein Mischwesen.

Die Mitochondrien, also die Kraftwerke der Zelle, die aus Zucker Energie erzeugen, sind auf die gleiche Weise wie die Chloroplasten aus endosymbiontischen Bakterien entstanden (Abb. 2 und Abb. 6a/b). Auch sie haben zwei Hüllmembranen (Abb. 3e). Und auch sie können nur noch wenige eigene Proteine selbst bilden, sind also auch auf Import aus dem Plasma angewiesen. Mitochondrien gibt es bei fast allen Eukaryoten. Eine Ausnahme bilden nur die auch sonst recht urtümlichen *Archaezoa* (Abb. 2) (Cavalier-Smith, 1992; Leipe und Hausmann, 1993). Alle anderen Einzeller und Mehrzeller, Pflanzen, Pilze und Tiere, also auch wir Menschen, sind daher Chimären aus zwei (bei den Pflanzen mehr als zwei) Organismen, entstanden aus den ehemaligen

„Schlingern" und aus Bakterien, die verschlungen, aber nicht verdaut wurden, und die sich zu den Mitochondrien entwickelt haben.

Die Rot- und Grünalgen, die aus ihnen hervorgegangenen Höheren Pflanzen und die Glaucophyten bestehen also aus ursprünglich 3 Organismen (Abb. 6d), die eukaryotische Wirtszelle und die Mitochondrien und Chloroplasten, die von Prokaryoten abstammen und die von zwei Membranen umhüllt sind; *„primäre" Endosymbiosen*. Der moderne Stammbaum in Abb. 2 zeigt das im Schema.

Es ist bemerkenswert, daß in den Gruppen die Chloroplasten niemals verloren gehen, in denen sie über eine primäre Endosymbiose entstanden sind. Sie sind allenfalls durch anders gefärbte Modifikationen ersetzt. Sie haben nämlich in diesen Gruppen außer der Photosynthese auch noch andere Funktionen.

Warum einfach, wenn's auch kompliziert geht?
 Sekundäre und tertiäre Endosymbiosen

Bei zwei kleinen Gruppen von Protisten, den *Cryptomonaden* (Maier et al., 1996) und den *Chlorarachnien* (McFadden et al., 1995), haben die Chloroplasten eine Hülle aus vier Membranen. Zwischen Membran 2 und 3 liegt noch ein bißchen Plasma (Abb. 10a) und ein winziger Zellkern. Hier wurde ein Eukaryont zum Endosymbiont und danach zu einem komplexen Organell reduziert. Die äußerste Membran entspricht der Membran der Symbiontenvakuole, die Membran 2 von außen ist die Plasmamembran des eukaryontischen Symbionten, und zwischen Membran 2 und 3 liegt das Rest-Plasma des Symbionten – ohne noch die Mitochondrien zu enthalten. Dann folgt die übliche Chloroplastenhülle aus zwei Membranen. Die Molekularbiologie hat gezeigt, daß der Endosymbiont der Cryptomonaden von einer Rotalge, der der Chlorarachnien von einer Grünalge abstammt (Abb. 2): *„sekundäre"* Endosymbiosen, *„komplexe"* Chloroplasten (Sitte, 1998). Diese Protisten sind also ursprünglich aus 5 Organismen zusammengesetzt, und einer davon – die Mitochondrien der Symbionten – ist wieder verschwunden.

Noch weiter geht die Reduktion zu komplexen Chloroplasten mit einer Hülle aus vier Membranen bei den *Chromophyten* und den *Haptophyten* (Melkonian, 1996). Zu den Chromophyten gehören beispielsweise die vorhin erwähnten Kieselalgen und die großen Tange, die Braunalgen. Bei diesen Organismen ist von der ursprünglich symbiontischen Rotalge (Abb. 2) eigentlich nur die Plasmamembran und der Chloroplast übrig geblieben (Abb. 6g), allenfalls findet man noch kümmerliche Kompartimentreste zwischen den Membranen 2 und 3 (Abb. 10b). Die Chromophyten sind also ebenfalls Chimären aus ursprünglich 5 Organismen (Kowallik, 1997).

Eine große Überraschung war kürzlich, daß auch die *Apikomplexa*, zu denen die Erreger der Malaria gehören, Reste von komplexen Chloroplasten mit

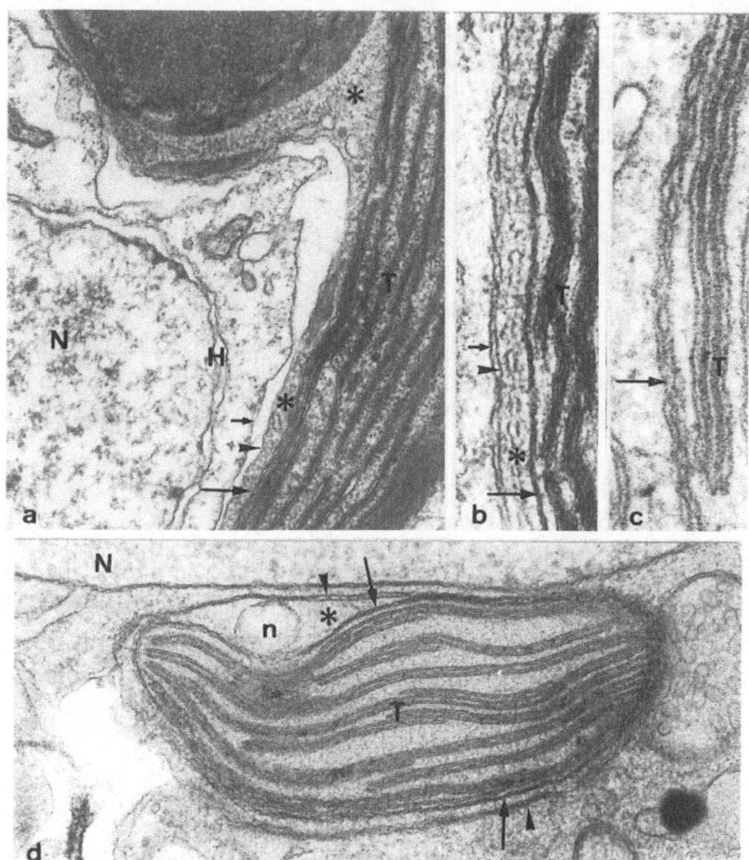

Abb. 10. Komplexe Chloroplasten, sekundäre (**a–c**) und tertiäre (**d**) Endosymbiosen, elektronenmikroskopisch. **a.** *Cryptomonas,* links der „Wirt" mit Zellkern N, Kernhülle H, Plasmamembran: kleiner Pfeil; rechts der „Symbiont" mit Chloroplast (T: Thylakoide, Pfeil: Plastidenhülle), Restplasma (*) und Plasmamembran (Pfeilspitze). Vergr.: 27 000×. **b.** Chlorplastenumhüllung bei einer Chromophyte (*Bumilleriopsis pyrenoidosa*). Im Inneren des Chloroplasten die Thylakoide T, nach außen folgend die „primäre" Plastidenhülle aus 2 Membranen (großer Pfeil), dann, im Restplasma des „Endosymbionten", einige Membranen (*), äußere Umhüllung des Chloroplasten aus zwei Membranen, die der Plasmamembran des „Endosymbionten" (Pfeilspitze) und der Membran der Symbionten-Vakuole (kleiner Pfeil) entsprechen. Vergr.: 68 000×. **c.** Chloroplastenhülle eines Dinoflagellaten (*Prorocentrum micans*), aus drei Membranen (Pfeil) bestehend; Thylakoide T. Vergr.: 88 000×. **d.** Chloroplast des Dinoflagellaten *Gymnodinium chlorophorum*, mit Thylakoiden T, umschlossen von zwei Membranen (Pfeil), umgeben von etwas Symbiontenplasma mit einem Mini-Zellkern n, und umhüllt von zwei Membranen (Pfeilspitze); Zellkern des Wirtes N. Elektronenmikroskopisch, Vergr.: 48 000×

einer Hülle aus vier Membranen haben. Der eukaryotische Ahn dieser Organellen ist wohl eine Grünalge gewesen (Abb. 2) (Köhler et al., 1997). Vielleicht ergeben sich aus diesen neuen Erkenntnissen neue Möglichkeiten der Malaria-Bekämpfung.

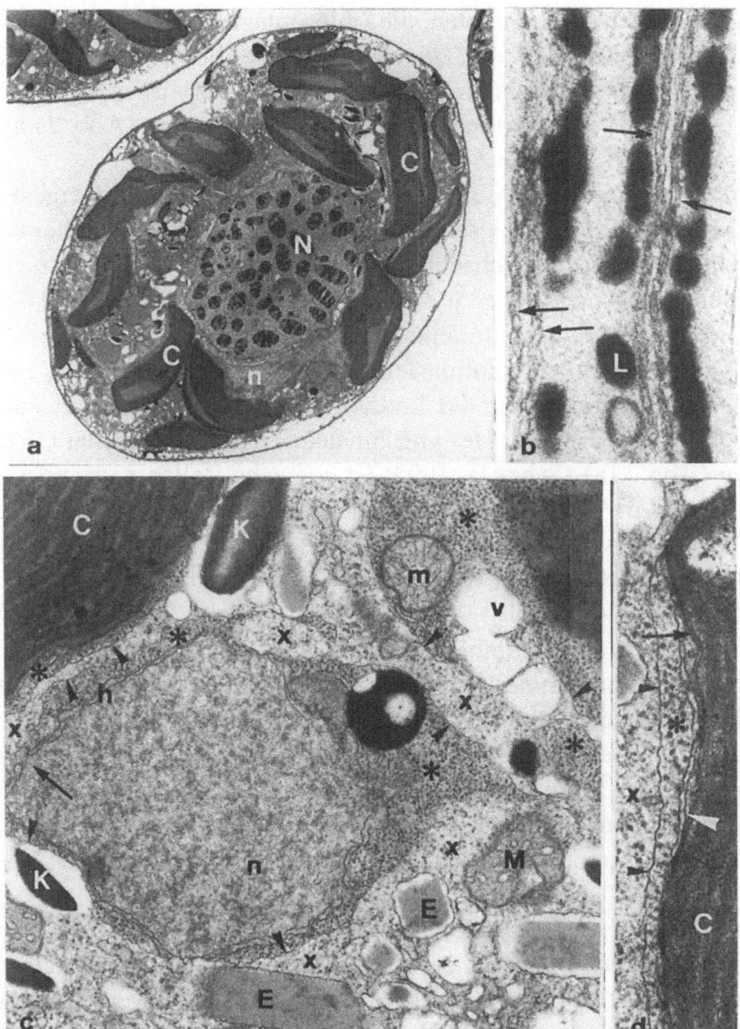

Abb. 11. Der Dinoflagellat *Glenodinium foliaceum*, eine tertiäre Symbiose, elektronenmikroskopisch. **a.** Zellübersicht. Zellkern des Dinoflagellaten N, des Endosymbionten n, Chloroplasten des Endosymbionten C. Vergr.: 3 200×. **b.** Ehemalige Dinoflagellaten-Chloroplasten, erkennbar an der Hülle aus drei Membranen (Pfeile), die jetzt zum Augenfleck umgewandelt sind und Farbstoff führende Lipidtropfen L enthalten. Vergr.: 72 000×. **c.** Innige Verzahnung zwischen Wirt und Symbiont. Zum Wirt gehören das mit x markierte Plasma, die Ejectisomen E, die Stärkekörner K, und die Mitochondrien M; zum Symbiont das mit * markierte Plasma, der Zellkern n (Pore in der Kernhülle: Pfeil), die Mitochondrien m und die Chloroplasten C; die Membran, die die beiden Partner trennt, mit Pfeilspitzen markiert. Vergr.: 26 000×. **d.** Chloroplast mit Plastidenhülle aus zwei (Pfeil) plus zwei (weiße Pfeilspitze) Membranen, von Symbionten-Plasma (*) umgeben und von *einer* Membran (schwarze Pfeilspitzen) von Plasma des Wirtes (x) getrennt. Vergr.: 50 000×

Nun gibt es aber auch Protisten, die Chloroplasten mit drei Hüllmembranen haben, die *Euglenen* und die *Dinoflagellaten* (Abb. 11c): Vermutlich sind auch die aus einer sekundären Endosymbiose hervorgegangen (Abb. 8h) (Gibbs, 1978), mit einer Grünalge bzw. mit einer Rotalge (Abb. 2) als photosynthetisch aktiven Partner.

Andere Dinoflagellaten sind noch komplizierter zusammengeschachtelt, wie die Marioschka, die russische Puppe in der Puppe, nur daß bei den Organismen die kleinen eingeschachtelten Zellen, die Endosymbionten, immer ganz verschieden sind von den jeweils größeren Wirtszellen. Hier kooperieren ja verschiedene Spezialisten miteinander.

In der „klassischen" Evolutionslehre heißt es klassisch: „Aus Eins mach Zehn": Diversifikation. Nach der Endosymbiose-Theorie heißt es auch: „Aus Zehn mach Eins" – hier kein Hexen-Einmaleins. Der Dinoflagellat *Glenodinium foliaceum* (Abb. 11a) (Schnepf, 1993) ist aus zehn Zellen entstanden, ist eine „*tertiäre Symbiose*"). Er hat als permanenten, photosynthetischen „Endosymbionten" eine fast vollständige Kieselalgen-Zelle (also eine Chimäre aus fünf Organismen). Die Kieselalge wurde wohl per Myzocytose, also durch Aussaugen aufgenommen (Abb. 6i/j), denn die Plasmen von „Symbiont" und „Wirt" werden nur durch eine Membran getrennt (Abb. 11c und 11d), wobei beide „Partner" innig miteinander verzahnt sind (Abb. 11c). Der „Wirt" hat dann noch reduzierte eigene (Dinoflagellaten-)Chloroplasten mit drei Hüllmembranen (Abb. 11d). Die dienen jetzt als Augenfleck zur Orientierung zum Licht. Die Dinoflagellaten-Chloroplasten sind ja vermutlich aus Rotalgenzellen entstanden (also auch ursprünglich drei Zellen) und mit „Wirts"-Zelle und „Wirts"-Mitochondrien kommen zwei weitere Zellen hinzu: aus 5 + 3 + 1 + 1 = 10 wird 1 (Abb. 2).

Ein anderer von uns kürzlich entdeckter Dinoflagellat, *Gymnodinium chlorophorum* (Elbrächter und Schnepf, 1996), enthält eine Grünalge, die aber stärker reduziert ist (Abb. 2), und die vom Wirt durch zwei Membranen getrennt ist (Abb. 10d), also wohl durch Phagozytose, durch Verschlingen aufgenommen worden ist.

Dinophysis, ebenfalls ein Dinoflagellat, hat Chloroplasten, die nur von zwei Hüllmembranen umgeben sind, und die vermutlich von einer stark reduzierten, symbiontischen Cryptomonade abstammen (Schnepf und Elbrächter, 1988). Diese hat sie ja von einer Rotalge, und dort stammen sie von einem Cyanobakterium ab: die Odyssee eines Zellorganells (Abb. 2).

Bei den meisten Algen mit komplexen Chloroplasten gibt es nahe verwandte Formen, die die Chloroplasten wieder verloren haben. Anscheinend ist hier die Bindung zwischen „Wirt" und „Symbiont" nicht so fest wie bei den Pflanzen mit einfachen Chloroplasten.

Und wie kam das alles?
Umweltkrisen treiben die Evolution voran

Die ersten Lebewesen entstanden wohl vor dreieinhalb bis vier Milliarden Jahren, auf einer Urerde mit einer Atmosphäre, die u.a. Stickstoff, Methan, Ammoniak, Wasserstoff und Kohlenmonoxid enthielt, aber noch keinen Sauerstoff. In diesem Milieu und unter dem Einfluß von elektrischen Entladungen und UV-Licht, das ja noch nicht durch einen Ozon-Schild abgeschirmt war, entstanden abiotisch viele Biomoleküle, wie man in Laborversuchen zeigen konnte, und schließlich die ersten Zellen, die ersten Organismen.

Diese Eobionten ernährten sich von der „Ursuppe", die sie umgab, und bezogen ihre Energie aus Gärungsprozessen. Sie vermehrten sich, veränderten sich durch Mutationen und wohl auch durch Genaustausch und traten in Konkurrenz zueinander. Die Ursuppe wurde knapp – die erste Umweltkrise. Einen Selektionsvorteil hatten die Organismen, die eine neue Energiequelle erschlossen und ein Solarkraftwerk mit Blattgrün, Chlorophyll entwickelt hatten. Sonnenenergie gibt es reichlich.

Die ersten Ergebnisse waren mäßig: die eingefangene Energie reichte nicht aus, um Wasser, H_2O, zu spalten, sondern nur Schwefelwasserstoff, H_2S. Das Abfallprodukt war Schwefel, der Nutzen nicht sehr hoch, doch immerhin, eine primitive Form von Photosynthese. Genauer gesagt, gab es – und gibt es noch heute – zwei verschiedene Typen dieser primitiven Photosynthese, bei zwei verschiedenen Typen von Bakterien, den *Purpurbakterien* und den *Chlorobakterien*. Der große Durchbruch kam, als sich beide miteinander vereinigten (Alberts et al., 1995) – wie, weiß man noch nicht genau – und die beiden Photosynthese-Systeme zusammenschalteten (Abb. 2). Die Cyanobakterien haben die Gene für beide Photosynthese-Systeme. Sie entstanden vor etwa drei Milliarden Jahren, wie fossile *Stromatolithen* dokumentieren, Kalkablagerungen, wie sie auch heute noch von Cyanobakterien gebildet werden.

Die Cyanobakterien sind sehr viel effektiver in der Nutzung des Sonnenlichtes. Sie spalten dabei Wasser. Das Abfallprodukt ist Sauerstoff. Der wurde zunächst vom Eisen im Ozean gebunden. Bis dahin war die Atmosphäre reduzierend, die Steine, die damals abgelagert wurden, enthalten also reduziertes Eisen. Durch die Produktion des Sauerstoffes enthalten nun die Ablagerungen immer mehr oxidiertes Eisen. Schließlich konnte das Eisen keinen Sauerstoff mehr binden, alles Eisen war oxidiert. Das hatte katastrophale Folgen. Der Sauerstoff reicherte sich langsam in der Atmosphäre an, die Ursuppe wurde oxidiert und also immer dünner.

Aber in der dünnen Ursuppe gab es mittlerweile nahrhafte Brocken: die Organismen. Wer sich nun räuberisch ernähren konnte, hatte erst einmal ausgesorgt. Dazu mußte ein Freßapparat entwickelt werden, die Phagocytose, ein Zellskellett und ein Verdauungsapparat im Zellinneren: eben die Kompartimente. Dazu mußte die Zelle größer und die genetische Information, die DNA vermehrt und besser organisiert werden: im Zellkern. Die ersten primitiven Eukaryonten sind wohl vor gut 1,5 Milliarden Jahren entstanden.

Mit der immer höher werdenden Sauerstoffkonzentration kam es aber nun zur zweiten Umweltkrise: Die Umweltverschmutzung. Sauerstoff, das Abfallprodukt der Photosynthese, oxidierte nicht nur die Ursuppe, sondern war auch für die meisten der damals lebenden Organismen ein starkes Gift. Auch heute gibt es noch solche sogenannten *Anaerobier.* Sie sterben bei den 21% Sauerstoff, die wir heute in der Luft haben. Aller Sauerstoff in der Atmosphäre stammt aus der Photosynthese. Nun kann man aber mit Sauerstoff Verbrennungsprozesse betreiben, also Energie gewinnen, auch ohne Sonnenlicht. Ein paar Bakterien schafften das und entwickelten so die Atmung. Die Nutzung des Abfalls: ein immer aktuelles Thema.

Der finale Trick war dann, daß ein anaerober „Schlinger" ein atmendes Bakterium aufnahm und als Symbiont behielt. Das Bakterium entgiftete nicht nur den Sauerstoff, sondern lieferte auch per Atmung Energie für seinen Wirt. Die Atmung nutzt die Brennstoffe viel besser aus als die Gärung. Der Symbiont wurde zum Mitochondrium. Symbionten-Gene wurden in den Kern übertragen. So entstanden die ersten höheren Eukaryonten (Abb. 2, 6). Später wurden aus verschlungenen Cyanobakterien die einfachen Chloroplasten und aus verschlungenen Rotalgen und Grünalgen die komplexen Chloroplasten.

Schluß

Die Endosymbionten-Theorie hat unsere Vorstellungen von der Evolution der Lebewesen revolutioniert. Man vergleiche nur den „klassischen" Stammbaum, wie er 1866 von Haeckel konstruiert wurde (Abb. 1), mit einem „modernen" Stammbaum, wie er in Abb. 2 dargestellt ist. Dieser muß sicher an einigen Stellen noch korrigiert werden. Aber er zeigt den prinzipiellen Ablauf der Zellevolution: er verzweigt sich nicht nur, sondern die Äste wachsen auch wieder zusammen.

Die Endosymbiose-Theorie wurde zum ersten Mal 1905 von Mereschkowsky klar formuliert. Sein Artikel endet so:

„Denken wir uns eine Palme ruhig am Ufer einer Quelle wachsend und einen Löwen, der neben ihr im Gebüsch verborgen liegt, alle seine Muskeln angestrengt, mit Blutgier in den Augen, fertig auf eine Antilope zu springen und sie zu erwürgen. Nur die Symbiosentheorie gestattet es, bis ins tiefste Geheimnis dieses Bildes einzudringen und die fundamentale Ursache, die zwei so ungeheuer verschiedene Erscheinungen, wie eine Palme und einen Löwen hervorbringen konnte, zu erraten und zu verstehen. Die Palme benimmt sich so ruhig, so passiv, weil sie eine Unzahl von kleinen Arbeitern, grünen Sklaven (Chloroplasten) enthält, die für sie arbeiten und sie ernähren. Der Löwe hat sich selbst zu ernähren.

Denken wir uns jede Zelle des Löwen von Chloroplasten gefüllt, und ich zweifele nicht, daß er sich sofort neben der Palme ruhig hinlegen würde, sich satt fühlend oder höchstens noch etwas Wasser mit mineralischen Salzen bedürfend."

Ein schönes Bild. Man könnte meinen, Mereschkowski habe das Bild gekannt, das von Henri Rousseau gemalt wurde, ebenfalls 1905, und das jetzt in der Fondation Beyeler, Riehen/Basel ausgestellt ist: „Le lion ayant faim se jette sur l'antilope" (Abb. 12). Im zweiten Absatz wird die Schlußfolgerung von Mereschkowski allerdings falsch. Die Palme kann mit Hilfe ihrer grünen Sklaven nur leben, wenn sie sie der Sonne exponiert. Deshalb muß sie eine große Oberfläche entwickeln: Blätter, und sie muß die mineralischen Salze aus dem Boden holen: Wurzeln. Damit wird sie ortsfest. Der Löwe hat eine viel zu kleine äußere Oberfläche, um sich über die Photosynthese der grünen Sklaven ernähren zu lassen. Er würde auch in der Sonne verhungern. Der Löwe braucht eine große innere Oberfläche (Verdauungstrakt, Lunge), um die Stoffe aufzunehmen, die er zum Leben benötigt, und er darf dabei nicht ortsfest sein, er muß der Beute nachjagen.

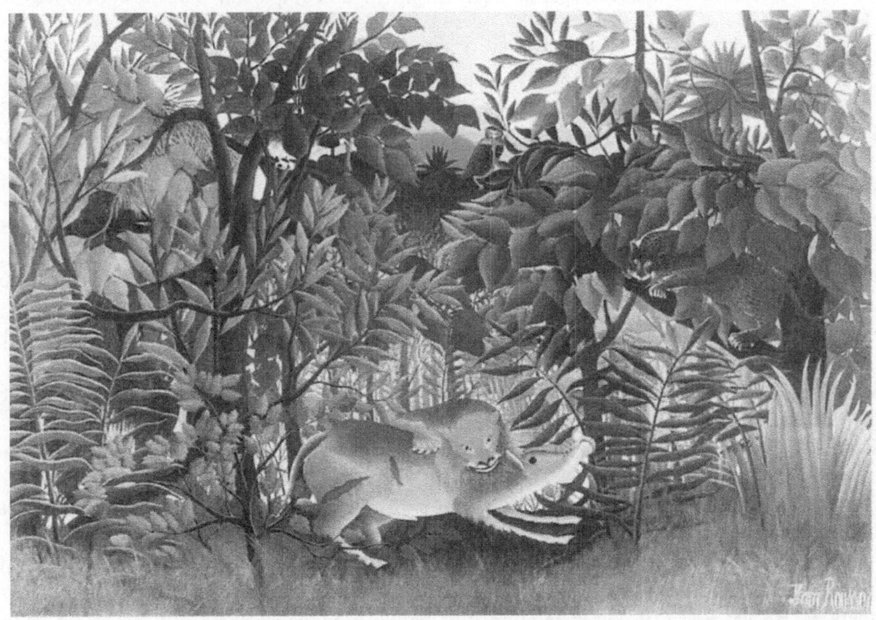

Abb. 12. Le lion ayant faim se jette sur l'antilope. Henri Rousseau 1905. Fondation Beyeler, Riehen/Basel

Literatur

Alberts B, Bray D, Lewis J, Raff M, Roberts K, Watson JD (1995) Molekularbiologie der Zelle. VCH, Weinheim 1995

Cavalier-Smith T (1987) The origin of eukaryote and archaebacterial cells. Ann NY Acad Sci 503:17–54

Cavalier-Smith, T (1992) The number of symbiotic origins of organelles. BioSystems 28: 91–106

Elbrächter M, Schnepf E (1996) *Gymnodinium chlorophorum,* a new, green, bloom-forming dinoflagellate (Gymnodiniales, Dinophyceae) with a vestigial prasinophyte endosymbiont. Phycologia 35:381, 393

Gibbs SP (1978) The chloroplasts of *Euglena* have evolved from symbiotic green algae. Canad J Bot 56:2883–2889

Haeckel E (1866) Generelle Morphologie der Organismen. Bd. II: Allgemeine Entwicklungsgeschichte der Organismen. Reimer, Berlin

Herrmann RG (1997) Eukaryotism, towards a new interpretation. In: Schenk HEA, Herrmann RG, Jeon,KW, Müller NE, Schwemmler W (eds) Eukaryotism and symbiosis, Springer-Verlag, Berlin, pp 73–118

Kies L (1992) Glaucocystophyceae and other protists harbouring procaryotic endocytobionts. In: Reisser W (ed) Algae and symbioses. Biopress, Bristol, pp 353–377

Kluge M, Gehring H, Mollenhauer D, Mollenhauer R, Schnepf E, Schüßler A (1997) News on *Geosiphon pyriforme,* an endocytobiotic consortium of a fungus with a cyanobacterium. In: Schenk HEA; Herrmann RG, Jeon KW, Müller NE, Schwemmler W (eds) Eukaryotism and symbiosis, Springer, Berlin, pp. 469–476

Köhler S, Delwiche CF, Denny PW, Tilney LG, Webster P, Wilson RJ, Palmer JD, Roos DS (1997) A plastid of probable green algal origin in apicomplexan parasites. Science 275: 1485–1488

Kowallik KV (1997) Origin and evolution of chloroplasts: Current status and future perspectives. In: Schenk HEA; Herrmann RG, Jeon KW, Müller NE, Schwemmler W (eds) Eukaryotism and symbiosis. Springer-Verlag, Berlin

Leipe D, Hausmann K (1993) Neue Erkenntnisse zur Stammesgeschichte der Eukaryonten. Biol i u Z 23:178–183

Maier UG, Hofmann CJB, Sitte P (1996) Die Evolution von Zellen. Naturwiss 83:103–112

McFadden GJ, Gilson PR, Waller RF (1995) Molecular phylogeny of Chlorarachniophytes based on plastid rRNA and rbcL sequences. Arch Protistenkd 145:231–239

Melkonian M (1996) Phylogeny of photosynthetic protists and their plastids. Verh Dtsch Zool Ges 89.2:71–96

Mereschkowsky C (1905) Über Natur und Ursprung der Chromatophoren im Pflanzenreiche. Biol Ctrbl 25:593–604, 689–690

Reisser W (1981) Host-symbiont interaction in *Paramecium bursaria:* Physiological and morphological features and their evolutionary significance. Ber Dtsch Bot Ges 94:557–564

Reisser, W (1993) Viruses and virus-like particles of freshwater and marine eukaryotic algae – a review. Arch. Protistenkd. 143, 257–265

Schnepf E (1964) Zur Feinstruktur von *Geosiphon pyriforme.* Ein Versuch zur Deutung cytoplasmatischer Membranen und Kompartimente. Arch Mikrobiol 49:112–121

Schnepf E (1993) From prey via endosymbiont to plastid: Comparative studies in dinoflagellates. In: Lewin RA (ed) Origin of plastids, Chapman & Hall, New York-London, pp 53–76

Schnepf E, Brown RM (1971) On relationships between endosymbiosis and the origin of plastids and mitochondria. In: Reinert J, Ursprung H (eds) Results and problems in cell differentiation. Vol. 2. Origin and continuity of cell organelles, Springer-Verlag, Berlin, pp 299–320

Schnepf E, Deichgräber G, Drebes G (1985) Food uptake and the fine structure of the dinophyte *Paulsenella sp.,* an ectoparasite of marine diatoms

Schnepf E, Elbrächter M (1988) Crytophycean-like double-membrane bound chloroplasts in the dinoflagellate *Dinophysis* Ehrenb.: Evolutionary, phylogenetic and toxicological implications. Bot Acta 101:196–203
Schüßler A (1995) Strukturelle und funktionelle Charakterisierung der Pilz/Blaualgen-Endosymbiose *Geosiphon pyriforme*. Physiologie, Zellbiologie und Taxonomie. Diss. Heidelberg
Sitte P (1998) Facts and conceps in cell compartmentation. Progr Bot 59:3–45

Pro und Contra Keimbahntherapie und Keimbahnmanipulation

Eine Literaturübersicht mit Kommentaren

von Traute Schroeder-Kurth

Alle Auseinandersetzungen mit den Möglichkeiten der Keimbahntherapie, Keimbahnmanipulation oder -Modifiktion (KBT) müssen notwendigerweise spekulativ geführt werden. Denn anders als bei Überlegungen zur Präimplatationsdiagnostik (PID), die man in der Bundesrepublik Deutschland vor Beginn einer KBT aufbauen müßte, kann weltweit niemand auf human-wissenschaftliche oder klinische Vorbefunde zurückgreifen.

Alle medizinischen, sachbezogenen, alle logischen oder moralischen Argumente über ein Pro oder Kontra sind also hypothetischer Natur. Es gab durchaus Zeiten, in denen KBT kein Thema der öffentlichen Auseinandersetzung war. Heute wird wieder heftig und kontrovers diskutiert. Zur ethischen Bewertung werden Informationen zum Stand der Technik, zu Motiven und Zielen der Entwürfe herangezogen, nicht ohne die erwarteten vorwiegend negativen sozialen Kontextveränderungen vorzuzeichnen. Fragen zu leitenden Prinzipien ärztlichen Handelns sowie zu den Wertsetzungen der Gesellschaften müssen gestellt werden. Es reicht heute nicht mehr aus, sich auf kategorische Ablehnung mit Hinweis auf die Verletzung der Menschenwürde zurückzuziehen.[1]

Die thematischen Schwerpunkte der zitierten Arbeiten verleihen dieser Literaturübersicht eine Ordnung. Zu einzelnen Abschnitten und Argumenten wird ausführlich kommentiert, weil die aus unterschiedlichen Disziplinen stammenden Autoren zwar über KBT diskutieren, jedoch nicht von einen einheitlichen Informationsstand ausgehen.

---

*Leicht veränderte Fassung des Vortrags: „Gründe für Befürwortung und Ablehnung der Keimbahntherapie und Keimbahnmanipulation", der am 27. 2. 1998 auf dem Workshop: „Eingriffe in die menschliche Keimbahn" (25.–27. 2. 1998), Technische Universität Darmstadt gehalten wurde.

[1] Graumann 1997.

I. Technische und professionelle Voraussetzungen,
pragmatische Begründungen für Motive und Ziele der KBT

Tatsache ist, daß mit Mitteln der molekularen Genetik auch die technischen Voraussetzungen für die KBT geschaffen werden oder bereits vorhanden sind, obwohl dies primär nicht intendiert wurde.[2]

a. Somatische Gentherapie mit Nebenfolge Keimbahnmodifikation und Keimbahntherapie als problematische klinische Behandlungsprotokolle

Es ist davon auszugehen, daß es in naher Zukunft möglich sein wird, nicht nur die erwünschte somatische Gen-Therapie ex vivo und in vivo für unterschiedliche therapeutische Ziele einzusetzen, sondern auch „Patienten" in frühen Embryonal-Stadien somatisch zu behandeln, wobei durchaus die Keimbahn in den Gonaden des behandelten Patienten unbeabsichtigt von genetischen Modifikationen mitbetroffen werden kann.[3]

Ein Vergleich mit Keimbahnschädigungen durch Chemotherapie bietet sich eher an als durch Strahlentherapie.[4] Beide Vergleiche hinken insofern, als bei Chemotherapie und Bestrahlung alle möglichen Mutationen induziert werden können, während bei der somatischen Gentherapie das tranferierte Gen einschließlich Vector bekannt ist. Es wird möglicherweise im Genom der Stammzellen von Gonaden integriert und fixiert.

Die Beurteilung, ob das Verfahren der somatischen Gentherapie angewendet werden kann, erfolgt nach professionellen, ethischen und rechtlichen Grundsätzen für alle klinischen Behandlungen. Die Risiko-Nutzen-Analysen berücksichtigen in erster Linie die Situation des zu behandelnden Patienten. Aber selbst bei Durchführung eines individuellen Heilversuches bleiben gravierende Probleme offen.[5]

Somatische Gentherapie wird für bisher nicht behandelbare Krankheiten und lebensbedrohliche Zustände entwickelt und eingesetzt. Die „informierte Zustimmung" vor dem Eingriff verlangt Offenlegung der Risikoabschätzung für Effekt und Nebenfolgen, speziell auf die Keimbahn. Die erwachsenen Kranken verzichten heute bewußt auf Nachkommen.

Bei Behandlung von Kindern, die ebenso auf Überleben und Verbesserung der Lebensqualität zielt, ist ein zukünftiger Verzicht auf Nachkommen problematisch. Kinder können weder eine „informierte Zustimmung" geben noch die Bedeutung der Nebenfolgen erfassen. Eltern sind, wie alle mit der Personensorge Beauftragten, an das Wohl des Kindes gebunden. Sie werden immer

---

[2] Zimmerli und Lunshof 1992; Rehmann-Sutter 1995a, 1997; Bund-Länder-AG „somatische Gentherapie.

[3] Ivanov 1997; Coutelle 1997; Zacher 1997; Bleibaum 1997.

[4] Rehmann-Sutter 1995a.

[5] Bund-Länder-AG „Somatische Gentherapie" 1997.

auf Besserung und Lebenserhaltung hoffen, wenn sie über einen medizinischen Eingriff verantwortlich mitentscheiden.

Beabsichtigte KBT stellt dagegen sicher, daß die Keimbahn *und* das Soma betroffen sind. Beides, die unbeabsichtigte, ungezielte Keimbahnveränderung als Nebenfolge bei der somatischen Gentherapie und die gezielte KBT z.B. einer Zygote, stellen irreversible Manipulationen dar.

Deshalb sind im Vorfeld beider Therapieansätze Nutzen und Risiken sorgfältig abzuwägen. Dazu gehören die Forderungen:[6]

- In der Grundlagenforschung müssen reproduzierbare Ergebnissen im Tierversuch erreicht werden.
- Zellspezifität und lang anhaltende Expression des Genproduktes müssen nachgewiesen sein.
- Die Nachkommen im somatischen Gentherapie–Tierversuch dürfen keine Schäden aufweisen, ebensowenig nach Keimbahntherapie im Tierversuch.
- Beim Menschen muß mit den gleichen Vectoren gearbeitet werden können, wie im Tierversuch. Es dürfen keine viralen Infekte entstehen.
- Der Nutzen für das Individuum muß größer sein als der Schaden bei Unterlassung der therapeutischen Versuche.
- Die in der Medizin geforderte Sicherheit, daß die beabsichtigte Wirkung regelmäßig eintritt, muß gewährleistet sein.
- Das Risiko für schwere Nebenwirkungen für die behandelte Person muß zuverlässig bekannt und möglichst gering sein, entsprechend einem individuellen Heilversuch – was beim Embryo problematisch bleibt.
- Die Anwendung kann nur im Konsens mit der „scientific community", noch besser im Konsens mit der Bevölkerung, durchgesetzt werden.

Selbst wenn Tierversuche zeigen, daß in den nachfolgenden Generationen kein sichtbarer Schaden aufgetreten ist, bleibt die kritische Frage nach dem Risiko für unerwünschte Nebenwirkungen mindestens bei der KBT am Menschen unbeantwortbar.

Die Sicherheit des Verfahrens wird lediglich in einer Risiko–Evaluation geschätzt:

Es gibt folgende Möglichkeiten:

- Die Modifikation der Keimbahn tritt ohne ungünstige Nebenwirkung ein.
- Die Modifikation der Keimbahn führt auch zu ungünstigen Nebenwirkungen.
- Ausschließlich die ungünstigen Wirkungen verselbständigen sich, ohne daß ein Heileffekt eintritt.

---

[6] Fletcher 1990; Rehmann-Sutter 1995a, Knoepffer 1998.

Dies führt konsequent zu einer Forderung an die Forschung:[7]

> Der Risiko-Aspekt muß besonders sorgfältig und intensiv bearbeitet werden, bevor somatische Gentherapie mit Nebenwirkungen auf die Keimbahn oder gezielte KBT angewendet werden können.

Perfekte KBT hat Heilung einer Erbkrankheit ohne Nebenfolgen zum Ziel und könnte unter der Voraussetzung ihrer gelungenen Anwendung unproblematischer sein als die somatische Gentherapie mit unbekannten Nebenfolgen in der Keimbahn. Prof. Coutelle,[8] London, argumentierte in der Diskussion zum Thema KBT anläßlich des Symposiums über Gentherapie in Lüneburg 1996: „Weil Nebenfolgen in der Keimbahn zu befürchten sind, müssen Möglichkeiten der KBT bzw. der Reparatur von Keimbahnmodifikationen entwikkelt werden. Jeder Fortpflanzungsfähige hat ein Anrecht auf KBT nach somatischer Gentherapie." Daher stammt auch die Forderung nach pränataler Diagnostik bei Zeugung und Schwangerschaft nach somatischer Gentherapie durch eine EU Commission 1995.[9]

b. Motive und Ziele der KBT[10] als Rechtfertigungen oder Ablehnungen für Forschungsplanung und klinische Anwendungsfelder

Pragmatische Differenzierungen von Zielen und Motiven für KBT, gleichzeitig aber auch Abstufungen von Dringlichkeiten für eine Anwendung von KBT werden in der internationalen Literatur vorgenommen :

1. KBT zur Behandlung ausschließlich schwerster Erkrankungen – wird es eine Liste für spezifische, gezielte KBT und deren Nebenfolgen geben?[11]
2. Heilung von seltenen Erbkrankheiten, die nur mit KBT behandelbar sind, falls die Eltern sich genetisch eigene Kinder wünschen.[12]
3. Befreiung von Dispositionen für Krebs oder andere Volkskrankheiten
4. Allgemeine Prävention gegen Infektionserkrankungen mit Hilfe einer Vaccination aller Embryonen während der IVF, bzw. Impfungen mit Keimbahnintegration bei Erwachsenen.
5. Vermeidung von multiplen Anwendungen somatischer Gen-Therapie[13]
6. Kollektive Ausrottung von krankmachenden Genen, Pflicht zur Eugenik[14]

---

[7] Rehmann-Sutter 1995a, b, 1997.
[8] Coutelle zu Ivanov 1997, mündliche Diskussion.
[9] Bleibaum 1997.
[10] Fletcher 1990; Rehmann-Sutter 1995a; Council for Responsible Genetics 1992.
[11] Rehmann-Sutter 1995a.
[12] Rubenstein et al. 1995; Richter 1996.
[13] Council for Responsible Genetics 1992.
[14] Caplan 1995.

7. „Enhancement": ... individuals better at computers – a better musician on request of the parents, Bewußtseinssteigerung, längeres Leben
8. Senkung der Kosten im Gesundheitswesen durch Lebensqualitätsverbesserungen[15]

Kommentare zu diesen Argumenten:

Um eine ethische Beurteilung auf der Basis der genannten pragmatischen und medizinischen Ziele und Motive zu ermöglichen, ist es notwendig, Abstand von Träumen, Phantastereien und sensationshaschenden Spekulationen zu nehmen. Hierzu sollen die Kommentare dienen:

Zu 1.[16] Die Erbkrankheit muß bekannt und molekulargenetisch identifizierbar und nachweisbar sein. Bei recessiven Erbleiden sind nur 25% der Embryonen von heterozygoten Eltern betroffen. Bei dominaten Erbleiden sind 50% der Nachkommen betroffen. Die übrigen 75% bzw 50% sind zukünftig nicht „krank". Aber 50% der Embryonen bei recessiven Erbleiden sind wiederum heterozygote Genträger ohne Krankheitszeichen. Sie können später das krankmachende Gen weitergeben. Je nach Erbmodus der monogenen Erbleiden muß vor einer KBT durch eine Präimplantationsdignostik (PID) geprüft werden, ob der Embryo „betroffen" und infolgedessen im späteren Leben „krank" sein würde. Bei einer PID stellt sich auch heraus, ob ein Embryo lediglich Gen-Träger der recessiven Mutation ist.

Solange wir im eigenen Land und im Ausland diejenigen Embryonen/Feten in Utero durch Schwangerschaftsabbruch töten dürfen, werden die gleichen Argumente für „Verwerfen" oder „Nicht-Implantieren" von Embryonen auf dem Labortisch angewendet oder angewendet werden. Das heißt, die zukünftig kranken Gen-Träger würde man nach den Regeln der eingeübten Medizin nach der Diagnose vernichten. Nur die nicht-betroffenen Embryonen würden implantiert. Diese können mit Sicherheit nicht erkranken, solange die Untersuchungsmethode ein eindeutiges Ergebnis liefert. Damit allerdings würde die KBT selbst sinnlos und jedes Risiko von unbekannten Nebenfolgen für das Kind vermieden. Eine Entscheidung für KBT an betroffenen Embryonen wäre nach bisheriger Auffassung ethischen Handelns in der Medizin allein aus diesen Gründen unverantwortliches Experimentieren mit diesen Embryonen, mit den daraus hervorgehenden Menschen und deren Eltern.

Erst wenn in unserer Gesellschaft eine totale Kehrtwende in der Handhabung von Embryonen auf dem Labortisch und für Embryonen/Feten in der Schwangerschaft eingetritt – wenn jeder Embryo implantiert werden müßte, weil er ohne Ausnahme geschützt wird, und infolgedessen auch keine

---

[15] Caplan 1995; Koshland 1988; Winnacker et al.1997.
[16] Schroeder-Kurth 1998.

Schwangerschaftsabbbrüche toleriert würden –, erst dann gäbe es neue Argumente für eine KBT. Dann könnte man mit dem Ziel, die betroffenen Embryonen von ihrer Krankheit zu befreien oder mindestens zu versuchen, ihre Lebensqualität zu verbessern, erneut solche Begründungen vorbringen. Allerdings bleiben dann Neumutationen, wie bei ca. 1% der schwergeschädigten Neugeborenen erkennbar, zusammen mit solchen Erkrankungen, die man noch nicht therapieren kann oder die nicht in einer von Rechts wegen festgelegten Liste schwerwiegender Erkrankungen erscheinen, hinzunehmendes Schicksal. Derartige Listen sind auch für die pränatale Diagnostik diskutiert und aus guten Gründen immer wieder verworfen worden.

Zu 2.[17] Zu den seltenen Erbkrankheiten, bei denen allein durch KBT der Wunsch nach einem genetisch eigenen Kind erfüllt werden könnte, gehören die „Mitochondrialen Erkrankungen": Jedes Kind einer erkrankten Frau erhält ausschließlich die mütterlichen mutierten Mitochondrien im Plasma der Eizelle. Alle Kinder dieser Frau erkranken unterschiedlich schwer, ohne daß der Schweregrad voraussagbar wäre. Deshalb wurde bereits für mitochondriale Erkrankungen theoretisch ein technisch ähnliches Protokoll zur KBT entworfen, wie es beim Klonen der Schafe Dolly oder Polly angeblich benutzt wurde. Allerdings soll der Kerntransfer zwischen unbefruchteten Eizellen von zwei Frauen stattfinden:[18] die mütterliche Eizelle wird entkernt, der Kern Mitochondrien-frei präpariert und in eine entkernte Spender-Ei-Zelle übertragen. Diese soll dann mit dem Spermium des Partners der Kranken befruchtet werden. Voraussetzung für das Gelingen eines solchen Experimentes wäre die Fortsetzung der Eizell-Entwicklung mit der 2. meiotischen Teilung nach Befruchtung.

Hierbei handelt es sich nicht um Klonen, sondern um eine assistierte geschlechtliche Fortpflanzung mit Gentherapie von 13 codierenden Sequenzen in den Spender-Mitochondrien. Eine Keimbahntherapie könnte man im Prinzip durch Implantation von ausschließlich männlichen Embryonen umgehen. Diese könnten später im Erwachsenenalter mit ihren Spermien keine Spender-Mitochondrien weitergeben. Ob aber eine schwerkranke Frau mit einer mitochondrialen Erkrankung eine Schwangerschaft durchstehen und wie lange sie eine Mutter sein könnte, blieb im Entwurf unberücksichtigt[19] – schließlich könnte man ja eine Leihmutter beschäftigen, die das Kind austrägt und der Partner könnte das Kind aufziehen.

Andere Beispiele leiten sich aus Situationen ab, bei denen heute Eltern auf Kinder verzichten: Taubstumme Partner mit gleichen recessiven Gen-Defekten (Homozygote) können nur homozygot taubstumme Kinder bekommen. Sie

---

[17] Rubenstein et al. 1995; Richter 1996.
[18] Wilmut et al. 1997, Beier 1997.
[19] Rubenstein et al. 1995; Richter 1996.

könnten die Korrektur des Embryos einfordern, damit die genetisch eigenen Kinder nicht-betroffene sind. PID wäre in diesem Fall überflüssig, da alle Embryonen homozygot sind.[20] Umgekehrt könnten taubstumme Eltern mit unterschiedlichen Defekten darauf bestehen, nur taubstumme Kinder zu bekommen, weil ihre Welterfahrung auch ihren Kindern zugute kommen soll.

Zu 3.[21] Die Korrektur von sog. Dispositionen setzt voraus, daß die Bedeutung der einzelnen Faktoren für die Wirk-Kette der Gene im Organismus und ihr Zusammenspiel mit Umweltfaktoren bekannt ist. Gerade für BRCA 1 und BRCA 2 – die am häufigsten genannten Beispiele – werden heute Rücknahmen der Prognosen auf Grund von Überschätzungen der Bedeutung bekannt. Es ist überhaupt nicht absehbar, welche Disposition eine sinnvolle Indikation für die KBT darstellen könnte. Krebs entsteht in den seltensten Fällen auf Grund einer einzigen Mutation. Es sind vielmehr sogenannte Kaskaden von Ereignissen notwendig, um die Erkrankung auszulösen. Die Ereignisse sind nur zum Teil genetische Faktoren.

Zu 4.[22] Eine Präventionstherapie für alle Embryonen bei in-vitro-Fertilisationen mit dem Ziel, diese vor HIV oder anderen Virus-Infektionen lebenslänglich zu schützen, ist schwer begründbar. Nur eine Auswahl von Embryonen käme in den „Genuß" einer solchen prophylaktischen Therapie für Ereignisse im späteren Leben, die nur mit einer geringen Wahrscheinlichkeit eintreten. Das Präventions-Angebot könnte aber bei Fortschreiten der technischen Möglichkeiten rasch zu einer neuen Indikation der IVF auf Wunsch von technik-gläubigen Eltern führen und von den IVF-Zentren kommerziell genutzt werden. Dieses Ziel stellt zumindest nach heutiger Auffassung keine ärztliche Indikation für eine Behandlung dar und unterscheidet sich grundsätzlich von einer Impfung von Kindern gegen schwere Kinderkrankheiten oder der Bevölkerung bei drohenden Epidemien mit Seuchen oder lebensgefährdenden Infektionskrankheiten. Auch könnte man an eine Impf-Behandlung von zukünftigen Vätern mit gezielter Keimzell-Modifikation denken, wobei die Veränderung im Zuge der Spermatogenese mit Hilfe einer DNA-Synthese fixiert wird. Die Behandlung von Frauen scheidet insofern aus, als sämtliche Eizellen bereits seit dem 5. Embryonalmonat im sog. Diktyotän nach der letzten DNA-Synthese vor der I. meiotischen Teilung verharren.

Zu 5:[23] Somatische Gentherapie bei bestimmten Erkrankungen wirkt möglicherweise nicht effektiv genug, um sie zu rechtfertigen oder sie muß auch zukünftig oft wiederholt werden. Hypothetisch hilft dann nur die KBT. Dabei

---

[20] Vogel und Motulsky 1997.
[21] Winnacker et al. 1997.
[22] Winnacker et al. 1997.
[23] Council for Responsible Genetics 1992.

wird übersehen, daß es sich – wie unter 1. kommentiert – dann um die zukünftigen Nachkommen dieser Eltern, also um Geschwister des kranken Kindes handelt, nicht etwa um das kranke Kind selbst oder seine Nachkommen.
Das Risiko aber, nochmals ein krankes Kind zu bekommen, beträgt je nach
Krankheit 25% bis 50% und PID wäre wiederum Voraussetzung, um den betroffenen Embryo zu identifizieren. Dieses würde aber sofort selektive Implantation der nicht-betroffenen Embryonen erlauben. Welche Mutter eines
schwerkranken Kindes würde KBT eines betroffenen Embryos mit unsicherem Ausgang wählen und auf die Implantation eines zufünftig nicht-kranken
Embryos verzichten?

Zu 6.[24] Ein nachhaltiger Einfluß auf den Gen-Pool durch eugenische Zielset-
zungen wie Elimination einer Anzahl von Mutationen aus einer Bevölkerung
kann nur in tausenden von Jahren realisiert werden. Dieses könnte nur unter
massivem Druck zur Zwangs-IVF mit Zwangs-PID und Zwangs-KBT durchgesetzt werden. Keine Gesellschaft kann ein Programm entwickeln und
durchsetzen, das konstant so lange Zeit wirksam bleibt. Nicht-Implantation
von Embryonen, die für ein reccessives Gen heterozygot sind, ist zwar ein eu-
genisches Argument, bleibt aber bei der geringen Anzahl wirkungslos.

Zu 7.–8.[25] Kein Geringerer als Arthur Caplan, President of the American Association of Bioethics, argumentiert, daß wir unsere Intelligenz jetzt nach der
Eliminierung der Infektionskrankheiten für die Verbesserung des Gen-Pools
(s. 6) und für ein längeres, gesünderes Leben durch KBT mit „Enhancement"
der Lebensqualität bis hin zu einem weit hinausgeschobenen Lebensende in
Gesundheit einsetzen sollten. Auch die Einsparungen im Gesundheitswesen
wären erheblich und deshalb zu berücksichtigen. Er vergißt, daß damit aber
die Ausgaben der Lebens- und Sozialversicherungen erheblich ansteigen würden. Caplan nennt als Beispiele für die notwendige Anwendung von KBT:
Spina bifida, Anencephalus und Duchenne`sche Muskeldystrophie (DMD).
Dies weist auf seine Unkenntnis der genetischen Grundlagen hin: nur DMD
ist eine monogene X-gebundene Erkrankung, Spina bifida und Anencephalus
sind multifaktoriell bedingt und werden sich deshalb einer KBT entziehen.
„Enhancement" wird in Deutschland und Europa einmütig abgelehnt, vor allem weil es sich bei den Zielen nicht um ärztliche Aufgaben handelt.[26] Die
technischen Möglichkleiten der KBT auf „Enhancement" auszudehnen, hieße
alles Machbare ohne jede Beschränkung für Experimentatoren und deren
Objekte – die experimentellen Menschen – zuzulassen.

---

[24] Council for Responsible Genetics 1992; Zimmerli und Lunshof 1992, Caplan 1995.
[25] Caplan 1995.
[26] Fletcher 1990.

Gerade bei diesen Überlegungen fällt auf, daß sich kein Autor Gedanken über den zeitlichen Umfang derartiger Experimente macht:

Experimentelle Menschen, bei denen KBT mit oder ohne medizinische Indikationen zur Leidensminderung oder zur Lebensverbesserung bis zum Lebensende durchgeführt würde, verlangen 2–4 Wissenschaftler-Generationen (bis zu 100 Jahren), um den Versuch wissenschaftlich auszuwerten!

2. Mißverständliche und spekulative Darstellungen in den Publikationen

Die theoretischen und verkürzten Darstellung vom praktischen Ablauf einer KBT und von der Funktion eingebrachter Gene klammert in vielen Publikationen komplett die menschlichen Komponente aus. Es wird spielerisch umgegangen mit:

- zahlreichen Eizellen,
- hohem experimentellen Verlust an Embryonen,
- dadurch wiederholte experimentelle Schwangerschaften mit unvorstellbarer Belastung für die austragende Frau, – auch für eine Leihmutter,
- ein „experimentelles" Kind, das während und nach der Schwangerschaft unter Dauerbeobachtung stehen muß.

Auch die Vorstellungen über die Wirkweise der modifizierten Gene im Embryo gehen nicht über die Modelle an isolierten Zellen hinaus.[27] Das komplexe Zusammenspiel innerhalb des Organs und darüber hinaus im Gesamtorganismus fehlt in den Darstellungen völlig. So werden z.B. die komplexen und nicht vollständig verstandenen Vorgänge, die das Altern des Menschen steuern, mit monogenen Erbleiden verknüpft, weil diese eine vorzeitige Alterungssymptomatik aufweisen, so als könne man zukünftlig durch KBT eines einzelnen Genes das Altern besiegen.[28]

Auch Wissenschaftler können nicht voraussagen oder gar garantieren, daß das im überprüften embryonalen Gewebe integrierte Gen während der Entwicklung der Zygote bis zum Neugeborenen, also über 40 Zell-Teilungen hinaus, unverändert exprimiert wird. Es muß gezeigt werden, wie die transferierten Gene im wachsenden Organismus wirken, ob sie beim Menschen wie im Tierversuch konserviert werden oder ob sie bei Interaktionen mit anderen Genen diesem Individuum nützen oder schaden werden. Niemand kann bisher angeben, wie mit den Experimenten im Vorfeld der KBT selbst umgegangen werden soll. Technische Pitfalls werden selten genannt.[29]

---

[27] Rehmann-Sutter 1995b; Winnacker et al. 1997.
[28] Winnacker et al. 1997.
[29] Council for Responsible Genetics 1992.

Hierzu sind folgende Fragen zu stellen:

– KBT war bisher ineffektiv im Tierversuch, bei dem zahlreiche Tiere zur
  Eizellgewinnung und zum Austragen zur Verfügung standen und stehen.
  Dieses mag sich mit dem Nucleartransfer, also mit der von Wilmut et al.
  1997 beschriebenen Klon-Technik grundlegend geändert haben. Wenn der
  Tranfer von Kernen aus kultivierten, embryonalen Zellen in befruchtete,
  entkernte Eizellen regelmäßig gelingt und durch unschädliche Impulse
  Furchungsteilungen ingang gesetzt werden können, dann könnten auf diese
  Weise transgene Tiere in größerer Zahl für medizinische Zwecke herge-
  stellt werden. Transgene Lämmer und Kälber sind bereits geboren worden.

Beim Menschen allerdings liegen hier bereits Barrieren:

– die zukünftigen Mütter sind an genetisch eigenen Kindern interessiert und
  müßten deshalb auch wiederholt eigene Eizellen „liefern".
– Embryonen müßten hergestellt und embryonales Gewebe müßte angezüch-
  tet werden, damit ein Gentransfer mit den notwendigen Kontrolluntersu-
  chungen in der Kultur stattfinden kann.
– Leihmütter könnten gegen Bezahlung (?) die experimentellen Schwanger-
  schaften beginnen und nach wiederholten diagnostischen Maßnahmen auch
  austragen.
– Langzeitbeobachtugen sind erforderlich.
– Mit unerwarteten Konsequenzen muß gerechnet werden:
  – was tun mit „fehlerhaften" Kindern?
  – Abtreiben?
  – Nach Geburt „einschläfern"?
  – Oder den Embryo nach Abtreibung einfrieren, wie der Physiker Dr. Dr.
    Seed, Chicago, bei Mißerfolgen des Klonens von Menschen vorgeschla-
    gen hat?
– Die Gen-Kombination von transferiertem Gen und Genom des Individuums
  könnten sich schädigend auswirken, ohne daß ein Risiko dafür geschätzt
  werden kann. Da die Modifikation irreversibel ist, kann nicht korrigiert
  oder repariert werden.
– Wer haftet für technische Fehler? Die Ärzte oder die Biologen? Wie lange
  soll die Haftung gelten?
– Könnten Eltern rechtskräftigen Verzicht auf die ärztliche Haftung für
  Schäden an ihren Kindern und deren Nachkommen leisten?
– Wer läßt sich auf den „Heilversuch" mit KBT ein? Die Aufklärung muß auf
  jeden Fall die Möglichkeit der PND/PID mit Verwerfen der betroffenen
  Embryonen bzw. Abtreibung des betroffenen Feten enthalten.

Allgemeine Grundsätze für medizinische Behandlungen besagen, daß immer die sanftere Methode den Vorzug haben sollte: heterologe Insemination, Eizell-Spende, Embryonen-Spende, Adoption, schließlich auch Verzicht auf Kinder.[30]

3. Erwartete Kontextveränderungen als soziale Folgen einer perfekten KBT

Medizinisch-naturwissenschaftlicher Sachstand und Überlegungen zu zukünftigen Anwendungsgebieten der KBT bilden zusammen mit den erwarteten Konsequenzen für die Sozialgemeinschaft die notwendige Ausgangsbasis für eine ethische – und die hier nicht referierte rechtliche – Beurteilung.

Unter der Voraussetzung, daß eines Tagen KBT perfekt funktioniert und angeboten werden kann, werden folgende Kontextveränderungen mit psychosozialen „slippery slope"-Argumenten[31] in der Gesellschaft befürchtet, die zu heute inakzeptablen Konsequenzen führen würden:

- Mit KBT behandelte Menschen werden als biologisch perfektionierte Kunstobjekte (Artefacts) angesehen, was sich zweifellos negativ auf diese Menschen als Personen und auf das Ansehen der technischen Möglichkeiten auswirken dürfte.[32]
- In der Gesellschaft würden die Ansichten verstärkt, daß alle „Fehler" und „Begrenzungen" der Natur durch Technik besiegt werden können und sollten.[33]
- Das Verständnis für Krankheit und Leiden, für die Mitverantwortung für Gesundheit und Lebensqualität, für Solidarität und Anteilnahme in der Bevölkerung würde sich mit der Anwendung von KBT in Richtung Manipulierbarkeit verschieben.[34]
- Die Gesellschaft müßte sich entscheiden, was „gute" und was „schlechte" Gene sind, obwohl uns alle Kriterien dafür fehlen. Vorurteile und Diskriminierung werden verstärkt.[35]
- Die Definition von Standards und technologischer Ausstattung würde durch die ökonomisch und sozialpolitisch Privilegierten, die Machthaber in der Gesellschaft festgelegt. Diese Gruppe würde unkontrollierbaren Einfluß auf das gemeinsame biologische Erbe der Menschheit haben.[36]
- Für negative Folgen der KBT wären keine Verantwortlichen mehr zu finden, wenn die experimentellen Menschen als Erwachsene Schaden erlei-

---

[30] Schroeder-Kurth 1998.
[31] Schroeder-Kurth 1994; Graumann 1997.
[32] Council for Responsible Genetics 1992.
[33] Rehmann-Sutter 1995b.
[34] Rehmann-Sutter 1995b.
[35] Fletcher 1990,Council for Responsible Genetics 1992.
[36] Council for Responsible Genetics 1992.

den, stigmatisiert und menschenunwürdig von einer neuen Generation behandelt würden.
– Die Festlegung auf Korrekturen von krankmachenden Genen könnte per
  Gesetz geschehen oder weicher – solange es ärztliche Handlungen bleiben –
  durch Richtlinien der BÄK, obwohl Molekulargenetiker, Biologen, Veteri-
  näre und andere Nicht-Ärzte das Feld beherrschen werden. Für den Fall
  einer Zulassung der KBT würde es erforderlich, entweder eine enggeführte
  medizinisch – therapeutische Indikation bei „schweren" Erkrankungen (vgl.
  § 3 ESchG) einzuführen oder eine Liste[37] definierter Krankheiten heraus-
  zugeben, die ständig entsprechend der technischen Möglichkeiten ergänzt
  werden müßte. Dies wäre notwendig, um jedem Züchtungsversuch, jeder
  Sensationshascherei, jeder Kosmetik, jedem „Enhancement"[38] oder einer
  allgemeinen Impfung priviligierter Embryonen entgegen zu wirken.

Beide Einschränkungsmethoden blieben jedoch der Willkür von Gesetzgeber und politischen Machthabern überlassen.[39] Man würde notgedrungen mit
unbestimmten Rechtsbegriffen arbeiten müssen – wie z.B. bei der Vergleich-
barkeit der Schwere von Krankheitsbildern. Dann allerdings wäre jede Beschränkung von KBT so schwammig wie der Krankheitsbegriff selbst und
unterläge kulturellen, sozialen und ökonomischen Schwankungen. Damit wären Begrenzungen auf heute relativ unproblematisch erscheinende Fälle wie
mitochondriale Erkrankungen oder andere schwerste monogene Erbleiden
rasch überholt von den ständig erneuerungsbedürftigen Interpretationen im
Graubereich des Krankheitsbegriffes.
    Das heißt, man würde bereits beim ersten Versuch einer Beschneidung auf
die „slippery slope" geraten, an deren Ende alle Konsequenzen stehen, die
verhindert werden sollen: Mit der Logik der technischen Machbarkeit und der
bisherigen Handhabung würden Menschenversuche bis hin zum „Enhancement", zur Eugenik mit dem Ziel der Gen-Pool-Verbesserung oder elterlichen
Verbesserungswünschen begründbar und damit nicht mehr abzulehnen sein[40]
(vergl. Abb.).
    Dagegen wird gehalten, daß gerade bei diesen Zielen der Bedarf an ethi-
scher Begründung für etwaige Anwendung eskaliert. Der Rahmen ärztlichen
Handelns werde gesprengt, sobald eine Behandlung von Krankheit nicht mehr
vorläge.[41] Ein Anhalten auf der „slippery slope" sei jedoch an jeder Stelle der
schiefen Ebene möglich, so die Autoren.
    Als Beispiel für einen ähnlichen Ablauf in der Vergangenheit kann die
Entwicklung und Praxis der Pränataldiagnostik (PND), die pragmatischen und

---

[37] Rehmann-Sutter 1995b.
[38] Rehmann-Sutter 1995b.
[39] Council for Responsible Genetics 1992.
[40] Schroeder-Kurth 1994.
[41] Winnacker et al. 1997.

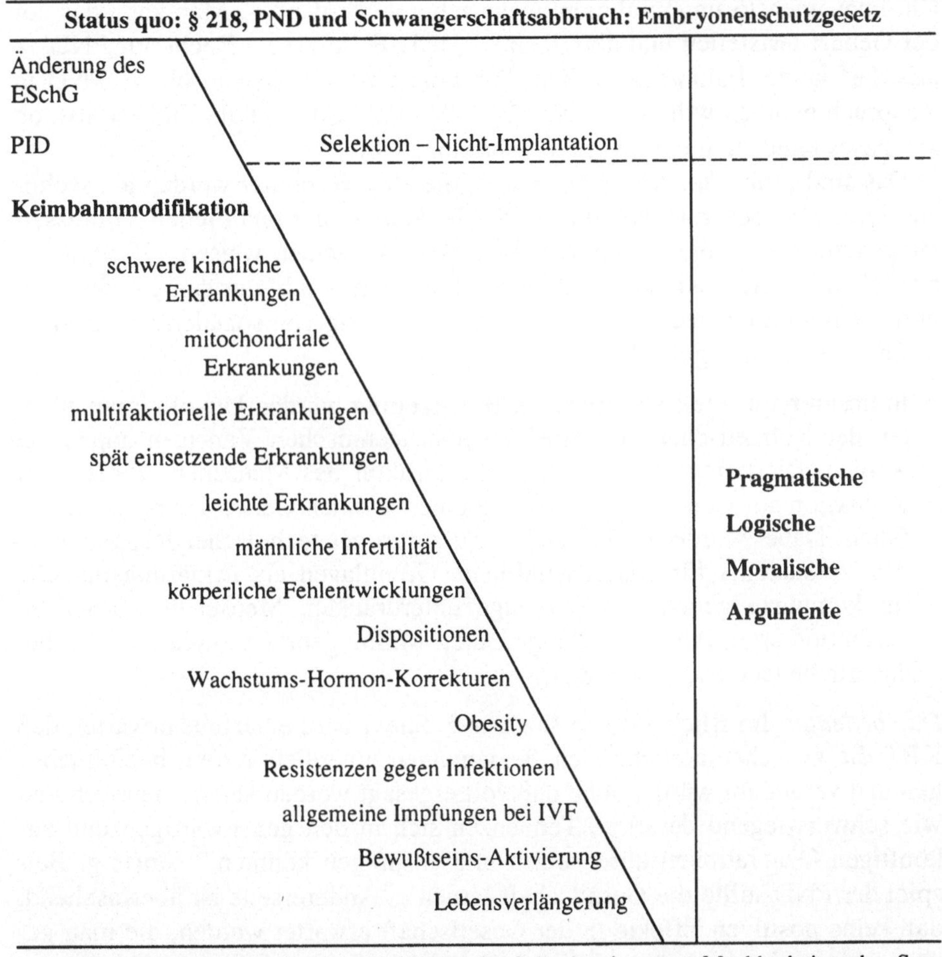

Abb.: „Slippery slope" der Keimbahninterventionen

logischen Begründungen für die Entwicklung der IVF bei Kinderlosigkeit bishin zur Einordnung von Kinderlosigkeit als Krankheit dienen. Heute wird die reproduktive Gesundheit der Nachkommen als Ziel, Motiv und Aufgabe der Ärzte diskutiert, nicht mehr allein die der Eltern. KBT behandle aber im Grunde die Eltern, die sonst aus Vernunftsgründen kinderlos blieben, sofern sie nicht PND oder PID in Anspruch nehmen wollten.

Die psychosozialen Konsequenzen der PND in der Gesellschaft sind an der Aufweichung einer ursprünglich „strengen" Indikation für Methode und Schwangerschaftsabbruch ablesbar. Heute heißt es: „Ein Kind mit einer

Chromosomenstörung muß nicht mehr geboren werden" – „Man kann das vor der Geburt feststellen und abtreiben" – „Jede Frau hat ein Recht auf PND" – „Es darf keine ‚Indikation' geben. Die Frau bestimmt selbst, ob sie PND in Anspruch nehmen will oder nicht" – „Jede Frau bestimmt am Ende selbst, ob sie dieses Kind austragen will oder abtreiben läßt".

Das sind grobe Spielplatzweisheiten, die eher verbreitet werden als sachliche Informationen zur PND und zu der Bedeutung der rechtlichen Voraussetzungen zum Schwangerschaftsabbruch. Alle zusammen weisen auf einen erheblichen Druck in Richtung „slippery slope" hin, – d.h. mit den gleichen Argumenten wird das technisch Machbare zur Lösung von sozialen und medizinischen Problemen gefordert.

– In unserer spirituell verarmenden Bevölkerung würden Unvollkommenheiten der Mitmenschen zunehmend einem technischen Versagen angelastet werden. Die komplizierte biologische Struktur des Menschen würde einer Reduktion auf Gene und gleichzeitig einer sozialen Genetifizierung anheim fallen. Dabei würde der Wunsch nach sofortiger technischer Reparatur jedes Verständnis für wissenschaftliche Grundlagen als Erklärungsmodelle für komplexe genetische Vorgänge unterdrücken. Menschen würden zu perfektionierten Artefacten umgedeutet. Mißlungene Exemplare wären bedauerliche technische Versager.

Das bedeutet: Im Blick auf den sozialen Kontext wird einerseits erwartet, daß KBT die zwischenmenschlichen Beziehungen erheblich stören, beeinträchtigen und verändern würde, ohne daß vorhergesagt werden kann, wie rasch und wie schwerwiegend derartige Tendenzen sich in den gegenwärtigen und zukünftigen Generationen durchsetzen und ausprägen könnten.[42] Am o.g. Beispiel der PND sollte die Gesellschaft lernen ... Andererseits ist überraschend, daß keine positiven Effekte in der Gesellschaft erwartet werden, die man gegen die negativen abwägen könnte. Gerade die heute verbreitete Akzeptanz von IVF-Methoden als ärztliche Hilfe bei Infertilität in Fachwelt und Bevölkerung – damit auch der Kinder – könnte ein Hinweis dafür sein, daß auch Menschen nach KBT weder allgemein bekannt noch in irgendeiner Weise zukünftig diskriminiert werden. Allerdings sind assistierte Befruchtung und KBT nicht dasselbe und nicht direkt vergleichbar – es handelt sich bei KBT immer noch um eine andere Qualität der Herstellung von experimentellen Menschen.

4. Ethische Argumente für und gegen die KBT

Neben den sachbezogenen, Technikabhängigen und psychosozialen Argumenten für und gegen die vorbereitende Grundlagenforschung und gegen die Anwendung der KBT wird häufig nur kategorisch begründet, daß KBT

---

[42] Rehmann-Sutter 1995b.

ethisch nicht zu vertreten sei, ohne daß die Gründe im einzelnen ausgeführt werden.[43] Es finden sich aber auch differenzierte Bewertungen, insbesondere wird darauf hingewiesen, daß die Eingriffstiefe bei KBT je nach vertretenen Zielen eskaliert und damit die ethische Beurteilung komplexer werden muß:[44]

a. Besteht eine Pflicht zur KBT?[45]

Technisches Können erlegt Medizinern Pflichten zum Handeln auf. Es wird gefragt, ob Ärzte, Biologen oder Molekulargenetiker Pflichten wie die Behandlung zukünftiger Menschen und Generationen in ihr Konzept aufnehmen sollten. Gehört die Eliminierung krankmachender Gene aus der Bevölkerung zu ärztlichen Aufgaben?

Ziel kann aber heute nur sein, zukünftigen Eltern im Einzelfall bei Sorgen um ein krankes Neugeborenes oder um eine spätere Erkrankung ihres Kindes zu helfen. Hierzu gibt es „sanftere" Mittel der Medizin als die mit unbekannten Risiken verbundene KBT. Die Akzeptanz von neuen „Pflichten" könnte bald jedes tradierte ärztliche Konzept überschreiten. Die Gewöhnung an technische Lösungen individueller oder allgemeiner Probleme könnte zur Ideologie der Handelnden führen, wie durch Selektion auch die Weitergabe von krankmachenden Genen verhindern zu sollen – oder eine Präventiv-Strategie zur Verminderung von Erbkrankheiten in zukünftigen Generationen entwickeln zu müssen. Aber sobald diese Tendenzen als Pflichten anerkannt und umgesetzt werden, müssen sich Handlungs-Zwänge und fortschreitende Diskriminierung von Nicht-Verhinderten einstellen.

b. Die Verletzung der Menschenwürde[46]

Respekt vor der Würde des Patienten steht in einem festen Zusammenhang mit der vor jedem medizinischen Eingriff geforderten „informierten Zustimmung" des betreffenden Menschen. Embryonen können nicht für sich selbst und für ihre Nachkommen zustimmen. Sie werden auch nicht befragt, ob sie diagnostiziert und getötet werden wollen. Hier üben die Eltern – und mit ihnen die behandelnden Ärzte und Biologen – Fremdbestimmung aus, insbesondere dann, wenn die zukünftige Mutter entscheidet, daß sie nicht mit diesem Kind leben kann. Wie weit reicht die Selbstbestimmung der Frau[47] oder Sorgerecht und Sorgepflicht der Eltern? Wem „gehört" der Embryo?[48] Sind

---

[43] z.B.Caesar 1989; Richter 1996.

[44] Fletcher 1990; Zimmerli und Lunshof 1992; Rubenstein et al. 1995; Graumann 1997; Mieth 1997; Winnacker et al. 1997.

[45] Fletcher 1990; Caplan 1995.

[46] Honnefelder 1995, Rubenstein et al. 1995, Rehmann-Sutter 1991.

[47] Honnefelder 1996.

[48] de Wert 1996; Gemeinsame Texte 11 1997.

Embryonen bereits Mensch und Person? Sind Eingriffe wie PID und KBT in die Selbstbestimmung der Frau eingeschlossen, und wie weit muß der Arzt oder der Biologe der Entscheidung der Frau Folge leisten? Wer entscheidet über die Autonomie-Kompetenz der Frau? Welches Wissen gehört dazu, um über Leben oder Tod der Embryonen auf Grund ihres genetischen Ausstattungsbefundes zu entscheiden? Kann die Frau ihre Entscheidungen an das Labor delegieren?

Perfekte KBT könne aber gerade die Menschenwürde des Embryos und seiner Nachkommen herstellen, so argumentiert Rehmann-Sutter[49] indem die ihn bedrohende Krankheit geheilt wird. Es erscheine widersinnig, von einem nicht mehr betroffenen Menschen anzunehmen, er habe das Leben mit der Krankheit gewählt – hätte man ihn befragen können. Reicht also eine „mutmaßliche Einwilligung" für Eingriffe in das Leben eines Embryos aus?

Menschenwürde aber ist unteilbar, nicht etwa von Krankheit oder Behinderung abhängig oder durch Heilung von Krankheit herstellbar, sondern sie ist jedem Menschen zu eigen gegeben.

KBT ziele auf eine Wesens-Veränderung des Menschen hin, der auf Unvollkommenheit angelegt sei.[50] Stimmt das im Fall der perfekten KBT?

Das Wesen eines Menschen ist ein Ausdruck für die Gesamtheit seiner Eigenschaften, seiner Freiheit und Urteilsfähigkeit, seiner Merkmale und Befindlichkeiten, seiner Würde. Es besteht unabhängig von einzelnen, subjektiv als positiv oder negativ bewerteten Lebensqualitäten, wird jedoch durch sein gesamtes Genom mitbestimmt. KBT würde ein einzelnes Gen „reparieren", nicht aber den Menschen grundlegend im Wesen verändern. Der Autor könnte auch überzeugt sein, daß jeder Mensch mit seiner vorgesehenen Unvollkommenheit leben lernen solle, was aber das ärztliche Konzept des Helfens und Heilens grundsätzlich infrage stellen würde.

Die Frage nach dem moralischen Status des Embryos, die Zuordnung der Menschenwürde und die daraus folgende Verletzung dieser Würde bei Eingriffen in embryonales Leben ist nach wie vor auch in der Bundesrepublik unentschieden und wird heftig diskutiert.[51]

Die ethischen Argumentationen für und gegen KBT brechen sich geradezu am Status des Embryos, der in unserer pluralistischen Gesellschaft uneinheitlich bewertet wird. Folgende Positionen werden vertreten:

Wenn der Embryo Mensch und Person ist, dann verbietet sich Embryonenforschung, weil damit die Würde des einzelnen, zum Leben angelegten Embryos verletzt werde. Embryonen-Verbrauch – gleich aus welchen Gründen –

---

[49] Rehmann-Sutter 1991.
[50] Benda 1985.
[51] Hoerster 1995; Wertz et al. 1995; Honnefelder 1996; Birnbacher 1997; Gemeinsame Texte 11 1997; Knoepffler 1998.

ist dann nicht zu rechfertigen. Auch der §-218-ff.-Kompromiß muß dann erneut zum grundsätzlichen Problem werden.

Wenn aber der Embryo in frühen Stadien nur Quasi-Mensch und Quasi-Person ohne volle Menschenwürde wäre oder nur abgestuften Schutz genießen sollte, dann könnten alle IVF-Methoden, PND und PID mit selektivem Schwangerschaftsabbruch sowie KBT – auch Klonen als Mittel zur identischen Gewebegewinnung – auf Grund des Embryonen-Status verteidigt werden, ohne die Menschenwürde der vollständig entwickelten Menschen zu verletzen. In 10 Jahren – so heißt es sogar – habe man sich ohnehin an das Klonen als Möglicheit für ein menschliches „Ersatzteillager" gewöhnt.[52] Eine derartige Auffassung würde aber eine für Forschung und Praxis erhebliche Anpassung des Embryonen-Schutz-Gesetzes (ESchG) von 1991 erforderlich machen, weil die ethische Basis für das Ansehen des Embryos verändert würde.

Wenn der artifiziell hergestellte Embryo auf dem Labortisch jedoch einen besonderen Schutz verdient, weil er – wie der in utero heranwachsende Embryo – bereits Mensch und Person ist, aber anders als der „natürlich" entstehende Embryo Manipulationsmöglichkeiten, Mißbrauch und Willkür im Labor ausgesetzt ist, dann werden die rationalen Begründungen für PID und KBT problematisch. Die Frau, von der der Embryo stammt, ist nicht schwanger. Sie kann nicht die gleichen Ansprüche stellen, wie während der Schwangerschaft. Aus dem geltenden § 218 ff. läßt sich logisch und moralisch nicht ableiten, daß die Frau ein Recht habe, über Diagnostik und Töten, über Manipulationen am in vitro erzeugten Embryo auf dem Labortisch zu entscheiden oder diese Rechte an den Biologen oder Arzt zu delegieren – wie während der Schwangerschaft.

Jede Diskussion über die Möglichkeiten der PID mit Selektion von Embryonen vor der Implantation und jede Spekulation einer der PID folgenden KBT muß in der Bundesrepublik die offensichtliche Inkongruenz zwischen ESchG und § 218 ff. einschließen.

b. Die kontroversen feministischen Argumente[53]

Auch die feministischen Sichtweisen sind kontrovers: Einerseits warnen Frauen vor IVF-Methoden und allen weiteren technischen Entwicklungen als einem Instrument der Machtausübung über Frauen, über die Reproduktionsfähigkeit und als eine weitere Kontrolle über Schwangerschaften. Andererseits fordern Frauen den Einsatz aller technischer Möglichkeiten, um Kinderwunsch zu erfüllen und Selbstbestimmung von Frauen zu verwirklichen. Dazu gehören auch Service-Leistungen wie PID und KBT.

---

[52] Gehring 1997.
[53] Richardt 1996; Graumann 1997.

c. Die Freiheit der Forschung, Forschungsbehinderung und Fortschritte im Ausland[54]

Auch die Freiheit der Forschung und der Blick ins fortschrittliche Ausland wird angeführt als Argumente für den Einsatz aller technischer Mittel, um mit Forschungsvorhaben und klinischen Anwendungen im Ausland Schritt halten zu können. In den USA herrscht eine andere Grundhaltung gegenüber menschlichen Embryonen, gegenüber wissenschaftlichen Innovationen und Grundlagenforschung mit privaten Geldern, vor.[55] Am Beispiel der Entscheidung zur Erforschung der Möglichkeiten von Klonen an menschlichen Embryonen wird dies deutlich. Hierzu sollen Embryonen, die nicht implantiert werden dürfen, als Forschungsobjekte dienen. Könnte man nach PID die „betroffenen" Embryonen vor dem „Verwerfen" dazu verwenden, KBT zu üben? Sie werden nicht implantiert, könnten aber der Grundlagenforschung zur Verfügung stehen.[56] Dieses utilitaristische Argument trifft auch für die sog. Beobachtungsforschung an nicht implantierbaren Embryonen zu, die jedoch mit dem Ziel, eine Schwangerschaft herbeizuführen, hergestellt wurden. Die ethische Frage bleibt wieder am moralischen Status des Embryos hängen. In diesem Zusammenhang bleibt immer zu fragen, ob nicht ein schützenswerter Embryo für den Forschungszweck mißbraucht wird.

Gegen die Verwendung speziell für die Forschung hergestellter Embryonen mit dem Verbot der Implantation spricht die Ungleichbehandlung und Ungleichbewertung von Embryonen. Man konstruiert zwei Sorten von Embryonen, die an sich nicht unterschieden werden können: die einen für die Implantation und Menschwerdung, die sehr sorgfältig gehütet, geachtet und behandelt werden, die anderen, die als Forschungobjekte dienen, an denen Experimente durchgeführt werden dürfen, weil sie zum Verwerfen hergestellt wurden.[57]

d. Gesellschaftliche Zustimmung ist gefragt[58]

Embryonenforschung und der Einsatz von PID zusammen mit KBT werden davon abhängig gemacht, ob die Gesellschaft nach ausführlicher öffentlicher Diskussion zu einem Konsens gelangt und zustimmt. Meinung ist, daß bei Ablehnung durch die Gesellschaft auf diese Forschung und die Anwendungen verzichtet werden sollte, um den sozialen Frieden zu erhalten.

---

[54] Fletcher 1990; Beck-Gernsheim 1996; DFG-Bericht „Forschungsfreiheit"; Graumann 1997; Winnacker et al.1997.

[55] Engelhardt 1997.

[56] Mieth 1997.

[57] Birnbacher 1996.

[58] Fletcher 1990, Birnbacher 1996, Winnacker et al. 1997.

e. Embryonenforschung und Anwendung von KBT erzeugen Kosten

Schließlich sind auch ökonomische Fragen zu klären, bevor in Forschung und Anwendung Prioritäten gesetzt werden. Selbst für die Entscheidung, zunächst nur PID anzustreben, die Grundlagen für sichere Diagnostik zu schaffen, um den Einsatz für bestimmte Indikationen zuzulassen, wären ökonomische Überlegungen in der angespannten Situation vonnöten.[59] Ein erheblicher Aufwand an Mitteln wäre erforderlich, um für wenige Nutzer Grundlagen und Voraussetzungen für die Anwendung zu schaffen. Ob mit KBT tatsächlich Kosten im Gesundheitswesen eingespart werden könnten, darüber wurde bisher nur spekuliert.[60] Es fehlt aber jeder Nachweis oder der nachvollziehbare Versuch einer Aufrechnung.

5. Resultat

Es gibt keinen überzeugenden Grund, KBT anzuwenden,[61] selbst wenn sich Einzelfälle konstruieren lassen, für die sich gute Gründe auf der Basis von ärztlicher Fürsorge oder technischem Können sammeln ließen. Ob es eine vernünftige Entscheidung wäre, die Möglichkeiten der KBT zu erforschen, um die Grundkenntnisse den nachfolgenden Generationen zur Verfügung zu stellen und ihnen die Wahl: „Anwendung" oder „Verzicht auf Anwendung" zu überlassen, sollte offen diskutiert werden.[62]

Eine haltbare Entscheidung, diese KBT zu fördern und jene zu verbieten, ist offensichtlich weder standesrechtlich noch gesetzlich eindeutig durchführbar. Insbesondere gelten die medizin-ethischen Voraussetzungen und Regelungen nicht für Molekulargenetiker, Biochemiker oder Biologen, die die aktuell Manipulierenden sein werden. Deshalb wird auch bei der erneuten Entscheidung, auf KBT in der BRD / in Europa zu verzichten, eine Bestätigung und Präzisierung des ESchG erforderlich, das zur Zeit Eingriffe in die Keimbahn kategorisch verbietet. Es wäre für jeden Arzt und Wissenschaftler, auch für die Öffentlichkeit hilfreich, hierzu überzeugende Begründungen zu erfahren.

Literatur

Beck-Gernsheim E (1996) Wer heilt, hat Recht? In: M. Elstner (Hrsg) Gentechnik, Ethik und Gesellschaft. Springer-Verlag, S 81–95
Beier HM (1997) Klonen – Fortpflanzen ohne Befruchtung. Zum Stand der Klonierungstechniken 1997. Aachen

---

[59] Wertz et al.1995; Kollek 1997.
[60] Caplan 1995.
[61] Positionspapier der Ges.für Humangenetik 1996.
[62] Fletcher 1990; Benda 1997.

Benda E (1985) Menschwürde und Humangenetik. In: Wehowsky St. (Hrsg) Schöpfer Mensch
    GTB 574, S 69–93
Benda E (1997) Research on the Human Genome; A critical assessment of the draft version og
    the UNESCO Bioethics Declaration. Biomedical Ethics 2,1:17–22
Birnbacher D (1996) Ethische Probleme der Embryonenforschung. In: Beckmann JP: Fragen
    und Probleme einer medizinischen Ethik, de Gruyter Verlag, Berlin, S 228–253
Bleibaum E (1997) Regulation of Gene Therapy from the EU's Point of View. In: Müller et al.
    (Hrsg) Interdisciplinary Approaches to Gene Therapy. Springer Verlag, p 149–155
Bund-Länder-Arbeitsgruppe „Somatische Gentherapie", Abschlußbericht (1997) BMG
Caesar P (1989) Humangenetik. Thesen zu Genomanalyse und Gentherapie. C.F. Müller, S 47–52
Caplan A (1995) An improved future? Scientific Amer Sept:110–111
Council for responsible Genetics (1992) Position paper on human germ line manipulation.
    Cambridge, USA
Coutelle C (1997) Gene Therapy with Non-Viral Systems. In: Müller et al.(Hrsg) Interdiscipli-
    nary Approaches to Gene Therapy. Springer-Verlag, S 17–25
Deutsche Forschungsgemeinschaft (1996) Forschungsfreiheit. VCH Verlagsges. Weinheim
Engelhardt T (1997) Amerika und die genetische Revolution: Puritaner, Kavaliere und Cow-
    boys. Future. Biotechnologie Spezial. Hoechst II, S 32–33
Fletcher JC (1990) Die ethische Diskussion um die Gentherapie am Menschen. Medizinische
    Marterialien. Zentrum für Ethik, Bochum, Heft 49
Gehring W (1997) Zit. Zeitschrift für Lebensrecht: Dolly 1:14
Gemeinsames Wort der Deutschen Bischofskonferenz und des Rates der Evangelischen Kirche
    Deutschlands zur „Woche für das Leben": Wieviel Wissen tut uns gut? Chancen und Risiken
    der voraussagenden Medizin. Kirchenamt der Evang. Kirche Hannover
Gesellschaft für Humangenetik (1996) Positionspapier der Gesellschaft für Humangenetik e.V.
    Med. Genetik 8:125–131
Graumann S (1997) The debate about the moral evaluation of germ line therapy – a critical
    overview. Biomedical Ethics 2, No. 1:12–16
Hoerster N (1995) Abtreibung im säkularen Staat. stw 929, Frankfurt
Honnefelder L (1996) Zur ethischen Beurteilung der somatischen Gentherapie. Internist 37:
    382–386
Honnefelder L (1995) Bioethik im Streit. In: Geethmann CF, Honnefelder L: Jahrbuch des In-
    stitutes für Wissenschaft und Ethik. de Gruyter, Berlin, Bd. 1, S223–251
Honnefelder L (1996) Natur und Status des Embryos: Philosophische Aspekte. Ms.
Ivanov VI (1997) Gene Therapy and Medical Genetic Service: Biological Safety and Ethical
    Aspects. In: Müller et al. (eds) Interdisciplinary Approaches to Gene Therapy. Springer-
    Verlag, S 85–87
Knoepffler N (1998) Forschung an menschlichen Embryonen als bioethischen Problem. Habi-
    litationsschrift, München. In: Vorbereitung
Kollek R (1997) Voraussetzungen und Implikationen der Präimplantationsdiagnostik, Hamburg
Koshland DE, Daniel E (1988) The future of Biological Research; What is Possible and What is
    Ethical. Zit.nach Council for responsible Genetics, 1992
Mieth D (1997) A Survey of Ethical Questions Concerning Gene Therapy. In: Müller et al.
    (eds) Interdisciplinary Approach to Gene Therapy. Springer-Verlag, p 197–211
Rehmann-Sutter C (1991) Gentherapie In: der menschlichen Keimbahn? Ethik Med 3:3–12
Rehmann-Sutter C (1995a) Keimbahnveränderungen als Nebenfolge? Ethische Überlegungen
    zur Abgrenzbarkeit der somatischen Gen-Therapie. In: Rehmann-Sutter C, Müller HJ (Hrsg)
    Ethik und Gentherapie. Attempo Verlag Tübingen, S 154–175
Rehmann-Sutter C (1995b) Politik der genetischen Identität. Gute und schlechte Gründe, auf
    Keimbahntherapie zu verzichten. In: Rehmann-Sutter C, Müller HJ: Ethik und Gentherapie.
    Attempo Verlag Tübingen, S 176–187

Rehmann-Sutter C. (1997) Germ Line Risks of Somatic Gene Therapy – an Ethical Issue. In: Müller et al. (Hrsg) Interdisciplinary Approaches to Gene Therapy. Springer Verlag, S 259–267

Richardt N (1996) Feminist discussion on IVF In: the USA. Biomedical Ethics 1, No. 2:38–43

Richter G (1996) Mitochondriale Erkrankungen und deren mögliche Beeinflussung auf genetischer Ebene: Eine sachliche Orientierung als Voraussetzung für eine ethische Beurteilung. Ethik Med. 8:135–149

Rubenstein DS,Thomasma DS, Schon EA, Zinaman MJ (1995) Germ-Line Therapy to Cure Mitochondrial Disease: Protocol and Ethics of In: Vitro Ovum Nuclear Transplantation. Cambridge Quarterly of Healthcare Ethics 4:316–339

Schroeder-Kurth T (1993) Die „Slippery Slope" – Bedrohung oder Herausforderung. In: Germann et al.: Das Ethos der Liberalität. Herder Verlag, Freiburg, S 217–230

Schroeder-Kurth T (1998) Selbstbestimmung und Manipulation. In: Knoepffler N: Akzente 10, Institut Technik-Theologie-Naturwissenscften, Utz-Verlag München, S 41–76

Vogel F, Motulsky A (1997) Human Genetics. Problems and Approaches. Third Edition, Springer-Verlag, p 737

de Wert G (1996) Ethik der Präimplanataionsdiagnostik: Ein gordischer Knoten. Biomedical Ethics 1 No. 1:9–13

Wertz DC, Fletcher JC, Berg K (1995) Guidelines on ethical issues In: medical genetics and provision of genetic services. WHO, Geneva

Wilmut I, Schnieke AE, McWhir J, Kind AJ, Campbell KHS (1997) Viable offspring derived from fetal and adult mammalian cells. Nature 385:810–813

Winnacker E.-L, Rendtorff T, Hepp H, Hofschneider PH, Korff W (1997) Gentechnik: Eingriffe am Menschen. Akzente 7, Institut Technik-Theologie-Naturwissenschaften, München, Utz-Verlag

Zacher N (1997) Legal Aspects of Gene Therapy – The Austrian Regulation Model. In: Müller et al. (eds) Interdisciplinary Approaches to Gene Therapy. Springer-Verlag, p 117–127

Zimmerli W, Lunshof J (1992) The Human Genome. Fundamental Research, germ line Modifications and Ethics. Universität Bamberg

Speisen und Gewürze in Heidelbergs Küchen
vom 14. bis zum 17. Jahrhundert

von Martin Bopp und Klaus Zenner

Wenn wir uns mit den Lebensgewohnheiten unserer Vorfahren beschäftigen, sollte die Ernährung dabei nicht die kleinste Rolle spielen. Schriftliche Zeugnisse, wie frühe Kochbücher des 13. oder 14. Jahrhundert, die Beschreibung festlicher Essen aus Anlaß von Hochzeiten oder Fürstentreffen und Rechnungsbücher aus Klöstern [1] geben verstreut darüber Nachricht. Die aber sind für die jeweilige Zeit zweifellos nur beschränkt repräsentativ, da sie fast immer nur eine schmale Oberschicht betreffen, und die ernährte sich noch vor 200 Jahren ganz anders als die große Masse der Bevölkerung [2].

Was den pflanzlichen Teil der menschlichen Nahrung angeht, ist es Aufgabe der Archäo- oder Ethnobotanik, diesen zu erfassen. Auch sie kann sich auf kompetente schriftliche Überlieferung stützen, denn schon bald nach der Erfindung des Buchdrucks erschienen erste gedruckte „Herbarien", z.B. von

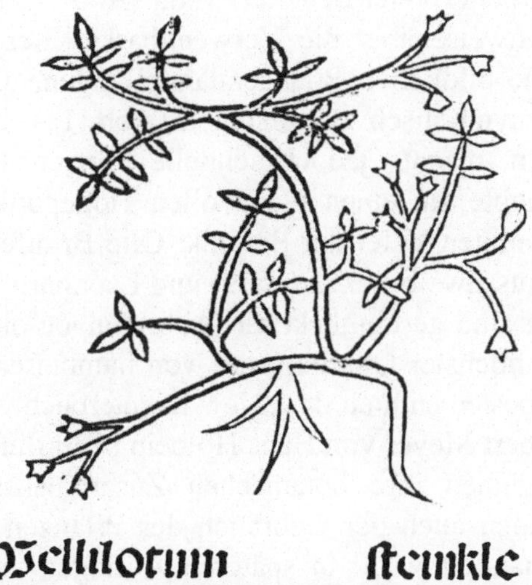

Abb. 1. Abbildung von Steinklee-Pflanzen aus P. Schöffers „Herbarium latinus" 1485

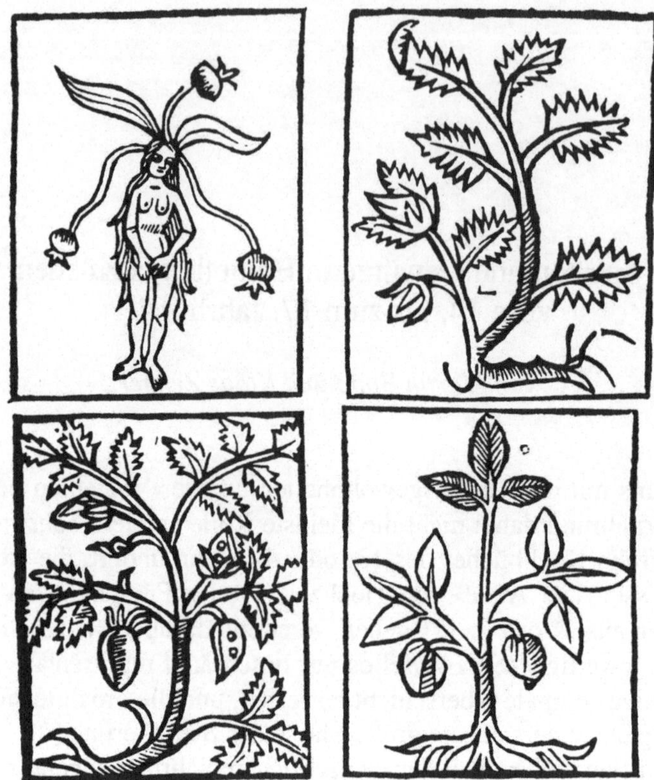

Abb. 1a. Aus der französischen Ausgabe von P. Schöffers „Gart der Gesundheit", 1522, Zusammenstellung einiger Pflanzenbilder. Links oben Mandragora mit menschenähnlicher Wurzel

dem Gutenbergmitarbeiter Peter Schaffer, 1483 (Abb. 1), Pflanzenbücher also, die auch immer Hinweise über die Verwendbarkeit der Pflanzen und ihrer Teile enthielten. Die bildlichen Pflanzendarstellungen, die wir darin finden, sind zunächst eher symbolisch zu verstehen (Abb. 1a). Die Kunst, Pflanzen natürlich abzubilden, machte jedoch schnelle Fortschritte, schon zwischen 1530 und 1543 erlebte sie einen glanzvollen Höhepunkt in den „Kräuterbüchern" der sogenannten Väter der Botanik: Otto Brunfels aus Basel (1530), Hieronymus Bock aus Zweibrücken (1539) und Leonhard Fuchs aus Tübingen (1543). Ihre Bücher sind geschmückt mit Abbildungen eindeutig identifizierbarer Pflanzen von höchster Qualität – oft von namhaften Künstlern entworfen. Zweifellos die besten enthielt das „New Kreuterbuch" von Fuchs (Abb. 2), dessen Zeichner Albert Meyer von Hans Holbein beeinflußt war [3, 3a].

Die Verfasser nennen ihre botanischen Zusammenfassungen „Kreuterbücher", weil in ihnen auch der Gebrauch der Pflanzen als Arznei und als Nahrungsmittel behandelt wird. In späteren Auflagen von Bocks „Kreuterbuch" findet sich sogar ein besonderer Anhang „Die deutsche Speisekammer"

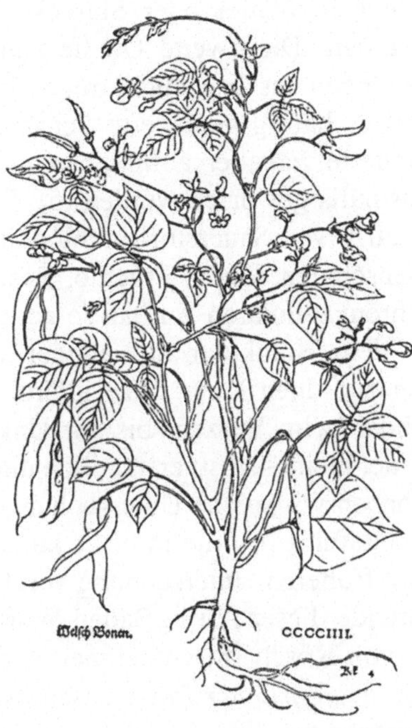

Abb. 2. Erste Abb. einer Gartenbohne aus L. Fuchs „New Kreuterbuch" 1543 [24a]

und auf der Titelseite ist vermerkt, daß es Angaben über „Zucker, Wein, Essig ... allerhand Kochkreutter, Spezereien und Gewürze" enthält.

Es mangelt also nicht an literarischen Quellen [4]. Aber viel eindringlicher als jede schriftliche oder bildliche Überlieferung beeindruckt die Realität: Das was tatsächlich übrig geblieben ist von dem, was unsere Vorfahren in der Hand gehalten oder, wenn es Nahrungsmittel waren, was sie gegessen haben – wie wir gleich sehen werden. Schriftliche Zeugnisse und reale Funde sollten sich letzten Endes zu einem vollkommenen Bild ergänzen, entdeckt man beim Übriggebliebenen doch manches, was die Zeitgenossen kaum für der Erwähnung wert gehalten haben.

Wie aber können sich in unserem feuchten und wechselhaften Klima Essensreste überhaupt erhalten, wenn wir bedenken, wie schnell alles organisches Material vergeht, durch Verwesung und Zersetzung abgebaut?

Im wesenlichen gibt es in unseren Breiten zwei Ursachen als Quellen für brauchbare Zeugnisse. Die eine sind Überreste aus alten Feuerstellen, Trockendarren oder von Bränden, in denen verkohlte Pflanzenreste teilweise so gut konserviert sind, daß man sie eindeutig identifizieren kann. Das gilt für Spelzen von Getreidekörnern, Samenschalen oder verholzte Pflanzenteile, deren Feinstrukturen im Feuer in verkohltem Zustand gut erhalten bleiben. Aber auch vergängliche Teile, wie Keimblätter oder Stärkekörner können durch Verkohlung konserviert werden. Die zweite Quelle sind Abortgruben, wie sie nicht selten bei Ausgrabungen ans Tageslicht treten; im späten Mittelalter und der frühen Neuzeit sind es häufig gemauerte Schächte, die über Jahrzehnte, manchmal über Jahrhunderte, Fäkalien aufnahmen, in die jedoch auch die Abfälle des täglichen Hausmülls geworfen wurden [5]. Da die dichte Packung in solchen Latrinen den Zutritt von Sauerstoff verhinderte, haben sich sehr viele Pflanzenteile wie Samenschalen, kleine Früchte, Bestandteile des Fruchtfleisches oder Spelzen in ihrem zellulären Aufbau so gut erhalten, daß man sie im Mikroskop oder unter dem Binokular mit einiger Übung einwandfrei bestimmten Pflanzenarten zuordnen kann. Was allerdings schon bei der Herstellung der Nahrung oder beim Verzehr bis zur Unkenntlichkeit zerkleinert oder völlig verdaut wurde, bleibt selbstverständlich unentdeckt.

Vor einigen Jahren haben wir solche Untersuchungen an Material aus Heidelberger Latrinen durchgeführt [6], die in einer kurzen Mitteilung publiziert sich zusammen mit einer früheren Untersuchung von U. Maier [7] als die umfangreichsten Pflanzenfunde dieser Art in Baden-Württemberg herausstellten, wie man einer Tabelle von Rösch [8] entnehmen kann (Tabelle 1). Deshalb soll das Ergebnis hier in *ausführlicher Form* zusammengefaßt und die daraus ableitbaren Schlüsse gezogen werden.

Das Material dafür stammt aus 5 von insgesamt 8 Latrinengruben, die im Rahmen von Ausgrabungen am Kornmarkt in Heidelberg freigelegt wurden [5] und die, wie sich nach dendrologischen Bestimmungen und Funden von Keramik zeigen läßt, zwischen 1399 und 1693 benutzt worden sind. Einige der Gru-

Tabelle 1. Archäobotanisch nachgewiesene Nahrungs- und Nutzpflanzenarten in Süddeutschland und der Schweiz (aus Rösch [8])

Ort	Getreide	Öl- und Faser-pflanzen	Hülsen-früchte	Obst Nüsse	Gemüse Gewürze	Heil- und Zier-pflanzen	Färbe-pflanzen
Heidelberg	7	3	1	41	24	14	1
Villingen	9	5		29	17	15	2
Tübingen	5	3	1	23	18	16	
Konstanz	9	5	3	27	23	8	1
Freiburg	2	4		29	10	4	
Ulm	8	1		18	6	7	
Zürich	1	3	1	20	5	9	1
Kirchheim/Teck	1	1	1	12	4	3	
Ladenburg	1	1		16	3		
Rottweil	1			4	3	6	
Eschelbronn	3	1		8	1		
Schaffhausen	3	1	3	6			
Sindelfingen	1	2		7			
Bruchsal	2	1		1	3		

ben besitzen eine ungestörte Schichtung, andere waren dagegen einheitlich durchmischt. Da die Gruben zu verschiedenen Gebäuden gehörten und die übrigen Abfallreste (Gläser, Keramik) Hinweise auf den sozialen Stand erlauben, lassen sich ihnen unterschiedliche Benutzer zuordnen. Wir werden bei der Besprechung der Funde zwar auf diese Nutzergruppen eingehen, auf Grund der kleinen Objektzahlen sind aber nur sehr begrenzte Aussagen möglich.

Als eine Art Kontrolle zu den aus der menschlichen Ernährung herrührenden Pflanzenresten kann man eine Entnahme auf der Grabungsfläche ansehen (Flächenbefund). Diese ist zeitlich nicht exakt festzulegen. Im wesentlichen findet sich in ihr der Samenbestand der Unkrautflora.

Zur Methodik der Untersuchungen

Alle Proben wurden uns von Mitarbeitern des Landesdenkmalamtes in bodenfrischem Zustand überlassen. Meist war das Material geruchlos, krümelig und bestand zum größeren Teil aus völlig degradierten, nicht erkennbaren Bestandteilen. Größere Keramikscherben, Metallgegenstände usw. waren zuvor ausgesondert worden. Aus den vorliegenden Proben lassen sich die bestimmbaren Pflanzenreste durch Aufschwemmen mit Wasser leicht herausspülen.

Neben den Samen und Früchten, die uns hier interessieren, fanden sich als Kleinmaterial auch Quarzkörner (Sand), kleine Knochen (z.B. von Mäusen), Eierschalen, Fischschuppen, Fliegenpuppen, Stücke von Insektenpanzern, Haare, manches Mal in Büscheln und kleine Gewebestücke aus Wolle.

Da die Fäkaliengruben sehr viel verwertbares Material enthielten, konnte auf ein besonderes Anreicherungsverfahren verzichtet werden. Für eine Auswertung verwendeten wir in der Regel jeweils 30 g von jeder vom Landesdenkmalamt unter der Berücksichtigung der stratigraphischen Schichtung ausgewählten Probe. Nur der „Flächenbefund" wurde mit einem Siebsatz aufgearbeitet, wodurch eine Auftrennung der Bestandteile in entsprechende Größen erfolgte.

Alle Pflanzenreste wurden trocken, in Formalin oder in einem Gemisch von Wasser : Äthanol : Glycerin aufbewahrt. Repräsentative Beispiele davon sind jetzt im Kurpfälzischen Museum Heidelberg ausgestellt.

Wie gut sind die Reste erhalten?

Um die Pflanzenreste einwandfrei identifizieren zu können, wurden sie mit frisch geerntetem Material wie Samenkörnern, Früchten, Hüllblättern, aber auch bestimmten Zellkomplexen wie den Steinzellen-Nestern aus dem Fruchtfleisch der Birne verglichen bzw. auf detaillierte Abbildungen [9, 10] bezogen.

Das aufgefundene Pflanzenmaterial war manches Mal nur zum Teil erhalten, so daß es notwendig war, auch Bruchstücke für die Identifizierung heranzuziehen. In besonders gutem Zustand waren trotz des hier möglichen Sauerstoffzutritts die Objekte im „Flächenbefund", was damit erklärt werden kann, daß es sich um einen trockenen Bodenbereich handelte, in dem ein wüstenähnliches Kleinklima herrschte, wie man es z.B. unter einem Dachvorsprung findet, den kein Regen erreicht.

Auch die besterhaltenen Samen enthielten keinen zellulären Inhalt und sind deshalb auch nicht mehr keimfähig. (Übrigens so wenig wie der immer wieder erwähnte „Mumienweizen"). Meist waren die Samen hohl, gelegentlich fanden sich unbestimmbare Reste der weichen Keimblätter oder etwa in den Kirschkernen, die aus dem verholzten inneren Fruchtblatt bestehen, konnten oft noch Teile des braunen innen liegenden Häutchens, das ist die Samenschale, gefunden werden.

Wacholderbeeren, die eigentlich „Beerenzapfen" sind, waren meist nur in Form von einzelnen Samen erhalten zusammen mit verhärtetem Harz, das aus solchen „Zapfen" stammt.

Von etwas größeren Samen, wie denen der Kornrade, waren oft nur Bruchstücke übrig geblieben, die dann einzeln gezählt wurden. Pflaumenkerne, Nußschalen, Kirsch- und Traubenkerne waren natürlich mit dem bloßen Auge zu erkennen und in der Regel in so gutem Erhaltungszustand, daß auch ein Arten- oder Sortenvergleich mit heute lebenden Pflaumen, Kirschen usw. möglich war [11].

Im übrigen hängt auch die Zahl der gefundenen Pflanzenreste deutlich vom allgemeinen Erhaltungszustand des Grubeninhalts ab, so gab es bei einer durchschnittlichen Artenzahl von 20 pro 30 g. Probe auch solche in denen nur 6 oder 7 verschiedene Pflanzenarten identifiziert werden konnten, alles übrige war bis zur Unkenntlichkeit degradiert.

Wie kamen die Reste in die Grube?

Während es keine Frage ist, daß beim Flächenbefund alle vorkommenden Pflanzenreste als natürliche Verbreitungsorgane vom Wind, von Tieren oder einfach durch Herabfallen in den Boden gelangten, läßt sich diese Frage bei den in den Latrinen gefundenen Resten durchaus stellen. Der größte Teil der Funde hat zusammen mit der übrigen Nahrung den Darm der Nutzer passiert, so die kleinen Körnchen von Erdbeeren, Heidelbeeren, Feigen, Himbeeren etc., auch Gewürze wie Wacholder, Kümmel, oder Fenchelsamen, schließlich die Reste von Reis und Hirsekörnern und nicht zuletzt die giftige Kornrade, d.h. sie waren irgendwann gegessen worden. Schwieriger liegt der Fall bei Traubenkernen, die oft sehr zahlreich und dicht beieinander liegend erscheinen, was nur möglich ist, wenn sie mit Trester in die Abortgrube entsorgt worden sind, ähnliches gilt für die großen Mengen an Kirschkernen. Ganz sicher sind Pflaumen- und Aprikosenkerne und Nußschalen direkt in den Abfall weggeworfen worden und nicht als Nahrung aufgenommen gewesen. Wir werden noch andere pflanzliche Funde erwähnen, von denen wir sicher sein können, daß sie nicht Bestandteile der Nahrung waren.

Was wurde gefunden?

Die einzelnen Funde sind ihrer Zahl nach (jeweils auf 30 g bezogen) in den folgenden Tabellen enthalten. Sie sind außerdem nach den Fundorten (Schnitten) aufgegliedert (Abb. 3).

Schnitt 709 enthält 6 Proben. Die Grube gehört zu einem Spital, das zwischen dem späten 14. und der Mitte des 16. Jahrhunderts benutzt wurde.

Schnitt 1206 enthält 1 Probe. Von Personen aus gehobenem Milieu vom späten 15. bis zur Mitte des 16. Jahrhunderts benutzte Grube.

Schnitt 504 enthält 5 Proben, die zeitlich gestuft aus der Zeit vom 15. bis zum 17. Jahrhundert anfielen. Zunächst war es eine Spitallatrine (die ersten 3 Proben), und etwa ab der Mitte des 16. Jahrhunderts eine von Personen aus gehobenem Milieu genutzte Grube.

Schnitt 910 enthält 5 Proben in zeitlicher Aufeinanderfolge aus stratigraphisch ungestörter Schichtung vom Beginn des 16. Jahrhunderts bis 1693. Diese Latrine wurde von wohlhabenden Personen benutzt.

Schnitt 704. 2 Proben aus einheitlich durchmischter Grube, die vom 16. bis Mitte des 17. Jahrhunderts gebraucht wurde. Gleichzeitig gefundenes Glasmaterial läßt auch hier auf gehobenes Milieu schließen.

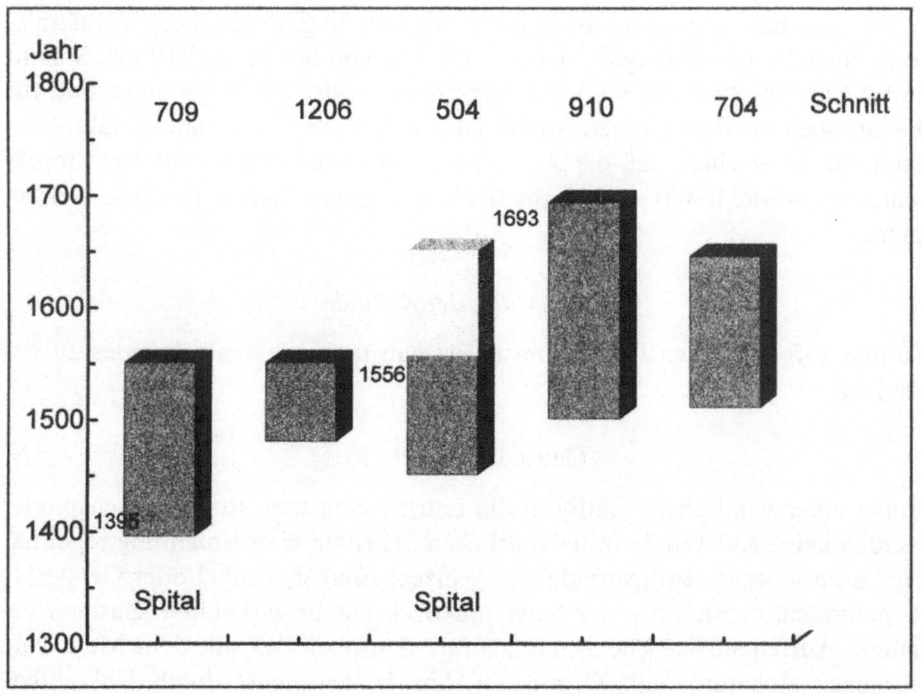

Abb. 3. Zeitliche Verteilung der Gruben

Tabelle 2. Vergleich der Früchte in 4 unabhängigen Auswertungen einer Entnahme. Anzahl der in jeder Probe gefundenen Samen (Früchte)

	1	2	3	4	
Feige	7	3	7	1	
Erdbeere	124	116	115	106	
Apfel	4	4	10	8	
Maulbeere		1		1	
Aprikose			1		
Kirsche	6	14	14	8	
Pflaume	1				
Schlehe		1			
Birne	1			2	
Brombeere	7	1	2	1	
Himbeere	30	32	23	14	
Heidelbeere	45	65	43	48	
Weintraube	9	18	23	17	
Summe	234	255	238	206	$\varnothing = 233$

Die letzte Spalte in den folgenden Tabellen bezieht sich auf den Flächenbefund mit völlig abweichender Zusammensetzung des gefundenen Materials.

Um zu sehen, wie genau die Auswertung von 30 g Material die Verhältnisse in einer Probe wiedergibt, nahmen wir uns von der Probe 319 aus Schnitt 910 4 Einzelproben und werteten jede für sich aus. Die Ergebnisse sind für die Gruppen mit dem größten Anteil: Obst in Tabelle 2 zusammengefaßt. Man kann daraus ersehen, daß die Auswertung einzelner Proben durchaus repräsentative Werte liefert und deshalb als charakteristisch angesehen werden kann.

Auswertung der Befunde

Zu den aufgefundenen Pflanzenresten ist nun im einzelnen folgendes zu bemerken:

Getreide (Tabelle 3)

Außer einer wohl eher zufällig in die Latrine geratenen Roggenährenspindel wurden keine anderen, in mittelalterlichen Schriften über Ernährung regelmäßig beschriebenen, Brotgetreide wie Weizen, Emmer, Dinkel oder Gerste [1, 4] gefunden, da sich deren Körner praktisch nur in verkohltem Zustand erhalten. Auffallend ist jedoch das häufige Auftreten des mit dem Mehl vermahlenen Ackerunkrauts Kornrade (Abb. 4), das heute durch Unkrautbekämpfung und bessere Saatgutreinigung fast völlig verschwunden ist. Die Kornrade und ihre Samen sind durch den Gehalt an Saponinen sehr giftig und haben zu Erkrankungen wie Kopfschmerzen, Krämpfen und Atemlähmung

Tabelle 3. Getreide

	709						1206	504					910					704		F
	1	2	3	4	5	6		1	2	3	4	5	1	2	3	4	5	1	2	
Reis	–	–	–	–	–	–	–	2	1	–	4	1	–	–	1	–	–	–	–	–
Hirse	2	1	4	2	–	2	–	4	2	2	–	2	–	–	1	1	–	–	–	–
Roggen	–	–	–	–	–	–	–	–	1	–	–	–	–	–	–	–	–	–	–	–
Kornrade	1	–	2	1	11	3	–	–	3	4	3	2	1	–	4	1	–	–	1	1

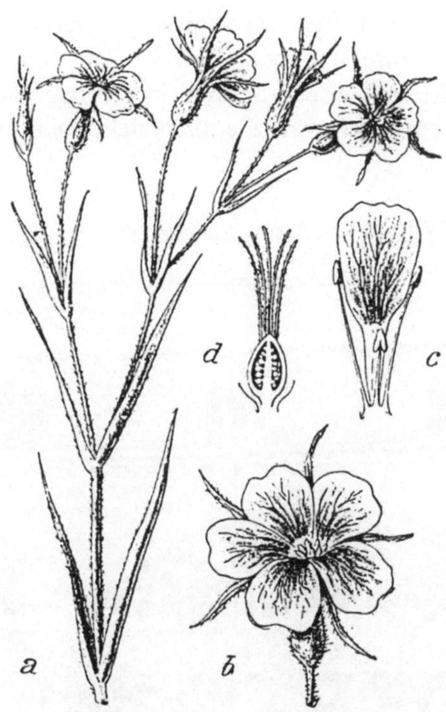

Abb. 4. Kornrade, Pflanze und Einzelblüte [39]

geführt [12]. Vielleicht ist das ein Grund dafür, daß diese Samen ziemlich regelmäßig in den Spitallatrinen auftreten, wo sie von erkrankten Patienten stammen, denn in den anderen Gruben findet man sie nur sporadisch. Es könnte auch sein, daß in den Spitälern ein schlechteres Mehl mit stärkeren Verunreinigungen verbacken wurde. Dann wäre, was nicht ausgeschlossen ist, das Spital krank machend gewesen.

Von den Getreidearten, die ohne Kleber und darum fürs Brotbacken nicht geeignet sind, ist die Rispenhirse in den frühen Schichten und in den Spitallatrinen praktisch immer anzutreffen, dagegen fehlt sie in den späteren Latrinen mit Benutzern aus gehobenem Milieu fast völlig, ein beredtes Zeugnis dafür, daß der Hirsebrei ein Charakteristikum der einfachen Ernährung ist. Neben der Rispenhirse findet man gelegentlich auch Kolbenhirse, so z.B. bei Ausgrabungen in Konstanz [13]. Sie kommt in Heidelberger Proben nicht vor, was wenig verwundert, da diese Art in Deutschland nur an wenigen Stellen angebaut wurde [14].

Besonders bemerkenswert ist der erstmalige Fund von Reisspelzen (insgesamt 9) nördlich der Alpen. In den ältesten Proben kommen sie zwar noch nicht vor, aber vor allem in der Latrine 504 wurden sie immer wieder entdeckt. Solche Spelzen sind die Überreste von ungeschälten ganzen Reiskörnern, die aus Import-Ware stammen. Eine Einfuhr fand wahrscheinlich erst statt, nachdem der Reisanbau aus Sizilien in die Poebene und die südlichen Alpentäler [15] vorgedrungen war. Ziemlich sicher gehörte Reis nicht so sehr

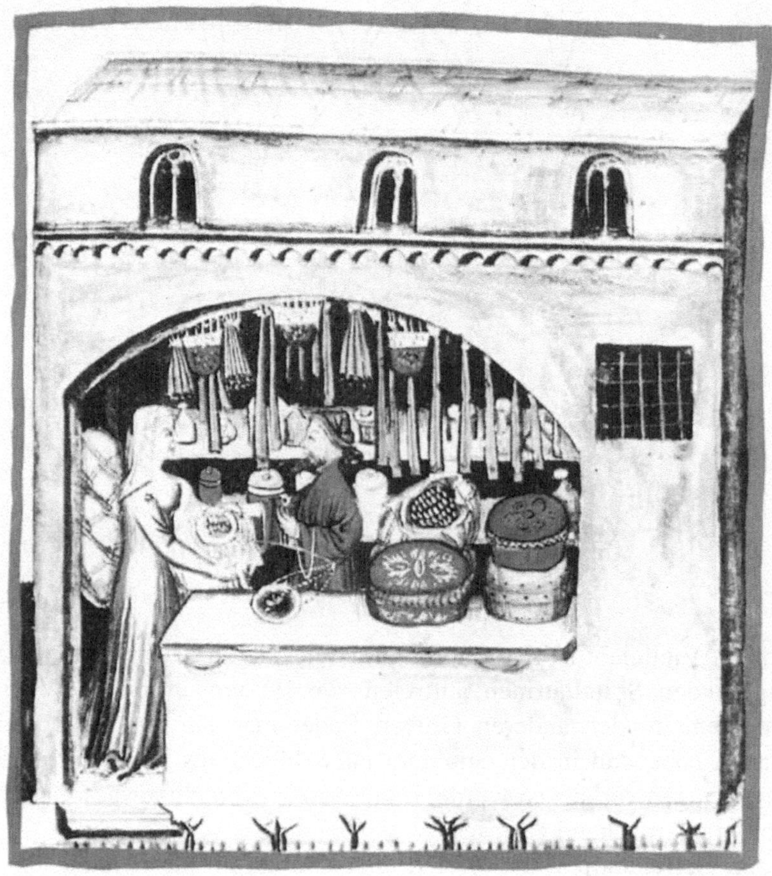

Abb. 5. Verkauf von Reis, Ende des 14. Jahrhunderts, italienisch [25]

zur Diät der Hospitäler als zur gehobenen Ernährung, wie auch die Abb. 5 zeigt, wo Reis zusammen mit Waren des gehobenen Bedarfs verkauft wird.

Erwähnenswert erscheint uns das völlige Fehlen eines anderen wichtigen Bestandteils der mittelalterlichen und frühen neuzeitlichen Küche, nämlich der Hülsenfrüchte: Erbsen, Linsen, Pferdebohnen und grüne Bohnen. Diese letzteren sind aber überhaupt erst 1543 zum ersten Mal in Deutschland beschrieben (Abb. 2), da sie aus Amerika eingeführt wurden [14]. Alle diese Hülsenfrüchte oder erkennbare Teile davon sind in aller Regel nur in verkohltem Zustand erhalten [16]. Immerhin waren linsenförmige Reste, die sehr wahrscheinlich auf diese Hülsenfrüchte zurückgehen, in den Proben zu finden. Weil sie jedoch nicht ganz eindeutig zugeordnet werden konnten, erscheinen sie nicht in den Tabellen. Wir wissen aber, daß Linsen früher regelmäßig in Handschuhsheim angebaut wurden und zwar in einem eigens ausgewiesenen Gebiet von etwa 5 Morgen in der Nordwestecke der Gemarkung [17].

Obst (Tabelle 4)

In der Tabelle fällt sofort auf, daß neben unseren heutigen Kulturobstarten große Mengen an Wildfruchtresten auftreten.

Birnen sind durch die Steinzellnester aus dem Fruchtfleisch und durch Kerne reichlich vertreten, Apfelkerne kommen mit Ausnahme der Grube 910 ganz regelmäßig vor. Auch dort, wo die Latrinen stratigraphisch geschichtet sind, fehlen signifikante Unterschiede in den einzelnen Schichten, was darauf hindeutet, daß Äpfel und Birnen das ganze Jahr über, dann sicher als Dörrobst gegessen wurden.

Von Quitten wurde nur ein einziger, offensichtlich glatt durchgeschnittener Kern gefunden, das spricht für die Herstellung von Quittenmus.

Kirschen sind in nahezu allen Proben aufgetreten, man kann sie bei ihrer Größe makroskopisch erkennen und daher kaum übersehen. Süß- und Sauerkirschen lassen sich an Hand mehrerer Merkmale zwar eindeutig unterscheiden [18], da dies jedoch ihrem jeweiligen Erhaltungszustand entsprechend nicht immer möglich ist, sind in der Tabelle beide Arten zusammengefaßt.

Pflaumen- und Zwetschgenkerne sind von großer Variabilität im Erscheinungsbild. Sie lassen sich zum Teil bestimmten „Typen" zuordnen [11]. Man kann daraus auf eine große Vielfalt von nicht sehr hoch gezüchteten Sorten schließen, die außerdem leicht bastardierten. Nur ein Zwetschgenkern aus einer späten Schicht von Schnitt 504 gleicht heutigen Zwetschgen.

Aprikosen und auch Pfirsiche schließlich sind jeweils nur durch einen Fund belegt (der Pfirsich ist nicht in der Tabelle.)

Faßt man dies zusammen, so erkennt man, daß unabhängig von der Benutzergruppe die heute in unserer Region vorkommenden Obstbäume während der ganzen Zeit angepflanzt wurden, und ihre Früchte in der täglichen Ernährung

                    Martin Bopp und Klaus Zenner

Tabelle 4

	709						1206	504					910					704		F
	1	2	3	4	5	6		1	2	3	4	5	1	2	3	4	5	1	2	1
Obst																				
Kornelkirsche	–	–	–	–	–	–	–	1	–	–	–	–	–	–	–	–	–	–	–	–
Quitte	–	–	–	–	–	–	–	–	–	–	–	1	–	–	–	–	–	–	–	–
Feige	20	11	7	2	6	13	34	16	6	46	17	6	64	1	6	2	6	40	8	–
Erdbeere	116	72	107	43	40	57	820	268	90	702	305	203	519	36	115	34	268	29	133	1
Apfel	2	4	13	4	8	4	9	1	2	11	14	7	–	–	7	–	–	–	3	–
Maulbeere	2	–	–	–	1	–	–	2	1	2	9	2	1	1	1	3	2	–	–	–
Judenkirsche	–	–	–	–	–	–	–	1	–	4	1	–	3	–	1	–	–	–	1	–
Aprikose	–	–	–	–	–	–	–	–	–	–	–	–	–	–	1	–	–	–	–	–
Kirsche	4	3	25	–	1	–	5	21	2	3	5	2	1	–	11	2	–	1	20	–
Pflaume	1	–	1	–	–	–	–	1	–	–	–	–	–	–	1	–	–	–	–	–
Zwetschge	–	–	–	–	–	–	–	–	–	–	1	–	–	–	1	–	–	–	–	–
Schlehe	–	–	–	–	–	–	–	–	–	–	–	–	–	–	1	–	–	–	–	–
Birne	1	–	–	1	–	2	5	–	2	1	3	2	1	–	1	2	1	–	2	–
Rose	1	–	–	–	–	1	–	1	–	–	–	–	–	–	–	–	–	–	–	–
Kratzbeere	–	–	–	–	1	–	–	–	–	–	–	–	–	–	–	–	–	–	–	–
Brombeere	5	1	–	–	2	3	1	6	–	12	–	2	6	–	3	1	1	–	–	1
Himbeere	34	27	9	19	10	24	125	72	8	194	6	8	74	9	25	3	24	11	18	1
Holunder	–	–	–	–	–	–	–	–	–	–	2	–	–	–	–	27	–	–	–	1
Heidelbeere	16	33	13	27	15	30	20	2	23	49	26	18	15	7	50	26	23	–	31	1
Weintraube	28	9	11	8	7	16	16	149	8	28	16	24	85	4	17	15	13	26	14	1
Nüsse																				
Eßkastanie	–	–	–	–	–	–	–	–	–	–	–	–	–	–	1	–	–	–	–	–
Haselnuß	–	–	–	–	–	–	–	1	–	–	–	–	–	–	–	–	–	–	–	–
Walnuß	1	–	–	–	–	–	–	–	–	1	–	1	–	–	–	–	–	–	–	–
Lein	–	–	–	–	–	–	–	–	–	–	–	–	–	–	1	–	–	–	–	–
Mohn	2	–	–	3	3	1	2	–	1	–	–	2	–	–	1	–	–	–	–	–

eine wichtige Rolle spielten. Die meisten Früchte wurden nicht nur frisch, sondern auch in konserviertem Zustand (Hutzelbirnen, Dörrpflaumen) gegessen.

In viel größerer Zahl als die kultivierten Obstarten treten Samen und Früchte von Wildobst auf.

An erster Stelle sind die Nüßchen der Erdbeeren zu nennen. Nach statistischem Vergleich von jeweils 700 dieser kleinen auf den Beeren sitzenden Früchtchen [6] lassen sich diese ziemlich eindeutig Walderdbeeren zuordnen, die sich – innerhalb der Fehlergrenzen – zwischen dem 15. und 16. Jahrhundert nicht verändert haben, also aus derselben Quelle stammen. Sie sind wohl als Wilderdbeeren gesammelt worden.

Ganz sicher stammen die Heidelbeeren und Himbeeren, die beide in großen Mengen in allen Latrinen vorhanden sind, genauso wie die Brombeeren aus den Wäldern rings um Heidelberg [7]. Da diese Wälder stark devastiert waren

[19] herrschten die Himbeeren gegenüber den Brombeeren vor, während umgekehrt bei Ausgrabungen in Neuss [20] Brombeeren etwa 10mal so häufig waren wie Himbeeren [21].

Die große Zahl der gefundenen Nüßchen und Samen hängt natürlich damit zusammen, daß mit einer einzigen Erdbeere oder Himbeere einige hundert Körnchen in die Latrine kamen. Ein Bezug auf die tatsächlich verzehrte „Fruchtmenge" verändert deshalb das Bild völlig. Eine überschlagsmäßige Schätzung ergibt, daß auf die Äpfel etwa 50 %, auf die Birnen 22 % und auf Kirschen 19 % des Obstgewichts entfallen, während die Wildfrüchte einschließlich der Erdbeeren zusammen nicht mehr als 7 % ausmachen (Tabelle 5). Entgegen dem ersten Augenschein heißt das aber, daß die kultivierten Obstsorten in der Ernährung eine viel größere Rolle gespielt haben als alle gesammelten Wildfrüchte zusammen. Neben den wichtigsten bisher aufgezählten Wildfrüchten, die wir auch heute noch nutzen, wurden auch viele andere Früchte verzehrt, die in der heutigen Ernährung fast keine Rolle mehr spielen. Für die Heidelberger Gruben zählen dazu: Kornelkirsche, Hagebutte (Rose), schwarzer Holunder, Maulbeere, Schlehe, Kratzbeere und Judenkirsche[1], wie sie auch schon von anderen süddeutschen Fundorten bekannt sind, so von Konstanz [13] und Freiburg [29].

Besondere Erwähnung unter den Früchten verdienen schließlich Feigen und Trauben, deren Kerne in allen Schnitten in unübersehbarer Menge vorkommen. Schon eingangs haben wir den Verdacht geäußert, daß es sich bei den Traubenkernen vielfach um Reste von Trester handeln dürfte, die in die Grube geworfen wurden (z.B. Schnitt 198). Trauben wurden auch frisch gegessen, zumal der Rebenanbau in Heidelberg früher viel bedeutsamer war als

Tabelle 5. Relative Fruchtmenge (bezogen auf Äpfel = 1000) und prozentualer Anteil am Gesamtfrucht„gewicht" (ohne Weintrauben)

	r. F.	%
Feige	8	0,4
Erdbeere	90	4,6
Apfel	1000	50,9
Kirsche	368	18,7
Pflaume	42	2,1
Birne	446	22,7
Brombeere	3	0,15
Himbeere	30	1,5
Heidelbeere	13	0,7
Weintraube	1588	–

---

[1] Eine nahe Verwandte der Judenkirsche, Physalis peruviana (Kapstachelbeere), findet man heute oft als (eßbare) Dekoration auf Vorspeisentellern (22).

heute [17]. Wie weit Rosinen zu den Traubenkernen beitragen ist schwer zu
sagen. Immerhin weist das gemeinsame Vorkommen mit großen Mengen von
Erdbeeren in ein und derselben ungestörten Schicht auf Rosinen hin, da Erdbeeren und Weintrauben nicht zur gleichen Zeit reif sind und es bekannt ist,
daß Rosinen aus südlichen Ländern eingeführt wurden.

Das gilt auch für die Feigen. Zwar findet man schon bei Hieronymus Bock
1546 [24] über Feigenbäume: „Derselben findet man auch etwañ an etlichen
warmen orten des Teutschen Lands" und in günstigen Jahren werden diese
Feigen in Heidelberg sogar „reif". Aber die Struktur der in den Latrinen gefundenen Samen entspricht mehr den völlig ausgereiften importierten Feigen
als denen, die in unserem Klima herangewachsen sind, und deren Samenschale dünner und weniger regelmäßig ausgebildet ist. Das Trocknen von Feigen [25] und ihre Einfuhr [26] (Abb. 6a,b) sind vielfach belegt und ihre ab-

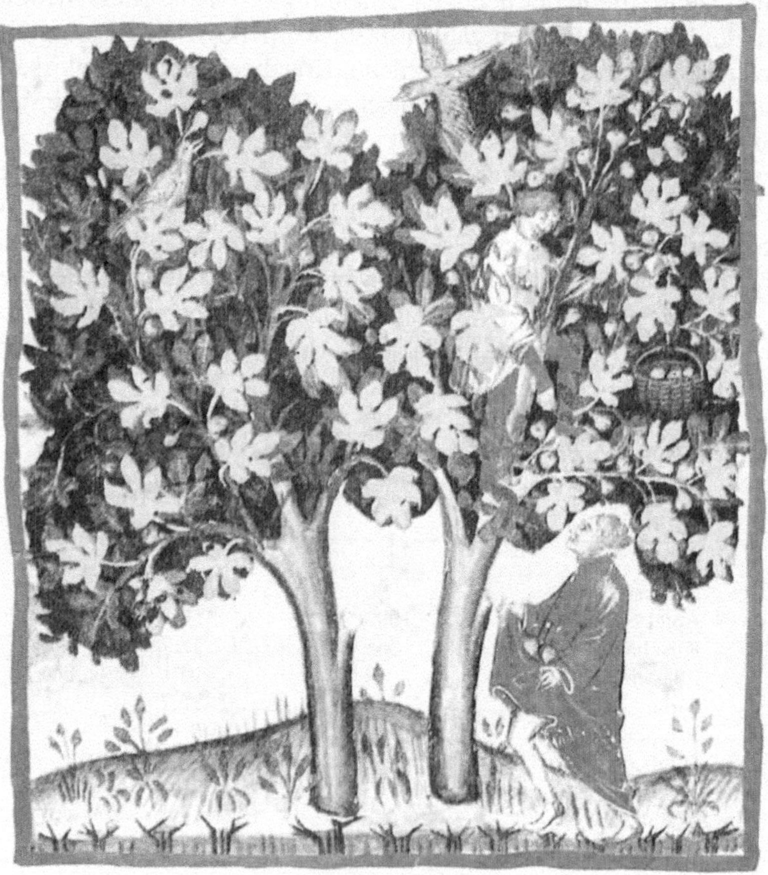

Abb. 6. a Ernte frischer Feigen (**a**) und Verkauf getrockneter Feigen (**b**), Ende des 14. Jahrhunderts, italienisch [25]

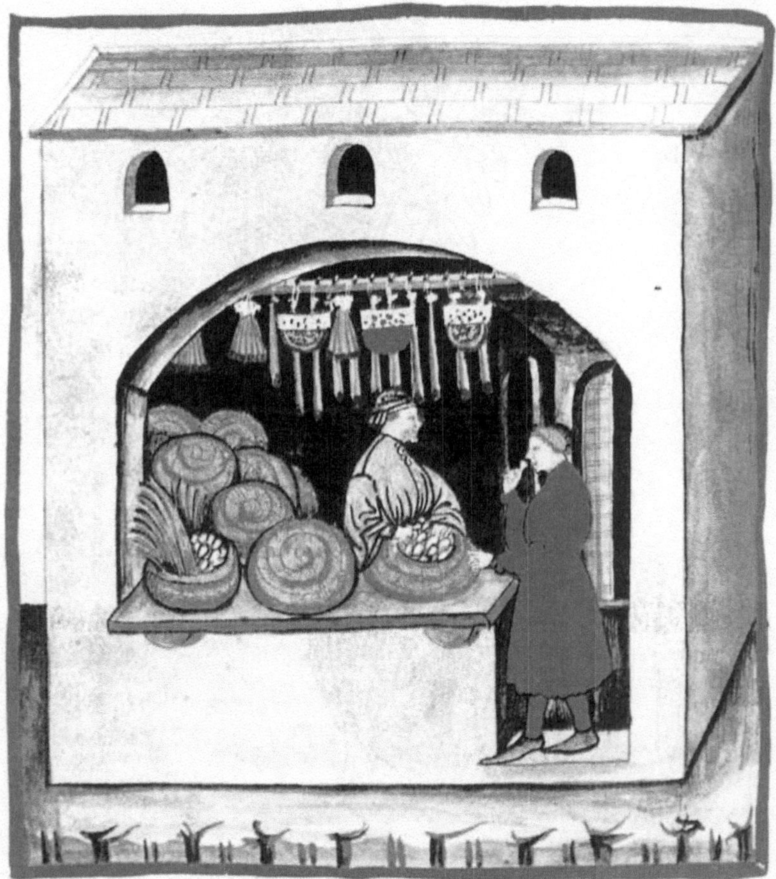

Abb. 6. b

führende Wirkung in Kreuterbüchern durch drastische Abbildungen dargestellt [24] (Abb. 7).

Unsere Aufzählung sollte noch vervollständigt werden durch den Hinweis
auf das Fehlen von Johannisbeeren und Stachelbeeren. Beides ist nicht zufällig, sondern hängt damit zusammen, daß diese Beerensorten zwar schon lange
bekannt, waren, z.B. in Schöffers „Gart der Gesundheit" von 1489 [Zit. nach
3], aber bis in die Neuzeit hinein kaum angebaut und (zumindest nicht regelmäßig) geerntet wurden.

Nüsse und Ölfrüchte (Tabelle 4)

Walnuß- und Haselnußschalen, die ja nur als Abfall in die Grube gelangen,
findet man immer wieder in den frühen Latrinen, so waren auch in unseren
Proben Schalenreste zu finden. Beides aber in so geringem Maße, daß eine

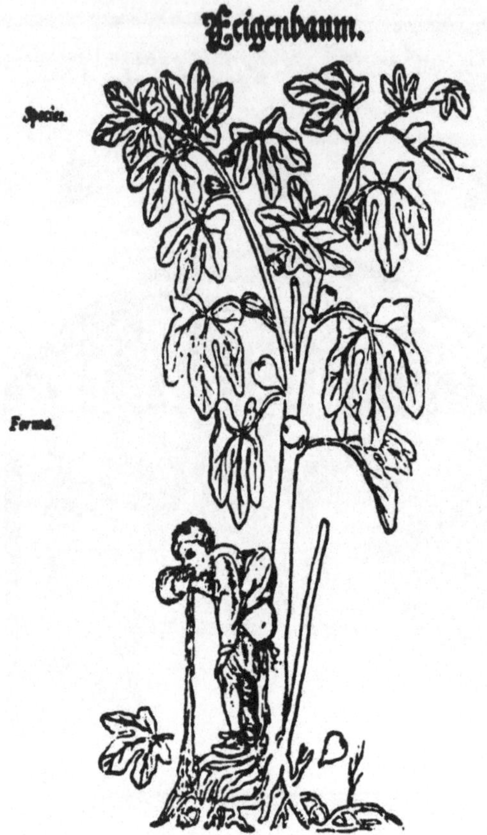

Abb. 7. Die Wirkung der Feigen aus H. Bok „New Kreuterbuch", 1546 [24]

Aussage über Präferenzen oder einen verstärkten Anbau der einen oder anderen Sorte danach nicht möglich ist. Nüsse gehörten aber sicherlich zu den raren „Genußmitteln" der mittelalterlichen Ernährung. Durchaus bemerkenswert ist auch der Fund einer Eßkastanienschale. Es besteht kein Zweifel daran, daß seit der Römerzeit ohne Unterbrechung Eßkastanien im Heidelberger Stadtwald wuchsen [19], eine Nutzung als zusätzliche Nahrungsquelle also nahe liegt.

Schlafmohn, dessen Anbau heute verboten ist, findet sich hauptsächlich in den älteren Gruben, vor allem in der zum Spital gehörigen. Das läßt vermuten, daß die alkaloidfreien Samen als Heilmittel verwendet wurden, aber auch, wie schon bei den alten Griechen, auf Backwaren gestreut waren, während man den Milchsaft der in unseren Latrinen nicht erhaltenen alkaloidhaltigen Kapseln zur Schmerzstillung oder als Schlafmittel brauchte. Schon immer hat man aus den Mohnsamen Öl geschlagen [14], diese Samen sind dann natürlich nicht auf uns gekommen.

Auch das Vorkommen von Leinsamen, eine weitere Ölquelle, ist ein Hinweis darauf, daß diese Pflanzen im Haushalt Verwendung fanden, genauso wie die Samen von Rübsen (siehe Tab. 6), dessen Öl aber wegen des hohen Erucasäuregehaltes praktisch nur zum Brennen in Öllampen gebraucht wurde, lediglich Arme haben es in der Küche verwendet [27].

Gemüsepflanzen (Tabelle 6)

Wie schon eingangs erwähnt, sind Reste von gekochtem Gemüse in den Latrinen nicht zu erwarten. Wenn man allerdings Samen von Pflanzen findet, die als Gemüse eine Rolle gespielt haben können, so kann man daraus auch auf die Verwendung dieser Pflanzen schließen, auch wenn diese Samen nicht selbst der Ernährung gedient haben.

Außer den im „Flächenschnitt" gefundenen Selleriesamen, ist nur noch die Gurke heute in unserer Küche in Gebrauch. Alle anderen in dieser Rubrik aufgeführten Pflanzen gehören zu dem breiten Spektrum der in früherer Zeit viel reichlicher genutzten Palette der wenig hochgezüchteten Wildgemüse. Einige davon werden wir bei den Gewürzen wiederfinden.

Der heute nur noch als Ackerunkraut anzutreffende Fuchsschwanz ist im Kräuterbuch von Camerarius in 16. Jahrhundert als angebaute Form aufgeführt „der wie andere Kochkreuter zu Speise bereitet wird" [28]. Ähnliches gilt von der Gartenmelde, die ursprünglich aus dem Mittelmeergebiet stammt und wie der Fuchsschwanz und die nahe verwandten Gänsefußarten als Blattgemüse – dem Spinat entsprechend – gegessen wurde. Auch heute noch gelten Melde und Gänsefußarten als die wichtigsten Wildgemüsepflanzen in der „Feld-, Wald- und Wiesenküche" [29]. Diese und nahe verwandten Arten wurden schon in der jüngeren Steinzeit als spinatähnliches Gemüse genutzt [14]. Auch der einmal gefundene Schwarze Nachtschatten ist als Blattgemüse angebaut worden – obwohl er gelegentlich als giftig gilt, was jedoch nach neuerer Feststellung nur für einzelne Pflanzen und für unreife Beeren zutrifft [30, 31].

Welchen Pflanzen die mehrfach aufgefundenen „Brassica"-Samen zuzuordnen sind, ist nicht mit Sicherheit zu sagen, sie mögen Vertreter der schon damals häufigen Kohlsorten sein.

Gurken, im 14. Jahrhundert aus Italien bekannt, wurden im Mittelalter vor allem in Osteuropa angebaut [14], sie gehören aber in der Zeit, die unsere Latrinen überstreichen zu den regelmäßig anzutreffenden Kulturpflanzen in unserer Region.

Gewürze (Tabelle 6)

In der Küche des späten Mittelalters spielten Gewürze zweiffellos eine wichtige Rolle, da sie erst den einfachen Speisen einen guten Geschmack verleihen und unangenehme Gerüche, die wegen der schlechten Konservierungsmög-

Tabelle 6

	709						1206	504					910					704		F
	1	2	3	4	5	6		1	2	3	4	5	1	2	3	4	5	1	2	1
Gemüse																				
Fuchs-schwanz	–	–	–	–	–	–	–	–	–	–	–	–	–	–	–	–	–	–	–	1
Sellerie	–	–	–	–	–	–	–	–	–	–	–	–	–	–	–	–	–	–	–	1
Melde	–	–	2	–	–	–	–	–	–	–	–	–	–	–	–	–	–	·	–	–
Rübsen	1	2	–	–	–	–	–	–	–	18	–	–	–	–	1	–	–	–	–	–
Bastard-Gäsefuß	–	–	–	–	–	–	–	–	–	–	–	–	–	–	–	–	–	–	–	1
Vielsamig. G.	–	–	–	–	–	–	–	–	–	–	–	–	–	–	–	–	–	–	–	1
Weißer G.	1	–	–	–	–	–	1	2	–	2	1	–	1	–	1	–	1	–	–	2
Gurke	–	–	–	–	–	–	–	1	–	–	–	–	–	–	–	–	–	–	–	–
Ampfer	–	–	–	–	–	–	–	–	–	–	–	–	–	–	1	–	1	–	–	1
Gewürze																				
Dill	2	–	2	3	8	1	3	–	1	–	–	–	–	–	3	–	1	–	–	–
Kümmel	–	–	–	–	–	–	1	–	–	–	–	–	1	–	–	–	–	–	–	–
Koriander	–	–	–	2	–	–	–	1	–	–	–	3	–	–	1	1	1	5	–	–
Fenchel	2	1	3	1	1	1	8	5	5	8	11	–	–	1	1	–	–	–	–	–
Hopfen	–	–	–	–	–	1	1	1	–	–	–	–	–	–	–	–	–	–	–	–
Wacholder	–	–	3	–	1	–	1	1	–	3	3	–	1	–	1	–	–	–	1	–
Basilikum	–	–	–	–	–	–	–	–	–	–	–	–	–	–	1	–	–	–	–	–
Dost	–	–	–	–	–	–	–	1	–	–	–	–	–	–	–	–	–	–	–	–
Petersilie	–	–	–	–	–	–	–	–	–	–	–	–	1	–	–	–	–	–	–	–
Bohnen-kraut	1	–	–	3	–	–	–	–	1	–	1	1	–	–	1	–	–	–	1	–
Sonstige																				
Schachtelh.	–	–	4	–	–	–	–	–	–	–	–	–	–	–	1	–	–	–	–	–
Laubmoose	–	–	2	–	–	1	–	–	–	–	–	–	–	–	–	–	–	–	–	–
Lebermoose	–	–	–	–	–	–	–	–	–	–	–	–	–	–	1	–	–	–	–	–

lichkeiten auftraten, überdecken. Im übrigen waren fast alle Gewürze auch als Arzneipflanzen in Gebrauch [32]. Erhalten haben sich in erster Linie solche Gewürzpflanzen, deren Früchte oder Samen als Ganzes verwendet wurden, und das sind vielfach Doldengewächse (Abb. 8). Einige davon enthält unsere Liste. Sicher wurden viel mehr genutzt, die nicht erhalten sind.

Besonders häufig fand sich Fenchel (Abb. 9) und das wiederum hauptsächlich in den Spitallatrinen. Er wurde als Beruhigungs- und „brustlösendes" Hustenmittel verwendet, wie auch heute noch. Er diente aber auch als Gewürz, wurde dazu im Brot verbacken; die grünen Pflanzen aß man als Gemüse und sogar als Salat.

Die Früchte des nahe verwandten und ähnlich aussehenden Dills waren als Gewürz in Gebrauch, vor allem um Gurken einzulegen. Das nicht erhaltene Kraut wurde als Salat und zu Fisch- und Fleischspeisen gegessen.

Dasselbe gilt vom Kümmel (Abb. 9b), einem der verbreitetsten und beliebtesten Gewürze dieser Zeit [32]. Die gefundenen Reste waren wohl Brotzutaten.

Koriander schließlich, ein heute eher etwas exotisches Gewürz, wurde im Garten gezogen und findet sich nicht sehr häufig, aber immer mal wieder, so auch in Konstanzer Latrinen [13].

Von Petersilie, bei der wohl vorwiegend wie heute die Blätter als Gewürz verwendet wurden (Abb. 10), fand sich lediglich einmal eine Frucht.

Neben diesen Doldengewächsen spielen noch die ebenfalls häufig ätherische Öle enthaltenden Lippenblütler eine Rolle, dazu zählen Dost, Basilikum und Bohnenkraut, von denen aber nur das Bohnenkraut häufiger gefunden wurde. Von ihm sagt schon Hieronymus Bock „der armen leut würtz zu aller speiß" [33].

Die Liste der gefundenen Gewürze wird vervollständigt durch die Bierwürze Hopfen und die Beerenzapfen von Wacholder, der ganz allgemein beim

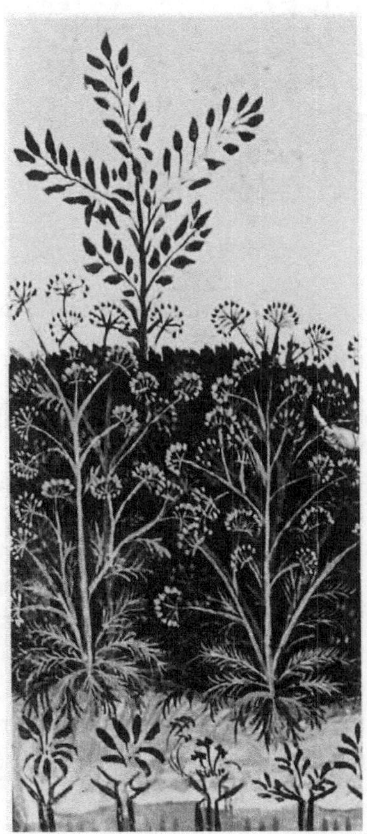

Abb. 8. Blühende Fenchelpflanzen, Ende des 14. Jahrhunderts, italienisch [25]

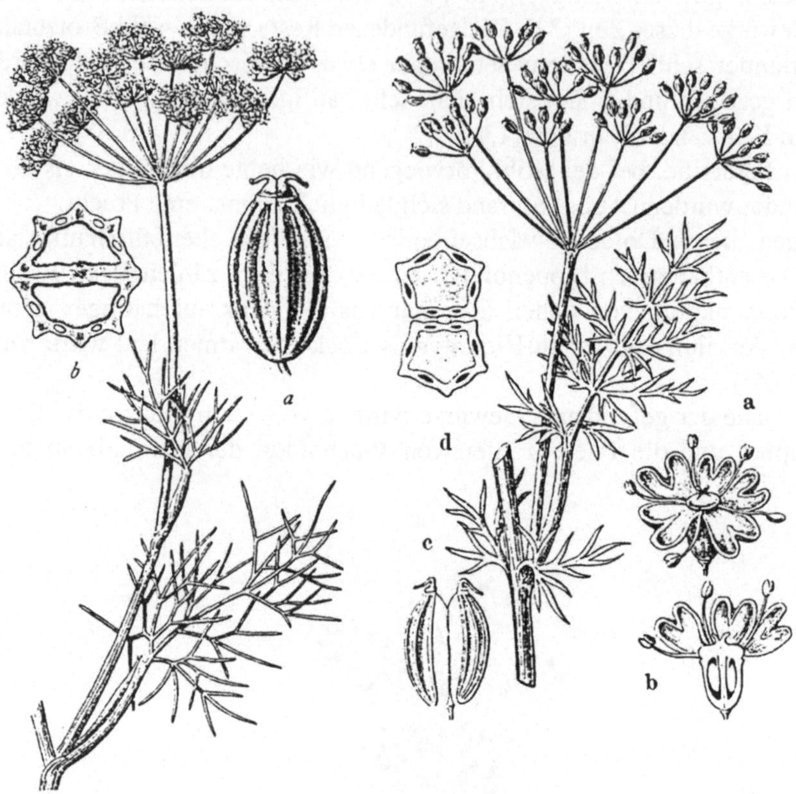

Abb. 9. a Fenchel, Pflanze und Früchte [39]. b Kümmel, Pflanzen und Früchte [39]

Räuchern von Fleisch, speziell aber zur Verbesserung des Sauerkrautge-schmacks verwendet wurde und noch wird.

Es ist nicht uninteressant, daß viele der Gewürzpflanzen, auch der hier ge-fundenen, als Zauberpflanzen und Hexenabwehr [34] eine Rolle spielten, so Dill, Fenchel, Bohnenkraut und Wegerich. Diese Kräuter bindet man noch immer in die an Mariä-Himmelfahrt in katholischen Kirchen geweihten Kräutersträußen [33]. Allerdings dürften sie auf diesem Wege kaum in die Latrinen gekommen sein.

Exotische Gewürze haben wir nicht gefunden. Das mag verwundern, wer-den sie doch in den mittelalterlichen Schriften regelmäßig erwähnt, so Mus-katnuß, Pfeffer, Anis, Ingwer oder Vanille [1, 4]. Diese importierten Gewürze waren sicher teuer. Nicht jeder konnte sie sich leisten, und die, die es konnten haben, wie in Kochbüchern beschrieben wird [35], die Gewürze fein vermah-len oder pulverisiert um den vollen Geschmack zu entfalten, aber ganz be-

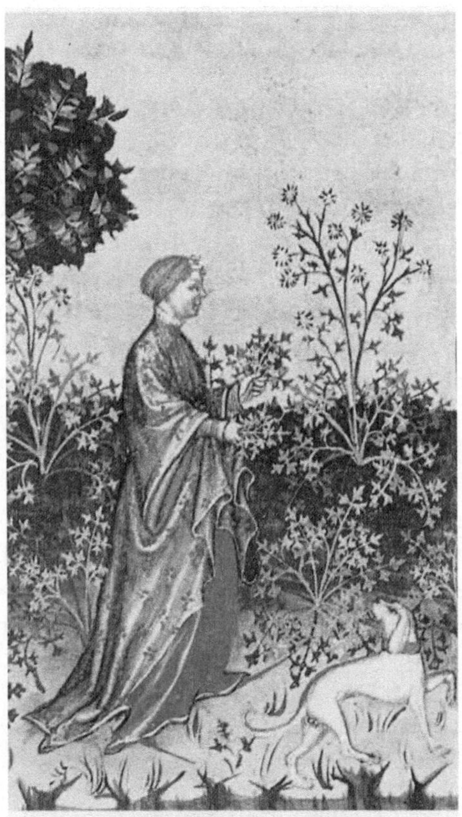

Abb. 10. Die Ernte der Petersilienblätter und blühenden Petersilienpflanzen. Ende des 14. Jahrhunderts. Italienisch [25]

stimmt auch, um sparsam damit umzugehen. So müssen wir bei den Latrinenuntersuchungen auf den direkten Nachweis importierter Gewürze verzichten.

Sonstiges (Tabelle 6)

Von den sonstigen Pflanzenresten ist zunächst das Vorkommen von Schachtelhalmresten zu erwähnen: Mit ihnen als Zinnkraut wurde wegen der in die Zellwände eingebauten Kieselsäurekristalle regelmäßig das Metallgeschirr geputzt. Die immer wieder gefundenen verschiedenen Moosarten, einige in großen Klumpen, wurden ganz sicher bei der Frauenhygiene verwendet, wie noch um 1900 von naturnahen Ärzten empfohlen [36], vielleicht dienten sie auch als Toilettenpapier, was durch Funde an anderen Standorten [8] unterstützt wird. Jedenfalls sind Moose niemals Bestandteil der Nahrung.

                     Martin Bopp und Klaus Zenner

Unkräuter (Tabelle 7)

Die letzte Tabelle enthält eine Zusammenstellung der Unkräuter, wobei alle in den Gruben gefundenen zusammengefaßt dem Flächenschnitt gegenübergestellt sind. 16 Arten finden sich nur in den Latrinen, 15 nur im Flächenschnitt und 10 Arten waren beiden gemeinsam, wobei die meisten Arten nur 1 oder 2 mal nachgewiesen werden konnten. Die Verteilung auf die beiden Fundstellentypen läßt sich nicht mit bestimmten Unkrautgesellschaften korrelieren; mit wenigen Ausnahmen sind die Arten, die häufiger als 2mal angetroffen wurden, auch in beiden, Latrinen und Flächenschnitt, gefunden worden.

Auffallend ist das sehr häufige Auftreten der Kornrade (Abb. 4), die wir hier noch einmal mit aufführen, weil sie mit den jeweils nur ein einziges Mal gefundenen Kornblume, Flohknöterich, Klatschmohn und Hohlzahn auch zu den Unkräutern in Getreidefeldern zählt. Das bestätigt die bereits geäußerte Annahme, daß das giftige Unkraut (aus Unkenntnis) mit Getreide vermahlen und im Brot verbacken worden ist [37]. Für die anderen Ackerunkräuter mit kleineren Samen gilt das nicht. Sie finden sich deshalb viel seltener. Einige der Unkräuter, die in den Latrinen mehr als einmal auftraten, wie Vogelknöterich, Breitblättriger Wegerich (Abb. 11) aber auch Klatschmohn, wurden früher als

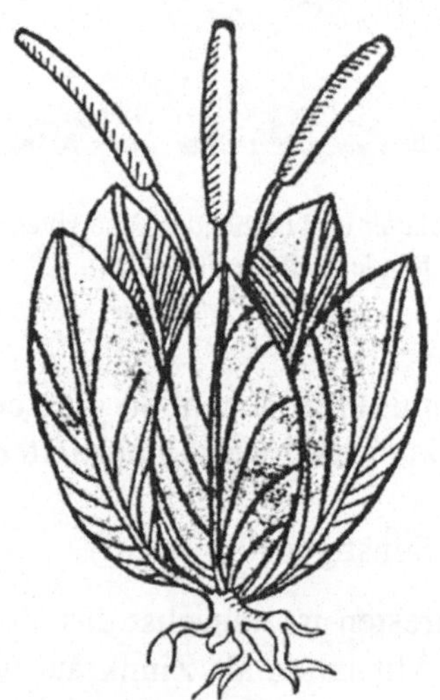

Abb. 11. Breitblättriger Wegerich aus P. Schöffers „Gart der Gesundheit" 1485 (in deutsch)

Heilpflanzen, die Samen als Vogelfutter verwendet, was ihr wiederholtes Vorkommen in den Latrinen erklären mag.

Ob der Samen des Färber-Wau von einer als Unkraut gewachsenen Pflanze stammt, denn als solche kommt er vor, oder von Pflanzen, die angebaut und zur Gelbfärbung verwendet wurden [32], läßt sich natürlich nicht beantworten.

Tabelle 7

	Latrinen	Fläche	
Agrostemma githago	54	1	Kornrade
Anthemis spec.	2		Hundskamille
Arenaria serpyllifolia	2		Quendel-Sandkraut
Artemisia vulgaris	2		Gemeiner Beifuß
Carex spec.		1	Segge
Centaurea cyanus		1	Kornblume
Chelidonium majus		1	Schöllkraut
Crepis spec.		2	Pippau
Euphorbia helioscopia		6	Sonnenwend-Wolfsmilch
Galeopsis spec.		1	Hohlzahn
Hypericum perforatum	1	1	Johanniskraut
Lamium album		3	Weiße Taubnessel
Lamium purpureum	1		Rote Taubnessel
Lapsana communis	1		Rainkohl
Linum catharticum	1		Purgier-Lein
Lychnis flos-cuculi		2	Kuckucks-Lichtnelke
Lycopus europaeus		1	Wolfstrapp
Medicago lupulina	1		Hopfenklee
Papaver rhoeas	6	2	Klatschmohn
Plantago major	17	4	Breitblättriger Wegerich
Polygonum aviculare	7	10	Vogel-Knöterich
Polygonum persicaria		1	Floh-Knöterich
Polygonum spec.	3	14	Knöterich
Prunella vulgaris	2	2	Braunelle
Ranunculus repens	1		Kriechender Hahnenfuß
Rumex obtusifolius		2	Stumpfblättriger Ampfer
Scleranthus annuus	3		Einjähriger Knäuel
Setaria lutescens	2		Niedrige Borstenhirse
Setaria spec.	2		Borstenhirse
Silene vulgaris	2		Taubenkropf-Leimkraut
Solanum nigrum	1	1	Schwarzer Nachtschatten
Solanum spec.		1	Nachtschatten
Sonchus asper	1	1	Dornige Gänsedistel
Sonchus oleraceus		4	Kohl-Gänsedistel
Sonchus spec.	2		Gänsedistel
Spergula arvensis	2		Feld-Spark
Stachys spec.	1		Ziest
Stellaria media	2	9	Vogel-Sternmiere
Trifolium repens		1	Weiß-Klee
Urtica dioica		3	Große Brennessel
Reseda luteola		1	Färber-Wau

Bei den bisher genannten und allen übrigen in dieser Liste aufgeführten handelt es sich um Pflanzen, deren Standorte immer im Bereich der menschlichen Siedlungen und landwirtschaftlichen Kulturen liegen. Man bezeichnet sie deshalb als Kulturbegleiter. Sie wachsen als Trittgesellschaften zwischen Pflastersteinen und auf begangenen Wegen, entlang von Wegrändern, an Zäunen und Böschungen, auf Schuttplätzen der unterschiedlichsten Art, in Hausgärten und auf kultivierten Feldern. Alle ohne Ausnahme sind auch heute noch an entsprechenden Standorten zu finden [38].

Schlußbemerkungen

Trotz der beträchtlichen Zahl gefundener Pflanzenreste muß man sich darüber im klaren sein, daß sie nur ein unvollständiges Bild der Ernährung einer bestimmten Zeit abgeben. Zu groß ist die Anzahl der Pflanzen, die keine identifizierbaren Spuren hinterlassen und dazu gehören gerade die Hauptnahrungsmittel, wie an den entsprechenden Stellen bereits vermerkt wurde, Getreide oder Hülsenfrüchte. Aber auch von Gemüse und Salatpflanzen, deren Blätter in gekochtem oder rohem Zustand gegessen wurden, sind die Überreste, die z.B. aus verholzten Teilen der Blattnerven bestehen können, nicht für eine Identifizierung ausreichend. Wenn man sich dieser „Mängel" bewußt ist, kann die Analyse der Pflanzenreste in Latrinen durchaus ein erhellendes Licht auf den Speisezettel der Durchschnittsbürger einer gewissen Zeit werfen. Viele der gefundenen Früchte, Nüsse oder Gewürze spiegeln die Möglichkeiten wieder, den Speisezettel zu verbessern, wodurch es zu einer geschmacklichen Verfeinerung oder der Ergänzung durch besondere Ernährungskomponenten (Vitamine oder ähnliches) der im Mittelalter doch sehr eintönigen Küche kommt.

Fragt man nun wie weit bei Übersicht über die Gruben zwischen dem ausgehenden 14. Jahrhundert und dem Ende des 17., also über 300 Jahre, eine Entwicklung zu erkennen ist, so muß man feststellen: Eindeutige Tendenzen sind da nicht zu sehen.

In einer Analye von Konstanz, die von der 2. Hälfte des 13. Jahrhunderts bis 1336 reicht, d.h. nur 70 Jahre umfasst, scheint sich eine gewisse Änderung im Ernährungsspektrum anzuzeigen [13]. Aber das ist wohl eher zufällig und hängt damit zusammen, daß die späteren Funde um ein Vielfaches ergiebiger waren (54 Arten gegenüber 16), was wahrscheinlich mit dem allgemeinen Erhaltungszustand zusammenhängt. Wir haben aus diesen Gründen im Text meistens darauf verzichtet auf die zeitliche Zuordnung der einzelnen Funde einzugehen, wenn die Unterschiede nicht so auffallend waren wie etwa bei Reis und Hirse, was sich im übrigen wohl mehr auf die jeweiligen Benutzergruppen bezieht.

Allgemein kann man damit rechnen, daß eine wirkliche Weiterentwicklung der Essensgewohnheiten zwischen der Einführung der Dreifelderwirtschaft [40] und der der Kartoffel kaum stattgefunden hat. Die Erste hat wahrscheinlich den Anbau der Hülsenfrüchte gefördert, die Zweite die Essensgewohnheiten völlig umgestellt, beides übrigens recht langsam. Auch der Import beschränkte sich während der ganzen Zeit auf unverderbliche, meist konservierte Ware, wobei hohe Preise für die eingeführte Genuß- oder Lebensmittel den Nutzerkreis stark einengte. Eine wirkliche Änderung trat erst ein – und diese ist in unseren Ergebnissen nicht dokumentiert –, als Kulturpflanzen aus Übersee, insbesondere aus Amerika bei uns angepflanzt wurden wie Mais, Tomaten und Gartenbohnen, oder durch Züchtung ganz neue Formen entstanden, wofür die erst seit dem Ende des 18. Jahrhunderts aus der Runkelrübe gezüchtete Zuckerrübe das beste Beispiel ist. Genau so wenig konnten sich irgendwelche frühen Erfolge in der Obstbaum-, Getreide- oder Gemüsezüchtung niederschlagen.

Literatur

[1] Borst O (1983) Alltagsleben im Mittelalter. Inseltaschenbuch 513. Inselverlag Frankfurt

[2] Schneider PJ (1818) Topographie von Ettlingen. Marxscher Buchverlag, Karlsruhe

[3] Heilmann KE (1973) Kräuterbücher in Bild und Geschichte. Konrad Kölbl, München-Allach, 2. Aufl.

[3a] Fuchs Leonhard (1543) New Kreuterbuch. Basel

[4] Götz HW (1986) Leben im Mittelalter. Verlag C.H. Beck, München

[5] Landesdenkmalamt Baden-Württemberg (Hrsg) (1992) Vor dem großen Brand. Verlag Landesdenkmalamt Baden-Württemberg

[6] Bopp M. Zenner K (1989) Speisereste in den Ausgrabungen am Heidelberger Kornmarkt. Ruperto-Carola 41:5–13 zum 100. Geburtstag von H. Höpke

[7] Maier U (1983) Nahrungspflanzen des späten Mittelalters aus Heidelberg und Ladenburg nach Bodenfunden aus Fäkaliengruben und einem Brunnen des 15./16. Jahrhunderts. Forschungen und Berichte der Archäologie des Mittelalters in Baden-Württemberg Bd. 8, S 140–183

[8] Rösch M (1992) Essen und Trinken. In: Stadtluft, Hirsebrei und Bettelmönch (Die Stadt um 1300). Hrsg: Bd. Landesdenkmalamt Baden-Württemberg und Stadt Zürich. Theiss Verlag Stuttgart, S 289–297

[9] Bertsch K, Bertsch F (1949) Geschichte der Kulturpflanzen. 2. Aufl. Stuttgart

[10] Hanf M (1982) Ackerunkräuter Europas. Verlag BASF-Aktiengesellschaft Ludwigshafen

[11] Behre KE (1978) Formenkreise von Prunus domestica L. von der Wikingerzeit bis in die frühe Neuzeit nach Fruchtsteinen aus Haittabu und Alt-Schleswig. Ber Dtsch Bot Ges. 91:161–179

[12] Roth L, Daunderer M, Kormann K (1994) Giftpflanzen und Pflanzengifte. ECOmed Verlag. Landsberg, Lech. 4. Aufl.

[13] Küster HJ (1992) Pflanzliche Ernährung. In: Stadtluft, Hirsebrei und Bettelmönch. (Die Stadt um 1300). Hrsg: Bd. Landesdenkmalamt Baden-Württemberg und Stadt Zürich. Theiss Verlag Stuttgart, S 289–293

[14] Körber-Grohne U (1987) Nutzpflanzen in Deutschland. Kulturgeschichte und Biologie. Konrad Theiss Verlag Stuttgart

[15] Meyer KF (o.J.) Jürg Jenatsch. Vollst. Ausg. Verlag Th. Knaur Nachf. Berlin
[16] Körber-Grohne U, Piening U (1979) Verkohlte Nutz- und Wildpflanzenreste aus Bon-
      dorf, Kreis Böblingen. Fundberichte aus Baden-Württemberg Bd 4, S 152–169
[17] Derwein H (1997) Handschuhsheim und seine Geschichte. 2. Aufl.
      Verlag Brigitte Guderjahn, Heidelberg
[18] Kroll H (1978). Kirschfunde aus dem 13./14. bis 16. Jahrhundert aus der Lübecker Innen-
      stadt. Ber Dtsch Bot Ges. 91:181–185
[19] Koenemann FF (1987) Der Heidelberger Stadtwald. Verl. Heidelberger Verlagsanstalt
[20] Knörzer KH (1975) Mittelalterliche und jüngere Pflanzenfunde aus Neuss am Rhein.
      Zeitschrift für Archäologie des Mittelalters 3, S 129–181
[20a] Knörzer KH (1979) Pflanzenfunde des 14./15. Jahrhunderts aus einer mittelalterlichen
      Grube in Neuss, Quirinstraße. Bonner Jahrbücher 179:720–721
[21] Knörzer KH, Müller G (1968) Mittelalterliche Fäkalienfaßgrube mit Pflanzenresten aus
      Neuss. Beitr. Bonner Jahrbücher 28:131–169
[22] Franke W (1981) Nutzpflanzenkunde. 2. Aufl. Thieme-Verlag Stuttgart, New York
[23] Sillmann M (1992) Nahrungspflanzen aus der Latrine 10 in Freiburg, Gauchstraße. In:
      Stadtluft, Hirsebrei und Bettelmönch. (Die Stadt um 1300). Hrsg: Bd. Landesdenkmalamt
      Baden-Württemberg und Stadt Zürich. Theiss Verlag Stuttgart, S 293–297
[24] Bock Hieronymus (1546) New Kreuterbuch. Straßburg
[25] Das Hausbuch der Cerruti. (1979) Die bibliophilen Taschenbücher. Dortmund
[26] Seebaß G. Mündliche Mitteilung.
[27] Schröder-Lembke G (1976) Die Entwicklung des Raps- und Rübsenanbaus in der deut-
      schen Landwirtschaft. Zeitsch f Agrargeschichte und Agrarsoziologie 24:145–160
[28] Camerarius J (1586) Kreutterbuch des Hochgelehrten und Weitberühmten Herrn D. Petri
      Andreae Mattiolo ... Nürnberg
[29] Helm EM (1981) Feld-, Wald-, und Wiesenkochbuch 3. Aufl. Heyne Kochbücher, W.
      Heyne Verlag München
[30] Frohne D, Pfänder HJ (1983) Giftpflanzen. Wiss. Verlagsgesellschaft mbH. Stuttgart
[31] Brondegaard VJ (1988) Schwarzer Nachtschatten – umstrittene Toxizität. Naturw Rund-
      schau 41:408–409
[32] Funke CPh (1791) Naturgeschichte und Technologie. Bd 2. Schulbuchhandlung Braun-
      schweig
[33] Zitiert nach Schmidt S (o.J.) Geweihte Kräuter im Odenwald und ihre Volksnamen. Ge-
      schichtsblätter Kreis Bergstraße, Verlag Lannissa, Lorsch
[34] Marzell H (1963) Zauberpflanzen, Hexentränke. Stuttgart
[35] Rumpolt M (1581) Ein new Kochbuch
[36] Platen M (1901) Die neue Heilmethode. Deutsches Verlagshaus Bong und Co. Berlin,
      Leipzig, Wien, Stuttgart
[37] Knörzer KH (1967) Kornradensamen als giftige Beimischung in römerzeitlichen und mit-
      telalterlichen Nahrungsresten. Beihefte Bonner Jahrbücher 23:100ff.
[38] Oberdorfer E (1979) Pflanzensoziologische Exkursionsflora 4. Aufl. Eugen Ulmer Stutt-
      gart
[39] Giesenhagen K (1903) Lehrbuch der Botanik 3. Aufl. Fr. Grub-Verlag Suttgart
[40] Rösener W (1997) Fortschritte der Agrarwirtschaft. In: „Das Mittelalter". Hrsg: Rainer
      Beck. Verlag C. H. Beck München, S 128–139

Nachlese zu Goethes Tagen in Heidelberg

von Günther Debon

I Ein heiterer Morgen

Im Mai 1797 entschloß Goethe sich, noch einmal in die Schweiz zu fahren. Das Unternehmen war nicht ungefährlich. Rund tausend an ihn gerichtete Briefe werden vorher noch verbrannt. Ein Testament wird aufgesetzt, das seinen Sohn August zum Universalerben macht, während dessen Mutter, die vieljährige Hausgenossin Christiane, den Nießbrauch über Goethes Besitz erhält.

Mehr als drei Wochen bleibt der Reisende in Frankfurt. Zum letztenmal sieht er seine Mutter, zum letztenmal auch Hölderlin.

Zwei Nächte verbringt er in Heidelberg. Da der „Goldene Hecht" an der Brücke belegt war, mußte er mit dem Gasthof „Zu den Drei Königen" an der Hauptstraße vorlieb nehmen. Ein einziger Tag, der 26. August, genügt ihm, die Stadt und ihre schöne Brücke so genau zu schildern, daß die Sätze noch immer als gültig zitiert werden.[1]

Am nächsten, „einem kühlen und heitern Morgen", verläßt der Dichter Heidelberg in Richtung Heilbronn. Er wählte die neue Chaussee, die Kurfürst Carl Theodor zwischen 1763 und 1765 hatte ausbauen lassen, als eines der vielen Projekte, die der tatkräftige Förderer von Kunst und Wissenschaft, Industrie und Landwirtschaft in Angriff genommen hatte.[2]

Nichts entgeht dem scharfen Blick des Reisenden; nicht der Granit zu Seiten der Straße, sein Lieblingsgestein, bis in die Tiefe der Schöpfung hinabreichend; nicht das „Stift und Spital", anmutig über dem jenseitigen Ufer des Neckars liegend. Goethe konnte nicht ahnen, daß einmal dort, in der Kapelle,

---

[1] Weimarer Sophien-Ausgabe (WA) III, 2, S. 86–91.

[2] Zur Chaussee: Günther Wüst, ‚Tausend Jahre Neckargemünd 988–1988'. Beiträge zur Geschichte einer Neckartalgemeinde. Hrsg. vom Bürgermeisteramt Neckargemünd 1988, S. 205 – Zum Kurfürsten selbst: Hans Rall, ‚Kurfürst Karl Theodor. Regierender Herr in sieben Ländern'. Mannheim u.a.O.: Wissenschaftsverlag, 1993.

sein Porträt stehen würde, das mit dem purpurroten Überwurf und dem St.-An-
nen-Orden, gleich einem Altarbild.[3]

Am neuen Obertor in Neckargemünd fällt ihm das scheinbare Fallgatter
auf, das ein überlebtes Beiwerk zu dem römischen Triumphbogen für Carl
Theodor bildete. Noch heute erinnern neunzehn Löcher in der Sandsteinlai-
bung an die verschwundenen Holzbalken. Seltsam, wir waren so oft durch das
Tor gegangen und hätten ohne Goethes Notiz die neunzehn Löcher nicht
wahrgenommen. Ob man etwas unternehmen soll, um das Gatter wiederher-
zustellen, damit Goethes Tagebuch stimmt?

Getrennt durch ein langes, von Wäldern gesäumtes Tal, liegt Wiesenbach.
Goethe nennt es ein „sauberes Dorf, alles mit Ziegeln gedeckt. Die Männer
tragen blaue Röcke und mit gewirkten Blumen gezierte weiße Westen".

Wie? Hatte jüngst nicht die große Tageszeitung gemeldet, daß Goethe dort
übernachtet habe; und war der „Badische Hof", wo das gewesen, nicht im
Bild vorgestellt worden? Wir haben indessen erst acht oder neun Uhr mor-
gens. Da muß ein Irrtum vorliegen. Was aber nun, wenn der Irrtum zur Tradition wird, getragen von liebender Verehrung? Sollte man die zerstören? Es
wird ein Problem geben.

Goethe wenigstens ist weitergefahren und in Mauer angelangt. Hier hat der
Wagen vermutlich eine Rast eingelegt für die Pferde und Menschen; denn
Goethe stellt Beobachtungen an, die beim Fahren nicht möglich gewesen wären:

> Mauer, liegt freundlich; eine artige Pappelallee führt vom Dorfe zu einem
> Lusthause. Die Weiber haben eine catholische nicht unangenehme Bildung.
> Die Männer sind höflich, keine Spur von Roheit; man bemerkt eher eine
> sittliche Stille. Runkelrüben und Hanf standen allein noch auf den Feldern.
> Hinter dem Ort findet man eine Allee von Kirschbäumen an der Chaussee,
> die durch feuchte Wiesen erhöht durchgeht; sie wird mit Kalkstein gebessert.

Bei dem Lusthaus, das in einiger Entfernung zu sehen war, dürfte es sich
um das reizende Schlößchen ‚Sorgenfrei' handeln, welches der Ortsherr von
Mauer, Carl Freiherr von Zyllnhardt, sich 1788 hatte errichten lassen. Es liegt
am Rande des ansteigenden Norderwaldes, ein kleines, zweigeschossiges
Bauwerk mit einem vorspringenden, dreiseitigen Mittelrisalit unter der kup-
pelförmigen Haube des Daches. Vom ringsum laufenden Balkon bot es einen
weiten Blick ins Elsenztal.[4]

---

[3] Siehe ‚Goethe. Seine äußere Erscheinung', zusammengetragen von Emil Schaeffer. Überprüft
und ergänzt von Jörn Göres. Frankfurt am Main: Insel Verlag, 1980, S. 122f. – 1825 wird der
Frankfurter Oberschulrat Fritz Schlosser das säkularisierte Kloster Neuburg als Sommersitz
erwerben. Als Neffe von Goethes Schwager wird er die Kapelle zur ersten Goethe-Gedenk-
stätte machen.

[4] Adolf von Oechelhaeuser, ‚Die Kunstdenkmäler des Amtsbezirks Heidelberg (Kreis Heidelberg)'. Tübingen: J. C. B. Mohr (Paul Siebeck), 1913, S. 571f. mit Grundriß und Vorderan-

Die catholische Bildung der Weiber überrascht. Waren wir nicht die ganze Zeit durch das Gebiet des Heidelberger Katechismus gefahren? Wieder müssen wir nachlesen. Und siehe da – Mauer war damals eine vorwiegend katholische Insel im Meer der vorwiegend reformierten Nachbarn.[5] Die Gründe dafür sind unklar; denn Herr von Zyllnhardt war Protestant. Er wird es nicht gern gesehen haben, daß sein Dorf 1779 Pfarrei wurde, besetzt mit zwei Franziskanerpatres aus Heidelberg.[6]

Schon im frühen 18. Jahrhundert hatten die Katholiken Mauers einen Hauspräzeptor angestellt; 1750 wurde ein regelrechter katholischer Schuldienst eingerichtet. Die sittlich-stillen Männer und die nicht unangenehme katholische Bildung der Frauen mögen daraus hervorgegangen sein.

Goethe, seit längerem mit der Leitung des Wegebaus in Weimar betraut, registriert die Ausbesserung der Chaussee mit Kalkstein. Auch der letztere müßte uns überraschen. Denn im Elsenztal steht Auwaldboden an. Gerade bei Mauer jedoch tritt Muschelkalk zutage.[7] Zwar existiert das dortige Kalk- und Schotterwerk erst seit 1878; aber ähnliche Unternehmen dürfen wir in jener Gegend schon früher vermuten.

Inzwischen hat Goethe den Reisewagen wieder bestiegen. Über Meckesheim, Zuzenhausen und Hoffenheim geht es nach Sinsheim. Dort wird man einkehren, und Goethe wird das reinliche Landstädtchen aufmerksam durchwandern, bevor die Fahrt weitergeht.

Hier wollen wir ihn verlassen. Nicht *wir* haben *ihn* begleitet, sondern *er* hat *uns* geleitet, hat uns angeleitet, für jede Stunde des Tages Rechenschaft abzulegen; hat uns gelehrt, die Augen aufzumachen und das Beachtenswerte zu achten, den Hafer, die Rüben, die Schlößchen am Waldrand, die Menschen und was die Menschen zu Menschen macht.

II *Der befristete Port*

Sein Tagebuch für das Jahr 1814 eröffnete Sulpiz Boisserée mit den Sätzen:

Ich kann dies Tage-Buch nächst Gott nicht besser als mit dem Rhein-Übergang beginnen, der in der Neujahrsnacht hier bei Mannheim und unten bei Caub von der ganzen Schlesischen Armee statt hatte, während wir still

---

sicht. – Den heutigen, praktisch unveränderten Zustand vermittelt die Broschüre ‚Burgen und Schlösser im Rhein-Neckar-Dreieck‘, Redaktion Jochen Pressler. Schwetzingen: K. F. Schimper, 2. Aufl. 1994, S. 68.

[5] ‚Die Stadt- und Landkreise Heidelberg und Mannheim‘, hrsg. von der Staatlichen Archivverwaltung Baden-Württemberg, Bd. 1, 1966. Nach S. 352 eine Farbtafel mit der Religionsverteilung von 1807. Danach betrug der katholische Anteil der Ortsherrschaft Mauer 50–75%. – 1727 hatte das Verhältnis noch so ausgesehen: 100 Lutheraner, 30 Reformierte, 59 Katholiken. Siehe den 2. Band des genannten Werkes (1968), S. 667.

[6] Ebenda, S. 666.

[7] Siehe die Farbtafel im 1. Band des genannten Werkes, nach S. 88.

und einsam mit Creuzer bei Daub saßen und uns der großen Dinge freuten
die zu unserer Befreiung geschehen und noch zu erwarten sind.

Möge dann von diesem so lang ersehnten glücklichen Rhein-Übergang
an, auf ewige Zeiten kein Franzose mehr einen Deutschen beherrschen und
einem jeden ehrlichen Mann so sehr alle Furcht benommen und volle Freiheit vergönnt bleiben, daß er wie ich keine Scheu mehr hegen darf, auch
alle seine staats-bürgerlichen Gedanken in sein Tage-Buch zu schreiben.[8]

Zwei Tage später besuchte Max von Schenkendorf, selbst ein glühender
Patriot, den Sickingerhof. Noch in der Nacht fuhr er über Mannheim nach
Karlsruhe, um *den Rhein zu sehen*; Sulpiz hat die Worte hervorgehoben.

Seit der zweiten Hälfte des Mai nimmt Schenkendorf Wohnung in Heidel-
berg und wird Sulpiz „sehr lieb". Im Juli sendet er ein langes Gedicht „An
Sulpiz und Melchior Boisseree von Kölln" mit dem Titel „Die altdeutschen
Gemählde". Es beginnt:

> Mir winkt ein alter schöner Saal,
> Zwei Brüder haben ihn gebaut,
> Da hab' ich in dem reinsten Strahl
> Mein Vaterland geschaut.
>
> Das war in jener trüben Zeit
> Ein holder stiller Wallfahrtsort,
> Wo sich der Väter Herrlichkeit
> Verbarg im sichern Port.

Ebenfalls im Juli geschrieben ist das noch längere Gedicht „Auf dem
Schloß zu Heidelberg", das in der Erstausgabe dem zitierten folgt.[9] Hier wird
das nationale Neben- wenn nicht Hauptziel der Sammlung Boisserée deutlich.
Deutlich wird ebenfalls, wie sinnvoll ihre Heimstatt in Heidelberg war, dessen
Schloßruine den französischen Übermut Tag für Tag anprangerte, zur Wie-
derherstellung alten Ruhms mahnend.

> Und die deutschen Würden blühen
> An dem Neckar wie am Rhein.

So endet Max von Schenkendorfs Gedicht „Auf dem Schloß zu Heidelberg". Von der Wohnung des Kölner Dreigestirns am Karlsplatz ging der
Blick hinauf zu dem ehrwürdigen Mahnmal.

---

[8] Hans-J. Weitz (Hrsg.), ‚Sulpiz Boisserée, Tagebücher I, 1808–1823'. Darmstadt: Eduard
Roether, 1978, S. 128f. – Auch im folgenden zitieren wir dieses unentbehrliche Werk; wenn
das Datum die Stelle klärt, ohne Hinweis.
[9] Max von Schenkendorf, ‚Gedichte'. Stuttgart und Tübingen: in der J. G. Cotta'schen Buchhandlung, 1815, S. 147–155.

Mehrere Gründe werden zur Wahl Heidelbergs für die Sammlung beigetragen haben. Görres und Creuzer sind als Ratgeber vermutet worden.[10] Vor
allem aber wird es der „sichere Port" in den Stürmen der Zeit gewesen sein,
der den Ausschlag gegeben hat. Köln war von den Franzosen besetzt; in den
übrigen Ländern drohte Napoleons Armee. Baden war 1806 durch die Heirat
des Erbprinzen Carl mit Napoleons Adoptivtochter Stephanie geschützt. Neun
Professoren aus Jena waren nach Heidelberg geeilt.

Sulpiz hatte die Stadt schon im September 1808 ins Herz geschlossen, als
er sie auf einer Reise in den Süden Deutschlands berührt hatte. Er lobte „das
Schloß mit seinen mächtigen Türmen und schönen gar kunstreich mit Schnitz-
werk und Bildern verzierten Giebeln"; doch besonders sprach ihn das Klima
an, das die Umgebung zum Garten machte mit vielen anderwärts ungewöhnli-
chen Pflanzen wie Tabak, Mais, Kastanien, Mandeln und Feigen. „Das denkt
man sich dann zusammen mit den italienischen Schloß-Ruinen und träumt
sich was Angenehmes von Italien."

Im Frühjahr 1810 heißt es dann, fast beiläufig, im Tagebuch: „mit dem
letzten März kamen wir nach Heidelberg". Erst als der Wagen mit Gemälden
im Sickingerhof eintrifft, bricht die Begeisterung durch:

> Im Dezember kam der beste Teil unserer in Köln noch zurückgebliebenen
> Bilder, d. Eyck, Lucas Leyden usw. hier an und wurde – Sonntags nach-
> mittags bei schönem Wetter unter großem Jubel auf dem Hof ausgepackt.

Die Schätze wurden in drei großen Zimmern des staatlichen Gebäudes und
auf dem dahinter liegenden Flur aufgehängt, soweit das möglich war. Viele
standen gestapelt an den Wänden, vor allem, nachdem der fleißige Melchior
auf ausgedehnten Reisen immer neue Zimelien entdeckte. Da war im sichern
Port des Bleibens nicht; auch hatte nach dem Sieg über Napoleon der Port
seine Funktion eingebüßt. So ließ Sulpiz schon im Januar 1814 Goethe wissen:

> Hier wird unser Aufenthalt wahrscheinlich nicht über dieß Jahr hinaus dau-
> ern; während demselben wird sich mit dem Frieden für uns wohl ein reicher
> Freund oder Fürst finden, der uns die Unterstützung gibt, deren wir nach so
> vielen Aufopferungen nun endlich bedürfen, um uns und der kunstlieben-
> den Welt den freien, ruhigen Genuß unserer Sammlung und die Fortsetzung
> unserer Unternehmungen und Reisen zu sichern.[11]

---

[10] Georg Poensgen, ‚Die Begegnung mit der Sammlung Boisserée in Heidelberg‘. In: Direktion
des Kurpfälzischen Museums (Hrsg.), ‚Goethe und Heidelberg‘. Heidelberg: F. H. Kerle,
1949, S. 145–195; hier: S. 153.
[11] ‚Sulpiz Boisserée, Briefwechsel/Tagebücher‘, Faksimiledruck nach der 1. Auflage von 1862.
Ergänzt durch ein Personenregister. Mit einem Nachwort von Heinrich Klotz, 2 Bde. Göttingen: Vandenhoek & Ruprecht, 1970. Hier: Bd. 2, S. 30f. – Auch auf dieses Werk verweisen
wir nur, wenn nötig.

Zunächst dachte Sulpiz an den Großherzog Carl August in Weimar. Am 12. August 1815, auf der Fahrt von Mainz nach Frankfurt, eröffnet er Goethe seinen „Wunsch, nach Weimar zu kommen". Das war freilich ein verwegener Gedanke. Boisserée hatte schon 1811 den Frauenplan besucht und gewiß den klassizistischen Geist dort wahrgenommen. Ein Umzug nach Weimar hätte bedeutet, daß das „Hauptquartier des Klassizismus" mit seinem „Gegenhauptquartier" auf engstem Raum vereinigt gewesen wäre.[12] Zudem hatte Sulpiz in ausführlichen Gesprächen mit Goethe einen Einblick in dessen innerstes Denken und Fühlen erhalten. Seinen Haß auf die gotische Architektur hatte er in Wiesbaden notiert. Ein Haß auf das Marterholz des Kreuzes als Symbol des christlichen Glaubens kam hinzu. Als der Dichter wünscht, in den Orden der verrückten Hofräte aufgenommen zu werden, was eine Begründung in lateinischer Sprache erfordert hätte, beginnend mit einem „Ob", schlug Sulpiz scherzend vor: „Ob odium crucis".[13]

Am 14. August 1815, als die beiden in Frankfurt bei Schlosser ein schreckliches „altdeutsch-neudeutsch Gepinsel" sehen, neckt Goethe den Begleiter: „Da freut Euch Eurer Früchte". Und auf der Fahrt über die Bergstraße nach Heidelberg, vielleicht auf der Höhe von Mannheim, äußert Goethe sein Verlangen, im Statuen-Saal zu wohnen und zu schlafen, um unter Göttergestalten zu erwachen. Dies einen Tag, bevor er unter Madonnen und Heiligengestalten erwacht. Wir bewundern immer wieder die Offenheit im Zwiegespräch zwischen den Männern, zwischen dem jungen Weltmann und dem alten. Nie hat ihre Freundschaft darunter gelitten.

Wie nicht anders zu erwarten, beschied Goethe das Ansinnen seines Reisebegleiters, nach Weimar zu ziehen, abschlägig: „Da sei es zu nüchtern für uns – das Theater kein Ersatz – für das schaureiche mannigfaltig bewegte Leben welches wir in Köln gewohnt. Ich wende ein, daß wir es auch in Heidelberg entbehren ..."

Im Dezember desselben Jahres besucht der preußische Staatsrat Eichhorn mit dem Minister Freiherrn zum Altenstein und anderen Herren den Karlsplatz.

Der preußischen Regierung sey nicht nur um unsere Sammlung, sondern ebenso sehr um uns zu thun; man würde gerne einwilligen, daß wir lebenslänglich die Besitzer der Sammlung blieben, wir sollten nur unsere Wünsche äußern ...

---

[12] Die zitierten Termini stammen von Carl Neumann im Begleitwort zu Fritz Krauß, ‚Carl Rottmann'. Heidelberg: Carl Winters Universitätsbuchhandlung, 1930 (= ‚Heidelberger Kunstgeschichtliche Abhandlungen', Bd. 9), S. VII. – Vgl. auch den Brief Boisserées vom 30. März 1815, in welchem er Weimar oder Jena ins Spiel gebracht hatte, nachdem das „Ungeheuer" Napoleon wiedererschienen war. Goethe hatte damals nicht geantwortet.

[13] Hans-J. Weitz, op. cit. (Anm. 1), S. 227 u. 242. – Dem Orden der verrückten Hofräte gehörten unter anderen Professor Creuzer, Jean Paul, Iffland und Sulpiz Boisserée selbst an.

Nach der Befreiung von der französischen Herrschaft war das Rheinland preußisch geworden, und Boisserée hätte gern die Gründung einer – möglichst katholischen – Universität in Köln gesehen.

So antwortete ich dann unumwunden, es scheine mir nicht, daß in Berlin mit der Kunst je was rechtes werden würde, auch hätten wir andererseits wegen unserer Gesundheit sehr auf das Klima Rücksicht zu nehmen, darum lobten wir uns den Rhein; doch müßten wir freilich bekennen, daß wir dort und namentlich in Köln, nur dann eine gedeihliche Wirksamkeit gewinnen könnten, wenn gleichsam ein neues Element geistiger Geselligkeit und Lebens geschaffen würde, welches ohne Errichtung einer bedeutenden Universität, vielleicht selbst noch ohne Vereinigung derselben, an einem und demselben Ort mit der Oberregierung nicht möglich wäre.

Als vertraulicher Freund Boisserées bestätigte Eichhorn, daß es auch in Preußen zwei Parteien gäbe, deren eine die Sammlung in Berlin, die andere im Rheinland haben wolle, und die Besitzer täten recht daran abzuwarten. So nannte Sulpiz denn die Stellung der Köln-Heidelberger, „dem Wort und Wesen nach eine *Warte*".[14]

Auch Goethe hat Bedenken gegen das siegreich-selbstbewußte Berlin, das auf geborene Rheinländer exotisch wirken mußte und wo manch Widerstand gegen ihre Sammlung unter der glatten Oberfläche drohen mochte. Am 6. Januar, dem Dreikönigstag, 1816 schrieb er für Sulpiz die folgenden Verse:

> Hast den Anker fest im Rheine liegend
> Für das wohl beladne Schiff,
> Bleibe doch in Neckarbuchten schmiegend,
> Hier ist kein Korallenriff.
> Aber da, wo jeder Tag erzeuget
> Hindernis auf Hindernisse türmend auf,
> Oder schlimmer noch sie wiegend beuget,
> Richtetest du wohl dahin den Lauf?[15]

Doch ein halbes Jahr später, am 12. Juli, schreibt Goethe nach Heidelberg:

So eben verläßt mich Herr Geheimrath Schinkel und eilt vielleicht diesem Brief zuvor. Er bringt Bedingungen, welchen kein Mädchen widerstände, wahrscheinlich auch die Jünglinge nicht. Einen Entscheidungsgrund, den ich dem Papiere nicht anvertrauen kann, bring ich mit. Noch immer hoff ich zu Ende Juli bei Ihnen zu seyn ...[16]

---

[14] ‚Briefwechsel/Tagebücher', S. 89f. und 98.

[15] Karl Eibl (Hrsg.), ‚Johann Wolfgang Goethe, Gedichte', 2 Bde. Frankfurt am Main: Deutscher Klassiker Verlag, 1987 u. 1988 (im folgenden FA); hier: Bd. 2, S. 792f.

[16] Durch das Umwerfen der Kutsche kurz hinter Weimar ist bekanntlich dieser dritte Besuch nicht zustandegekommen.

Am Tage, als dieser Brief geschrieben wurde, suchte Graf Neidhardt von Gneisenau, preußischer General der Infanterie, den Karlsplatz auf. Er hatte den nationalen Wert der Sammlung erkannt und ihren Umzug nach Berlin nachdrücklich empfohlen. Vier Tage später folgt der Architekt und Maler Carl Friedrich Schinkel in seiner Eigenschaft als Geheimer Oberbaurat. Er bleibt drei Wochen. Die Freunde wandern mit ihm zum Wolfsbrunnen und nach Rohrbach. Am 4. August lädt er sie zusammen mit der Familie Wilken zu einem Fest auf dem Schloß. Der Historiker und Direktor der Universitätsbibliothek Friedrich Wilken wird zwei Jahre später nach Berlin gehen.

Auch die drei überwinden ihre Furcht vor dem „neuen Babylon" und unterschreiben am 7. August den Vertrag mit Berlin. Nur die Genehmigung der Staatskanzlei steht noch aus.

So scheint die Warnung des Kronprinzen Ludwig von Bayern, der am 12. und 13. August in Heidelberg vorspricht, zu spät zu kommen: „Nur nicht nach Norden." Bei den Katholiken, am Rhein oder in München, wäre es gemütlicher.

Anders sieht Graf Gneisenau die Dinge, wenn er am 25. September Sulpiz wissen läßt:

> Die arme halb holländische Natur von Berlin kann Ihnen die liebliche Gegend von Heidelberg freilich nicht ersetzen, aber Sie mögen daselbst eine Anzahl Männer von Geist und Talent sich erwählen, in deren Umgang Sie sich über die Entwicklung des neuen Völkervereins zu Allem, was die edlere Menschheit bewegt, freuen und die Ideen ausbilden helfen mögen, die den durch einen höheren Geist angeregten neuen Staat seiner Vervollkommnung entgegen führen werden... und darum wohnt es sich für Männer von höhern Ansichten in Berlin wirklich besser, als in München, Stuttgart oder Karlsruhe.

Doch der Staatskanzler Fürst von Hardenberg, vor allem der Finanzminister Graf von Bülow konnten den König Friedrich Wilhelm III. überzeugen, daß das verschuldete Preußen, zumal nach einer Mißernte, so gewaltige Summen, wie Boisserées sie forderten, nicht aufbringen könne. Der Vertrag hatte vorgesehen: 200 000 Gulden für 218 Bilder, Direktorenstellen für beide Brüder mit einem Jahreseinkommen von 15 000 Gulden auf Lebenszeit, 100 000 Gulden Ankaufs-Etat, Freistellung von der Aufsicht des zuständigen Ministers und ein eigenes Museum.[17]

So blieb der Neckarstadt eine Gnadenfrist von zwei Jahren, um die Schätze zu beherbergen. Seit dem Frühjahr 1819 dann wurden sie in fast vierzig Zim-

---

[17] Henning Bock, ‚Das Profane und das Heilige. Die Sammlungen Solly und Boisserée im Wettstreit um die Übernahme durch Preußen'. In: Annemarie Gethmann-Siefert und Otto Pöggeler (Hrsg.), ‚Kunst als Kulturgut. Die Bildersammlung der Brüder Boisserée – ein Schritt in der Begründung des Museums'. Bonn: Bouvier, 1995, S. 107–112; hier. S. 111.

mern des Offizierspavillons nahe dem Stuttgarter Schloß ausgestellt. Das Anliegen der Besitzer, ihr altdeutsch-christliches Bildungswerk, konnte nun verwirklicht werden. Sulpiz spricht von zehn- bis achtzehntausend Besuchern bis zum September.[18]

Trotz allen Vorteilen – er hatte sich von Heidelberg ungern getrennt. Am 29. April 1819 schreibt er an Goethe:

> Daß wir einen Ort, wo wir neun Jahre so glücklich verlebt, und wo wir sehr theure Freunde erworben haben, mit schwerem Herzen verlassen, brauche ich Ihnen eben so wenig zu sagen, als daß wir hier die Mühseligkeiten und Unannehmlichkeiten einer neuen Ansiedlung und Einrichtung überwinden müssen.

Vom 6. bis 8. September besucht Sulpiz noch einmal die Heidelberger Freunde: Creuzer, Daub, Thibaut, Reitzenstein, Köster, Nägele. Am 7. meldet das Tagebuch:

> Morgens auf d. Schloß   Gang über den Schieß-Weg nach der Krapp-Fabrik. Frau Fries. – im Garten Blumen und hübsche Kinder – Hopfen-Ernte   Trauben-Pracht am Schieß-Tor.

Ein knappes Jahr später ist es schon fast eine Reise in die Vergangenheit. Am 5. Juli 1820 heißt es im Tagebuch:

> Frühstück in Sinsheim. – Gegen Mittag kömmt die Sonne zum Vorschein, wir sehen Mauern: Neckargemünd in schönstem Wetter   gegen Ziegelhausen baden 3 Kinder, zwei walzen im Neckar. Es ist zwischen 1 und 2 Uhr. Wie wir so an den Wolfs-Brunnen, an das Stift und den Haus-Acker kamen, war es mir immer als müßte ich Melchior und Bertram in dieser ihrer alten Spazier-Stunde mir entgegenkommen sehen, aber es begegnete mir auch nicht ein bekanntes Gesicht, alles war öde und leer, in unserer alten Wohnung in dem Zimmer des Gefällverwalters stand der Dechant Send in Schlafrock und Schlafmütze am Fenster, aber der stumpfe Mann erkannte meinen Gruß nicht – so ging es fort bis in den ‚Hecht‘, da strömten die Studenten vom Tisch, auch diese waren lauter fremde Gesichter.

Nicht länger als in Heidelberg sollte die Sammlung in Stuttgart bleiben. Auch dort fehlten die Mittel zum Ankauf. So war es dem nunmehrigen König Ludwig von Bayern beschieden, ihr im katholischen Süden, wenn auch auf mehrere Städte verteilt, eine Heimat zu schenken.

---

[18] In einem Brief an Goethe vom 2. Oktober 1819. – Das Quartier für ledige Gardeoffiziere an der Königstraße besaß 44 Zimmer, die sowohl der Sammlung wie der Unterbringung ihrer Besitzer dienten. Siehe Werner Fleischhauer, ‚Die Boisserée und Stuttgart‘. In: ‚Kunst und Kulturgut‘, S. 74–106; hier: S. 80f.

III *Die drei Begegnungen mit Friedrich Förster*

Am 6. Oktober 1815, jenem Tag, als Goethe angeblich sein Testament machen wollte, verzweifelt über den Abschied von Frau Willemer, meldete sich bei ihm der Hauptmann Friedrich Förster. Er fand den Dichter „sehr heiter". Der Hauptmann – Schriftsteller im Zivilleben – kam nach dem endgültigen Sieg über Napoleon aus Frankreich und trug das Eiserne Kreuz, das zwei Jahre zuvor vom Preußenkönig gestiftet worden war. Goethe scherzte, daß sein Segen den Waffen der Verbündeten solchen Erfolg beschert habe und führte den Gast durch die Sammlung Boisserée.[19]

Die Vorgeschichte entbehrt nicht der Komik. Vielleicht hat Goethe mit einem Lächeln sich ihrer erinnert. Im April 1813 war er, den Kriegswirren ausweichend, auf der Fahrt in die böhmischen Bäder. Am 20. April berichtete Friedrich Förster, damals im Lützowschen Freicorps, seiner Schwester:

> Wir hatten eben unsern Morgengesang vor dem [Meißner] Gasthofe, in welchem unser Feldwebel in Quartier lag, beendigt, als ich einen Mann in eine Extrapost einsteigen sah, dessen Züge mir bekannt zu sein schienen. Kaum traute ich meinen Augen, als ich sah, daß es Goethe war. Ich war als Freund seines Sohnes und als begünstigter Ballbegleiter seiner tanzlustigen Frau Gemahlin oft in seinem Hause gewesen; allein ihn, den Friedliebenden, mitten unter den Kriegsunruhen zu finden, wußt' ich mir nicht zu erklären. Noch glaubte ich mich zu täuschen, zumal er die Militärmütze tief in das Gesicht gedrückt hatte und sich in den russischen Generalsmantel mit rotem Kragen versteckte; als ich nun aber seinen kleinen Sekretär, Freund John, an den Wagen treten sah, war ich meiner Sache gewiß, und teilte die herrliche Entdeckung sogleich meinen Kameraden mit. Mit militärischem Anstande einer Ordonnanz trat ich nun an den Wagen heran und sagte: „Ew. Exzellenz melde, daß eine Abteilung der königlich preußischen Freischar der schwarzen Jäger auf dem Durchmarsch nach Leipzig vor Ihrem Quartier aufmarschiert ist, und Ew. Exzellenz die Honneurs zu machen wünscht."
>
> Der Feldwebel kommandierte: Präsentiert das Gewehr! und ich rief: „Der Dichter aller Dichter, Goethe lebe hoch!" Mit Hurrah und Hörnerklang stimmte die ganze Kompagnie ein. Er faßte mit der Haltung eines Generals an seine Mütze und nickte freundlich. Nun trat ich noch einmal heran und sagte ihm: „Es hilft Ew. Exzellenz das Inkognito nicht, die schwarzen Jäger haben scharfe Augen, und bei unserm ersten Ausmarsche *Goethen* zu begegnen, war ein zu günstiges Zeichen, als daß wir es sollten unbeachtet vorüber lassen. Wir bitten um Ihren Waffensegen!" Von Herzen

---

[19] ‚Goethes Gespräche', hrsg. von Flodoard Freiherr von Biedermann, ergänzt und herausgegeben von Wolfgang Herwig. Zürich und Stuttgart: Artemis Verlag, Bd. 2, 1969, Nr. 4267.

gern, sagte er; ich reichte ihm Büchse und Hirschfänger, er legte seine Hand darauf und sprach: „Zieht mit Gott, und alles Gute sei Eurem frischen deutschen Mute gegönnt!" Während wir ihm ein nochmaliges Lebehoch riefen, fuhr er grüßend an uns vorüber. Wo mag er nur jetzt hin wollen?[20]

Seitdem sind zweieinhalb Jahre vergangen. Goethe, der noch das Ritterkreuz der Ehrenlegion seines Kaisers nach der Schlacht bei Leipzig getragen hatte, führt den Hauptmann durch die Bildergalerie im Sickingerhof. Auch der Vaterlandsbefreier kannte keinen Haß. Er stellte später fest: „Nur wer in Goethes und Napoleons Augen gesehen, der hat erfahren, welche magische Gewalt in solche Sterne gebannt ist."[21]

Das dritte bedeutsame Treffen Försters mit Goethe fand Ende September 1820 in Jena statt. Am 26. machte der Schriftsteller, der zeitweise auch Kustos am Königlichen Museum in Berlin war, dem Dichter einen Besuch, zunächst allein, am folgenden Tag zusammen mit seiner Frau Laura. Sie hatten zwei Jahre zuvor geheiratet.

Goethe hielt diesen Besuch in folgenden Versen fest:

> Als an der Elb' ich die Waffen ihm segnete,
> Dem Bekreuzten am Neckar begegnete,
> Da fehlte ihm noch das Dritte,
> Der Gegensatz der siebenten Bitte.
> Sie heißt: von allem Bösen
> Mögest, Herr, uns gnädig erlösen;
> Hier heißt es: gib das Beste
> Und mach' das Leben zum Feste;
> Da er nun auch das erfahren
> Möge Gott ihn lange bewahren.

Darüber, daß mit dem „Dritten" die Ehe gemeint ist, herrscht unter den Kommentatoren Einigkeit.[22] Mit dem Ersten wäre dann das Kriegserlebnis, mit dem Zweiten das Kunsterlebnis in Heidelberg gemeint. Die Verse 4 bis 6 spielen vielleicht auf eine damals geläufige Anekdote an: von einem Ehemann, der sonntags beim Vaterunser die siebte Bitte mit einem Seitenblick auf seine Frau spricht. Mit dem „Bösen" wäre dann das Weib, das Frauenzimmer oder ähnliches zu verbinden. Laura nun ist der „Gegensatz" dazu; Förster kann sich über seine wunderbare Gattin freuen.

---

[20] Ebenda, Nr. 3704.

[21] Ebenda, Nr. 3705.

[22] Eduard von der Hellen schreibt in der Jubiläums-Ausgabe (JA), Bd. 3, S. 341, Förster habe das Gedicht zu seiner Hochzeit erhalten. Dem widersprechen die Daten. – Karl Eibl, in: FA, Bd. 2, S. 1294, schreibt: „Das ‚Dritte' (V. 3) bezieht sich auf Försters Verheiratung 1818."

Das Gedicht steht traditionellerweise unter dem Titel „An Friedrich För-
ster. Jena, den 27. September 1820".[23] Das erweckt den Eindruck, als habe der
Dichter seinem Gast die Verse überreicht oder ins Album geschrieben. Goe-
thes Tagebuch enthält aber keine diesbezügliche Notiz. Auch fällt auf, daß der
Adressat durchweg in der dritten Person erscheint, während die übrigen an
Personen gerichteten Strophen ein „Du", „Ihr" usw. haben.

Um dieses Dilemma zu lösen, müssen wir Goethes Briefwechsel mit Zelter
betrachten, dessen Schülerin Laura Förster war. Am 19. Oktober 1820 nämlich schrieb Zelter aus Berlin seinem Altersfreund:

> Frau Förster ist nicht schlecht verliebt in Dich zurückgekommen und kann
> nicht genug erzählen, wie liebreich sie von Dir aufgenommen sei. Sie ist
> gut musikalisch und hat eine schöne helle und sichere Stimme.
>
> Du wirst Dir nun damit alle meine Singvögel auf die Stange locken,
> wiewohl ich Dank weiß, da ich das Weibchen mit Lust unterrichte. Sie ist
> die jüngste Tochter des verstorbenen Schuldirektors Gedike, der in den
> 1780er Jahren mit Biester die „Berlinische Monatsschrift" herausgab.[24]

Goethe antwortet am 26. Oktober:

> Vor allen Dingen vermelde ich also, daß deine Schülerin mir sehr wohl ge-
> fallen, und daß ich ihr noch freundlicher begegnet hätte, wenn ich, bey den
> vielen Fremden, die ich sehe, und nur einmal sehe, mir nicht eine gewisse
> gleichgültige Praktik hätte einrichten müssen. Wie sie weg waren,
> schrieb ich Beykommendes, womit du dir und ihr einen Spaß machen
> magst. Es ist dieß ein freundliches Schnippchen im Sack, das nicht oft
> vorkommt.[25]

Daß der Komponist nur zum Mittelsmann bestimmt war, verrät Goethes
Tagebuch am 27. Oktober:

> An Zelter die Weisen und die Leute Revisionsbogen, Gedicht für seine
> schöne Schülerin.[26]

Dieses Gedicht ist verschollen, vielmehr: es ist, so meinen wir, identisch
mit den zitierten Versen. Sie waren also nicht an Friedrich Förster gerichtet,

---

[23] Karl Eibl, op. cit., S. 772–837, setzt korrekterweise alle Überschriften der an Personen gerichteten Gedichte in Spitzklammern.

[24] Max Hecker (Hrsg.), ‚Der Briefwechsel zwischen Goethe und Zelter'. Leipzig: Insel=Verlag,
1915, Bd. 2, S. 101 (Nr. 356).

[25] Ebenda, S. 104; auch WA IV, 33, Nr. 239.

[26] WA III, 7, S. 241. – „Die Weisen und die Leute" sind ein „dramatisch=lyrischer Scherz" von
1814, den Goethe zunächst sekretierte, 1821 dann, in einer entschärften Form, in ‚Kunst und
Alterthum' veröffentlichte. JA 2, S. 260-263 u. S. 360. Siehe auch die Briefe an Zelter vom
31. Oktober 1814 und 17. Mai 1815.

sondern an seine Frau Laura. Der Ausdruck „freundliches Schnippchen im Sack", das heißt, eine launige Kleinigkeit, die mehr für den privaten Gebrauch als für die breite Leserschaft gedacht war, paßt denn auch gut zu dem Gedicht, einer hübschen Huldigung des Einundsiebzigjährigen an das schöne Geschlecht.

IV *„Auf Kieseln im Bache"*

In den Wochen, als Goethe bei den Brüdern Boisserée im Sickingenschen Palais weilte, ist er mit ihnen auch einmal nach Kirchheim gefahren. Wohl jedem, der den Bericht kennt, stehen die Bilder jenes Nachmittags lebendig vor Augen.

Niedergeschrieben hat ihn Julie Mayer, Enkelin des Gastgebers, des Pfarrers Konrad Maurer, und zwar nach den Erzählungen ihrer Mutter, der heiteren Luise. Julie Mayer berichtet:

Ehe ich indeßen weiter gehe und von Selbsterlebtem berichte, muß ich noch eines Ereignisses erwähnen, das sich zur Zeit des zweiten Aufenthalts in Kirchheim, als die Mutter ein junges Mädchen und ihre Schwester, als verwittwete Frau Düpré, im Elternhause wohnte, dort abspielte. Es war nichts Geringeres als ein Besuch Göthes, der von den beiden Brüdern Boisserée in das ländliche Pfarrhaus geführt wurde. Es muß im Jahr 1814-1815 gewesen sein, zur Zeit der Suleikalieder, wo er öfter zu den Boisserées nach Heidelberg kam, die ihn durch ihre Sammlung altdeutscher und niederländischer Bilder für altdeutsche Kunst und für den Kölner Dom zu interessieren wußten. Boisserées waren, nebst ihrem originellen Freunde Bertram, sehr nahe Hausfreunde im Pfarrhause Maurer. Es waren auffallend schöne, liebenswürdige, feingebildete, junge Männer, für die viele Mädchen- und Frauenherzen schwärmten und die man damals nur die Himmelstürmer nannte. Diese hielten also das Kirchheimer Pfarrhaus eines Besuchs des Dichterfürsten würdig und verbrachten mit ihm daselbst einen Nachmittag. Die liebenswürdige, noch schöne Matrone mit den beiden Töchtern, der interessanten, schwärmerisch angelegten Frau Dupré und der heiter-(liebenswürdigen) Luise mit ihrem wundervollen Gesang, mochten wohl Anziehungskraft genug ausüben. Ich hörte dann oft genug davon erzählen, wie Göthe an den Theetisch getreten sei, wo Mutter eben das Krähnchen der Theemaschine aufgedreht hatte und er mit der Verlegenen ein Gespräch anfing, bis man plötzlich entdeckte, daß die Theemaschine mit ihrem kochenden Wasser den ganzen Theetisch überschwemmt hatte, was Göthe ein heiteres Lächeln entlockte. Nachher mußte sie ihm viele seiner Lieder singen, nach den damals beliebten Reichardschen Melodien; er setzte sich ans untere Ende des Flügels und ließ seine dunklen, durchbohrenden Augen auf ihr ruhen. Das „Auf Kieseln im Bache" mußte sie ihm wiederholen. Im übrigen unterhielt er sich aber nicht, wie erwartet wurde, über literarische und ästhetische Gegenstände, sondern hauptsächlich mit dem praktischen Großvater über Land und Leute, Sitten und Gebräuche, über Landwirthschaft u dergleichen, wofür er ja immer ein großes Interesse gehabt hatte. Nach einer Weile war er verschwunden, denn „man hat so seine Gänge"; wie aber die Abwesenheit immer länger und länger dauerte, bemächtigte sich des kleinen Kreises eine ängstliche Sorge, es könne dem hochverehrten Gaste etwas zugestossen sein und man überlegte eben, ob man die Thüre sprengen oder was sonst beginnen sollte, als er wieder erschien. Eine Menge alter Geschäftspapiere hatten ihn dort so lange interessiert und gefesselt, daß er fast das Wiederkommen vergaß. Immerhin mag dem alten Herrn im Kirchheimer Pfarrhause eine Erinnerung an längstvergangene Tage im Sesenheimer Pfarrhause aufgetaucht sein.[27]

Zunächst haben wir nach dem Datum der Begebenheit zu fragen. Julie Mayer läßt offen, ob es 1814 oder 1815 war. Die „Zeit der Suleikalieder" würde, falls wörtlich zu nehmen, auf 1815 deuten. Denn der Herbst 1814 stand im Zeichen des Schenken, des kleinen Wilhelm Paulus. Erst Ende Mai 1815 wurde Suleika „benamset". Da die Berichterstatterin auch das Jahr 1814 für möglich hält, hat Robert Steiger das Ereignis im Oktober jenes Jahres eingereiht, allerdings mit dem Vermerk: „(vielleicht auch erst 1815, zwischen 20. September und 7. Oktober)".[28]

---

[27] Zitiert nach Erich Pietsch (Hrsg.), ‚Kinder- und Jugenderinnerungen der Julie Mayer, geb. Gmelin, der Tochter Leopold Gmelins'. Frankfurt am Main: Gmelin-Institut, 1965. Das Buch bringt Abbildungen des Originalmanuskripts sowie die Transkription. Gegenüber dem Text in ‚Goethes Gesprächen' von Biedermann/Herwig (Nr. 4075) gibt es geringfügige Abweichungen. Wir bewundern immer wieder den Spürsinn und Sammelfleiß des Freiherrn von Biedermann, der uns einen Schatz an Informationen hinterließ. – Vgl. auch den Artikel ‚Goethe im Kirchheimer Pfarrhaus' in Dieter Neuer, ‚Kirchheim. Eine Ortsgeschichte der Kurpfalz', hrsg. von der Volksbank Kurpfalz, Heidelberg, 1985. Ein Bildnis des Pfarrers Maurer dort auf S. 91. – Ein Ölgemälde der Frau Wilhelmine Dupré mit ihren beiden Kindern verdanken wir Christian Philipp Koester, dem Restaurator der Sammlung Boisserée. Siehe die Farbtafel 1 in: Klaus Mugdan (Hrsg.), ‚Koesteriana'. Für Georg Poensgen zum 70. Geburtstag am 7. Dezember 1968 als Festgabe des Freundeskreises des Kurpfälzischen Museums.

[28] Robert Steiger und Angelika Reimann, ‚Goethes Leben von Tag zu Tag'. Eine dokumentarische Chronik. Zürich und München: Artemis Verlag, Bd. 6, S. 131.- Dieter Neuer, op. cit., S. 90, verweist wie wir auf den 2. 10. 1815. – Die Bronzetafel am Pfarrhaus, Oberdorfstraße 1, sagt: „Im Jahre 1815 weilte in diesem Hause zu Gast Johann Wolfgang v. Goethe. Gewidmet zum 1200-jährigen Bestehen Kirchheims" (im Jahre 1967). – In seinem Büchlein ‚Goethe im Kirchheimer Pfarrhaus', Heidelberg: Richard Weißbach, 1936, läßt Max Dufner-Greif das Ereignis „an einem sonnigen Septembernachmittag des Jahres 1814" spielen; doch handelt es sich um eine recht freie Nacherzählung auch mit erfundenen Personen.

Gehen wir die Tagebuchnotizen und Briefe Goethes in beiden Jahren durch, so bleibt kein Nachmittag für Kirchheim frei. Das Dilemma löst sich indessen einfach auf: Der Dichter hatte den Namen Kirchheim vergessen, zumindest im Tagebuch aufzuzeichnen vergessen. Am 2. Oktober 1815 nämlich lautet der Eintrag:

... Mittag die Gesellen. Nach Rohrbach. Beym Pfarrer zu. Daub und Familie. Mit Mad. Daub zurück. Mancherley besprochen.

Die „Gesellen" sind Sulpiz und Melchior Boisserée. Hinsichtlich des „zu" heißt es in der Weimarer Sophien-Ausgabe: „Wahrscheinlich fehlt etwas."[29] Robert Steiger konjiziert „[Gast?]"; wir möchten „[Kirchheim]" vorschlagen. Ortsfremde können nicht wissen, daß man Rohrbach passieren muß, um nach Kirchheim zu gelangen. Wenn wir dieses einsetzen, so von der Tatsache bestärkt, daß im kirchlichen Umfeld das „zu" seinen festen Platz hat . Der „Dom zu Köln" oder „zu Freiburg" findet sich auch bei Goethe. Die „Laube zu Sesenheim" kann ebenfalls der kirchlichen Sphäre zugerechnet werden. Doch lesen wir im weltlichen Bereich bei Goethe auch: „zu Frankfurt", „zu Darmstadt", „zu Ilmenau".[30]

Den Kirchenrat Professor Daub und seine Familie erwähnt Julie Mayer nicht. Vermutlich hat im Gedächtnis ihrer Mutter der Dichterfürst sie überstrahlt. Goethe war dem Kirchenrat in jenen Tagen – mit seinem Freund Creuzer – dreimal begegnet.

Sulpiz erwähnt den Nachmittag in Kirchheim überhaupt nicht; wie denn sein Tagebuch in den bedeutsamen Wochen merkwürdig wortkarg ist.[31]

Nun also sitzt Goethe am unteren Ende des Flügels und richtet seine dunklen Augen auf Luise. Sie singt seine Lieder in der Vertonung von Johann Friedrich Reichardt. Der Berliner Kapellmeister war mehrmals in Weimar gewesen und hatte bei der Gründung des dortigen Hoftheaters beratend mitgewirkt. Goethe schätzte seine Melodien. Schon im Vorjahr, beim Abschied vom Sickingerhof, vermerkt das Tagebuch, das in Briefform an Christiane geschickt worden war:

Zu Hause machte der Frau Amtmann, deren Zimmer ich eigentlich bewohne, Besuch, und hörte recht gut und schön Reicharts Compositionen meiner Lieder singen.

---

[29] WA III, 5, S. 378. – Herr Wolfgang Ritschel vom Goethe- und Schiller-Archiv, Weimar, teilte mir freundlicherweise mit: „Der Punkt folgt auf ‚zu' nach drei Millimetern. Das ist der übliche Abstand der Punkte auf der Seite. Es ist also kein Platz für eine Einfügung gelassen."

[30] Alle Zitate aus ‚Dichtung und Wahrheit'. Die „Laube zu Sesenheim" im Anfangssatz des Elften Buches.

[31] Hans-J. Weitz (Hrsg.), ‚Sulpiz Boisserée, Tagebücher' I, S. 274f.

Julie Mayer vermutet, es könnten dem Dichter Erinnerungen an das Sesenheimer Pfarrhaus aufgetaucht sein. Das wäre um so wahrscheinlicher, wenn unter den „vielen seiner Lieder" auch das Mailied, „Wie herrlich leuchtet Mir die Natur!", gewesen wäre, Höhepunkt der Sesenheimer Lyrik und eins der beliebtesten Goethe-Lieder: Unter den hundert Stücken, die Reichardt in seinen ‚Liedern geselliger Freude' bringt, sind nur zwei von Goethe, das „Mailied" und das „Bundeslied".[32] Auch Friederike Brion wird mehrmals als heiter geschildert; auch sie sang und spielte Klavier.

Nur eins der Lieder, die Luise Maurer vortrug, kennen wir. Es ist „Wechsel" überschrieben und stammt aus dem Jahre 1789:

> Auf Kieseln im Bache, da lieg' ich, wie helle!
> Verbreite die Arme der kommenden Welle,
> Und buhlerisch drückt sie die sehnende Brust,
> Dann führt sie der Leichtsinn im Strome danieder;
> Es naht sich die zweite, sie streichelt mich wieder:
> So fühl' ich die Freuden der wechselnden Lust.
>
> Und doch und so traurig verschleifst du vergebens
> Die köstlichen Stunden des eilenden Lebens,
> Weil dich das geliebteste Mädchen vergißt.
> O ruf' sie zurücke die vorigen Zeiten!
> Es küßt sich so süße die Lippe der zweiten,
> Als kaum sich die Lippe der ersten geküßt.[33]

Als das Lied verklungen war, bat Goethe die junge Sängerin um eine Wiederholung. War es Reichardts Melodie, die ihn so mächtig berührt hatte? In munterem Dreiachteltakt folgt die Stimme dem Auf und Ab der Wellen. Bei der Zeile „Und doch und so traurig verschleifst du vergebens ..." macht das helle C-Dur einem gedämpften C-Moll Platz. Mit dem Vers „O ruf' sie zurücke die vorigen Zeiten!" kehrt auch das ursprüngliche Dur zurück. Während allem eilt die Klavierbegleitung in Zweiunddreißigstelnoten unermüdlich dahin. –

Oder hatten es die eigenen Worte dem Dichter angetan? Glücklich der Vokal am Anfang, der mit dem ersten Schlag der Melodie zusammenfällt; glücklich – vor allem für den Sänger, die Sängerin – der Vokalsprung vom i zum a

---

[32] Johann Friederich Reichardt (Hrsg.), ‚Lieder geselliger Freude'. 2 Bde in einem Bd. Leipzig: Gerhard Fleischer, 1796, und Gerhard Fleischer der Jüngere, 1797. Das „Mailied": Bd. 1, S. 5, das „Bundeslied": ebenda, S. 91. – Zum „Mailied" als Höhepunkt der Sesenheimer Lyrik siehe Erich Trunz, ‚Goethes Werke in 14 Bänden'. München: C. H. Beck, 12. Aufl. 1981, Bd. 1, S. 462.

[33] FA, Bd. 1, S. 285. Die Rechtschreibung und Interpunktion bei Reichardt weicht geringfügig ab.

und zurück vom a zum i: „Auf Kieseln im Bache, da lieg' ich, wie helle!"
Schon die Erstfassung des Liedes von 1769 hatte den Vokalsprung gehabt:

> Im spielenden Bache da lieg ich wie helle!
> Verbreite die Arme der kommenden Welle,
> Und buhlerisch drückt sie die sehnende Brust.
> Dann trägt sie ihr Leichtsinn im Strome darnieder,
> Schon naht sich die zweite und streichelt mich wieder,
> Da fühl ich die Freuden der wechselnden Lust.
>
> O Jüngling sei weise, verwein' nicht vergebens
> Die fröhlichsten Stunden des traurigen Lebens
> Wenn flatterhaft je dich ein Mädgen vergißt.
> Geh, ruf sie zurücke die vorigen Zeiten,
> Es küßt sich so süße der Busen der Zweiten,
> Als kaum sich der Busen der Ersten geküßt.[34]

Der letzte Vers wäre nicht nur im Kirchheimer Pfarrhaus auf Widerstand gestoßen. Die Zeit des Rokoko war vorüber, und in den zwanzig Jahren, die beide Versionen trennten, hatte die Moral sich gewandelt.

Die frühe Version stammte aus Goethes Studentenzeit in Leipzig. Und so stark die Worte dem Rokoko verpflichtet sind, es könnten persönliche Gefühle darin verwoben sein; Käthchen Schönkopf könnte in ihnen geistern. Schließlich hatte sie dem Achtzehnjährigen einen älteren, wohlsituierten Doktor vorgezogen, der sie heiratete. War ihr Bild aufgetaucht, als die Verse wieder erklangen?

Käthchen Schönkopf, „in dem Schrein des Herzens eine Zeitlang als kleine Heilige aufgestellt", wie Goethe später schreibt, hatte ihrerseits das Frankfurter Gretchen abgelöst. Verdrängt und im Lebensrückblick übergangen wurde die „passion pour la belle Charitas", das ist Charitas Meixner aus Worms mit ihrem ebenmäßigen, schmalen Gesicht, aus dem ein großes braunes Augenpaar blickte.[35] Immerhin hatte der Student ihr sein Porträt geschenkt, das älteste erhaltene Gemälde von ihm, das einen gravitätisch aufgerichteten jungen Stutzer zeigt.[36] Und dem „Stern von Worms" zuliebe hatte der angehende Dramendichter den reimenden Alexandriner mit dem fünfhebi-

---

[34] FA, Bd. 1, S. 90f. – Karl Eibl bemerkt auf S. 807 hinsichtlich des letzten Verses, daß nicht nur die Dezenz-Vorstellungen sich in den zwanzig Jahren geändert hatten, sondern auch die Damenmode, die 1769 das Wort „Busen" erlaubt hatte.

[35] Eine farbige Abbildung in ‚Eine Stadt erinnert sich'. Ein Taschenbuch für Worms- und Goethefreunde. Mit Beiträgen von Richard Wisser, Detlev Johannes, Helmut Hauß. Worms: Wormser Verlagsdruckerei, 1982, nach S. 64.

[36] Ebenda, nach S. 96. – Eine Wiedergabe in Schwarz-Weiß bringt ‚Goethe. Seine äußere Erscheinung' (siehe I, Anm. 3), S. 52f.

gen Blankvers vertauscht – ein für sein späteres Werk unschätzbarer Gewinn.[37]

So waren die Wellen einander gefolgt, zu wechselnder Lust und wechselndem, wechselseitigem Leid. Der Gast im Kirchheimer Pfarrhaus, vielleicht schon müde, will der Geselligkeit kein Ende setzen und fährt mit der Gattin des Kirchenrates nach Heidelberg zurück, während Daub selbst mit den beiden Himmelstürmern bleibt.

Am nächsten Morgen fährt der Dichter mit Sulpiz nach Karlsruhe. Schon in der Kutsche steigt ein neues Frauenbild aus der Tiefe des Herzens: Lili Schönemann, „wie oft er den Pfad durch die Gerber-Mühle gegangen nach Offenbach ... seine Lieder an Lili – Braut und Bräutigam."

Auf der Rückfahrt, wiederum in der verschwiegenen Kutsche, Erinnerungen an Ottilie in den ‚Wahlverwandtschaften‘, das heißt, an Minchen Herzlieb in Jena, „wie er sie lieb gehabt, und wie sie ihn unglücklich gemacht."[38]

Zwei Tage später, in Heidelberg, entsteht das Gedicht „Kaum daß ich dich wiederhabe, Dich mit Kuß und Liedern labe ...", ein Bruchstück aus dem langen Zwiegespräch zwischen Hatem und Suleika, zwischen Goethe und Mariane Willemer.

Noch etliche Wellen der Liebe werden den Alternden erfrischend umspielen, bis in Marienbad der letzte Kuß Ulrikes, der „letzteste", den Greis in die Einsamkeit entlassen wird.

---

[37] FA, Bd. 1, S. 772, zu Goethes Gedicht von 1766 „Muller! Je suis faché". In der Vorrede dazu das Zitat „ma passion pour la belle Charitas" (ebenda, S. 35). Karl Eibl schreibt (S. 772): „Für Charitas, die das Gedicht natürlich zu Gesicht bekam, mußten die Verse 27ff. fast wie ein förmliches Eheversprechen wirken." – Zum Wechsel vom Alexandriner zum Blankvers siehe ebenfalls S. 772.- Ausführlicher zum ganzen Komplex: Detlev Johannes, ‚Goethes „liebe Bewohner von Worms" und seine Jugendliebe Charitas Meixner‘, op. cit., S. 57–91, und Helmut Hauß, ‚Goethes Jugenddrama „Belsazar". Seine Huldigung an die schöne und kunstsinnige Wormserin Charitas Meixner‘, op. cit., S. 92–111.

[38] Hans-J. Weitz, op. cit., S. 277 u. 281.

Spinoza in Heidelberg

Zur Geschichte des Spinozismus und des Universitätsverlages C. F. Winter

von Manfred Walther

1. Spinoza kam nicht einmal bis Mannheim

„Il m'est venu un livre entre les mains traduit du Latin de Spinoza, dont la prefasse est admirable. Si on en vouloit pratiquer les preceptes, nous serions tous d'accord. Mr. De Ribenac... m'a dit, que l'auteur a eu l'honneur de vous voir à Mannheim."[1]

In einem Brief vom 2. März 1679 schreibt die Herzogin Sophie von Hannover, in Den Haag im Exil des Winterkönigs geboren und dort aufgewachsen, nun Ehefrau des Kurfürsten Ernst August, an ihren älteren Bruder, den Kurfürsten Karl Ludwig von den Pfalz, der Bequemlichkeit halber übersetzt – an einem Feiertag soll man sich nicht übermäßig anstrengen:

„Mir ist ein Buch Spinozas in die Hände gekommen, aus dem Lateinischen übersetzt, dessen Vorwort bewundernswert ist. Wenn man dessen Vorschriften praktizieren wollte, stimmten wir alle überein. Mr. Ribenac hat mir gesagt, daß der Autor die Ehre hatte, Sie in Mannheim zu sehen."

Bei diesem Buch handelt es sich um eine der 1673 erschienenen französischen Übersetzungen von Spinozas *Tractatus theologico-politicus*, der 1670 anonym und mit fingierter Orts- und Verlagsangabe in Amsterdam erschienen war und eine zentrale Rolle bei den Ereignissen spielen sollte, von denen in diesem ersten Akt noch die Rede sein wird.

---

* Der Text wurde in gekürzter Form vorgetragen bei der Festveranstaltung anläßlich des 175jährigen Jübiläums des C. F. Winter Verlages in der Alten Aula der Universität Heidelberg am 4. 10. 1997. Der Vortragsstil wurde für die Publikation beibehalten.

[1] Herzogin Sophie an Kurfürst Karl Ludwig v. 2. März 1679. In: *Briefwechsel der Herzogin Sophie von Hannover mit ihrem Bruder, dem Kurfürsten Karl Ludwig von den Pfalz, und des Letzteren mit seiner Schwägerin, der Pfalzgräfin Anna*, hrsg. v. Eduard Bodemann. Leipzig: S. Hirzel, 1885: 350–353 (351).

Sophie wird an Passagen wie die folgenden gedacht haben, wenn sie ihrer Bewunderung Ausdruck gab:

„Ich habe mich oft darüber gewundert, daß Leute, die sich rühmen, die christliche Religion zu bekennen, also Liebe, Freude, Frieden, Mäßigung und Treue gegen jedermann, dennoch in feindseligster Weise miteinander streiten und täglich den bittersten Haß gegeneinander auslassen, so daß man ihren Glauben leichter hieran als an jenen Tugenden erkennt ... Kein Wunder daher, daß von der alten Religion nichts mehr geblieben ist als ihr äußerer Kultus ... und daß der Glaube schon nichts anderes mehr ist als Leichtgläubigkeit und Vorurteile." Und später fährt Spinoza fort: „Da ich bei mir bedachte, daß das natürliche Licht nicht bloß geringgeschätzt, sondern von vielen geradezu als Quelle der Gottlosigkeit verdammt wird, daß menschliche Erdichtungen für göttliche Lehre gehalten, Leichtgläubigkeit als Glaube geschätzt wird, daß die Streitigkeiten der Philosophie in Kirche und Staat mit aller Leidenschaft geführt werden und daß wütender Haß und Zwist ... davon die Folge ist, so habe ich mir fest vorgenommen, die Schrift von neuem und mit unbefangenem und freiem Geist zu prüfen ... Ich fand aber in dem, was die Schrift ausdrücklich lehrt, nichts, das nicht mit der Vernunft im Einklang wäre oder das ihr widerstritte, und ich sah außerdem, daß die Propheten nur ganz einfache Dinge lehrten, die jedermann leicht begreifen konnte ..." – nämlich daß die Menschen Gott gehorchen und deshalb ihre Nächsten lieben sollen. Spinoza zeigt im Hauptteil, daß schon im der heiligen Schrift der Juden eine Vielzahl unterschiedlicher Gottesvorstellungen, ein religiöser Pluralismus, vorherrschte und alle Schreiber folglich das, was sie als Gottes Botschaft zu verkünden hatten, gemäß ihren eigenen und ihrer Hörer Verstehensvoraussetzungen formulierten, daß es also auf eine jeweils authentische Aneignung der Kernbotschaft der Schrift, auf die dadurch angeleitete *praxis pietatis*, ankommt, also auf gelebten Gottesgehorsam. Spinoza entwickelt in dieser Schrift ein im Kern bis heute praktiziertes Programm historisch-kritischer Bibelinterpretation, tritt für die Demokratie als „natürlichste Regierungsform" ein und arbeitet auch die erste neuzeitliche Theorie der allgemeinen Denk- und Redefreiheit aus, die anders als dogmatischer Fanatismus auch geeignet ist, die Menschen zu einem friedlichen Zusammenleben gemäß der biblischen Botschaft zu motivieren.

Sophie berichtete in ihrem Brief sodann, darüber informiert worden zu sein, daß dieser Spinoza mit ihrem Bruder in Mannheim zusammengetroffen sei. Dazu ist es, wie wir wissen, nicht gekommen, auch wenn ein Buch über Mannheim in Spinozas Bibliothek stand.[2] Und die Hauptursache der Nicht-

---

[2] Das 2. Inventar von Spinozas Nachlaß vom 21. März 1677 verzeichnet unter „Bücher. In: Quarto" unter der Nr. 45 *Fabricii Manhemium et Lutrea Caesaria*. S. Spinoza, *Lebensbeschreibungen und Dokumente*, ed. Walther, Hamburg: Felix Meiner, 1998, Dok. 75. Bei dem ersten Titel handelt es sich um Jean Sebald Fabricius, *Manhemium, civitatis atque castri Manhemiani descriptionem exhibens historicam*. Heidelberg 1656. Der zweite Titel enthält

Begegnung war, daß Spinoza eben jene Schrift verfaßt hatte, die Sophie so sehr bewunderte.

Was Sophie nicht zu wissen schien, ist, daß ihr Bruder diesem Spinoza einen Ruf auf die Professur für Philosophie an „seiner" wieder neu errichteten Heidelberger Universität erteilt, daß Spinoza diesen Ruf aber abgelehnt hatte. Und das kam so:

Daß der Ruf an Spinoza ging, hing sicher damit zusammen, daß die Geschwister einen Teil ihrer Jugend in den Niederlanden verbracht hatten, daß sie als Calvinisten mit der dortigen Kirche verbunden waren, daß sie die Philosophie des Descartes schätzten – die Schwester Elisabeth führte einen später berühmt gewordenen Briefwechsel[3] mit dem im niederländischen Exil lebenden französischen Philosophen – und daß Spinoza im Jahre 1663 eine stark beachtete Darstellung der cartesischen Philosophie publiziert hatte, die der Kurfürst besaß. Aber es ist zu vermuten – und die Stelle aus Sophies Brief spricht sehr für diese Annahme, hatte sie doch in ihrer Heidelberger Zeit ab 1650 als Vertraute des Bruders dessen Bestrebungen um eine Befriedung der konfessionellen Streitig- und Gehäßigkeiten geteilt –, es spricht vieles dafür, daß der Bruder auch den *Theologisch-politischen Traktat* kannte, auch von der Autorschaft Spinozas wußte (s. sogleich) und also den Ruf nicht zuletzt auch wegen dieser Schrift an Spinoza ergehen ließ.

Mit der Ausführung seines Entschlusses beauftragte er einen besonderen Vertrauten, den Heidelberger Theologen Johann Albert Fabricius. Dieser Fabricius schrieb nun einen Brief, mit dem Spinoza gewonnen werden sollte, der folgendermaßen begann:

„Sehr geehrter Herr! Seine Durchlaucht der Kurfürst von den Pfalz, mein allergnädigster Herr, hat mich beauftragt, Ihnen, den ich bisher nicht gekannt, der aber seiner fürstlichen Duchlaucht wohlempfohlen ist, zu schreiben und die Frage an Sie zu richten, ob Sie in seiner berühmten Universität eine ordentliche Professur der Philosophie zu übernehmen willens wären." Und später heißt es in dem Berufungsschreiben: „Sie werden die vollste Freiheit haben zu philosophieren, indem er vertraut, daß Sie diese nicht zur Störung der öffentlich anerkannten Religion mißbrauchen werden."[4]

---

eine Beschreibung Kaiserslauterns. S. Servaas van Rooijen, A. J., *La bibliothèque de Bénédict Spinoza, publié d'après un document inédit, avec des notes biographiques et bibliographiques et une introduction.* La Haye: W. C. Tengeler; Paris: Paul Monnerat, 1888: 163. Der Verfasser ist der Heidelberger Historiker und Altphilologe Johannes Sebaldus Fabricius. Vgl. Jacob Freudenthal, *Die Lebensgeschichte Spinozas in Quellenschriften, Urkunden und nichtamtlichen Nachrichten.* Leipzig: Veit & Co., 1899: 280 (zu Titel 45/71).

[3] Descartes, René: *Lettres sur la morale: Correspondance avec la princesse Élisabeth, Chanut et la reine Christine.* Texte revue et présenté par Jacques Chevalier. Paris: Boivin, 1935.

[4] Baruch de Spinoza, *Briefwechsel,* ed. Walther, Hamburg: Felix Meiner, [3]1986, 47. Brief: 205–206.

Schon der erste Satz lädt den Adressaten geradezu zur Annahme ein: Von Spinoza, der an der berühmten Universität Professor für Philosophie werden soll, hat der Briefschreiber vor Erteilung des kurfürstlichen Auftrages noch nie etwas gehört! Der Satz war aber nicht nur in der gröbsten Weise verletzend, sondern der Briefschreiber log zudem noch. Sein Biograph Heidegger, ein früherer Fakultätskollege, wußte u.a. folgende Äußerung aus dem Jahre 1671, also zwei Jahre vor der Abfassung des Briefes, als Fabricius' Reaktion auf die Lektüre eben jenes *Theologisch-politischen Traktats*, zu berichten:

„Er sagte, nachdem er jenes schreckliche Buch gelesen hatte, zu mir: 'Mir graust, wenn ich sehe, daß eine so zügellose Willkür eingeräumt wird, öffentlich darzulegen, was immer (einem) in den Sinn kommt, und die Christliche Religion selbst und die heiligen Schriften so offen zu lästern. Glücklich ihr, die (ihr) eine derartige Unverfrorenheit auch mithilfe der Regierung unterdrückt...[5] Daß aber derartige Schriften nach Deutschland hineingetragen und unter den Studenten verbreitet werden, halte ich für äußerst gefährlich."

Und Fabricius wußte auch, was gegen eine solche ungeheure Gefahr, die „auf den Tod sowohl der Kirche als besonders des Staates hinausläuft", am besten zu tun ist: „Ich glaube vielmehr, daß es geratener erscheint, sie zu unterdrücken als sie zu widerlegen. Wer begreift schon wirklich die Kraft einer Widerlegung? Oder wer liest zumindest ohne Sinnesverwirrung derartiges?"[6]

Als Gottes Vorsehung es nun fügte, daß Fabricius mit dem Berufungsschreiben beauftragt wurde, handelte er dementsprechend: Er knüpfte, im Namen seines Herrn, die zugesagte „vollste Freiheit... zu philosophieren" an eine Bedingung, die diese Freiheit sofort wieder aufhob.

Spinoza, hermeneutisch und im Lesen zwischen den Zeilen geschult, verstand die Botschaft wohl und lehnte mit Schreiben aus Den Haag vom 30. März 1673 ab, u.a. weil „ich nicht weiß, in welche Grenzen die Freiheit zu philosophieren einzuschließen ist, damit ich nicht den Anschein erwecke, als wolle ich die öffentliche Religion stören".[7]

Fabricus wußte auch genau, wer der Autor war. Schon im Jahre, als das Buch erschien, sah eine erste Gegenschrift das Licht des Tages – wenn Sie mir diese ironische Formulierung verzeihen wollen: Der Frechener Pfarrer Johannes Melchior hatte bereits im Erscheinungsjahr von Spinozas Schrift, also 1670, in lateinischer Sprache einen *Brief an einen Freund ...*[8] veröffent-

---

[5] Heidegger war Schweizer.

[6] Spinoza 1998 (wie Anm. 3), Erl. zu Dokument 67.

[7] Spinoza [3]1986 (wie Anm. 4), Brief 48: 206.

[8] J.M.V.D.M. (= Johann Melchior), *Epistola ad Amicum, continens CENSURAM. Libri, cui titulus: TRACTATUS THEOLOGICO-POLITICUS, In quo demonstratur. &c.* Ultrajecti [Utrecht]: Cornelius Noenaert, 1671. Unter dem erweiterten Titel *Religio ejusque natura et principium. Sive Joh. Melchioris ad amicum epistola ...* erschien das Werk erneut bereits 1672 und nochmals 1677, ferner 1706 in Melchiors *Opera omnia.*

licht, wobei neben zahlreichen anderen sinnentstellenden Druckfehlern aus dem Anfangsbuchstaben des Anagrama „Sinopsa", wie der Autor im Text genannt wird, ein X geworden war. Dieser *Amicus* nun, an den Melchoir seine – übrigens später noch mehrmals aufgelegte – Schrift adressierte, war der Heidelberger Theologe Friedrich Ludwig Mieg, ein Freund des Fabricius, der in einem Brief vom 28. Juni 1670 Spinoza als den Autor der Schrift nannte.[9]

Und wenn es noch eines weiteren Beweises bedürfen sollte, so haben wir das Zeugnis des Fabricius-Biographen Heidegger, der später zu berichten wußte, daß Fabricius, einerseits den Befehl ausführend, doch andererseits „klugerweise", wie Heidegger anmerkte, die Formulierung über die Grenze freien Philosophierens einfügte. „Auf diese Weise nützte er einerseits der Religion, schreckte er andererseits Spinoza ... ab, das *von ihm interpretierte* Angebot des Kurfürsten anzunehmen."[10]

Die Figur des diensteifrigen Ministerialen, der gewissenhaft, d.h. im Gehorsam gegen sein eigenes Gewissen, einen Ruf erteilt, ist der Universitätsgeschichte ja auch später nicht ganz fremd geblieben.

So also kam es, daß Spinoza nicht einmal, wie die Herzogin Sophie gehört hatte, bis Mannheim kam.

2. *Spinoza kam doch noch in Heidelberg an*

Wie Sie wissen, sind die ersten 100 Jahre nach dem Tode des erst 44jährigen niederländischen Philosophen jüdischer Herkunft, besonders nachdem mit dessen 1677 posthum publizierter *Ethik* auch der Klartext schreibende Spinoza allgemein bekannt geworden war, in Deutschland durch einen gigantischen Abwehrkampf des Bündnisses von Theologen und Philosophen im Namen der politischen Stabilität und des rechten Glaubens – meist in dieser Reihenfolge![11] – gekennzeichnet, mit wenigen, meist der Verfolgung anheimfallenden Ausnahmen. Das Blatt wendete sich erst, als Friedrich Heinrich Jacobi zu be-

---

[9] Friedrich Ludwig Mieg an Samuel Andreae vom 28. Juni 1760, nach Freudenthal 1899 (wie Anm. 2): 193; ebenfalls bei M. Mayer, „Spinozas Berufung an die Hochschule in Heidelberg", *Chronicon Spinozanum* 3 (1923): 20–44 (29–30).

[10] Johann Heinrich Heidegger: „Historia vitae et obitus Ludovici Fabricii", in: Joh. Ludovici Fabricii Theologi Archipalatini Celeberrimi *Opera Omnia, Quibus Praemittitur Historia Vitae et Obitus Ejusdem* Authore Joh. Henrico Heideggero, Tiguri [d. i. Zürich]: D. Gessner, 1698: 73f. Auszug in Spinoza 1998 (wie Anm. 3): 174–175 m. Erl.: 282–285 (hier:174, Hervorhebung nicht im Original).

[11] Vgl. die Analyse der frühen Reaktionen auf Spinoza bei Manfred Walther, „Machina civilis oder Von deutscher Freiheit: Formen, Inhalte und Trägerschichten der Reaktionen auf den politiktheoretischen Gehalt von Spinozas *Tractatus theologico-politicus*", in: *L'hérésie Spinoziste: La diuscussion sur le* Tractatus theologico-politicus, *1670–1677, et la réception immédiate du spinozisme*, ed. Paolo Cristofolini, Amsterdam & Maarssen: APA Holland University Press, 1995: 119–140.

richten wußte, daß der große Lessing sich zu Spinoza bekannt habe.[12] Und es
begann jene große Spinoza-Renaissance – der Name ist irreführend, denn er
setzt eine Blüte der Spinoza-Rezeption in früherer Zeit voraus –, in der Literaten und Philosophen sich intensiv mit Spinoza auseinandersetzten, so daß
Spinoza aus dieser „Renaissance" als Klassiker der Philosophie hervorging.[13]

Intensiviert wurde die Beschäftigung mit Spinoza vor allem, nachdem
Kants *Kritik der reinen Vernunft* 1781 erschienen war, denn jetzt ging es um
die Frage, ob man nicht auf Spinoza zurückgreifen müsse, um zeigen zu können, daß das Denken anders, als Kant sagte, doch zur Erkenntnis der Wirklichkeit selber fähig ist und sich nicht mit den Konstruktionen der eigenen
Vernunft über die Wirklichkeit zufrieden geben müsse.

Und ein Hauptort, an dem diese Debatte um 1800 ausgetragen wurde, war
Jena – womit der erste Protagonist Heidelberger Spinozisten und zugleich der
erste hier behandelte Winter-Autor die Bühne betrat. Schiller, Fichte, Schelling, Friedrich Schlegel und viele andere[14] diskutierten, „Tag und Nacht",
würde man heute sagen, die Relevanz Spinozas im Gegenüber zur Kantischen
Transzendentalphilosophie. In Jena lehrte auch der Leonberger Pfarrerssohn –
im selben Hause wie Schelling geboren – Heinrich Eberhard Gotthold Paulus
als Philologe (Orientalist) und späer auch als exegetischer Theologe. Ihm
mißfiel an dieser Debatte zweierlei:

– Als Philologe nahm er Anstoß daran, daß zwar alle Welt über Spinozas
  Philosophie und über die Frage diskutierte, ob es sich um eine Form durch
  Kant überholter dogmatischer, also vorkritischer Philosophie handelte, aber
  niemand die Spinozas Originaltexte in Händen hatte. Man bezog seine Spi-
  noza-Kenntnisse aus Jacobis Darstellung[15] und aus der Philosophiege-
  schichte Tiedemanns.[16]
– Als rationalistischem Theologen – „Neologen" wurden die Änhänger dieser
  Richtung damals genannt –, der mit der von Spinoza entwickelten histo-

---

[12] Anonymus [Friedrich Heinrich Jacobi], *Über die Lehre des Spinoza in Briefen an Moses
  Mendelssohn.* Breslau: Gottl. Löwe, 1875. Eine (n)eue vermehrte Ausgabe erschien ebendort
  1789, ein Abdruck in Friedrich Heinrich Jacobi, *Werke,* ed. Roth; Köppen, Bd. 4/1 u. 2,
  Leipzig: Gerhard Fleischer, 1819 (Repr. Darmstadt: Wissenschaftliche Buchgesellschaft,
  1968).
[13] Eine Darstellung dieser Entwicklung im internationalen Vergleich bei Manfred Walther,
  „Spinozissimus ille Spinoza oder Wie Spinoza zum Klassiker wurde – Zur Etikettierungs-,
  Rezeptions- und Wirkungsgeschichte Spinozas im europäischen Vergleich", in: *Beobachter
  und Lebenswelt: Studien zur Natur-, Geistes- und Sozialwissenschaft,* ed. Helmut Reinalter,
  Thaur; Wien: Thaur Druck- und Verlagshaus, 1996: 183–238.
[14] Vgl. die Aufzählung in Anm. 17.
[15] S. Anm. 12.
[16] Dietrich Tiedemann, *Geist der spekulativen Philosophie,* Bd. 6: *Von Thomas Hobbes bis auf
  Georg Berkley,* Marburg: Akademische Buchhandlung, 1797, „6. Hauptstück. Spinoza":
  203–244.

risch-kritischen Methode der Bibelinterpretation zu arbeiten wußte, mißfiel ihm, wie er später berichtete, daß gewisse Leute – die Romantiker wohl, vor allem aber der junge Philosoph Schelling – aus dem glasklaren Aufklärer Spinoza einen mystischen Denker machten, um so im Schutz dieses nun großen Namens ihr verdunkelndes Unwesen zu treiben.[17]

Was tun? Paulus entschloß sich, eine Spinoza-Ausgabe mit den Urtexten herauszubringen, um solchem Herumtappen im Dunkeln – in den beiden erläuterten Bedeutungen – ein Ende zu machen. In den Jahren 1802 und 1803 erschienen *Benedicti de Spinoza Opera* in Jena, in Bibliopolio academica, in 2 Bänden, mit umfangreicher Einleitung.[18]

Paulus wurde, nachdem er 1803 nach Würzburg gewechselt und zusätzlich zum „Kreis- und Schulrat für protestantische Angelegenheiten" in Bamberg, dann in Nürnberg und schließlich in Ansbach ernannt worden war,[19] 1811 auf einen Lehrstuhl für Exegese und Kirchengeschichte in Heidelberg berufen und lehrte hier insgesamt 46 Semester lang. Über Spinoza arbeitete er nicht, doch dann und wann fiel in seinen Schriften dieser Name. Es wäre wohl der Mühe wert, den Einfluß Spinozas auf Paulus' Exegese und Biblische Theologie genauer zu bestimmen. Ich erwähne nur seine Argumentation gegen eine sich als eigene Nation verstehende jüdische Gemeinde in Baden mit dem Argument, es handle sich in solchem Falle um einen „Staat im Staate";[20] die auffallende Vorliebe für die Bücher Salomonis im Alten Testament, über die Paulus zwischen dem WS 1816/17 und dem WS 1820/21 dreimal las[21] und die

---

[17] In einer Aufzeichnung von Paulus aus dem Jahre 1849 mit dem Titel *Paulus und Goethe* heißt es: „Gerade seit 1789, als ich an Eichhorns Stelle nach Jena zuerst in die philosophische Fakultät berufen wurde, trafen dort mehrere Freunde des kritischen Philosophierens (Reinhold, Schiller, Erhard Schmid, Fichte, Niethammer, Forberg, Stahl, Ritter, auch der, dem aus der *Weltseele* Alles gegeben sein sollte) als Lehrer zusammen. Spinoza, weil die alte Ausgabe seiner Schriften eine Rarität in den Bibliotheken war, wurde, wie eine mystisch magische Offenbarung, von Schelling heraufbeschworen, geheimnisvoll gedeutet und mißgedeutet. Ich förderte deswegen 1802 und 1803 als in der Jenaischen Denkfreiheit rationalisierender Professor der Theologie die Ausgabe Spinozas" (zit. nach NN., „Heinrich Eberhard Gottlob Paulus und Spinoza", *Chronicon Spinozanum* 3 (1923): 319–334 (319).

[18] Benedicti de Spinoza *Opera quae supersunt omnia*. Iterum edenda curavit, praefationes, vitam auctoris, nec non notitias, quae ad historiam scriptorum pertinent addidit Henr. Eberh. Gottlob Paulus. Jena: Akademische Buchhandlung, 1802-1803. „Praefatio iteratae editionis", Bd. 1 (1802): III-XXIV; lat. Vorrede, Bd. 2 (1803): III-XXXX.

[19] Christoph Burchard: „H. E. G. Paulus in Heidelberg 1811–1851", in: *Semper apetus: Sechshundert Jahre Ruprecht-Karls-Universitärt Heidelberg 1386-1986*; Festschrift in 8 Bdn., Band II: *Das neunzehnte Jahrhundert 1803-1918*, hrsg. v. Wilhelm Doerr, Berlin u.a.: Springer, 1985: 222-297 (223).

[20] Burchard 1985 (wie Anm. 19): 225, mit Zitaten aus der Schrift von 1831. Vgl. dazu Baruch de Spinoza, *Politischer Traktat*, Lateinisch-Deutsch, ed. Bartuschat, Hamburg: Felix Meiner, 1994, Kap. II, § 17.

[21] Vgl. das Verzeichnis der Lehrveranstaltungen Paulus' bei Burchard 1985 (wie Anm. 19): 277-287.

in der Sonderstellung ihre Entsprechung hat, welche Spinoza dem „König Salomon" als einem wahren Weisen unter den Autoren und Gestalten des AT zugemessen hatte;[22] die Christologie;[23] schließlich die Deutung der Christentumsgeschichte als einer Verfallsgeschichte nach der Zeit Jesu und der Apostel. Spinozas Bild jedenfalls „hing in seinem Arbeitszimmer zwischen Griesbachs und Luthers".[24]

Ein großer Teil dieser Schriften, darunter ein *Leben Jesu* in 2 Teilen, erschien bei C. F. Winter in Heidelberg. Dort hatte nämlich[25] im Jahre 1805, auf Betreiben einiger Frankfurter Professoren, der Frankfurter Buchhändler J.C.B. Mohr – jeder, der Titelaufnahmen seiner Bücher selber schreibt, kann diese Buchstabenfolge blind eintippen – zusammen mit seinem Heidelberger Freund Zimmer eine Buchhandlung eröffnet, in der sehr bald die Autoren der später so genannten Heidelberger Romantik publizierten, u.a. Brentano und Arnim *Des Knaben Wunderhorn*. Als Zimmer in die Querelen vor Ort um die Romantiker verstrickt wurde, schied er, nach einem Theologiestudium als Pfarrer in Schriesheim tätig, 1815 aus dem Geschäft aus, und ein Freund Zimmers, der Württembergische Pfarrerssohn und Reisende im Tabak- und Weingeschäft Christian Friedrich Winter, trat als Teilhaber in die in Mohr & Winter umbenannte Firma ein, kaufte für die Handlung und seine große Familie mit 8 Kindern sogleich das Geschäftshaus Ecke Marstall- und Hauptstraße und bildete hier auch bald den buchhändlerischen Nachwuchs aus.

Im Jahre 1822 trennten sich Mohr und Winter voneinander, Winter gründete im alten Gebäude ein Verlags- und Sortimentgeschäft. Die vom 1. Oktober 1822 datierte Geschäftsanzeige, in der die Trennung den Geschäftspartnern und Kunden mitgeteilt wurde, gibt uns das Datum, an dem Buchhandlung und Verlag C. F. Winter ihre Arbeit aufnahmen. Der Verlagsgründer, der sich auch intensiv in der Landespolitik betätigte und „als einer der Wortführer der liberalen Opposition"[26], d.h. der politischen Linken, in der zweiten Ständekammer aktiv war, erwarb sich, als „Vater Winter", so große Sympathien, daß er zum Gegenstand der Lokaldichtung avancierte. Wegen der politischen Inanspruchnahme verkaufte er 1835 die Firma an seinen zweiten Sohn Georg Karl Winter, „der das Geschäft unter der Firma Karl Winters Universitäts-

---

[22] Baruch de Spinoza, *Theologisch-politischer Traktat*, ed. Gawlik, Hamburg: Meiner, [6]1976, Register sub ‚Salomo'.

[23] Spinoza [6]1976 (wie Anm. 22), 4. Kap.: 73–74 u. ö.

[24] Burchard 1985 (wie Anm. 19): 251.

[25] Die folgenden Angaben sind entnommen der *Festgabe zum 50jährigen Bestehen des Badisch=Pfälzischen Buchhändler=Verbandes*, Karlsruhe: C. F. Müller, 1925: 89–107. Vgl. auch Artikel ‚Winter, Christian Friedrich'. In: *Allgemeine Deutsche Biographie*, Bd. 43 (1898): 464–465, und Herbert Derwein, *Heidelberg im Vormärz und in der Revolution von 1948/49: Ein Stück Badische Bürgergeschichte*. Heidelberg 1958.

[26] Festgabe 1925 (wie Anm. 25): 100.

buchhandlung fortführte".[27] Die weiteren, durch Teilverkäufe, Übernahmen
und Neugründungen gekennzeichnete Verlagsgeschichte zu verfolgen, fällt
jedem nicht im Fach Tätigen schwer, und so erspare ich Ihnen und mir die
Einzelheiten. Daß der Verlag, der bis 1992 im Besitz der Familie Winter
blieb, zuletzt unter der Leitung Carl Winters, und auch nach der Übernahme
durch die Heidelberger Verlagsanstalt im Jahre 1993 fortbesteht, ist Anlaß
unseres Zusammenseins.

Paulus war auch daran beteiligt, daß ein weiterer mit Spinoza befaßter
Mann in Heidelberg eine Professur erhielt.[28] 1802, als der 1. Band seiner Spinoza-Ausgabe gerade erschienen war, kam eine Schrift eines Württembergi-
schen Gelehrten und Sammlers seltener Handschriften, Christoph Gottlieb
Murrs, heraus, welche die lateinische Fassung von 45 Anmerkungen Spinozas
zum TTP enthielt,[29] während Paulus die in der französischen Übersetzung des
TTP gedruckten Anmerkungen in dieser Sprache übernommen hatte. Es
mußte also die Murrsche, angeblich aus einem Autograph Spinozas gefertige
Version der Anmerkungen mit der bereits publizierten verglichen und ggf. das
Ergebnis im 2. Band publiziert werden. Paulus gewann dafür einen gerade
frisch habilitierten Philosophen, der sich auch die erforderliche Literatur zu
besorgen wußte und dessen Mitarbeit im 2. Band vermerkt wurde.[30]

Als Paulus später in protestantischen Schulsachen in Bayern tätig war,
hatte er wiederum mit diesem Jenaer Bekannten zu tun, der zunächst als Re-
dakteur in Bamberg, dann als Gymnasialrektor in Nürnberg tätig war. Und als
Paulus in Heidelberg lehrte, fragte der im Schuldienst tätige Philosoph bei
ihm an, ob dieser nicht aktiv werden könne, um ihm zu einer Professur zu
verhelfen. Am 30. Juli 1814 schrieb der schon durch eigene Publikationen
hervorgetretene inzwischen 44jährige an Paulus voll Selbstbewußtsein: „In
Berlin aber ist Fichtes Stelle noch nicht besetzt ... Würden Sie nicht eine Gelegenheit und die Freundschaft für mich haben, über die Absichten mit jener
Stelle Benachrichtigungen zu erhalten und meiner Erwähnung zu tun?"[31]
Paulus vermochte seinen Bekannten nicht als Fichte-Nachfolger ins Spiel zu
bringen, aber nachdem sich bedeutende Heidelberger Professoren, darunter
der Theologe Daub und der Jurist Thibaut, ein ehemalige Jenenser Universi-

---

[27] Festgabe 1925 (wie Anm. 25): 101.

[28] Über die Entstehungsgeschichte der Anmerkungen zum TTP im 2. Band der Spinoza-
Ausgabe vgl. Christian Lucas, „Hegel et l'édition de Spinoza par Paulus", *Cahiers Spinoza* 4,
Hivers 1982-83: 127–138, dem ich hier folge.

[29] *Benedicti de Spinoza Adnotationes ad Tractatum Theologico Politicum.* Ex autographo edidit
ac praefatus est, addita notitia scriptorum philosophi, Christophorus Theophilus de Murr.
Hagae – Comitum. [recte: Nürnberg, vgl. Lucas 1982–83 (wie Anm. 28): 135A22] MDCCCII.

[30] Paulus, lat. Vorrede zum 2. Band (wie Anm. 18): XXXVI.

[31] Hegel an Paulus, in: *Briefe von und an Hegel*, Band II: 1813–1822, hrsg. v. Johannes Hoffmeister, Hamburg: Felix Meiner, ³1969, Brief Nr. 235: 31.

tätskollege,[32] für ihn eingesetzt hatten,[33] konnte Daub in seiner Eigenschaft als
Prorektor ihm mit Schreiben vom 30. Juli 1860 einen Ruf auf eine Professur
für Philosophie erteilen, mit mäßigem Gehalt freilich. In diesem Berufungsschreiben nun heißt es – die Zeiten haben sich geändert: „Nun würde aber
Heidelberg an Ihnen, wenn Sie den Ruf annähmen, zum ersten Mal (Spinoza
wurde einst, aber vergebens hierher gerufen, wie Sie vermutlich wissen) seit
Stiftung der Universität einen Philosophen haben."[34]

Diesen Ruf in die Quasi-Nachfolge Spinozas nahm der Privatdozent und
Schulmann Georg Friedrich Wilhelm Hegel an, auch wenn er nur insgesamt 4
Semester, vom WS 1816/17 bis zum SS 1818, in Heidelberg lehren sollte, um
dann den ersehnten Ruf nach Berlin zu erhalten.

In Heidelberg trat Hegel sogleich in die Redaktion der *Heidelberger Jahrbücher für Literatur* ein, die im Verlag Mohr & Winter erschienen, und kam
so mit C. F. Winter in persönliche Verbindung.[35]

Wie aber stand es mit seiner Spinoza-Nachfolge? Bereits im Jahrgang 1817
der *Heidelberger Jahrbücher* findet sich eine Rezension Hegels, die darüber
Aufschluß gibt. Hegel rezensierte den 3. Band der *Werke* Friedrich Heinrich
Jacobis, der die Neubelebung des Interesses an Spinoza maßgeblich mit her-
beigeführt hatte. Hegel führte auch zunächst die in diesem Band enthaltenen
Schriften Jacobis auf, aber schon auf der 2. Seite war er bei *seinem* Thema: Er
schrieb, daß es sinnvoll gewesen wäre, vor diesen Schriften Jacobis Spinoza-
Schrift zu publizieren, [36] denn es sei dem Verständnis der jetzt zu rezensie-
renden Schriften besser gedient, „wenn wir vorher daran erinnert haben, wie

---

[32] Vgl. Dokument 340, in: *Hegel 1770–1970: Leben – Werk – Wirkung; Eine Ausstellung des
Archivs der Stadt Stuttgart.* Stuttgart: Ernst Klett, 1970: 179–180.

[33] Johann Friedrich von Eichrodt, *Über die Wiederbesetzung der erledigten Lehrstelle der Philosophie zu Heidelberg* v. 14. August 1816, zit. nach *Hegel 1770–1970*, 1970 (wie Anm. 32),
Dok. 326: 173–174 (174).

[34] Daub an Hegel vom 30. Juli 1816, in: *Briefe* II/1953 (wie Anm. 31): 94–96 (95). – Der Vor-
gänger Hegels, Jakob Heinrich Fries, der von Daub schlicht ignoriert wurde, ein Freund und
politischer Kampfgenosse Winters, wurde später von Hegel scharf bekämpft. In der berühmt-
berüchtigten „Vorrede" zu den *Grundlinien* von 1820 – Fries war, nachdem sein Schüler Karl
Ludwig Sand 1818 den Schriftsteller Kotzebue ermordet hatte und er, Fries, dafür als „Täter"
in erster Linie haftbar gemacht worden war, nach längerem Rechtsstreit 1819 von seinem
Amt suspendiert worden – schrieb Hegel: „Ein Heerführer der Seichtigkeit, die sich Philosophieren nennt, Herr *Fries* aus Jena, hat sich nicht entblödet, bei einer feierlichen, berüchtigt
gewordenen Gelegenheit in einer Rede über den Gegenstand von Staat und Staatsverfassung
– Hegel bezieht sich auf die Rede beim Wartburgfest der Burschenschaften im Oktober 1817.
Wa. – die Vorstellung zu geben: ‚in dem Volke, in welchem echter Gemeinsinn herrsche,
würde jedem Geschäft der öffentlichen Angelegenheiten *das Leben von unten aus dem Volke*
kommen ...'" (Hegel 1820/1986 [wie Anm. 44]: 18). – Zu Fries vgl. Gerald Hubmann, *Ethische Überzeugung und politisches Handeln: Jakob Friedrich Fries und die deutsche Tradition der Gesinnungsethik.* Heidelberg: Universitätsverlag C. Winter, 1997.

[35] Hegel an Winter v. 1. Februar 1880, in: Hegel, *Briefe* II/³1969 (wie Anm. 31): 177.

[36] So o. Anm. 12.

sein Geist sich in das Studium des Spinozismus vertieft und sich in dieser Beschäftigung sein Standpunkt fixiert hat ...“[37] Und er rühmte an Jacobi, daß er gegen die Fixierung auch der deutschen Aufklärung an das „sogenannte Positive“, d.h. an den empirisch gegebenen Bewußtseinsinhalt, „durch den höheren Wert des *Gedankens* mit Spinoza erkannt (hat), daß sie – die höchste Anschauung. Wa. – das *letzte wahrhafte Resultat des Denkens* ist, daß jedes konsequente Philosophieren auf den Spinozismus hinführen muß“ (432). Gleich anschließend kritisierte er zwar an Spinoza die Abstraktheit, Unbeweglichkeit, das Ungeistige von dessen Begriff des Absoluten, aber schon hier findet sich jener Gedanke, der dann in den *Vorlesungen über die Geschichte der Philosophie* in die lapidare Feststellung gekleidet werden sollte: „Entweder Spinozismus oder keine Philosophie!“[38] Hegel bezog sich damit polemisch auf eine lange Tradition deutscher Auseinandersetzungen mit Spinoza. Schon dessen Zeitgenosse Leibniz hatte, dem Sinne nach, immer wieder die Bedeutung seiner eigenen Philosophie eingeschärft, indem er die Alternative aufstellte: Entweder Spinozismus oder meine Philosophie! Und auch Kants und Fichtes Auseinandersetzung mit Spinoza kommt treffend in dieser Formel zum Ausdruck: Wenn die eigene Lehre nicht wahr ist, dann ist die Alternative unausweichlich die Philosophie Spinozas. So *mußte* jedermann erkennen, was man an Leibniz, Kant ect. hatte! Hegel nun veränderte in diesem Kernspruch nur einen Buchstaben und kehrte sich damit insoweit gegen die gesamte erwähnte Tradition. Nicht: „Entweder Spinozismus oder *m*eine Philosophie“, sondern „Entweder Spinozismus oder *k*eine Philosophie“, und er zitierte damit zugleich Lessing, der im Gespräch mit Jacobi nach dessen Bericht gesagt hatte: „Es giebt keine andere Philosophie, als die des Spinoza.“[39]

Die erste Gesamtdarstellung seines philosophischen Systems, die *Encyklopädie der philosophischen Wissenschaften im Grundriß*, für die Heidelberger Vorlesungstätigkeit verfaßt, erschien 1817 zwar nicht bei Mohr & Winter, sondern bei Oswald in Heidelberg,[40] aber über die Drucklegung und vor allem über die Honorierung der 3. Auflage, die Hegel 1829 in Berlin ausarbeitete, stand er erneut in regem Briefwechsel mit Christian Friedrich Winter, da

---

[37] G. W. F. Hegel, Rezension „[Über] Friedrich Heinrich Jacobis Werke. Dritter Band. Leipzig, bei Gerhard Fleischer dem Jüngeren, 1816. XXXVI und 568 S.“, *Heidelberger Jahrbücher der Literatur*, 1817, Nr. 1 u. 2, zit. nach: Hegel, *Nürnberger und Heidelberger Schriften 1808–1817*, ed. Moldenhauer/Michel, Frankfurt am Main: Suhrkamp, 1986 (Hegel, *Werke*; 4): 429–461 (430).

[38] Georg Wilhelm Friedrich Hegel, *Vorlesungen über die Geschichte der Philosophie*, Bd. 3, ed. Moldenhauer/Michel, Frankfurt am Main: Suhrkamp, 1986 (Hegel, *Werke*; 20): 163–164.

[39] Jacobi, Werke 4/1, 1819 (wie Anm. 12): 55.

[40] Zur Bedeutung dieses Werkes im Ganzen der Hegelschen Philosophie s. Hans Friedrich Fulda, „Hegels Heidelberger Encyklopädie“, in: *Semper apertus*, Bd. 2 (wie Anm. 19): 298–320.

Winter 1829 Oswalds Verlag übernahm.[41] Die 3. Ausgabe der *Encyklopädie*
erschein denn auch mit der Angabe „Heidelberger Verwaltung des Oswald-
schen Verlags (C. F. Winter) 1830".[42]

Hegels *politische* Philosophie wird greifbar in dem Separatdruck aus den
Heidelberger Jahrbüchern über die „Versammlung der Landstände des Kö-
nigreichs Württemberg im Jahre 1815 und 1816", der bei Mohr & Winter im
Jahre 1818 erschien.

In seinem letzten Heidelberger Semester hielt Hegel zum ersten Mal jene
Vorlesung, die ihn dann in Berlin vor allem berühmt machen sollte. Er las
über „Grundlinien der Philosophie des Rechts"[43]. Als das gleichnamige Lehrbuch zur Vorlesung im Jahre 1820 in Berlin herauskam,[44] warfen nicht weniger als drei Rezensenten dem Autor Spinozismus vor – ein Urteil, das die
heutige Hegelforschung kam mehr zu verstehen hilft, ist doch die Bedeutung
Spinozas für Hegels politische und Rechtsphilosophie ein noch kaum er-
forschtes Gelände. In Sachen Demokratie freilich hatte Spinoza fast 150 Jahre
früher sehr viel weiter gedacht als sein Heidelberger „Nachfolger".[45]

3. Der Heidelberger Pantheismusstreit

Im Jahre 1851 besuchte ein 27jähriger Privatdozent den alten Paulus in dessen
Wohnung im Landfriedschen Haus in der Friedrichstraße. Er hatte sich im
Jahr zuvor mit einem mündlichen Examen habilitiert und vom 1. November
an seine erste Vorlesung gehalten, vor ständig wachsenden Hörerzahl, auch
von Theologie-Studenten, die ihren Philosophie-Anteil absolvierten. Er hatte
über Descartes und Spinoza gelesen und erinnerte sich noch auf seinem Kran-
kenlager im Todesjahr 1905: „Als ich den Spinoza schloß, erlebte ich eine
unerwartete Ovation von seiten der Zuhörer im Februar 1851".[46] Er insistierte
von Anfang an darauf, daß sich die spinozanische Gestalt der „neuern Philosophie" allein als Fortentwicklung der Philosophie des Descartes angemessen

---

[41] Hegel an Winter v. 27. Sept. 1829, v. 10.2.30, v. 27. März 1830, v. 10. Nov. 1830, in: *Briefe
von und an Hegel*, ed. Hoffmeister, Bd. 4/2, Hamburg: Felix Meiner, ³1981: 69–70; Bd. 3,
Hamburg: Felix Meiner, ³1969: 294–295, 299–300, 317.

[42] *Briefe von und an Hegel*, Bd. 4/2, ³1981 (wie Anm. 41): 118 (Erläuterung zu Brief 608a, Hegel an Winter, v. 27. IX. 1829).

[43] Winter-Semester 1817/18: Naturrecht und Staatswissenschaft (s. Friedhelm Nicolin, „Hegel
als Professor in Heidelberg: Aus den Akten der Philosophischen Fakultät 1816–1818", in:
Ders., *Auf Hegels Spuren: Beiträge zur Hegelforschung*, ed. Sziborsky/Schneider, Hamburg
1977: 141–173 (171).

[44] Georg Wilhelm Friedrich Hegel, *Grundlinien der Philosophie des Rechts oder Naturrecht
und Staatswissenschaft im Grundriss*. Mit Hegels eigenhändigen Notizen und den mündlichen Zusätze, ed. Modenhauer/Michel, Frankfurt am Main: Suhrkamp, 1986 (Hegel, *Werke*; 7).

[45] Vgl. die Verwerfung der Demokratie durch Hegel in dem Verdikt über Fries (in Anm. 34).

[46] Zit. nach H. Falkenheim, „Spinoza und Kuno Fischer", *Chronicon Spinozanum* 2 (1922):
220–232 (220).

erfassen lasse. Diese Insistenz hängt auch damit zusammen, daß er bestrebt, war, seinen Helden von jedem substantiellen Zusammenhang mit dem Judentum frei zu sehen, wie , allerdings sehr viel später gefallene, abfällige Äußerungen über den „Breslauer Rabbi" – gemeint ist der Spinoza-Forscher Jacob Freudenthal – und überhaupt über die „semitische Zudringlichkeit und Afterkritik"[47] erkennen lassen. Es war eine Zeit, in der man, wie es der Spinoza-Forscher und Rabbiner Max Grunwald treffend formulierte, „den Kampf um Spinoza auf das Gebiet der Quellen hinüber (spielte)".[48]

Einer seiner damaligen Hörer sollte später schreiben: „Aus dem tiefsten inneren Gemütsverhältnis zu dem Monismus und der Entwicklungslehre, zu Spinoza und Hegel ist das Lebenswerk [des Mannes] hervorgegangen ... Denen, welche ihn in Heidelberg gehört haben, wird der Enthusiasmus dieses kraftvollen Geistes für einen echt philosophischen Monismus, wie Spinoza und Hegel ihn vertreten haben, unvergeßlich sein."[49] Die spezifische Art, in der er Leben und Werk der „neuern" Philosophen verknüpft sah und für die Spinoza das Paradigma abgab, machte auf den jungen Wilhelm Dilthey, wie dessen spätere Werke zeigen sollten, einen ebenso großen Eindruck wie die Gestalt Spinozas, zu deren geistesgeschichtlicher Ortsbestimmung er selber Bedeutendes beitragen sollte.[50]

Der frische Ruhm des Privatdozenten drang bis zu dem 90jährigen Paulus durch, auf dessen Einladung hin er dort erschien. Seine Eindrücke schilderte er später so: „Er war ein kleiner, dürrer, ausgetrockneter Mann, schwarz gekleidet, das Gesicht gelb, die Stimme erloschen. Ich war ein paar Studen bei ihm,"[51] und Paulus erzählte von seinen Begegnungen mit Schiller, Reinhold u.a.

---

[47] Brief Fischers an den Philosophiehistoriker Johann Eduard Erdmann v. 30.12.1878, zit. nach Reinhold Hülsewiesche, *System und Geschichte: Leben und Werke Kuno Fischers*, Frankfurt am Main u.a.: Peter Lang, 1989: 211A205.

[48] Max Grunwald, „Spinoza – Jude? (Schluß)", *Populär-wissenschaftliche Monatsblätter* 14 (1889): 124. – Vgl. zu der damit angesprochenen Thematik Manfred Walther, „Spinozas Philosophie der Freiheit – eine 'jüdische Philosophie'?". In: *Das Judentum*, Würzburg: Echter, 1997 (*Edith Stein Jahrbuch*; 3): 99–133 (hier: 115).

[49] Wilhelm Dilthey, „Das Hegel-Buch Kuno Fischers", *Deutsche Literaturzeitung* 21 (1900) Nr. 1 v. 1.1.1900: Spp. 20–25, Beilage Spp. 1–8; zit. nach Wilhelm Dilthey, *Zur Geistesgeschichte des 19. Jahrhunderts ...*, ed. Hermann, Göttingen: Vandenhoeck & Ruprecht, ³1991 (Dilthey, *Gesammelte Schriften*; 15): 343–355 (hier 344). Ebenfalls bei Falkenheim 1922 (wie Anm. 46): 220–221.

[50] Ich denke vor allem an die Studien, die seit 1902 im *Archiv für Geschichte der Philosopie* erschienen und in Wilhelm Dilthey, *Weltanschauung und Analyse des Menschen seit Renaissance und Reformation*, Göttingen: Vandenhoeck & Ruprecht, ⁷1964 (Dilthey, *Gesammelte Schriften*; 2), zusamengefaßt wurden.

[51] So der – wohl von Carl Gebhardt überlieferte – mündliche Bericht von Kuno Fischer, mitgeteilt in „Heinrich Eberhardt Gottlob Paulus und Spinoza", *Chronicon Spinozanum* 3 (1923): 319–334 (Bericht: 333–334, hier: 333).

Wenig später starb Paulus. Der junge Privatdozent namens Ernst Berthold Kuno Fischer wurde, nachdem der Inhalt seiner ersten Vorlesung als *Vorlesungen über die Geschichte der neuern Philosophie. Erster Band: Das classische Zeitalter der dogmatischen Philosophie* 1852[52] erschienen war, zur Zielscheibe einer Attacke, die ihm Pantheismus vorwarf und die wiederum von Kirchenmännern ausging, insbesondere von dem Oberkirchenrat und Professor sowohl der Theologischen wie der philosophischen Fakultät Schenkel.[53] Schenkel, der für die praktische Theologie zuständig war, mißfiel ebenso wie seinem Kollegen Ullmann, daß die jungen Theologiestudenten „von Beginn an begeistert und in Scharen an Fischers Vorlesungen teilnahmen".[54] Auf einer Sitzung des evangelischen Oberkirchenrates im November 1852 trug Schenkel einen Referentenbericht vor, in dem es u.a. hieß: „Wer die Vorträge des Dr. Fischer liest, dem muß es schmerzlich auffallen, daß gerade in einem Lande, das durch die atheistischen Ideen mit an den Abgrund gekommen ist (gemeint ist 1848, MW), und in einer Stadt, wo der berüchtigte Feuerbach ..., geschützt durch den bösen Geist der Zeit, öffentlich seine atheistischen, alles umstürzenden Lehren verkündigte (Feuerbach hatte, weil die Universität ihm einen Raum verweigert hatte, 1849 mit großem Zulauf im Rathaus[55] vorgetragen, MW), jetzt wieder, nachdem er vertrieben ist und man mit aller Kraft Staat und Kirche (wieder die schon bekannte Reihenfolge, der theologisch-politische Komplex! MW) aufbauen will, ähnliche Lehren, nur in etwas anständigerem Gewand, aber darum vielleicht umso verfänglicher, verbreitet werden."[56] Nachdem die Philosophische Fakultät sich mehrheitlich hinter Fischer gestellt hatte, der engere Senat aber nicht zu einer einheitlichen Haltung gefunden hatte, entschied das Innenministerium im September 1853, daß Fischer mit Wirkung ab dem SS 1854 die venia legendi entzogen sei. Der Fall wurde zur *cause célèbre* für die demokratische Publizistik in ganz Deutschland, auch Fischers Freund David Friedrich Strauß, zu dieser Zeit in Heidelberg lebend, griff zur Verteidigung Fischers zur Feder.[57]

Mit Fischer aber war keineswegs auch Spinoza aus Heidelberg vertrieben. Ich will das für ein Gebiet zeigen, auf dem man es am wenigsten erwarten dürfte:

---

[52] Stuttgart; Heidelberg: Bassermann.

[53] Die Einzelheiten nach Hülsewiesche 1989 (wie Anm. 49): 17–47. Vgl. auch die Rezension dieses Werkes durch Manfred Lauermann, *Studia Spinozana* 10 (1994): 352–356.

[54] Hülsewiesche 1989 (wie Anm. 47): 30.

[55] So Hülschewiesche 1989 (wie Anm. 47): 200A90, unter Verweis auf A. Hausraht, *Richard Rothe*, Berlin 1902: 256.

[56] Zit. nach Hülsewiesche 1989 (wie Anm. 47): 31–32.

[57] David Friedrich Strauß, „Der Schenkel'sche Handel in Baden", erstes Stück von „Die Halben und die Ganzen: Eine Streitschrift gegen die HH. DD. Schenkel und Hengstenberg", in: Strauß, *Kleine Schriften*, Bonn: Emil Strauß, ³1898: 215–256.

Was nämlich die Rechtsphilosophie Spinozas betrifft, so war sie Gegenstand der Äußerungen einer Reihe von Heidelberger Rechtswissenschaftlern. Ich zitiere zunächst eine Passage aus dem 1., 1855 erschienenen Band von Robert von Mohls *Die Geschichte und Literatur der Staatswissenschaften in Monographien dargestellt*.[58] Mohl, der einige Semester in Heidelberg studiert hatte, seit 1847 eine Professur in Heidelberg innehatte und u.a. im Hause Paulus verkehrte,[59] hatte seine liberalen Anfänge auch nach 1848 nicht vergessen. Über Spinoza schrieb er: „Völlig unverbunden mit den bisher besprochenen, von der allgemeinen Entwicklung des philosophischen Staatsrechts getragenen Erscheinungen" – hier bestätigt Mohl für sein Fach, was Hegel für den allgemeinen Gang der philosophischen Entwicklung festgestellt hatte, wenn er in Spinoza die „Wiederkehr des orientalischen Prinzips" im Gang der okzidentalen Philosophie erkannt haben wollte[60] – „steht nun aber noch in Holland die grossartige Lehre S p i n o z a ' s . Einfluss hat er nicht gehabt ... Dennoch bleibt Spinoza's Staatslehre eines der merkwürdigsten Erzeugnisse des menschlichen Geistes..."[61]

Nachfolger Mohls wurde 1855 der Schweizer Johann Caspar Bluntschli, mehr noch als Mohl durch antisemitisches Ressentiment geprägt.[62] Umso überraschender ist, was er über Spinoza zu sagen hatte: Nachdem er bei Erwähnung von dessen Verbannung aus der Amsterdamer jüdischen Gemeinde festgestellt hatte: „Er war nicht mehr Jude", stellte er mit großem Gespür das Spezifische an Spinozas Rechtsdenken dar, betonte den besonderen Charakter des, insoweit vom Naturrecht aller anderen Dinge unterschiedenen, menschlichen Naturrechts, das „erst d u r c h d i e M e n s c h e n u n d f ü r d i e M e n s c h e n " entsteht, hob Spinozas Auszeichnung der Demokratie als „natürlichster Staatsform" hervor, sah in Spinoza mit seinem Eintreten für „die i n d i v i d u e l l e G e i s t e s f r e i h e i t ... ein(en) Vorkämpfer der modernen Grundrechte" und führte aus, daß Spinoza „auch über das Verhältnis des Staates zur K i r c h e und zur R e l i g i o n Ansichten (entwickelte), die erst viel später verwirklicht worden sind". Spinozas Lehre, wenn der Gewalthaber die Macht verliere, „so verlier(e) er auch sein Recht", kommentierte er wie folgt: „Die Logik Spinozas kommt also, obschon Spinoza kein Freund von revolutionären Bewegungen war, der Revolution als der Entfaltung der Naturkräfte ebenso zu Hülfe, wie die Sätze von Hobbes der absoluten Kö-

---

[58] Erlangen: Ferdinand Enke, 1855.

[59] Burchard 1985 (wie Anm. 19): 293 A 10.

[60] „Es ist die morgenländische Anschauung, die sich mit Spinoza zuerst im Abendlande ausgesprochen hat" (Hegel, *Vorlesungen* [wie Anm. 39]): 165

[61] Mohl 1855 (wie bei Anm. 58): 235.

[62] S. Marcel Senn, „Rassistische und antisemitische Elemente im Rechtsdenken Johann Caspar Bluntschlis", *Zeitschrift der Savigny-Stiftung für Rechtsgeschichte* 110 (1993), Germanistische Abteilung: 372–405.

nigsgewalt und der Reaktion dienten".[63] Das waren, ohne Distantzierung oder gar Abscheu geschrieben, im Jahre 1881 keineswegs politisch unschuldige Sätze!

Eine *Festgabe zum 50-jährigen Doktorjubiläum des Herrn Geh.-Rat Prof. Dr. J. C. Bluntschli* – die Reihenfolge der Titel läßt die herrschende Reputationsordnung erkennen! – dargebracht von den Dozenten der Universität Heidelberg ..., erschien 1880 bei Winter.

Man kann vielleicht heute nicht mehr so recht ermessen, was es auf dem Hintergrund der weitverbreiteten inneruniversitären Haltung gegenüber den jüdischen Bürgern[64] – über Paulus' Haltung gegenüber der Badischen Jüdischen Gemeinde habe ich schon kurz gesprochen – bedeutete, daß als Nachfolger Bluntschlis 1891 der Wiener jüdische Staatsrechtler Georg Jellinek berufen wurde. Sein Vater Adolf, ein bekannter Rabbiner und Erforscher der in der Nach-Hegel-Zeit begründeten Wissenschaft des Judentums,[65] hatte eine französische Monographie über den Kabbalismus übersetzt und herausgegeben.[66] Die Kabbala, eine Art jüdischer Mystik, war seit der schon 1699 erschienenen Schrift *Der Kabbalismus im Jüdenthumb*[67] immer wieder als Vorläufer und Vorbild der Philosophie Spinozas im Gespräch gewesen, und bestimmte, emanatistisch verfahrende Spinoza-Deutungen waren lange und sind z.T. noch bis heute im Schwange. Und Jellineks Onkel Herrmann, der später im Zuge des Wiener Aufstandes von 1845 hingerichtet worden war,[68] hatte mehrfach über Spinoza publiziert.[69] So verwundert es nicht, daß sich in Georg

---

[63] Johann Caspar Bluntschli, *Geschichte der Wissenschaften in Deutschland, Neuere Zeit, Erster Band: Geschichte der neueren Staatswissenschaft, Allgemeines Staatsrecht und Politik.* Repr. d. Ausg. München 1881: 129–134. Die Zitate S. 131, 133, 135, 132.

[64] Zur politischen Diskussion und gesetzgeberischen Praxis bezüglich der Stellung der Juden in Baden vgl. Reinhard Rürup, „Die Judenemanzipatioin in Baden", *Zeitschrift für die Geschichte des Oberrheins* 114 (1966): 241–300; leicht verändert als „Die Emanzipation der Juden in Baden" in: Rürup, *Emanzipation und Antisemitismus.* Göttingen: Vandenhoeck & Ruprecht, 1975: 37–73 u. 135–166 (Anm.).

[65] Zu Leben und Werk Jellineks vgl. Martin J. Sattler, „Georg Jellinek (1851–1911): Ein Leben für das öffentliche Recht", in: *Deutsche Juristen jüdischer Herkunft,* ed. Harld Franzki u.a., München: C. H. Beck'sche Verlagsbuchhandlung, 1993: 355–368 – einen mit deutlicher Reserve gegenüber Jellineks Rechtspositivismus geschriebenen Text.

[66] A. Franck, *Die Kabbala oder die Religions-Philosophie der Hebräer.* A. d. Franz. übers., verbessert u. vermehrt v. Ad. Gelinek [d.i. Jellinek]. Leipzig: Hunger, 1844. – Faks. Berlin 1918. – Repr. Amsterdam: Edition Weber, 1990.

[67] Johann Georg Wachter, *Der Spinozismus Im Jüdenthumb / Oder / die von dem heutigen Jüdenthumb / und dessen Geheimen Kabbala Vergötterte Welt ...* Amsterdam 1699. Repr., m. e. Einl. hrsg. v. Winfried Schröder, Stuttgart-Bad Cannstatt: frommann-holzboog, 1994.

[68] Vgl. Herrmann Jellinek, *Kritische Geschichte der Wiener Revolution vom 13. März bis zum constituierenden Reichstag.* Wien: R. R. Hof=Buchdruckerei des L. Sommer (vormals Strauß), 1848.

[69] Zahlreiche Spinoza-Erwähnungen finden sich z.B. in Herrmann Jellinek, *Uriel Acosta's Leben und Lehre: Ein Beitrag zur Kenntniß seiner Moral, wie zur Berichtigung der Gutz-*

Jellineks *Allgemeiner Staatslehre* wiederholt Bezugnahmen auf Spinoza fanden[70] und er 1878 einen Vortrag *Die Beziehungen Goethes zu Spinoza* publizierte.[71]

Wie selbstverständlich für Jellinek der Umgang mit Spinoza war, zeigt folgendes: In der Erwiderung auf einen Angriff, der seiner zuvor publizierten These vom Ursprung der Menschen- und Bürgerrechte galt und dessen Autor Jellinek eine typisch deutsche verzerrte Optik vorwarf, heißt es an der Stelle, an der Jellinek seine methodische Grundhaltung darlegte: „Ich betone ausdrücklich, daß ich an die Erörterung eines wissenschaftlichen Problems... grundsätzlich mit derselben Haltung herangehe, 'ac si quaestio de lineis, planis aut corporibus esset" – „als ob es sich um Linien, Flächen oder Körper handelte".[72] Jellinek streut in seinen Text unvermittelt ein lateinisches Zitat ein, das, wörtlich, aus der Vorrede zum 3. Teil von Spinozas *Ethik* entnommen ist – und zwar ohne Quellenangabe!

Auch von Jellinek sind – natürlich, mehrere Arbeiten bei Winter erschienen.[73]

Das mag genügen, um deutlich zu machen, wie selbstverständlich die Präsenz Spinozas im rechtswissenschaftlichen Diskurs in Heidelberg einmal war.

Ich habe zeitlich vorgegriffen. Fischer fand ab 1856 eine neue Wirkungsstätte in Jena. Hier war unter seinen Hörern u.a. Ferdinand Tönnies, dem dessen Hobbes-Interpretation gar nicht gefiel und der später (deshalb?) selber über Hobbes und Spinoza arbeiten und deren Sozialphilosophie zur Grundlage

---

kow'schen Fiktionen über Acosta, und zur Charakteristik der damaligen Juden. Aus den Quellen dargestellt. Zerbst: Kummer, 1947. Karl Gutzkow hatte Acosta oder Da Costa sowohl vor als auch nach 1848 zum Gegenstand eigener Arbeiten gemacht und war dabei recht genau dem Wechsel des Zeitgeistes gefolgt. S. dazu Günter Helmes, „Spinoza in der schönen Literatur: Bilder aus der Zeit zwischen Vormärz und Weimarer Republik", *Studia Spinoza* 5 (1989): 119–149. – Vgl. auch die bedeutende Rolle, die Spinoza spielt in: Herrmann Jellinek, *Die religiösen, socialen und literarischen Zustände der Gegenwart: In ihren praktischen Folgen untersucht. Erster Theil: Die religiösen Zustände der Gegenwwart oder: Kritik der Religion der Liebe.* Zerbst: Kummer'sche Buchhandlung (R. Dehm), 1947, z. B. 59–62, 211–218.

[70] Georg Jellinek, *Allgemeine Staatslehre.* Unv. Nachdr. des 5. Neudrucks der 3. Aufl. Kronberg/Ts.: Athenäum, 1976, Register sub ‚Spinoza'.

[71] Zuerst Wien: Alfred Hölder; wieder abgedr. in: Georg Jellinek, *Ausgewählte Schriften und Reden,* Neudruckausg., verm. um e. Lebensbild, in 2 Bänden, Neudruck der Ausg. Berlin 1911 Aalen: Scientia, 1970, Bd. 1: 179–207.

[72] Georg Jellinek, „Die Erklärung der Menschen- und Bürgerrechte: Antwort an Emile Boutmy", *Revue du droit public et de la science politique en France et à l'étranger* 18 (1902): 385–400, zit. nach: *Zur Geschichte der Erklärung der Menschenrechte,* ed. Schnur, Darmstadt: Wissenschaftliche Buchgesellschaft, 1974: 113–128 (113).

[73] Darunter ist auch die *Akademische Rede zur Feier des Geburttages des höchstseligen Grossherzogs Karl Friedrich* mit dem Titel *Der Kampf des alten mit dem neuen Recht.* Heidelberg: J. Hörnig, 1907, später von Winter übernommen.

seiner Konzeption von Soziologie als einer eigenständigen Wissenschaft machen sollte.[74]

Erst 1872, 19 Jahre nach seiner Vertreibung, kehrte Fischer nach Heidelberg auf einen Lehrstuhl zurück. Auch jetzt noch rissen seine Vorlesungen – bei jeder Evaluation wäre er glänzend weggekommen – die Studenten mit, und die Durchkreuzung der liberalen Hochschulpolitik Karl Ludwigs von der Pfalz durch den Theologen Fabricius kam dabei stets zur Sprache. Ein Hörer der philosophiegeschichtlichen Vorlesung noch des Jahres 1880 – Fischer war damls bereits 66 Jahre alt – berichtete: „Der ganze Mensch wurde aus höchste interessiert, gespannt, überrascht und schließlich zu Bewunderung... hingerissen. Am bewundernswürdigsten trat mir dies in dem Abschnitt der Geschichte der neuern Philosophie entgegen, der von Spinoza handelte. Etwa drei Wochen lang behandelte Kuno Fischer diesen großen Gegenstand. War das Kolleg vorher schon voll, so wurde es, während Spinoza abgehandelt wurde, geradewegs überfüllt; sogar die verfügbaren Stehplätze in den Gängen und an den Wänden waren von Zuhörern besetzt, die mit der größten Spannung der Darstellung der Lehre und des Lebens dieses Weisen von Amsterdam folgten. Hier hatte Kuno Fischer wieder eine große Persönlichkeit, bei der Leben und Lehre zu vollkommener Einheit verschmolzen war." Und es folgt die Erhebung des Philosophen Fischer vom Lehrer- in den Priesterstand![75]

Bald nach seiner Rückker nach Heidelberg erschienen Fischers Werke, darunter die in vielen Auflagen verkauften Interpretationen zu Goethes *Faust*, bei Winter, der seit der 2. Auflage vom Descartes-Teil gelöste 2. Band der Philosophiegeschichte zuerst in 3., neu bearb. Aufl, im Jahre1889.[76] Fischer beendete seine Vorlesungen als 80jähriger am 25. Juli 1904, 2 Tage nach seinem 80. Geburtstag und unter demselben Datum wie seinerzeit Hegel. Dessen Vergegenwärtigung als des Schlußpunktes einer von Spinoza in Gang gesetzten Denkbewegung war ihm mit dem 8. Band seiner *Geschichte der neuern Philosophie* erst 1901[77] gelungen war. Er starb im Juli 1907, 14 Tage vor sei-

---

[74] Ferdinand Tönnies, „Studie zur Kritik des Spinoza", „Hobbes und Spinoza", in: Ferdinand Tönnies, *Studien zur Philosophie und Gesellschaftslehre im 17. Jahrhundert*, ed. E. G. Jacoby, Stuttgart-Bad Cannstatt: frommann-holzboog, 1975: 241–292 u. 293–310 (zuerst 1883 u. 1922). – Zur Bedeutung Spinozas für Tönnies' Grundlegung der Soziologie vgl. Manfred Walther, „Gemeinschaft und Gesellschaft bei Ferdinand Tönnies und in der Sozialphilosophie des 17. Jahrhunderts oder Von Althusius über Hobbes zu Spinoza – und zurück", in: *Hundert Jahre „Gemeinschaft und Gesellschaft": Ferdinand Tönnies in der internationalen Diskussion*, ed. Clausen/Schlüter, Opladen: Leske und Budrich, 1991: 83–106.

[75] Schilderung durch den Justizrat Oscar Schubert aus Stendahl, nach Falkenheim 1922 (wie Anm. 46): 226.

[76] Kuno Fischer, *Geschichte der neuern Philosophie. Erster Band. Zweiter Teil: Fortbildung der Lehre Descartes'; Spinoza.* 3. Aufl., neu bearb. Heidelberg: C. Winter, 1889.

[77] Kuno Fischer, *Geschichte der neuern Philosophie. Achter Band: Hegels Leben, Werke und Lehre.* Heidelberg: C. Winter, 1901. („*Jubiläumsausgabe*"; 8.)

nem 84. Geburtstag, als Deutschlands größter „Kathederphilosoph" – was immer man damit meinen mochte.

Kein Buch über Spinoza ist, mit der 6. Auflage bei Winter von 1946[78] und einer 7. Auflage im Jahre 1973,[79] in Deutschland je so oft aufgelegt worden – sieht man einmal von der zwar gewichtigen, aber schmalen Rowohlt-Bildmonographie von Theun de Vries ab.[80]

Unsere Zeit erlaubt es nicht, auf die Bedeutung Spinozas im Werk Wilhelm Windelbands, der Fischer nachfolgte, oder Heinrich Rickerts einzugehen, der wiederum Nachfolger von Windelband wurde.[81] Beide haben, selbstverständlich, bei Winter publiziert.

Von der Bedeutung der Fischerschen Philosophiegeschichte mit am Ende 10 Bänden urteilt ein Späterer: „Keine seiner Reproduktionen (man bemerke den leicht kritischen Unterton! MW) war von solchem Einfluß als die der Philosophie und Lehre Spinozas, und daß Spinoza der zweiten Hälfte des Jahrhunderts lebendig blieb, ist ein Verdienst, das ihm nicht vergessen werden soll, unabhängig von der Frage, wie weit wir dieses Bild noch heute in den gleichen Zügen sehen."[82] Auch wenn es sich dabei um ein durch die Verengung auf die „Kathederphilosophie" bedingtes krasses Fehlurteil handeln dürfte – Spinoza spielte bei der Konstitution zahlreicher Einzelwissenschaften ebenso eine Rolle wie bei der Herausbildung einer von Kirche und Religion emanzipierten autonomen Laienmoral im Umkreis des Sozialismus, des Monismus etc. –, der im Jahre 1923 so urteilte, hatte aus seiner Perspektive Recht. Denn es handelte sich dabei um einen der Hörer Fischers aus der 2. Heidelberger Zeit, einen Frankfurter, der später als Sekretär der Schopenhauer-Gesellschaft arbeiten sollte. Verknüpft ist sein Name jedoch nicht nur mit dem Schopenhauers, für dessen Werkausgabe er 1929 den 1. Band des Briefwechsels beisteuerte,[83] sondern vor allem mit dem Spinozas: 1881 geboren,[84]

---

[78] Kuno Fischer, *Geschichte der neuern Philosophie. Zweiter Band: Spinozas Leben, Werke und Lehre.* 6. Aufl. (mit einem Anhang von C. Gebhardt). Heidelberg: C. Winter, 1946. (*Gedächtnisausgabe.*)

[79] Nendeln 1973.

[80] Theun de Vries, *Baruch de Spinoza in Selbstzeugnissen und Bilddokumenten.* Reinbek bei Hamburg: Rowohlt Taschenbuchverlag, 1970 u. ö. (rm; 171.)

[81] Vgl. stattdessen Reiner Wiehl, „Die Heidelberger Philosophie zwischen Kantianismus und Hegelianismus", in: *Semper apertus*, 1985 (wie Anm. 19): 413–435.

[82] Carl Gebhardt, in: *Kuno Fischer – Geschichte der neueren Philosophie im Urteil der Jahrzehnte 1852-1924; Zum 100. Geburtstag am 23. Juli 1924.* Heidelberg: Carl Winters Universitätsbuchhandlung, 1924: 40.

[83] *Der Briefwechsel Arthur* Schopenhauers. Hrsg. v. Carl Gebhardt. *Erster. Band: 1799–1849.* München: R. Piper, 1929. (*Schopenhauer*, Sämtliche Werke; 14.)

[84] Die biographischen Angaben folgen weitgehend dem ohne Verfasser-Angabe im 22. Jg. des *Jahrbuchs der Schopenhauer-Gesellschaft*, Heidelberg: Carl Winters Universitätsbuchhandlung, 1935: 401ff., erschienenen Nachruf „Unsere Toten: Carl Gebhardt und Friedrich Lipsius" (über Gebhardt: 401–411).

studierte er ab 1899 in Heidelberg formell Rechtswissenschaft, hauptsächlich
aber trieb er medizinische, vor allem kunstwissenschaftliche und philosophische Studien – letzteres bei Fischer und dann bei Windelband, bei dem er
auch 1905 mit einer Arbeit über Spinozas *Abhandlung über die Verbesserung
des Verstandes* promovierte, die bei Winter erschien.[85] Obwohl er vor allem
in der Volksbildungsarbeit im Rhein-Main-Gebiet und in den weiter westlich
gelegenen Teilen Deutschlands intensiv tätig war, begann er zugleich mit der
Neuübersetzung der Werke Spinozas, die, bis auf die von Otto Baensch be-
sorgte *Ethik*-Übersetzung und die bis heute nicht auf Deutsch erschienene
Hebräische Grammatik, seit 1907 sämtlich bei Meiner in Leipzig erschienen
und heute von Mitgliedern der Spinoza-Gesellschaft betreut werden. 1909 gab
er, mit einem Nachtrag, die 5. Auflage von Fischers Spinoza-Band heraus.

Aus seiner Übersetzer-Tätigkeit entstand ihm auch der Plan, eine neue, kritische Ausgabe der Originalschriften Spinozas herauszubringen, und es begann unter der Schirmherrschaft der Heidelberger Akademie der Wissenschaften die Arbeit an den *Spinoza Opera*, die 1925 in 4 Bänden im Original-
format der Erstausgaben und in deren Druckbild bei Winter erschienen.

Schon während des Weltkrieges stand er in Verbindung mit dem Initiator
der niederländischen *Vereniging het Spinozahuis*, die gerade, im Mai dieses
Jahres, in Amsterdam ihr 100jähriges Bestehen gefeiert hat. Schon 1919 skiz-
zierte er in einem Brief an Willem Meijer seinen Plan, neben der Werkausgabe auch eine internationale Spinoza-Zeitschrift und eine Reihe von Arbeiten
erscheinen zu lassen, die die Lücke zwischen dem Mittelalter und der Kant-
Zeit thematisieren und den geistigen Kontext von Spinozas Werken erforschen sollte. Nachdem, vor allem auf Gebhardts Initiative, im Jahre 1920 die
Societas Spinozana gegründet worden war, die „erste Körperschaft internationaler Zusammenarbeit nach dem Kriege", wie Gebhardt 1926 schrieb,[86] kam
1922 der 1. Band der neuen Zeitschrift, des *Chronicon Spinozanum*, heraus,
das es bis 1927 auf 5 Bände brachte und erst ab 1985, wiederum initiiert
durch eine niederländisch-deutsche Kooperation, in den *Studia Spinozana*[87]
seinen Nachfolger fand. Und ab 1922 erschienen bis 1927 5 Bände der *Bibliotheca Spinozana* in 6 Teilen, darunter zweisprachige Ausgaben der Werke
Uriel da Costas und des jüdischen Renaissance-Denkers Leone Ebreo alias

---

[85] Carl Gebhardt, *Spinozas Abhandlung über die Verbesserung des Verstandes: Eine entwick-
lungsgeschichtliche Untersuchung*. Heidelberg: Carl Winter's Universitätsbuchhandlung,
1905.

[86] Die Einzelheiten nach Carl Gebhardt, „Dr. Willem Meijer" (Nachruf), *Chronicon Spinozanum* 4 (1924-26): 233–245 (243).

[87] Zunächst – Bde. 1 (1985) – 3 (1987) – in Alling: Walther & Walther, ab Bd. 4 (1988) in
Würzburg: Königshausen & Neumann.

Jehuda Abrabanel und Freudenthals zweibändige Spinoza-Monographie, der 2. Band in Bearbeitung durch Carl Gebhardt.[88]

Ebenso wie die *Spinoza Opera* erschienen das *Chronicon Spinozanum* und die *Bibliotheca Spinozana*, teilweise in Kooperation mit ausländischen Verlagen, bei Winter. Durch Gebhardts Zusammenarbeit mit Carl Winter, dem Großvater des jetzigen Verlagslektors, wurde die internationale Spinoza-Forschung fest mit dem Namen des Winter-Verlages verbunden.

4. Spinoza in Heidelberg heute?

Gebhardt war 51 Jahre alt und schon durch Krankheit gezeichnet, als in Deutschland und damit auch in Heidelberg die Zeit des Nationalsozialismus begann. Für die nationalsozialistische Ideologie stellte Spinoza einen harten Brocken dar. Wenn es vor allem der rastlosen Zersetzungarbeit im Geist des Individualismus, Liberalismus, Positivismus sowie des Pazifismus und des Internationalismus des Judentums zuzuschreiben sein sollte, daß Volk und Geist in Deutschland in einen fast unaufhaltsamen Verfallsprozeß geraten waren: Wie war es dann zu erklären, daß einige der größten echt deutschen Geistesheroen, z.B. Herder, Goethe, Hegel und Fichte, von kleineren Geistern zu schweigen, so ungeheuer fasziniert gewesen waren von dem Juden Spinoza? Es ist hier nicht der Ort, die Verlegenheiten und die Akrobatik im einzelnen zu schildern, zu denen dieses Faktum Anlaß bot.[89] Die Verbindung der Philosophie Spinozas mit Höhepunkten der Philosophie und Literatur, ja mit der Kultur in Deutschland insgesamt, war immerhin so stark, daß sowohl der Kröner- als auch der Reclam-Verlag in Leipzig nach 1933 Ausgaben von Spinozas *Ethik* publizieren konnten – freilich ohne daß dafür Werbung, etwa durch Schaufensterauslagen, gemacht werden durfte. Und auch die 6. Auflage des Spinoza-Band von Kuno Fischers *Geschichte der neueren Philosophie* wird, „ausnahmsweise mit Rücksicht auf seinen streng wissenschaftlichen Charakter zum 'Ausverkauf ohne Werbung'" freigegeben, freilich mit der

---

[88] *Die Schriften des Uriel da Costa* m. Einl., Übertragung u. Regesten, hrsg. v. Carl Gebhardt. 1922. (*Bibliotheca Spinozana*; 2) – mit einer berühmten und wirkungsmächtigen Einleitung zur „Marranenphilosophie". – Leone Ebreo (Jehuda Abrabanel), *Dialoghi d'amore: Hebräische Gedichte*. Hrsg. m. e. Darst. d. Lebens u. Werkes Leones, Bibliographie, Register z. d. Dialogen, Übertr. d. hebr. Texte, Regesten, Urkunden u. Anm. v. Carl Gebhardt. 1929. (*Bibliotheca Spinozana*; 3.) – Jacob Freudenthal, *Spinoza: Leben und Lehre. Erster Teil: Das Leben Spinozas*. 2. Aufl. hrsg. v. Carl Gebhardt. *Zweiter Teil: Die Lehre Spinozas*, auf Grund des Nachlasses von J. Freudenthal bearb. v. Carl Gebhardt. 2 Bde. in 1. 1927. (*Bibliotheca Spinoza*; 5).

[89] Näheres dazu bei Walther 1997 (wie Anm. 48): 124–128.

Auflage, „einige Stellen, die eine all zu starke projüdische Tendenz enthalten", herauszunehmen.[90]

1933 war von Carl Gebhardt der 5., der Kommentarband, zu den *Spinoza Opera* nicht nur im Manuskript fertiggestellt, sondern auch schon gedruckt, und Gebhardt hatte auch die Faksimile-Ausgabe einer deutschen Übersetzung von Colerus' Lebensbeschreibung Spinozas fertig. Erschienen sind sie in der Jahren 1933 – 1945 freilich nicht. Vielmehr erschienen die Lebensbeschreibungen erst 1952 in einem anderen Heidelberger Verlag,[91] und Gebhardts Kommentarband zu den Werken Spinozas kam, um einen umfangreichen Forschungsbericht zur Interpretationsgeschichte der politischen Philosophie Spinozas von dem Frankfurter Spinoza-Forscher Norbert Altwicker erweitert, gar erst im Jahre 1987 heraus.[92] Ob sich der Verleger das Motto, das Spinozas Siegel zierte, zu Herzen genommen hatte? Es lautet bekanntlich: „Caute" – „Sieh Dich vor!".

Der Bruch, den 1933 bedeutete, ist an kaum etwas, auch in seiner langfristigen Wirkung, so genau zu studieren wie daran, daß seitdem Spinoza, sieht man von der philosophischen Fachhistoriographie ab, aus dem Diskurs der einschlägigen wissenschaftlichen Disziplinen und aus dem kulturellen Lebens insgesamt weitgehend ausgeschlossen blieb. Nur die Theologie stellt hier eine gewisse Ausnahme dar.

Was die Heidelberger Philosophie betrifft, so ist zunächst einzig Karl Jaspers' Buch *Die großen Philosophen* namhaft zu machen, dessen Spinoza-Kapitel zudem 1978, als die Spinoza-Forschung sich bereits wieder zu beleben begonnen hatte, auch separat als Taschenbuch erschien.[93] Wer jetzt über Spinoza arbeitete oder bei wem über Spinoza gearbeitet wurde, das waren fast ausschließlich Leute, die auch schon in der Weimarer Zeit tätig gewesen waren.

Erst der aus Frankfurt am Main kommende, nach ersten Heidelberger Jahren zunächst in Hamburg lehrende und dann nach Heidelberg zurückkehrende Reiner Wiehl schenkte Spinoza wieder größere Aufmerksamkeit, und seine kleine Schrift *Die Vernunft in der menschlichen Unvernunft: Das Problem der Rationalität in Spinozas Affektenlehre*[94] machte auf eine der großen Lei-

---

[90] Schreiben des Reichsministeriums für Volksaufklärung und Propaganda an Carl Winters Universitätsbuchhandlung v. 27.1.44 (Kopien des Schriftwechsels hat mir Carl Winter freundlicheweise zur Verfügung gestellt). Der Band, bearbeitet noch von Carl Gebhardt, erscheint dann erst, ohne Kürzung bzw. Schwärzung, erst 1946

[91] Colerus, Johannes, *Das Leben des Benedict von Spinoza*. I. d. alten dt. Übers. m. Einl. u. Anm. hrsg. v. Carl Gebhardt. Heidelberg: Weissbach, 1952.

[92] Baruch de Spinoza, *Opera V: Supplementa*. Hrsg. v. Nobert Altwicker. Heidelberg: Carl Winter Universitätsverlag, 1987.

[93] Karl Jaspers, *Spinoza*. München: R. Piper & Co., 1978.

[94] Berichte aus den Sitzungen der Joachim Jungius-Gesellschaft der Wissenschaften Hamburg 1 Nr. 4, 1982/83.

stungen der spinozanischen Philosophie aufmerksam, nämlich auf dessen Erklärung der Genese von Vernunft aus dem naturwüchsigen Mit- und Gegeneinander affektbestimmten Agierens – gewissermaßen Spinozas frühe Version dessen, was der Heidelberger Max Weber fast 250 Jahre später die Paradoxie der Wirkungen gegenüber den Absichten nennen sollte.[95] Eine gewichtige Dissertation ist seitdem Heidelberg über Spinoza geschrieben worden,[96] und einige jüngere Philosophen beschäftigen sich in ihren Habilitationsvorhaben auch und zentral mit Spinoza.

Die Spinoza-Forschung ist also wieder in Gang gekommen, und doch ist der Abstand von früheren Heidelberger Zeiten bis hin zu Gebhardt deutlich spürbar. Es fehlt vor allem jene Gruppe jüdischer Intellektueller in den Universitäten, aber auch im kulturellen, wirtschaftlichen und politischen Leben – Sie haben richtig gehört: auch in Politik und Wirtschaft gab es einmal Intellektuelle in Deutschland – , die sehr genau wußten, was sie an Spinoza hatten und was Deutschland an Spinoza hatte, sofern es ein Deutschland war, dem an genauer philosophischer Durchdringung der gesellschaftlichen Verhältnisse auf der Basis einer nüchternen, nicht von Wunschdenken gespeisten Analyse im Interesse der Freiheit und der Toleranz gelegen war.

Auch in der Produktion des Universitätsverlages Carl Winter ist dieser Bruch deutlich sichtbar, kamen hier doch nur noch Spinozana aus dem Nachlaß Carl Gebhardts heraus.

Vielleicht ist ja diese Feierstunde ein Anlaß, über die Wiederaufnahme der mehr als 100jährigen Tradition der Arbeit mit Spinozana erneut nachzudenken. Und damit ich zum Schluß auch etwas Produktives beitrage, will ich darauf hinweisen, daß ich mich bemühen werde, die Originaltexte der gegenwärtig von niederländischen, französischen und italienischen Spinoza-Forschern – deutsche Forscher sind nicht beteiligt, ein früher kaum denkbares Faktum – erarbeitete kritische Spinoza-Ausgabe, die in Paris zweisprachig zu erscheinen beginnt, für den Verlag hereinzuholen. Auch nach uns, die wir mit den wunderschönen, den Originalen nachgestalteten Bänden der *Spinoza Opera* gearbeitet haben, soll der zum Inhalt hinzutretende, sich mit ihm verbindende ästhetische Genuß dieser Ausgabe weiteren Generationen zukommen, gemäß Spinozas Satz „Alles, was uns Freude macht, ist gut.“[97] Ist doch Spinozas Philosophie mit ihrer Ethik selbstbestimmten Lebens aus der Kraft der Vernunft nicht mit einem asketischen Ton unterlegt; vielmehr ist nach Spinoza – und das kann dem deutschen Gemüt nicht nachdrücklich genug ins Stamm-

---

[95] S. z. B. die Ausführungen in: Max Weber, *Wirtschaft und Gesellschaft*, ed. Winkelmann, ⁵1976, 1. Halbbd., Tübingen: J. C. B. Mohr (Paul Siebeck), 1976, § 11: 353–354.

[96] Robert Schnepf, *Metaphysik im ersten Teil der* Ethik *Spinozas*. Würzburg: Königshausen & Neumann, 1996.

[97] Baruch de Spinoza, *Ethik nach geometrischer Methode dargestellt*, übers. u. m. Anm. vers. v. Otto Baensch, Leipzig: Felix Meiner, o. J, 4. Teil, Lehrsatz 41.

buch geschrieben werden – Philosophie nicht ein Bedenken unseres Seins zum Tode, sondern Philosophie ist *meditatio vitae*. Spinoza schreibt: „Der freie Mensch ... denkt an nichts weniger als an den Tod, vielmehr ist seine Weisheit ein Nachsinnen über das Leben. Was zu beweisen war."[98]

---

[98] Spinoza o. J. (wie Anm. 97): 247 (4. Teil, Lehrsatz 67, Beweis).

„Der Distel mystische Rose"
Annette von Droste-Hülshoff zum 150. Todestag

von Dieter Borchmeyer

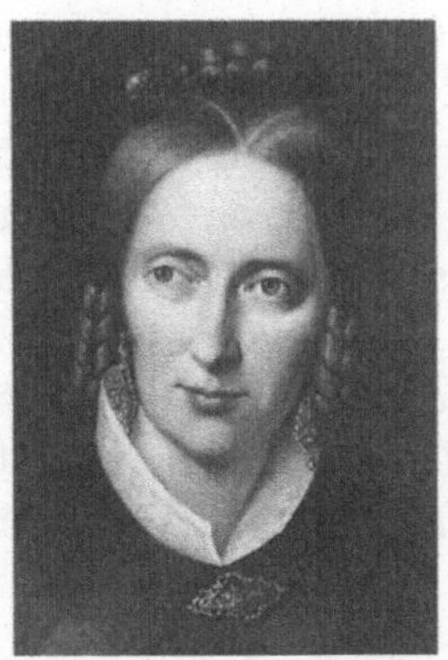

Annette von Droste-Hülshoff, Bildnis von Johannes Sprick (1838). © Westfälisches Amt für Denkmalpflege

Zu den unverwechselbaren Reizen der westfälischen Landschaft gehören ihre Wasserburgen mit den Wäldern und Wiesen, die sie, wenn auch immer bedrohlicher eingeschnürt von Straßen und Siedlungen, immer noch umsäumen. Wer eines dieser Schlösser im Frühling oder Sommer aufsucht, erhält noch einen Eindruck von dem schwermütig verhangenen Zauber des alten Westfalen, das die Heimat und Imaginationsquelle der Autorin ist, die seit dem späten 19. Jahrhundert „Deutschlands größte Dichterin" genannt wird.

In einer solchen Wasserburg: Schloß Hülshoff in der Gemeinde Roxel, zwölf Kilometer westlich von Münster wurde Anna Elisabeth Freiin von Dro-

---

*Text eines Vortrags in der Universität Heidelberg aus Anlaß der Droste-Jahre 1997 und 1998. Die eingestreuten Gedichte las die Rezitatorin Anja Höfer. In einigen Teilen greift der vorliegende Text auf mein Buch „Des Grauens Süße". Annette von Droste-Hülshoff (München: Hanser 1997) zurück.

ste zu Hülshoff geboren, vermutlich – das genaue Datum ist nicht mehr fest-stellbar – am 12. Januar 1797. Das Leben der jungen Annette wechselte zwi-schen väterlichem und mütterlichem Herkunftsbereich, Münsterländer und Paderborner Gegend. Nach dem Tod ihres Vaters im Jahre 1826 zog sie mit Mutter und Schwester in das knapp fünf Kilometer entfernte Rüschhaus vor den westlichen Toren Münsters, den einstigen Sommersitz des westfälischen Barockbaumeisters Johann Conrad Schlaun. Von gelegentlichen Reisen ins Rheinland abgesehen, blieb Annettes Lebensrhythmus bis fast zu ihrem vier-zigsten Lebensjahr vom Pendelschlag zwischen Münsterland und Ostwestfa-len geprägt. Erst als ihre Schwester Jenny den Privatgelehrten Joseph Freiherr von Laßberg heiratete und 1834 nach Schloß Meersburg am Bodensee über-siedelte, trat eine Wende in Annettes Leben ein. Viele Monate ihrer letzten Lebensjahre verbrachte sie auf der Meersburg, wo sie 1848 gestorben ist.

Obwohl die Meersburger Aufenthalte die glücklichsten Zeiten in Annettes Leben gewesen sind, blieb ihre Imagination doch geprägt durch die Eindrücke der heimatlichen Landschaft. Die Sehnsucht nach ihr – und gerade als Sehn-suchtsbild wurde sie ihr erst bedeutendste poetische Gestalt – drückt sich er-greifend in ihrem Heimweh-Gedicht aus Meersburg vom Sommer 1844 aus: *Grüße* an das „Vaterland", seine Wälder und Heiden, an das „Vaterhaus" – Schloß Hülshoff –, an das „Dach, wo nimmer / Die treuste Seele mein ver-gißt" – das Rüschhaus, wo hochbetagt noch ihre Amme: die Plettendorfin lebt und ihrer harrt –, an die geliebten Lebenden und auch an die Toten, die ihr immer fortwirkender Teil der Familie und ihres adligen Geschlechts sind.

Grüße

Steigt mir in diesem fremden Lande
Die altbekannte Nacht empor,
Klatscht es wie Hufesschlag vom Strande,
Rollt sich die Dämmerung hervor
Gleich Staubeswolken mir entgegen
Von meinem lieben starken Nord,
Und fühl' ich meine Locken regen
Der Luft geheimnisvolles Wort:

Dann ist es mir, als hör' ich reiten
Und klirren und entgegenziehn
Mein Vaterland von allen Seiten,
Und seine Küsse fühl' ich glühn;
Dann wird des Windes leises Munkeln
Mir zu verworrenen Stimmen bald,
Und jede schwache Form im Dunkeln
Zur tiefvertrautesten Gestalt.

Und meine Arme muß ich strecken,
Muß Küsse, Küsse hauchen aus,
Wie sie die Leiber könnten wecken,
Die modernden im grünen Haus;
Muß jeden Waldeswipfel grüßen
Und jede Hald' und jeden Bach,
Und alle Tropfen, die da fließen,
Und jedes Hälmchen, das noch wach.

Du Vaterhaus mit deinen Türmen,
Vom stillen Weiher eingewiegt,
Wo ich in meines Lebens Stürmen
So oft erlegen und gesiegt, –
Ihr breiten laubgewölbten Hallen,
Die jung und fröhlich mich gesehn,
Wo ewig meine Seufzer wallen
Und meines Fußes Spuren stehn!
                 . . .
Und Grüße, Grüße, Dach, wo nimmer
Die treuste Seele mein vergißt
Und jetzt bei ihres Lämpchens Schimmer
Für mich den Abendsegen liest,
Wo bei des Hahnes erstem Krähen
Sie matt die grauen Wimper streicht
Und einmal noch vor Schlafengehen
An mein verlaßnes Lager schleicht!

Ich möcht' euch alle an mich schließen,
Ich fühl' euch alle um mich her,
Ich möchte mich in euch ergießen
Gleich siechem Bache in das Meer;
O, wüßtet ihr, wie krankgerötet,
Wie fieberhaft ein Äther brennt,
Wo keine Seele für uns betet
Und keiner unsre Toten kennt!

Dasselbe Jahr 1797, zu dessen Beginn Annette von Droste-Hülshoff geboren
wurde, ist auch das Geburtsjahr Heinrich Heines. Heine und die Droste – zwischen ihnen scheint eine Welt zu liegen, so daß man ihre Namen kaum in einem Atemzug zu nennen wagt. Wer gerne in Antithesen denkt, mag sich die
beiden Autoren als Verkörperungen von Konservativismus und Progressivität,
Provinzialität und Kosmopolitismus oder anderer damals wie heute gängiger
Gegensatzpaare denken. Bei einem solchen Vergleich wird das adlige Land-

fräulein aus Westfalen, dessen Werk außerhalb des deutschsprachigen Raums
– sieht man allenfalls von ihrem novellistischen Meisterwerk Die *Judenbuche*
ab –, kaum Verbreitung gefunden hat, dürftig abschneiden gegen den weltläu-
figen Literaten, der fast der einzige deutsche Autor des 19. Jahrhunderts von
weltliterarischer Wirkung gewesen ist, dessen Gedichte auf den Flügeln der
eigentlichen deutschen Weltpoesie – der Musik nämlich – noch heute in alle
Regionen der gebildeten Welt dringen. Rüschhaus hier, Paris dort – der Gegensatz könnte nicht größer sein. Und doch – Paris war für Heine nicht die
Metropole der Poesie und Rüschhaus für Annette nicht nur das abgeschiedene
westfälische Wasserschlößchen vor den Toren Münsters. Immer wieder wurde
Heine von einem – wie immer auch ironisch gebrochenen – *Heimweh* aus dem
„muntren Frankreich", dem „witzigen Paris", seiner „kalten und trockenen"
Verstandeswelt nach den „Narrheitsglöcklein, Glaubensglocken" der deutschen Provinz heimgesucht:

> Dem Dichter war so wohl daheime,
> In Schildas teurem Eichenhain!
> Dort wob ich meine zarten Reime
> Aus Veilchenduft und Mondenschein.

Stellen wir uns einmal vor: Annette reist kurz vor ihrem Tod nach Paris, um
den schon schwer leidenden Heine in der „Matratzengruft" zu besuchen. Sie
hat, gemäß den karitativen Pflichten eines katholischen Edelfräuleins, so un-
endlich viel Lebenszeit an Krankenbetten verbracht – weit mehr jedenfalls als
an ihrem Schreibpult –, daß Heine keine sorgsamere Besucherin hätte finden
können. Annette von Droste-Hülshoff – woher kenne ich nur den Namen?
sinniert er. Habe ich ihn nicht von meinem voriges Jahr verstorbenen Freund
Heinrich Straube gehört? Gab es in dessen Leben nicht einmal eine Annette,
die eine recht Kokette gewesen zu sein scheint und mit ihm *Così fan tutte*
spielte? Sollte da das gnädige Fräulein – und Heine erhebt scherzhaft drohend
den Zeigefinger – die Fiordiligi oder Dorabella gewesen sein, die dem guten
Straube und seinem Freund zugleich den Kopf verdrehte? Das tiefe Erröten
Annettes läßt Heine schnell einsehen, daß sein Scherz nicht am Platze ist. Ja,
der gute Straube, lenkt er ab, was ist aus dem Minnesänger von einst nur geworden? Ein unter Aktenstößen versauerter Kasseler Oberappellationsrat,
dem man den einstigen Dichter nicht mehr anmerkt.

> Sag, wo ist dein schönes Liebchen,
> Das du einst so schön besungen,
> Als die schmerzlich süßen Flammen
> Wunderbar Dein Herz durchdrungen?

Annette bleibt stumm, und Heine hat einige Mühe, das Gespräch wieder in Gang zu bringen. Doch nach der anfänglichen Verstörung finden sie bald Themen, über die sich besser reden läßt. Annette gewinnt Heines Sympathie, als sie seine satirischen Spitzen gegen das katholisch-rückständige Westfalen – habe doch schon Voltaire deklamiert: „O détestable Vestphalie!" – mit westfälischem Mutterwitz pariert.

Schnell werden sie sich einig, daß man zumindest am Rhein auf freisinnige Weise katholisch sein kann, verdankt Heine doch einen guten Teil seiner Liberalität seinen geistlichen Erziehern auf dem Düsseldorfer „Lyzeum", und die Universität Bonn, wo er studiert hat, war sie nicht auch die Hochburg der Hermesianer, der vom Papst schließlich verfemten aufgeklärten katholischen Theologie und Philosophie gewesen, zu deren wichtigsten Repräsentanten Annettes Lieblingsvetter Clemens von Droste-Hülshoff gehörte? Die Bonner Professoren, zu deren Füßen Heine gesessen hat, sie waren – angefangen bei August Wilhelm Schlegel – auch Annette von ihren Bonner Besuchen her persönlich wohlbekannt. Ja, ja, der Rhein und die katholische Frömmigkeit, mit mehr als einer Faser seines Herzens hing er, der Jude Harry Heine, immer noch an ihr. Hatte er nicht *Die Wallfahrt nach Kevlaar* geschrieben, ein untergründig ironisches Gedicht, gewiß, aber doch auch ein Gedicht der Liebe. Und Stefan Lochners Madonna im Kölner Dom hatte es ihm nun einmal angetan. Hatte er der Muttergottes nicht seine ersten Gedichte gewidmet? Gedichte von einer freilich etwas schlüpfrigen Religiosität. Ins *Buch der Lieder* hatte er sie auch nicht aufgenommen, aber – Ach Gott! Stefan Lochner! fällt ihm die Droste ins Wort. Seine lieblichen Madonnen waren ihr Fall nicht. Überhaupt müsse man wohl ein Mann sein, um der Muttergottes derartige Gefühle wie Heine entgegenbringen zu können, die – das habe er ja soeben selbst zugestanden – so rein religiös nicht sind. Ihrem im Glaubensdunkel befangenen Ich graue eher vor der lichten Madonnenreinheit, und sie zitiert eine Strophe ihres Gedichts *Am Feste Mariä Lichtmeß* aus dem *Geistlichen Jahr*, dem mit dem Namen Straube – Heine weiß es, aber er hütet sich, ihn noch einmal zu erwähnen – so schmerzlich verbundenen lyrischen Zyklus:

> O Maria, Mutter Christi,
> Nicht zu dir will ich mich wagen,
> Denn du bist mir viel zu helle,
> Meine Seel' ergraut vor dir,
> Bist mir fast wie zum Entsetzen
> In der fleckenlosen Reine,
> Die du siegreich hast bewahret,
> Da du wandeltest gleich mir.

Das Bild des leidenden Christus und auch Gott Vater bedeute ihr mehr als die
Muttergottes. Ei, ei, scherzt Heine, das Fräulein spiele da wohl die katholi-
sche Athene, dem Haupt des göttlichen Vaters entsprungen – und er, der Jude
Harry Heine, treibe Madonnenkult. Wer sei nun katholischer – sie oder er?
Schließlich sei er sogar gut katholisch verheiratet! Habe seiner Mathilde in
St. Sulpice das sakramentale Jawort gegeben! Aber Jude hin, katholisch her –
waren sie nicht beide Außenseiter der von protestantischen Pfarrhäusern und
ihren verlorenen, säkularisierten Söhnen gezeichneten deutschen Literatur?
Deshalb habe er sich ja auch trotz katholischer Schulbildung protestantisch
taufen lassen: wenn schon feige Assimilation, dann gleich mit Haut und Haaren und nicht die jüdische Außenseiterrolle mit der katholischen vertauscht.
Annette schüttelt den Kopf: das Katholische sei in diesem Landstrich ja doch
auch ein Schutz gegen die preußische Anmaßung. Nicht als Katholikin habe
sie es schwer, sondern als Dichterin. Nach zwei Seiten müsse sie sich da behaupten: wider das bürgerliche Vorurteil gegenüber weiblicher Schriftstellerei
habe sie zu kämpfen – und als Adlige, deren Familie und Standesgenossen es
als ungehörig empfinden, daß sie ihre poetische Haut zum literarischen
Markte trägt. Und nun liest sie Heine – der belustigt ausruft: „Das westfälische Fräulein ist ja eine Suffragette! Wer hätte das gedacht!" – ihr berühm-
tes Meersburger Gedicht *Am Turme* vor, in dem sie ein einziges Mal dem
Schmerz über den Widerspruch zwischen Dichterberuf und gesellschaftlichem
Stand Ausdruck verleiht und ihre Sehnsucht nach orgiastischer Selbsthingabe
bekennt, welche ihr durch die konventionelle Frauen- und Fräuleinrolle verwehrt ist.

Ich steh' auf hohem Balkone am Turm,
Umstrichen vom schreienden Stare,
Und laß' gleich einer Mänade den Sturm
Mir wühlen im flatternden Haare;
O wilder Geselle, o toller Fant,
Ich möchte dich kräftig umschlingen,
Und, Sehne an Sehne, zwei Schritte vom Rand
Auf Tod und Leben dann ringen!

Und drunten seh' ich am Strand, so frisch
Wie spielende Doggen, die Wellen
Sich tummeln rings mit Geklaff und Gezisch,
Und glänzende Flocken schnellen.
O, springen möcht' ich hinein alsbald,
Recht in die tobende Meute,
Und jagen durch den korallenen Wald
Das Walroß, die lustige Beute!

Und drüben seh' ich ein Wimpel wehn
So keck wie eine Standarte,
Seh' auf und nieder den Kiel sich drehn
Von meiner luftigen Warte;
O, sitzen möcht' ich im kämpfenden Schiff,
Das Steuerruder ergreifen,
Und zischend über das brandende Riff
Wie eine Seemöwe streifen.

Wär ich ein Jäger auf freier Flur,
Ein Stück nur von einem Soldaten,
Wär ich ein Mann doch mindestens nur,
So würde der Himmel mir raten;
Nun muß ich sitzen so fein und klar,
Gleich einem artigen Kinde,
Und darf nur heimlich lösen mein Haar,
Und lassen es flattern im Winde!

Und noch ein anderes, bisher unveröffentlichtes Gedicht trägt Annette dem immer besser aufgelegten Heine vor: das Doppelgedicht *Der Dichter – Dichters Glück*. Was ist des „Dichters Glück"? Daß er die „Schätze", die er seinem glücklichen Publikum darreicht, mit unendlichen „Qualen", mit blutigen Tränen bezahlen muß, daß er seine „Blume" nur „in des schärfsten Dornes Spalten" entfalten kann – den „Verdammten" gleich, die „nur rinnend Feuer kann ernähren". „Le poète maudit!" wirft Heine ein, und Annette fährt fort: „Ja Perlen fischt er und Juwele / Die kosten nichts als seine Seele!"

Im zweiten Teil des Doppelgedichts verschränkt Annette vor den Ohren ihres verblüfften Zuhörers – „Das ist mehr Paris als Münster!" ruft er – literarische Anspielungen derart sinnverwirrend miteinander, daß die ursprüngliche Bedeutung der »angespielten« Textstellen aufgehoben wird. Immer fängt es mit einem scheinbar positiven Bild an, das dann durch seine bedrohliche Kehrseite in Frage gestellt wird. Der „Strahl aus der Höhe": der Blitz, mit dessen Hilfe Prometheus – der mythische Prototyp des modernen Dichters – den Menschen das Feuer brachte, hat zur Folge, daß er an den Kaukasus angeschmiedet wird und ein Adler von seiner Leber frißt; der Adler – auch er, schon seit Pindar, ein Existenzsymbol des Dichters – verwandelt sich in einen Geier. Der „buhlende See" mit dem in ihm versenkten Hort birgt unter seiner blendenden Oberfläche gefährliche Ungeheuer. Der „fürstliche Zecher" – Goethes König von Thule –, der den Minne-Becher in die Flut geworfen hat, wird auf einmal zum frevelhaften König aus Schillers Ballade *Der Taucher*, der einen Jüngling durch den ins Meer geworfenen Becher in den Tod schickt. Und dann folgt das Bild der Kratzdistel, die einen süßen Duft verströmt und

von der Volksmedizin als Heilmittel verwendet wird, in deren Fruchtboden
aber die Larve der Trypeta-Fliege als Schmarotzer haust. Das sind dem über
die naturwissenschaftlichen Detailkenntnisse seiner Besucherin staunenden
Heine wohlvertraute Bilder der unheilvollen Ambivalenz des Dichtertums.

> Locke nicht, du Strahl aus der Höh,
> Denn noch lebt des Prometheus Geier.
> Stille, still, du buhlender See,
> Denn noch wachen die Ungeheuer
> Neben deines Hortes kristallnem Schrein.
> Senk die Hand, mein fürstlicher Zecher,
> Dort drunten bleicht das morsche Gebein
> Des, der getaucht nach dem Becher.
>
> Und du flatternder Lodenstrauß,
> Du der Distel mystische Rose,
> Strecke nicht deine Fäden aus
> Mich umschlingend so lind und lose.
> Flüstern oft hör ich dein Würmlein klein,
> Das dir heilend im Schoß mag weilen.
> Ach soll ich denn die Rose sein
> Die zernagte, um andre zu heilen?

Worüber haben sich Heine und Annette in Paris sonst unterhalten? Über die
Judenbuche natürlich: über „des Vorurteils geheimen Seelendieb", den Bo-
densatz des Antijudaismus, der in der genialen, mit ihrem kühnen Perspekti-
vismus weit auf die Prosa der Moderne vorausgreifenden Novelle einen Dorf-
parvenü zum Judenmörder werden läßt, oder über den um sich greifenden
deutschen Nationalismus, die bedenkliche Nostalgie der letzten Ritter der
Romantik, ja sogar das Element der Ironie in der modernen Poesie. All diese
Themen sind das leise schaukelnde Boot der Gemeinsamkeit, in dem Heine
und die Droste sich miteinander wiegen. Und in der Frage des Kölner Dom-
baus können sie sogar satirische Spitzen austauschen.

> Doch siehe! dort im Mondenschein
> Den kolossalen Gesellen!
> Er ragt verteufelt schwarz empor,
> Das ist der Dom von Köllen.
> . . .
> Ihr armen Schelme vom Domverein,
> Ihr wolltet mit schwachen Händen
> Fortsetzen das unterbrochene Werk
> Und die alte Zwingburg vollenden!

So Heine in *Deutschland. Ein Wintermärchen.* Und die Droste fragt in ihrem Gedicht *Die Stadt und der Dom* die Deutschen: „Ob eures Babels Zinnenhag / Zum Weltenvolk euch stempeln mag?"

> Und wer den Himmel angebellt,
> Vor keiner Hölle je gebebt,
> Der hat sich an den Kran gestellt
> Der seines Babels Zinne hebt.
> Wer nie ein menschlich Band geehrt,
> Mit keinem Leid sich je beschwert,
> Der flutet aus des Busens Schrein
> Unsäglicher Gefühle Strom.
> Am Elbestrand, am grünen Rhein,
> Da holt sein Herz sich das Diplom.

Was habe denn der Elbestrand mit dem Kölner Dom zu schaffen? fragt Heine. Sie vergleiche in ihrem Gedicht, klärt Annette ihn auf, den Wiederaufbau Hamburgs nach der verheerenden Brandkatastrophe vor sechs Jahren mit der Vollendung des Kölner Doms. Ja, Hamburg, bemerkt Heine, da habe sich sein steinreicher Hamburger Onkel Salomon freilich kein Diplom geholt. Trotz seiner gewaltigen Aufwendungen für den Wiederaufbau habe die Stadt ihm nicht einmal das Bürgerrecht verliehen.

Selbst in der religiösen Frage gibt es eine Brücke zwischen Heine und der Droste. Der schmerzlich zur Frömmigkeit der Väter zurückblickende jüdische Schriftsteller und die mehr am Abgrund des Glaubens hin- und her irrende als sicher in seinem Schoß ruhende katholische Dichterin treffen sich auf dem schwankenden Steg einer Religion des Zweifels.

> Des Glaubens köstlich teurer Preis
> Ward wie gestellt auf Gletschers Höhen;
> Wir müssen klimmen über Eis
> Und schwindelnd uns am Schlunde drehen.

Vor allem aber ist es *ein* – unerschöpfliches – Thema, das Heine und Annette verbindet: die Musik. Ein wenig beneidet der musikverliebte Dichter die komponierende Dichterin um ihre musikalische Professionalität: daß sie eigene und fremde Gedichte vertonen, er aber nur *über* Musik schreiben kann. Und welch merkwürdige Parallele: Schumann, dem die berühmtesten Heine-Vertonungen zu verdanken sind, hat Annette – vergeblich, weil es ihr keine würdige poetische Aufgabe ist – um ein Opernlibretto gebeten.

Da sie nun einmal beim Thema Musik sind, kann Annette Heine den Wunsch nicht abschlagen, eine ihrer Kompositionen vorzusingen und

-zuspielen. So geht sie denn an sein kleines wackliges und etwas verstimmtes
Klavier und singt:

> Wenn ich träume du liebst mich, so magst du vergeben,
> Sei gegen den Traum nicht entbrannt,
> Im Traum nur vermag deine Liebe zu leben,
> Ich erwache und weine – sie schwand.

> Drum Morpheus! Hülle nur fest meine Sinnen
> In liebliche Mattigkeit ein,
> Und laß einen Traum wie den letzten beginnen,
> Welch' himmlische Lust wäre mein.

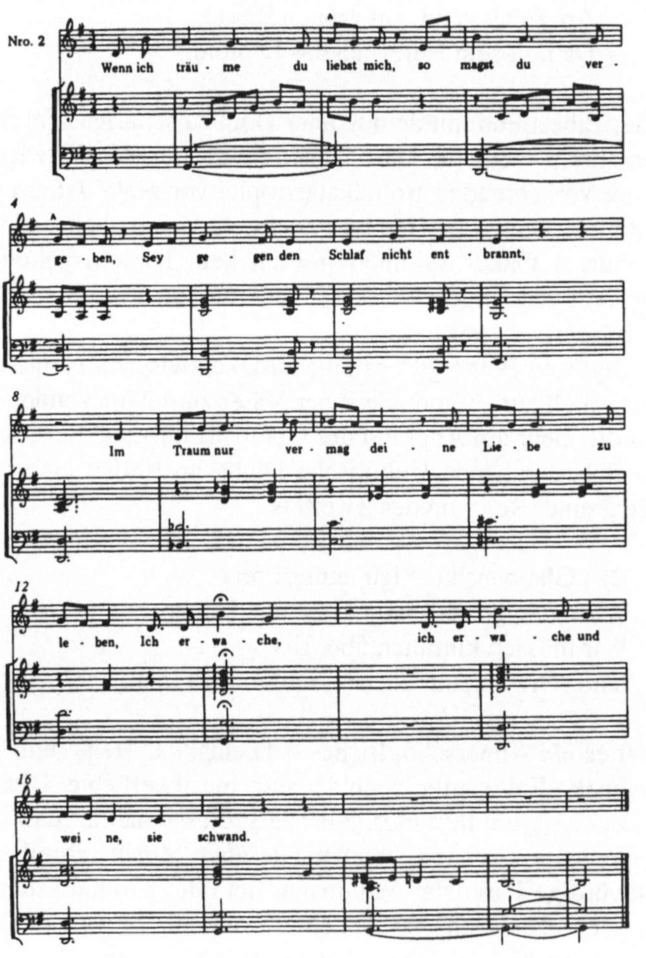

„Recht hübsch!" bemerkt Heine, er wisse schon, warum sie das spiele: „Lord Byron – ich habe ihn sehr geliebt, und das Gedicht, daß Sie da so schön gesungen haben, zeigt, daß meine »Traumbilder« ihm einiges verdanken. Aber das ist nun längst vorbei ..." Heine verfällt ins melancholische Grübeln, und das erscheint Annette als der richtige Moment, sich zu verabschieden. Heine drückt ihr herzlich die Hand: „Sie bleiben doch hoffentlich noch ein wenig in Paris und besuchen mich noch einmal – und dann singen Sie mir mehr vor!" Mit einem vagen Versprechen verläßt Annette Heines Wohnung. Zu dem zweiten Besuch ist es nicht gekommen – doch auch der erste hat nicht stattgefunden.

Auch wenn die meisten Zitate und biographischen Details stimmen – leider sind Heine und Annette sich nie begegnet. Er scheint ihren Namen nie gehört zu haben, und sie dürfte ihn für einen allmählich in Vergessenheit versinkenden Zeitdichter gehalten zu haben, mit dem sich kaum mehr zu befassen lohnte. In einem Brief an ihre Freundin Elise Rüdiger aus dem Jahre 1843 bekennt sie sich, belehrt durch das vermeintliche Schicksal der Zeitpoeten, zur Unzeitgemäßheit, zum Ruhm erst bei den Nachgeborenen: „Wenn ich ... sehe, wie einer kaum den Kopf über dem Wasser hat, daß schon ein anderer hinter ihm einen Zoll höher aufduckt und ihn niederdrückt – wie Heine schon ganz verschollen, Freiligrath und Gutzkow veraltet sind ... dann scheint mir's besser, die Beine auf den Sofa zu strecken, und mit halb geschlossenen Augen von Ewigkeiten zu träumen ... – so steht mein Entschluß fester als je, nie auf den Effekt zu arbeiten, keiner beliebten Manier, keinem anderm Führer als der ewig wahren Natur durch die Windungen des Menschenherzens zu folgen, und unsere blasierte Zeit und ihre Zustände gänzlich mit dem Rücken anzusehen – ich mag und will *jetzt* nicht berühmt werden, aber nach hundert Jahren möcht ich gelesen werden, und vielleicht gelingt's mir, da es im Grunde ... nur das entschlossene Opfer der Gegenwart verlangt." Nach hundert, ja nach zweihundert Jahren wird Annette in der Tat mehr denn je gelesen, aber der »verschollene« Heine eben auch!

Wer war diese Dichterin, die aus der deutschen Literaturlandschaft so eigentümlich fremd, unzugehörig hervortritt? Nichts fällt schwerer – gerade in einem so stark autobiographisch geprägten Werk – als das Lebens-Ich der Droste mit ihrem Dichter-Ich zu vermitteln. Auf der einen Seite die standesbewußte Aristokratin, deren äußeres Leben sich ganz in den Schlössern ihrer Familie abspielt, weithin festgelegt durch die religiösen und sozialen Verpflichtungen eines Fräuleins von Geburt; nie begehrt sie ernsthaft gegen die Überlieferung ihres Glaubens und die Traditionen ihres Standes auf, ihre Dichtung bleibt das Werk von zusammengegeizten Nebenstunden. Auf der anderen Seite aber diese Dichtung selber mit ihren weit in die Zukunft weisenden Kühnheiten, Finsternissen und existentiellen Grenzerfahrungen.

Blicken wir in *Das Spiegelbild* der Droste – ihr eigenes –, ihre große lyrische Schöpfung aus jenem überaus produktiven Meersburger Winter 1841/42,
als sie an der Seite des geliebten jungen Freundes Levin Schücking, fern der
Heimat, ein einziges Mal in ihrem Leben ganz der „wilden Muse" leben darf:

> Schaust du mich an aus dem Kristall,
> Mit deiner Augen Nebelball,
> Kometen gleich die im Verbleichen;
> Mit Zügen, worin wunderlich
> Zwei Seelen wie Spione sich
> Umschleichen, ja, dann flüstre ich:
> Phantom, du bist nicht meinesgleichen!
>
> Bist nur entschlüpft der Träume Hut,
> Zu eisen mir das warme Blut,
> Die dunkle Locke mir zu blassen;
> Und dennoch, dämmerndes Gesicht,
> Drin seltsam spielt ein Doppellicht,
> Trätest du vor, ich weiß es nicht,
> Würd' ich dich lieben oder hassen?
>
> Zu deiner Stirne Herrscherthron,
> Wo die Gedanken leisten Fron
> Wie Knechte, würd ich schüchtern blicken;
> Doch von des Auges kaltem Glast,
> Voll toten Lichts, gebrochen fast,
> Gespenstig, würd, ein scheuer Gast,
> Weit, weit ich meinen Schemel rücken.
>
> Und was den Mund umspielt so lind,
> So weich und hilflos wie ein Kind,
> Das möcht in treue Hut ich bergen;
> Und wieder, wenn er höhnend spielt,
> Wie von gespanntem Bogen zielt,
> Wenn leis' es durch die Züge wühlt,
> Dann möcht ich fliehen wie vor Schergen.
>
> Es ist gewiß, du bist nicht Ich,
> Ein fremdes Dasein, dem ich mich
> Wie Moses nahe, unbeschuhet,
> Voll Kräfte die mir nicht bewußt,
> Voll fremden Leides, fremder Lust;
> Gnade mir Gott, wenn in der Brust
> Mir schlummernd deine Seele ruhet!

Und dennoch fühl ich, wie verwandt,
Zu deinen Schauern mich gebannt,
Und Liebe muß der Furcht sich einen.
Ja, trätest aus Kristalles Rund,
Phantom, du lebend auf den Grund,
Nur leise zittern würd ich, und
Mich dünkt – ich würde um dich weinen!

Das Spiegelbild-Motiv ist in der Weltliteratur weit verbreitet. Doch kaum je hat ein Dichter die Selbstspaltung in der Selbstbetrachtung abgründiger zum Ausdruck gebracht als Annette von Droste-Hülshoff. Die grauenhafte Erfahrung, in Traum, Halluzination oder Phantasie sich selbst als einem Anderen, ja Fremden zu begegnen, zieht sich leitmotivisch durch ihre ganze Dichtung. Und noch einmal läßt sich hier die Brücke schlagen zu Heinrich Heine: seinem durch Schuberts Vertonung so berühmt gewordenen Gedicht *Der Doppelgänger*.

Das Ich des Drosteschen *Spiegelbilds* will nicht wahrhaben, daß das unheimliche Gegenüber mit seinen kometenhaften Augen und den von tiefer Selbstwidersprüchlichkeit geprägten Gesichtszügen etwas anderes ist als ein Phantom, als alptraumhafte Projektion. Und doch ist dieses „fremde Dasein" mit seinen Gemütsabgründen, die das betrachtende Ich in sein Unterbewußtsein hinabdrängt, nicht nur ein Mysterium tremendum, vor dem es entsetzt fliehen möchte, sondern auch ein Mysterium fascinosum, zu dem es sich liebend hingebannt fühlt, das gewissermaßen wie der Engel spricht: „Fürchte dich nicht!" Diese Assoziation ist durchaus angebracht, denn das Eigentümliche, Befremdliche an diesem Gedicht ist ja, daß es das Spiegel-Ich mit den Attributen des Heiligen, den beiden Erscheinungs- und Wirkungsweisen des Numinosen – Schauder und Liebe – ausstattet, es gar zu Jahwe im brennenden Dornbusch steigert, vor dem das betrachtende Ich wie Moses zum Zeichen der Ehrfurcht die Schuhe ablegt. Noch befremdlicher: das andere Ich verwandelt sich in einen Dämon, dessen Seele zu besitzen für das Ich des Gedichts ein so grauenvoller Gedanke ist, daß es angstvoll um Gnade ruft. Es würde um den verlorenen Gnadenstand dieses „Phantoms" weinen, träte es als Doppelgänger aus dem Spiegel ins wirkliche Leben. Das Spiegel-Ich ist ein gefallener Engel – und der gefallene Engel ist der moderne Dichter: der poète maudit. Das fromme Edelfräulein mit der Seele Luzifers, das ist der tiefe Riß durch ihr Wesen, den Annette im *Spiegelbild* schaudernd erahnt und doch nicht in ihr Selbstbildnis aufnehmen will.

Dieser Riß zeigt sich nirgends drohender als in ihrem Sonn- und Feiertagszyklus *Geistliches Jahr*: als fromme Gelegenheitsdichtung begonnen, verstrickt er sich immer tiefer in die radikale Selbstbefragung einer zerquälten Seele, die sich am Abgrund des Nichts stehen sieht. Vor vollkommener Ver-

zweiflung bewahrt sie nur der religiöse Grund, der in ihrer Kindheit gelegt
wurde:

> Bin ich nicht ganz der öden Stätte gleich,
> Verfluchtem Grunde,
> Wo Salz gestreut auf Stein und Schädel bleich?
> Gibt hier und dort noch eine Säule Kunde
> Vergangner Herrlichkeit: Dank dir mein Land;
> Du hast zu früh gelegt ein frommes Band
> Um meine Seele in der Kindheit Stunde.

„Zu einer Zeit, schwarz wie die Nacht" – so beginnt die vierte Strophe des
Gedichts über das Evangelium von der Wiedererweckung der Tochter des römischen Hauptmanns am fünfundzwanzigsten Sonntag nach Pfingsten – „Da
ward ich um mein Heil gebracht." Was dieses Ich freilich von seiner glau-
benslosen Zeit trennt: sein Unglaube ist ein an sich selber leidender, weit entfernt von Militanz oder Spottlust. Die fünfte Strophe des Gedichts könnte geradezu ein Psychogramm des Philosophen sein, der mit dionysischem Gelächter dem Christentum den Kampf ansagte und doch um dasselbe tief litt:
Nietzsche – unglückselig ... auflachend nur in Krampfes Spott ... frech,
doch vernichtet ohne Gott ... um das verzweifelnd, was er ächten möchte.

> Zu einer Zeit, schwarz wie die Nacht,
> Zu einer Zeit, die ich erlebt,
> Da war ich um mein Heil gebracht
> Wie dürres Blatt am Zweige bebt.
> Trostlos und ohne Hoffnung war
> Unglaube wie die Sonne klar;
> Mein Leben hing an Einem Haar:
> 0, solche Stunde gönn ich nicht den Schlechten!
>
> Soll ich es sagen, daß die Not
> Gesteigert ward durch Menschenmüh?
> Nicht weiß ich, was dem Staub gebot;
> Doch unglückselig sah ich sie,
> Auflachend nur in Krampfes Spott,
> Frech, doch vernichtet, ohne Gott,
> Unselge, aber arme Rott,
> Um das verzweifelnd, was sie möchten ächten.

Die Religion, so schrieb Annettes philosophischer Mentor Schlüter nach ihrem Tod, „schien sie nie innerlich zu befreien und fröhlich zu machen". Noch
ihr letztes – fragmentarisches – religiöses Gedicht *Die ächzende Kreatur*, das

auf das achte Kapitel des paulinischen Römerbriefs anspielt – nämlich auf die Idee der durch die menschliche Erbsünde gleichfalls gefallenen außermenschlichen Kreatur und ihr ängstliches Harren auf Erlösung und Verklärung –, ist von tiefer Schwermut angesichts des durch die Schuld des Menschen auf der Schöpfung lastenden „Gottesfluchs" geprägt. Für die zu hoffende Verklärung der Natur aber fehlen Annette die affirmativen poetischen Bilder – das Gedicht bricht ab.

> Da ward ihr klar, wie nicht allein
> Das schwergefangne Gottesbild
> Im Menschen, wie's in dumpfer Pein
> Im bangen Wurm, im scheuen Wild,
> Im durst'gen Halme auf der Flur,
> Das mit vergilbten Blättern lechzt,
> In aller, aller Kreatur
> Nach oben um Erlösung ächzt.
> . . . .
> Das ist die Schuld des Mordes an
> Der Erde Lieblichkeit und Huld,
> An des Getieres dumpfem Bann
> Ist es die tiefe, schwere Schuld,
> Und an dem Grimm, der es beseelt,
> Und an der List, die es befleckt,
> Und an dem Schmerze, der es quält,
> Und an dem Moder, der es deckt.

In einem der ungeheuerlichsten Passionsgedichte der Weltliteratur hat die Dichterin die Gottverlassenheit des Gekreuzigten als das Urbild aller religiösen Verzweiflung und ihrer Überwindung gesehen. In *Gethsemane*, so der Titel des späten Gedichts, sieht Jesus seine Kreuzigung voraus. Das verödete Universum und die erstorbene Erde werden zum surrealen Bild einer Welt ohne Gott, das an Jean Pauls Angsttraum von der *Rede des toten Christus vom Weltgebäude herab, daß kein Gott sei,* aber auch an Heines apokalyptisches Gedicht *Götterdämmerung* aus dem *Buch der Lieder* gemahnt.

> Und vor dem Heiland stieg das Kreuz empor,
> Daran sah seinen eignen Leib er bangen,
> Zerrissen, ausgespannt, wie Stricke drangen
> Die Sehnen an den Gliedern ihm hervor.
> Die Nägel sah er ragen, und die Krone
> Auf seinem Haupte, wo an jedem Dorn
> Ein Blutestropfen hing, und wie im Zorn

Murrte der Donner, mit verhaltnem Tone;
Ein Tröpfeln hört’ er, und am Stamme leis
Hernieder glitt ein Wimmern, qualverloren,
Da seufzte Christus, und aus allen Poren
Drang ihm der Schweiß.

Und dunkel ward die Luft, im grauen Meer
Schwamm eine tote Sonne, kaum zu schauen
War noch des dorngekrönten Hauptes Grauen,
Im Todeskampfe schwankend hin und her.
Am Kreuzesfuße lagen drei Gestalten,
Er sah sie, grau wie Nebelwolken, liegen,
Er hörte ihres schweren Odems Fliegen,
Von Zittern rauschen ihrer Kleider Falten,
O, welches Lieben war wie seines heiß!
Er kannte sie, er hat sie wohl erkannt,
Das Menschenherz in seiner Brust gebrannt,
Und stärker quoll der Schweiß.

Die Sonnenleiche schwand, – nur schwarzer Rauch,
Und drin versunken Kreuz und Seufzerhauch –
Ein Schweigen, grausiger als Sturmes Toben,
Schwamm durch des Raumes sternenleere Gassen,
Kein Lebenshauch auf weiter Erde mehr,
Ringsum ein Krater, ausgebrannt und leer,
Und eine hohle Stimme rief von oben:
»Mein Gott, mein Gott, wie hast du mich verlassen!«
Da faßten den Erlöser Todeswehn,
Da weinte Christus, mit gebrochnem Mut,
Da ward sein Schweiß zu Blut.
Und zitternd quoll es aus des Dulders Munde:
»Herr, ist es möglich, so laß diese Stunde
An mir vorüber gehn!«

Wie sich die metaphysische Schreckensvision Jean Pauls in den Freudenträ-
nen des Erwachenden auflöst, so tritt freilich am Ende des Gethsemane-
Gedichts der Droste der Engel zu Christus, um ihn zu stärken – ein Engel des
Trostes, nicht der Vertröstung, denn die Kreuzigung ist ja erst Vision, die
Schrecken Golgothas stehen noch unerbittlich bevor.

Neben diesen Tönen des Ungeheuren, des Zweifels, der Verzweiflung und
der Gedankenfracht standen Annette jedoch ganz andere lyrische Töne zu
Gebote. In Meersburg – fern der Heimat – sind ihr gerade aus der geographischen Distanz ihre schönsten westfälischen „Heidebilder“ gelungen, deren be-

rühmtestes die Ballade *Der Knabe im Moor* ist. In den *Gedichten* von 1844 bilden die Heidebilder einen abgeschlossenen Zyklus, in dem Strophen sehr verschiedener Art vereinigt sind: allegorisches Tableau, epische Miniatur, ironisch-parodistisches Selbstporträt fast in Heinescher Manier oder betörender Stimmungszauber wie in dem Schlaflied des Schilfs für den im Morgenlicht schlummernden Weiher:

> Stille, er schläft, stille! stille!
> Libelle, reg' die Schwingen sacht,
> Daß nicht das Goldgewebe schrille,
> Und, Ufergrün, halt gute Wacht,
> Kein Kieselchen laß niederfallen.
> Er schläft auf seinem Wolkenflaum,
> Und über ihn läßt säuselnd wallen
> Das Laubgewölb der alte Baum;
> Hoch oben, wo die Sonne glüht,
> Wieget der Vogel seine Flügel,
> Und wie ein schlüpfend Fischlein zieht
> Sein Schatten durch des Teiches Spiegel.
> Stille, stille! er hat sich geregt,
> Ein fallend Reis hat ihn bewegt,
> Das grad zum Nest der Hänfling trug;
> Su, Su! breit', Ast, dein grünes Tuch –
> Su, Su! nun schläft er fest genug.

Den Höhepunkt des Zyklus der Heidebilder bilden die abschließenden Dämmerungs- und Nachtgedichte. Mit der subtilen impressionistischen Wiedergabe von Farben, Dünsten, Lauten, atmosphärischen Momenten der Landschaft und des archaisch ritualisierten Lebens der Hirten mit ihren weithin hallenden Rufen hat Annette eine neue Form von Naturlyrik begründet. Nicht zuletzt durch die wiederholte Vermeidung des Artikels („Unke kauert im Sumpf, / Igel im Grase duckt") tauchen die Erscheinungen der sich verdunkelnden Landschaft in mythische Tiefe ein.

Das Hirtenfeuer

> Dunkel, Dunkel im Moor,
> Über der Heide Nacht,
> Nur das rieselnde Rohr
> Neben der Mühle wacht,
> Und an des Rades Speichen
> Schwellende Tropfen schleichen.

Unke kauert im Sumpf,
Igel im Grase duckt,
In dem modernden Stumpf
Schlafend die Kröte zuckt,
Und am sandigen Hange
Rollt sich fester die Schlange.

Was glimmt dort hinterm Ginster,
Und bildet lichte Scheiben?
Nun wirft es Funkenflinster,
Die löschend niederstäuben;
Nun wieder alles dunkel –
Ich hör des Stahles Picken,
Ein Knistern, ein Gefunkel –
Und auf die Flammen zücken.

Und Hirtenbuben hocken
Im Kreis' umher, sie strecken
Die Hände, Torfes Brocken
Seh ich die Lohe lecken;
Da bricht ein starker Knabe
Aus des Gestrippes Windel,
Und schleifet nach im Trabe
Ein wüst Wacholderbündel.

Er läßt's am Feuer kippen –
Hei, wie die Buben johlen,
Und mit den Fingern schnippen
Die Funken-Girandolen!
Wie ihre Zipfelmützen
Am Ohre lustig flattern,
Und wie die Nadeln spritzen,
Und wie die Äste knattern!

Die Flamme sinkt, sie hocken
Aufs Neu' umher im Kreise,
Und wieder fliegen Brocken,
Und wieder schwelt es leise;
Glührote Lichter streichen
An Haarbusch und Gesichte,
Und schier Dämonen gleichen
Die kleinen Heidewichte.

Der da, der Unbeschuhte,
Was streckt er in das Dunkel
Den Arm wie eine Rute,
Im Kreise welch' Gemunkel?
Sie spähn wie junge Geier
Von ihrer Ginsterschütte:
Ha, noch ein Hirtenfeuer,
Recht an des Dammes Mitte!

Man sieht es eben steigen
Und seine Schimmer breiten,
Den wirren Funkenreigen
Übern Wacholder gleiten;
Die Buben flüstern leise,
Sie räuspern ihre Kehlen,
Und alte Heideweise
Verzittert durch die Schmelen.

»Helo, heloe!
Heloe, loe!
Komm du auf unsre Heide,
Wo ich meine Schäflein weide,
Komm, o komm in unser Bruch
Da gibt's der Blümelein genug –
Helo, heloe!«

Die Knaben schweigen, lauschen nach dem Tann,
Und leise durch den Ginster zieht's heran:

Gegenstrophe

»Helo, heloe!
Ich sitze auf dem Walle,
Meine Schäflein schlafen alle,
Komm, o komm in unsern Kamp,
Da wächst das Gras wie Brahm so lang!
Helo, heloe!
Heloe, loe!«

Vor dem Hintergrund solcher Landschaftsbilder erscheint ein Menschengeschlecht, das noch in Vorstellungen einer urtümlichen Bildwelt lebt, mit seltsamen Bräuchen, unheimlichen Visionen und der Gabe des „Vorgesichts", des „Vorkiekens" oder „Spökenkiekens". Wie in Goethes *Erlkönig* verwandeln sich die Naturerscheinungen in der Phantasie, vor allem der Kinder, in Gestalten der Vorwelt, des Mythos und Aberglaubens.

Der Knabe im Moor

O schaurig ist's übers Moor zu gehn,
Wenn es wimmelt vom Heiderauche,
Sich wie Phantome die Dünste drehn
Und die Ranke häkelt am Strauche,
Unter jedem Tritt ein Quellchen springt,
Wenn aus der Spalte es zischt und singt,
O schaurig ist's übers Moor zu gehn,
Wenn das Röhricht knistert im Hauche!

Fest hält die Fibel das zitternde Kind
Und rennt als ob man es jage;
Hohl über die Fläche sauset der Wind
Was raschelt drüben am Hage?
Das ist der gespenstige Gräberknecht,
Der dem Meister die besten Torfe verzecht;
Hu, hu, es bricht wie ein irres Rind!
Hinducket das Knäblein zage.

Vom Ufer starret Gestumpf hervor,
Unheimlich nicket die Föhre,
Der Knabe rennt, gespannt das Ohr,
Durch Riesenhalme wie Speere;
Und wie es rieselt und knittert darin!
Das ist die unselige Spinnerin,
Das ist die gebannte Spinnlenor',
Die den Haspel dreht im Geröhre!

Voran, voran, nur immer im Lauf,
Voran als woll' es ihn holen;
Vor seinem Fuße brodelt es auf,
Es pfeift ihm unter den Sohlen
Wie eine gespenstige Melodei;
Das ist der Geigemann ungetreu,
Das ist der diebische Fiedler Knauf,
Der den Hochzeitheller gestohlen!

Da birst das Moor, ein Seufzer geht
Hervor aus der klaffenden Höhle;
Weh, weh, da ruft die verdammte Margreth:
»Ho, ho, meine arme Seele!«
Der Knabe springt wie ein wundes Reh,
Wär' nicht Schutzengel in seiner Näh',
Seine bleichenden Knöchelchen fände spät
Ein Gräber im Moorgeschwele.

Da mählig gründet der Boden sich,
Und drüben, neben der Weide,
Die Lampe flimmert so heimatlich,
Der Knabe steht an der Scheide.
Tief atmet er auf, zum Moor zurück
Noch immer wirft er den scheuen Blick:
Ja, im Geröhre war's fürchterlich,
O schaurig war's in der Heide!

Nach dem Abschluß des Druckmanuskripts der *Gedichte* von 1844 hat die schwer kranke Annette nur noch wenige Gedichte geschrieben, doch darunter sind einige ihrer reifsten – reif in doppelter Hinsicht, denn sie haben den Charakter eines Vermächtnisses. Das Gedicht *Mondesaufgang*, im März 1844 in Meersburg entstanden, offenbart eine bei der Droste sonst eher seltene Goethe-Nähe. Wer dächte nicht an die Eingangsstrophen seines Gedichts *An den Mond*:

Füllest wieder Busch und Tal
Still mit Nebelglanz,
Lösest endlich auch einmal
Meine Seele ganz;

Breitest über mein Gefild
Lindernd deinen Blick,
Wie des Freundes Auge mild
Über mein Geschick.

Dieses Lösende, Lindernde hat die Erscheinung des Mondes auch für die Droste: „mildes Licht“, „frommes Licht“ nennt sie seinen Schein, vergleicht ihn wie Goethe einem Freund – einem „späten“, der nicht wie die Sonne Leben zeugt, rauschhaftes Glück und tiefstes Leid, Feuer und Blut spendet, sondern, der Dichtung gleich, „zarten Widerschein“ des Lebens beschert, wie es allein dem vom Leben längst Ausgeschlossenen ansteht. Auch ein anderes Mondgedicht scheint in der zweiten Strophe eine Spur hinterlassen zu haben: *Mondnacht* von Eichendorff. Der für seine Lyrik so charakteristische Konjunktiv: „Und meine Seele spannte / Weit ihre Flügel aus, / Flog durch die stillen Lande, / Als flöge sie nach Haus“ kehrt in dem Vers wieder: „Mir war, als treibe hier ein Herz zum Hafen.“ Doch die Stimmung mystischer Einheit mit der Natur in der Dämmerung weicht mit dem Hereinbrechen der Nacht dem Gefühl der Verschuldung gegenüber dem „verlornen Leben.“ Das lyrische Ich steht auf einmal wie das des *Geistlichen Jahrs* „mit seiner Schuld und seiner Pein“ vor einem Gericht. Die Natur verwandelt wie so oft bei der Droste ihr Gesicht: es entfremdet sich zum Tribunal. Doch dieser negativen Erfahrung

gehört nicht das letzte Wort. Der Mondesaufgang bringt die ersehnte Kathar-
sis, die der reinigenden und heilenden Wirkung des Gedichts entspricht –
auch dieses Gedichts, dessen lyrisches Ich offenkundig mit dem „kranken
Dichter" identisch ist.

Mondesaufgang

An des Balkones Gitter lehnte ich
Und wartete, du mildes Licht, auf dich;
Hoch über mir, gleich trübem Eiskristalle,
Zerschmolzen, schwamm des Firmamentes Halle,
Der See verschimmerte mit leisem Dehnen,
– Zerfloßne Perlen oder Wolkentränen? –
Es rieselte, es dämmerte um mich,
Ich wartete, du mildes Licht, auf dich!

Hoch stand ich, neben mir der Linden Kamm,
Tief unter mir Gezweige, Ast und Stamm,
Im Laube summte der Phalänen Reigen,
Die Feuerfliege sah ich glimmend steigen;
Und Blüten taumelten wie halb entschlafen;
Mir war, als treibe hier ein Herz zum Hafen,
Ein Herz, das übervoll von Glück und Leid,
Und Bildern seliger Vergangenheit.

Das Dunkel stieg, die Schatten drangen ein –
Wo weilst du, weilst du denn, mein milder Schein!
Sie drangen ein, wie sündige Gedanken,
Des Firmamentes Woge schien zu schwanken,
Verzittert war der Feuerfliege Funken,
Längst die Phaläne an den Grund gesunken,
Nur Bergeshäupter standen hart und nah,
Ein düstrer Richterkreis, im Düster da.

Und Zweige zischelten an meinem Fuß,
Wie Warnungsflüstern oder Todesgruß,
Ein Summen stieg im weiten Wassertale
Wie Volksgemurmel vor dem Tribunale;
Mir war, als müsse etwas Rechnung geben,
Als stehe zagend ein verlornes Leben,
Als stehe ein verkümmert Herz allein,
Einsam mit seiner Schuld und seiner Pein.

Da auf die Wellen sank ein Silberflor,
Und langsam stiegst du, frommes Licht, empor;
Der Alpen finstre Stirnen strichst du leise,
Und aus den Richtern wurden sanfte Greise,
Der Wellen Zucken ward ein lächelnd Winken,
An jedem Zweige sah ich Tropfen blinken,
Und jeder Tropfen schien ein Kämmerlein,
Drin flimmerte der Heimatlampe Schein.

O Mond, du bist mir wie ein später Freund,
Der seine Jugend dem Verarmten eint,
Um seine sterbenden Erinnerungen
Des Lebens zarten Widerschein geschlungen,
Bist keine Sonne, die entzückt und blendet,
In Feuerströmen lebt, in Blute endet –
Bist, was dem kranken Sänger sein Gedicht,
Ein fremdes, aber o ein mildes Licht!

Eines der letzten Naturgedichte der Droste trägt den Titel *Im Grase*. Es steigert die in ihrer früheren Lyrik seltene Erfahrung des Einsseins mit der Natur zu einem trunkenen Gefühl, das die logische Gedankenführung durch Sprachmagie außer Kraft setzt. Die Assoziation sensueller Wahrnehmungen aus der Perspektive des im Grase liegenden Ichs mit den aus seinem Inneren aufsteigenden Bildern der scheinbar toten Vergangenheit, die doch wieder in neuem Zusammenklang zu leben beginnt, ist freilich keine dauernde, sondern nur die blitzartige Erfahrung eines mystischen Nu, in dem Seele und Natur sich austauschen, ein Augenblick, immer wieder entschwindend und immer wieder ersehnt. Wie die Droste diesen rauschhaften Augenblick in ihrem Gedicht aufleuchten läßt, ist einzigartig in der Lyrik ihrer Zeit. Die Chiffre der „trunknen Flut" gemahnt an Nietzsche, Rimbaud oder Gottfried Benn. Und das Gedicht als ganzes nimmt die lyrische Sprache der Jahrhundertwende fast vorweg.

Süße Ruh', süßer Taumel im Gras
Von des Krautes Arom umhaucht,
Tiefe Flut, tief, tief trunkne Flut,
Wenn die Wolk' am Azure verraucht,
Wenn aufs müde schwimmende Haupt
Süßes Lachen gaukelt herab,
Liebe Stimme säuselt und träuft
Wie die Lindeblüt' auf ein Grab.

Wenn im Busen die Toten dann
Jede Leiche sich streckt und regt,
Leise, leise den Odem zieht,
Die geschloßne Wimper bewegt,
Tote Lieb', tote Lust, tote Zeit,
All die Schätze, im Schutt verwühlt,
Sich berühren mit schüchternem Klang,
Gleich dem Glöckchen, vom Winde umspielt.

Stunden, flücht'ger ihr als der Kuß
Eines Strahls auf den trauernden See,
Als des ziehnden Vogels Lied,
Das mir niederperlt aus der Höh',
Als des schillernden Käfers Blitz
Wenn den Sonnenpfad er durcheilt,
Als der flücht'ge Druck einer Hand,
Die zum letzten Male verweilt.

Dennoch, Himmel, immer mir nur
Dieses Eine nur: für das Lied
Jedes freien Vogels im Blau
Eine Seele, die mit ihm zieht,
Nur für jeden kärglichen Strahl
Meinen farbig schillernden Saum,
Jeder warmen Hand meinen Druck
Und für jedes Glück meinen Traum.

Mitte September 1846 tritt die schwer kranke Annette ihre letzte Reise nach
Meersburg an. Dort, wo sie fünf Jahre zuvor in einem förmlichen Schaffens-
rausch Gedicht um Gedicht geschrieben hatte, verstummt die an ständigem
Husten, Übelkeit und Überreizung der Nerven leidende, von den politischen
Wirren der Zeit verstörte Dichterin fast vollkommen, jedes Schreiben bringt
sie ihren eigenen Worten zufolge nach kurzer Zeit „einer Ohnmacht nahe".
Am 7. August 1847 schreibt sie an Elise Rüdiger: „Ich bin ... meinem Schöpfer sehr dankbar, daß er mir durch das beständige Gefühl der Gefahr eine
vollkommene Befreundung mit dem Tode, sowie, durch eben dieses Gefühl,
eine doppelt innige und bewußte Freude an allen, auch den kleinsten Lebens-
freuden, die mir noch zuteil werden, gegeben hat ..."
    Die letzten Lebensmonate der Droste sind getrübt durch die revolutionären
Vorgänge in Paris, Belgien und Deutschland, zumal auch in ihrer westfälischen Heimat, die sie mit tiefer Sorge erfüllen. Die revolutionären Wellen
schlagen bis ans Ufer des Bodensees. Am 10. März 1848 kommt es zu einer
lautstarken Demonstration in Meersburg, welche die Droste in Angst versetzt.

Jeden Tag ist sie darauf gefaßt, fliehen zu müssen – wie schon manche ihrer Verwandten in Westfalen. Am 24. Mai stirbt sie nach wiederholtem Blutsturz an Herzversagen. Zwei Tage später wird sie auf dem Meersburger Friedhof beigesetzt.

„Letzte Worte" hat Annette nicht hinterlassen. Das Gedicht dieses Titels, in dem sie die Hinterbliebenen von den Sternen grüßt – es steht in allen Droste-Ausgaben und den meisten Lyrik-Anthologien – sind aller Wahrscheinlichkeit nach eine Fälschung, möglicherweise von ihrer literarisch ambitionierten Nichte Elisabeth, die mit den sentimental-ewigkeitsfrohen Strophen („Denn wo ich weile, dort ist Frieden, / Dort leuchtet mir ein ew'ger Tag") erst 1872 herausrückte. Sie wären der schwermütigen Dichterin am Ende ihres Lebens schwerlich aus der Feder geflossen.

Annette hat auf der Meersburg außer einigen Varianten zum zweiten Teil des *Geistlichen Jahrs* und reinen Gelegenheitsversen nur noch ein einziges vom Tagesanlaß ablösbares Gedicht geschrieben, dessen Strophen als letzte Worte unser Porträt beschließen sollen. Sie sind eine Liebeserklärung an den zum „trauten Freund" vermenschlichten Bodensee, mit dem die Dichterin die glücklichste Zeit ihres Lebens verbindet, aus dessen Tiefe ihr die Gestalten der Erinnerung und – noch einmal – „meiner Toten Schatten" aufsteigen. Auch der Mond, der „späte Freund" des Gedichts *Mondesaufgang*, wird im „Widerschein" des Wasserspiegels beschworen. Der Spiegel ist das Kardinalsymbol der Dichtung Annettes, ja für sie das Sinnbild der Dichtung selber. Und so verwandeln sich am Ende ihres poetischen Schaffens alle Gestalten der Gegenwart wie der Vergangenheit, abgelöst von ihrer Körperlichkeit, zu Schattenbildern im Spiegel des Sees – wie die Dichterin selber sich innerlich längst vom Leben gelöst hat, um allmählich ins Reich der Schatten hinüberzugleiten.

Die Adressatin des Gedichts ist bedeutungslos. Mögen Sie, meine Damen und Herren, beim Hören der letzten Verse denken, sie seien Ihnen gesungen.

> Auf hohem Felsen lieg ich hier
> Der Krankheit Nebel über mir
> Und unter mir der tiefe See
> Mit seiner nächt'gen Klage Weh
> Mit seinem Jubel seiner Lust
> Wenn buntgeschmückte Wimpel fliegen
> Mit seinem Dräun aus hohler Brust
> Wenn Sturm und Welle sich bekriegen
>
> Mir ist er gar ein trauter Freund
> Der mit mir lächelt mit mir weint
> Ist wenn er grünlich golden ruht

Mir eine sanfte Zauberflut
Aus deren tiefen klaren Grund
Gestalten meines Lebens steigen
Geliebte Augen, süßer Mund
Sich lächelnd winkend zu mir neigen

Wie hab ich gar so manche Nacht
Des Mondes Widerschein bewacht
Die bleiche Bahn auf dunklem Grün
Wo meiner Toten Schatten ziehn
Wie manchen Tag den lichten Hang
Bewegt von hüpfend leichten Schritten
Auf dem mit leisem Geistergang
Meiner Lebend'gen Bilder glitten

Und als *dein* Bild vorüber schwand
Da streckte ich nach Dir die Hand
Und weh ward's in der Seele mir
Daß du nicht weißt wie nah sie dir
So nimm denn meine Lieder hin
Sie sind aus tiefer Brust erklungen
Nimm sie mit alter Liebe Sinn
Und denk ich hab sie Dir gesungen.

Reichsidee und Rätegedanke

Ricarda Huchs Vorstellungen von einer „Erneuerung durch Rückbesinnung"

von Wolfgang Matthias Schwiedrzik

> „Als ihr 1933 alle Ehren winkten, da verließ sie ihren
> Wohnsitz Berlin, trat aus der Akademie aus und begann
> im kleinen Heidelberg ein Werk von einer Größe
> und einem Anspruch an Arbeit und Hingabe
> wie keins ihrer Werke zuvor: eine Deutsche Geschichte."
> *Martin Hürlimann, Ricarda Huch und der Reichsgedanke*[1]

Daß der Beitrag, den Ricarda Huch für die Festschrift zur Wiedereröffnung der Friedrich-Schiller-Universität Jena im Herbst 1945 verfaßte, unterdrückt wurde, ist seit langem bekannt. Der Sowjetischen Militäradministration sei dieser Beitrag (mit dem vielsagenden Titel „Der Grundwille des deutschen Volkes"[2]) nicht genehm gewesen, heißt es z.B. im Katalog der Marbacher Huch-Ausstellung[3] von 1994. Die erste Auflage der Festschrift sei deshalb eingezogen und eingestampft und, trotz der Papierknappheit, eine zweite Auflage ohne ihren Text gedruckt worden. So ähnlich berichtet es auch Cordula Koepcke in ihrer jüngst erschienenen Huch-Biographie[4]. Alle stützen

---

* Der Beitrag basiert auf einem Referat, das der Autor auf dem Braunschweiger Ricarda-Huch-Symposium aus Anlaß des 50. Todestages der Dichterin am 17. Nov.1997 hielt.

[1] Martin Hürlimann, Ricarda Huch und der Reichsgedanke. In: Ricarda Huch. Persönlichkeit und Werk in Darstellungen ihrer Freunde. Berlin 1934, S. 163–164.

[2] Ricarda Huch, Der Grundwille des deutschen Volkes. In: Ricarda Huch, In einem Gedenkbuch zu sammeln … Bilder deutscher Widerstandskämpfer. Hg. und eingeleitet von Wolfgang M. Schwiedrzik. Leipzig 1997, S. 246–250.

[3] Ricarda Huch 1864–1947. Eine Ausstellung des Deutschen Literaturarchivs im Schiller-Nationalmuseum Marbach am Neckar. Marbacher Kataloge 47. Hg. v. Ulrich Ott und Friedrich Pfäfflin, bearbeitet von Jutta Bendt und Karin Schmidgall. Marbach a.N. 1994.

[4] Cordula Koepcke, Ricarda Huch. Ihr Leben und ihr Werk. Frankfurt a.M. 1996, S. 278.

sich dabei auf die Anmerkungen in Band 11 der ‚Gesammelten Werke' Ricarda Huchs, in denen es so zu lesen ist.[5]

Diese Version leuchtet ein. Die Sowjets hatten die letzte Verantwortung für das, was in der SBZ gedruckt werden durfte. Sie lizensierten und zensierten (wie übrigens auch die drei westlichen Besatzungsmächte). Was liegt näher als anzunehmen, daß es die Offiziere der SMAD waren, die den Beitrag Ricarda Huchs unterdrückten.

Steigt man jedoch in die Archive und schaut einmal genauer hin, dann stellt sich die Sache ganz anders dar. Aus den Akten des Thüringischen Haupt- und Staatsarchives geht eindeutig hervor[6], daß es nicht die Sowjetische Militäradministration war, die Anstoß an dem Beitrag Ricarda Huchs nahm und das Einstampfen der ersten Auflage der Festschrift veranlaßte. Vielmehr war es der Leiter des Thüringischen Landesamtes für Volksbildung, der Pädagoge Walter Wolf, der das Verbot aussprach. Wolf war KPD-Mitglied, Buchenwald-Häftling und vertrat z.B. – was das Schul- und Hochschulwesen betrifft – ein rigoroses Konzept der Brechung des „bürgerlichen Bildungsmonopols" und der Errichtung einer „Volksuniversität" in Jena. Gerade erst aus dem Lager entlassen zeigte er wenig Bereitschaft, in „ideologischen Fragen" Milde gegenüber dem „Klassenfeind" walten zu lassen.

Aber auch im Nachlaß Franz Böhms, des Schwiegersohnes Ricarda Huchs, findet sich ein aufschlußreiches Dokument, das etwas Licht in den Vorgang bringt: ein Brief Marietta Böhms[7] vom 1. November 1945 an ihren Ehemann Franz, der seit März 1945 nicht mehr in Jena weilte, sondern zusammen mit dem Sohn Alexander nach Freiburg und von dort aus (als Kultusminister des Landes Groß-Hessen) weiter nach Wiesbaden gegangen war. Aus dem Brief Marietta Böhms erfahren wir nicht nur, wie relativ gut versorgt Ricarda Huch in Jena war, daß sie 10 Zentner Briketts und – als einzige Literaturschaffende in Thüringen – eine Schwerarbeiter-Lebensmittelkarte bekam, sondern wir hören auch die Begründung, die der KPD-Mann Walter Wolf für die Unterdrückung von Ricarda Huchs Beitrag in der Festschrift gab: Es handele sich um „mittelalterliche Mystik", um nicht zu sagen: „Mist", den man nicht drukken könne...

„Typisch, diese Kommunisten!" werden nun manche sagen. Und die höflichen, verständnisvollen Sowjetoffiziere erscheinen auf einmal in ganz neuem Licht. (Einige von ihnen sollen ja auch Professoren der Universität Petersburg

---

[5] Ricarda Huch, Gesammelte Werke (GW), hg. von Wilhelm Emrich, Bd. 11, Köln 1966–1974, S. 547–548.

[6] Vgl. Jürgen John, „Nur aus dem Geistigen kann eine Wiedergeburt kommen". Zum 50. Jahrestag der Wiedereröffnung der Universität Jena im Jahr 1945. In: Alma Mater Jenensis. Sonderausgabe „Wiedereröffnung", 28. 11. 1995. Jena 1995, S. 7.

[7] Brief Marietta Böhm an Franz Böhm vom 1. 11. 1945. Sammlung Prof. Alexander Böhm, Rockenberg.

gewesen sein!) Aber um deren Rehabilitierung geht es mir eigentlich nicht. Vielmehr sehe ich in dem Urteil des KPD-Mannes Walter Wolf von 1945 eine Haltung ausgedrückt, die sich heute erstaunlicherweise gegenüber dem gesamten Werk Ricarda Huchs durchgesetzt hat, vor allem aber gegenüber ihrer romantischen Sicht der deutschen Geschichte. Wenn es also um eine „Rehabilitierung" geht, dann um die der „Reichsidee" von Ricarda Huch.

Was steht nun in der Schrift über den „Grundwillen des deutschen Volkes", daß es den Leiter des Thüringischen Landesamtes für Volksbildung so erboste?

„In den Büchern des Alten Testamentes wird uns aus der Zeit, als die Israeliten von den Persern unterworfen waren, ein ergreifender Vorgang gemeldet", heißt es am Beginn des Textes. „Nachdem ihnen von dem fremden Herrscher erlaubt war, das zerstörte Jerusalem neu aufzubauen und ein großer Teil des Volkes sich dort versammelt hatte, las ihnen der Schriftgelehrte Esra das Gesetz vor und erzählte ihnen die Geschichte ihrer großen Vergangenheit. Die unter Tränen Lauschenden ermahnte er, freudig zu sein, da dies ein festlicher Tag sei, an dem der Alte Bund mit Gott erneuert werden sollte."[8]

Bei allen Völkern vollziehe sich Ähnliches, schreibt Ricarda Huch weiter, wenn sie im Unglück seien: „sie versenken sich in ihre Geschichte, sie halten sich das Gesetz vor, unter dem sie einig und groß geworden sind, sie erneuern ihren Bund mit Gott." Dann bringt sie Beispiele aus der italienischen Geschichte: wie die Italiener in den Zeiten der größten Zerrissenheit ihres Landes Dante als Symbol ihrer Einheit erfaßten oder mit ihren Erinnerungen in die Römerzeit zurückgriffen. Denn aus der Vergangenheit solle das Recht auf die Zukunft erwiesen werden und der Glaube an sie hervorwachsen.

Angesichts der großen Katastrophe, in die das deutsche Volk unter seinem „Führer" Adolf Hitler gestürzt war, angesichts der Verzweiflung und tiefgreifenden Desorientierung, die im deutschen Volk nach dem Zusammenbruch des „Dritten Reiches" herrschte, sieht Ricarda Huch Rettung nur in der Rückwendung, in der Rückbesinnung auf die Geschichte.

„Ob die Geschichte eine Wissenschaft sei, darüber läßt sich streiten: Wichtig ist sie als Zauberspiegel, aus dem dem Volke in großen Gesichten und Verkörperungen sein tiefster Wille entgegen tritt, eine Flamme und eine Wolke, die vor ihm hergeht."[9]

Als Grundwillen des deutschen Volkes betrachtete Ricarda Huch die Freiheitsidee, die nicht den Gleichheitsgrundsatz, sondern die Vielfalt ins Zentrum rückt. Diese Freiheitsidee sei allerdings von ganz anderen, obrigkeitsstaatlichen Traditionen überlagert.

„Man hat Freiheitsliebe als den Charakter der Germanen wesentlich bezeichnet, und ich glaube, daß das auch in bezug auf die Deutschen richtig ist,

---

[8] a.a.O., S. 246.
[9] a.a.O., S. 246.

wie widersinnig es klingen mag, wenn man den von der Regierung geschobe-
nen, im Winkel zufrieden privatisierenden, gehorsamen Untertan betrachtet,
wie der Druck des Absolutismus ihn herangezüchtet hat. Noch jetzt ist der
Deutsche geneigt, sich jedem starken Willen zu unterwerfen, der ihm die Verantwortlichkeit abnimmt, jedem, der sich zu seinem Vormund aufwirft, als
Landesvater zu huldigen. Aber anfangs war er nicht so, und zu seinen Anfän-
gen muß man doch wohl zurückkehren, wenn man das Grundwesen eines
Volkes kennenlernen will."[10]

Hier – am Freiheitsbegriff des Mittelalters – müsse man anknüpfen, wenn
es zu einer wirklichen Erneuerung kommen solle. (Wir nähern uns, wie man
sieht, langsam dem Punkt, den Walter Wolf als „mittelalterliche Mystik" oder
gar „Mist" bezeichnete).

„Freiheit ist ein vieldeutiger Begriff", heißt es weiter bei Ricarda Huch,
„die deutsche Freiheitsidee, die im Mittelalter einen staatlichen Körper aus-
bildete, bestand darin, daß aus dem Volke eine Fülle sich selbst verwaltender
Glieder hervorging, die sich nach innewohnendem Gesetz und jeweiligen Be-
dürfnissen entfalteten und nebeneinander verbreiteten, nicht ohne sich gegen-
seitig zu stören und zu bekämpfen, aber doch ein bedeutendes, wirkungsfähi-
ges Ganzes bildend."[11]

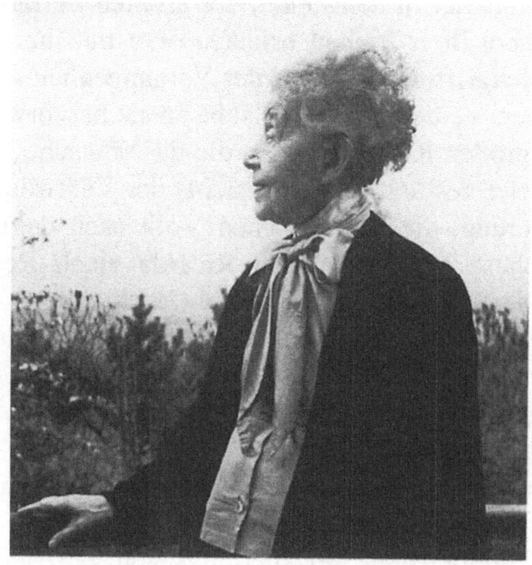

Abb. 1. Richarda Huch an ihrem 80. Geburtstag in Jena am 18. Juli 1944. Foto: Leif Geiges,
Staufen

---

[10] a.a.O., S. 247.
[11] a.a.O., S. 247.

Freiheit in diesem Sinne sei der Gegensatz von Zentralisation. Wolle man sie konkret bestimmen, so könne man von Selbstverwaltung, genossenschaftlicher Einung, harmonischer Abstufung, Begrenzung der Kapitalbildung, Beschränkung jeder Macht durch das Recht und das Machtstreben anderer sprechen.

Mit diesen gesellschaftspolitischen Vorstellungen, die an einem neu bewerteten Mittelalter und – was auf derselben Linie lag – an den Selbstverwaltungsplänen des Freiherrn vom Stein anknüpften, stand Ricarda Huch den Überlegungen zur Neuordnung Deutschlands, wie sie in verschiedenen Kreisen des Widerstandes – sei es in Kreisau, bei Goerdeler oder bei den Freiburgern – für die Zeit nach der Niederschlagung des Hitler-Regimes entwickelt wurden, sehr nahe. Auch die Kreisauer verfolgten ein Konzept der ‚Neuordnung durch Rückbesinnung‘, auch bei den Freiburgern finden wir ständestaatliche Vorstellungen, auch bei Goerdeler spielt der Ausbau von Selbstverwaltungskörperschaften eine zentrale Rolle.

Diese Übereinstimmung ist sicher kein Zufall, denn nicht nur intellektuell, sondern auch persönlich war Ricarda Huch mit dem Widerstand eng verbunden. Mit Helmut Gollwitzer, der ihr aus dem kirchlichen Widerstand berichtete, aber auch mit der Pädagogin Elisabeth von Thadden, die sie bei Marie Baum in Heidelberg kennengelernt hatte, und dem Juristen Ernst von Harnack, der sie, als er nach dem 20. Juli bereits von der Gestapo gejagt wurde, noch in Jena besuchte, war Ricarda Huch bekannt oder sogar befreundet. Über ihren Schwiegersohn Franz Böhm stand sie sowohl mit dem Freiburger Kreis um Walter Eucken als auch mit Carl Goerdeler in Leipzig in Verbindung. Und ihre Jenaer Vertraute und Sekretärin, Antje Lemke, eine Tochter des Theologen Rudolf Bultmann, fungierte zwischen 1941 und 1944 mehrfach als Kurier zwischen den Freiburgern und Carl Goerdeler.

Brechen wollten die Männer und Frauen des Widerstands mit dem Ungeist des Nationalsozialismus, seinem Terrorsystem im Inneren und seinem mörderischen Imperialismus nach außen. Aber das hieß nicht, daß man zurück wollte nach Weimar. Eine Restauration des Weimarer Parteiensystems wurde ausdrücklich abgelehnt. Man wollte auch keinen vollständigen Bruch mit der Vergangenheit, wie dies in den verschiedenen Reeducation-Konzepten vorgesehen war. Vielmehr strebte man eine Erneuerung an, die die besten Traditionen der deutschen Geschichte wieder zur Geltung bringen sollten: zum Beispiel die freiheitlichen Traditionen, die durch die obrigkeitsstaatliche Entwicklung in Deutschland verschüttet war.

Welche Vorstellungen Walter Wolf genau hatte, wissen wir nicht; es liegt aber auf der Hand, daß er als KPD-Mann, der die Brechung des „bürgerlichen Bildungsmonopols" auf seine Fahnen geschrieben hatte, dazu neigte, die Betonung auf den Bruch mit dem Alten zu legen, und es für völlig abstrus hielt, ausgerechnet ins Mittelalter zurückzutauchen, um eine Orientierung für die Zukunft zu erhalten.

Ricarda Huch selber wußte auch schon vor dem Verbot ihres Artikels, wie präkar ihre Position war, denn sie formuliert am Ende dieses Beitrages: „Zwischen den Überbleibseln unserer Kultur, an die wir uns klammern wie Schiffbrüchige an rettende Planken, und neuen Plänen, die Heilung aller Übel verheißen, stehen wir zweifelnd."[12] Das ist eine Formulierung, in der wohl die Haltung vieler Menschen nach 1945 ausgedrückt ist.

Reichsidee und Rätegedanke

Man hat Ricarda Huch vielfach als „Konservative" bezeichnet. Und sicher wird auch Dr. Wolf das so empfunden haben. Aber mit dem Konservativismus Ricarda Huchs ist das so eine Sache. Es gibt bei ihr, wie wir schon gesehen haben, das Festhalten am Alten; doch ihre Haltung dabei ist eine aufsässige und rebellische. Sie will nicht bewahren um des Bewahrens willen, sondern sie will bei der Gestaltung von Gegenwart und Zukunft die besten Elemente der Vergangenheit fruchtbar machen. Sie habe stets „ganz und gar im Gegenwärtigen" gelebt, sagte sie einmal[13]. Bis in ein ziemlich hohes Alter habe sie nie zurückgeblickt.

Man könnte sie eine konservative Rebellin nennen – oder eine rebellische Konservative (was nicht identisch ist und wenig zu tun hat mit der sog. „konservativen Revolution". Das ist ein ganz anderes Fach, in das Ricarda Huch nach meiner Einschätzung nicht gehört, mit dem es höchstens Berührungspunkte gibt).

„Ich war ein geborener Protestant mit einer Vorliebe für Revolutionen und Rebellionen", beschrieb sie selber ihre Haltung in Kindheit und früher Jugend. „Das Wort Rebell hatte einen Zauberklang für mich, an dem ich mich berauschte. Alles Spontane war mir sympathisch, alles Offizielle zuwider."[14] An anderer Stelle sagt sie: „Ich war ein geborener Republikaner, in meiner Familie gab mir keiner dazu das Beispiel"[15]. Sie sagt ‚Republikaner' und nicht ‚Demokrat'. Dieser Unterschied ist wichtig. Ricarda Huch war ein freiheitlicher, rebellischer Geist, der sich öffentlich einmischte; dabei ausgesprochen aristokratisch. Eine Vertreterin westlicher, auf die französische Revolution zurückgehender Demokratie-Vorstellungen war sie nicht.

Mehrfach setzt sie sich mit der Begeisterung ihres Vater für die Bismarcksche Reichsgründung auseinander. Sie habe nie ein „Gefühl für die Reichsgründung" gehabt, schreibt sie[16]. Und sie stellt ihr Rebellentum und ihren

---

[12] a.a.O., S. 250.

[13] Ricarda Huch, Frühling in der Schweiz. Jugenderinnerung. Zürich 1938. Zit. n.: GW, Bd. 11, S. 199.

[14] Ricarda Huch, Mein erstes Jahrzehnt. In: GW, Bd. 11, S. 127.

[15] Ricarda Huch, Jugendbilder. In: GW, Bd. 11, S. 55.

[16] ebenda.

Protestantismus als Hauptursache für ihr „ablehnendes Verhalten zu dem Kriege und der Reichsgründung" dar.

„Ich hatte, obwohl meine Kindheit in die Zeit des Krieges von 1870 und der Reichsgründung fiel, niemals die Schwärmerei für das neue Reich teilen können, die so allgemein war. Nicht einmal für Bismarck und den alten Kaiser konnte ich mich begeistern, und die Anknüpfung an das Mittelalter, die zuweilen versucht wurde, indem man Wilhelm I. als Nachfolger der großen Sachsenkaiser oder der Hohenstaufen hinstellte, fand ich verfehlt. Das neue Reich war, fand ich, etwas aus Grund anderes, es schloß sich nicht an das Mittelalter, sondern an den Absolutismus. Den haßte ich; ich war Republikaner...".[17]

Im Kern ging es ihr immer um Freiheit, nicht um Gleichheit. Hier mag das hanseatisch-patrizische Erbe ihrer Heimatstadt Braunschweig, einer der großen alten Reichs- und Hansestädte, die sie liebte, nachgewirkt haben.

„Das Wort Freiheit war das Zauberwort, das mein Herz schrankenlos öffnete; ohne einen Gegensatz irgendwelcher Art zwischen Zwang und Freiheit hatten die öffentlichen Angelegenheiten kein Interesse für mich. Diese Sinnesart war mit einer Vorliebe für despotische Persönlichkeiten sehr wohl zu vereinen; so schwärmte ich für Napoleon I. Und teilte zugleich das Gefühl leidenschaftlichen Hasses der Deutschen, die ihn bekämpften. Ja, es war das Offizielle des Krieges von 1870 und der Reichsgründung, was mich langweilte und beelendete. Bismarck konnte ich später nie verzeihen, daß er für etwas Ruhm erntete, wofür die kühnen Achtunddreißiger erschossen, verfolgt und ausgelacht waren."[18]

Entscheidend für Ricarda Huchs Blick auf das Mittelalter dürften schon die Eindrücke gewesen sein, die sie während ihrer Studienzeit in Zürich von den Verhältnissen in der Schweiz gewann. Die Schweiz sei für die Deutschen wie ein Zauberspiegel, in dem sie ihre Vergangenheit und ihre Zukunft sehen könnten, schrieb sie 1947 in einem „Freundeswort" für eine Ausstellung neuer Bücher aus der Schweiz.[19] Auch hier benutzt sie wieder den Begriff des Zauberspiegels, den sie – wie wir sahen – auch auf die Geschichte selbst anwandte. Schweiz und Geschichte erscheinen also wie Synonyme. Einst ein Teil des Römischen Reiches Deutscher Nation, habe die Schweiz als eine Art Ur-Zelle das Bild des Ganzen bewahrt und stelle im Zeitalter der Nationalstaaten die universelle Eigenart des Reiches dar. Reichsidee und Bild der Schweiz sind bei Ricarda Huch untrennbar miteinander verbunden.

„Ein föderatives Gebilde aus frei miteinander und mit der Mitte verbundenen Stadtstaaten und Ländern, deren aristokratisch-demokratische Verfassun-

---

[17] Ricarda Huch, Frühling in der Schweiz. In: GW, Bd. 11, S. 198.
[18] Ricarda Huch, Mein erstes Jahrzehnt. In: GW, Bd. 11, S. 127.
[19] Ricarda Huch, Ein Freundeswort. In: GW, Bd. 5, S. 953.

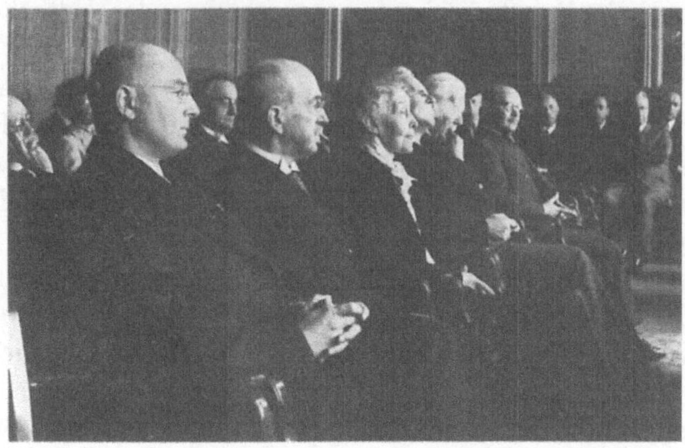

Abb. 2. Richarda Huch mit Heinrich Wölfflin, Otto Brunner u.a. bei der Feier ihres 50jährigen Doktorjubiläums in Zürich am 30. Mai 1942. (Sammlung Prof. Alexander Böhm, Rockenberg)

gen sich im Laufe der Jahrhunderte zur reinen Demokratie entwickelt haben, führt sie uns zugleich mit der Vergangenheit die Zukunft vor, der wir zustreben."[20]

Und in ihren 1938 in Zürich erschienenen Jugenderinnerungen „Frühling in der Schweiz" heißt es (mit deutlichen Anspielungen auf die Situation im „Dritten Reich"): „Hier in der Schweiz schien mir das wahre, das unentstellte Deutschland zu sein, dem ich mich zugehörig fühlte, hier wurden noch die beiden großen Tendenzen des mittelalterlichen Reiches, die universale und die föderalistische Idee, hochgehalten und verwirklicht. Auch die eigentümliche Mischung von demokratischen und aristokratischen Elementen, wie sie in den Städten des Mittelalters sich ausgebildet hatten, war hier erhalten geblieben."[21] Deutschland war ihrer Meinung nach „von den Ideen und Formen des alten Reiches der Deutschen mehr abgewichen" als die Schweiz.[22]

Sie wußte und beobachtete, wie auch die Schweiz sich veränderte. Unerbittlich schritt der Prozeß der Modernisierung voran.

„Nur in der Erinnerung gibt es noch die kleinen ländlichen Häuser der Gemeindestraße, deren Türen nachts zutraulich offenstanden", schreibt sie. „Das nachbarlich-gemütliche, gartenumblühte, vergangenheitsumwitterte Zürich ist versunken."[23] Sie beschreibt, wie das Zurückhaltende, Aristokratische, das allen Schweizer Städten ursprünglich eigen war, verloren gegangen sei, wenn

---

[20] ebenda.
[21] Ricarda Huch, Frühling in der Schweiz. Jugenderinnerungen. Zürich 1938. Zit. n.: GW, Bd. 11, S. 198.
[22] a.a.O., S. 226.
[23] a.a.O., S. 222.

auch nicht in dem Maße, wie es in vielen deutschen Städten nach 1870 geschah. Was bleibt, ist schließlich nur noch Erinnerung, ist Poesie – und die Idee des alten Reiches.

„Mein Herz erzittert – weil Erinnerung es durchzog. Das Antlitz der Erinnerung ist wehmütig, denn die Stätten, zu denen sie uns führt, sind oft wie versunkene Meerstädte mit altfränkischen seltsamen Giebeln und Toren, deren Bewohner uns süß vertraut und zärtlich ansehen und deren einer uns zuflüstert: Verlaß uns, denn dies ist Vineta, die nur einmal in hundert Jahren vom Meeresgrunde aufsteigt, und wenn die Mitternacht schlägt, werden wir versinken."[24]

In ihrem kurz vor dem 1. Weltkrieg geschriebenen Roman „Der große Krieg in Deutschland"[25] tauchen viele Elemente auf, die sich später zu einer komplexen Vorstellung vom „alten Reich" zusammenfügen. Ricarda Huch macht in diesem großen Epos jedoch niemals den Versuch einer begrifflichen Zusammenfassung dieser Vorstellung. Dennoch spielten natürlich die ausführlichen historischen Studien, die dem Werk zugrunde lagen, eine wichtige Rolle bei der Herausbildung dessen, was man die „Reichsidee" Ricarda Huchs nennen könnte.

Ricarda Huch war Historikerin und Dichterin, aber keine Geschichtswissenschaftlerin im strengen Sinne. Auch als Historikerin arbeitet sie eher intuitiv, bildhaft, mit einem durchdringenden Blick für historische Zusammenhänge und historische Gestalten.

„Das Verhältnis von Geschichte und Poesie ist eine höchst interessante Frage", schrieb Ricarda Huch – selber staunend – 1926 an den Zürcher Historiker Alfred Stern. „Die Geschichtswissenschaft ist für die Poesie ungefähr so vernichtend geworden wie die Photographie für die Malerei. Der Poet sollte gar keinen Respekt vor der Geschichte haben; andererseits muß er im Besitz der Kenntnisse seiner Zeit sein, also ein, wir mit scheint, unlösbares Problem, das mich aber doch immer wieder anzieht."[26]

Bei einer so wunderbar unmittelbaren Beziehung, wie Ricarda Huch sie durch das historische Dokument hindurch zur Vergangenheit besitze, sei es schwer, von ‚Philosophie' zu sprechen, schrieb der junge Golo Mann 1937 in einer Rezension ihres Werkes „Das Zeitalter der Glaubensspaltung" – Bd. 2 der „Deutschen Geschichte" in der von Thomas Mann herausgegebenen Exilzeitschrift „Maß und Wert". Man solle nicht systematisieren wollen, was nicht intellektuell gedacht sei. „Theorie muß oft Geschichtsgefühl und Gestaltungskraft ersetzten; Ricarda Huch bedarf ihrer nicht."[27]

---

[24] ebenda.
[25] Ricarda Huch, Der große Krieg in Deutschland. Leipzig 1912–14.
[26] zit. n. Marbacher Kataloge 47, S. 190–191.
[27] Maß und Wert, hg.von Thomas Mann und Konrad Falke, Jg. 1, Zürich 1937/38, H. 5, S. 812–814.

Gleichwohl gibt es im Schaffen Ricarda Huchs eine ausgesprochen theoretische oder theoretisierende Komponente, nur eben deutlich getrennt von den historischen Romanen und historischen Werken. Schriften wie „Luthers Glaube"[28] oder „Entpersönlichung"[29] zählen dazu, beide unmittelbar nach dem „Großen Krieg in Deutschland" verfaßt und noch während des 1. Weltkrieges erschienen.

In „Luthers Glaube" reflektierte sie ihr Verhältnis zum christlichen Glauben. Als „geborene Protestant(i)n" identifiziert sie sich mit Luther, ohne den Blick für die Größe und den Universalismus der katholischen Kirche zu verlieren. In der Studie „Entpersönlichung" führt sie den Leser durch verschiedene Stationen der Geistesgeschichte – vom Mittelalter bis in die Goethezeit – und analysiert den Prozeß der „Entpersönlichung", der sich seit der Auflösung des mittelalterlichen Kosmos vollzogen hat.

„Mit der Umwandlung des Reichs der persönlichen Beziehungen in den unpersönlichen Staat, mit der Umwandlung der Naturalwirtschaft in Geldwirtschaft, mit der Begründung der Herrschaft der Wissenschaft begann die Entpersönlichung des Abendlandes", schreibt sie.[30] Das Reich der persönlichen Beziehungen könne man auch definieren als das Reich, in welchem der Einzelwille und der Wille zum Ganzen nicht grundsätzlich voneinander getrennt seien, sondern in den einzelnen Personen zusammen- und gegeneinanderwirken, so daß jeder zugleich Privatperson und öffentliche Person sei, zugleich sich selbst und das Ganze vertretend. Ricarda Huchs Widerstreben gegen den Prozeß der Modernisierung (oder „Entpersönlichung"), den sie gleichwohl für unvermeidlich hält, tritt deutlich zutage.

In dieser Studie tauchen weitere Theorie-Elemente der sich entwickelnden „Reichsidee" Ricarda Huchs auf. „Das alte Reich war aus Selbstverwaltung des Volkes und Einzelherrschaft gemischt, ein Rechtszustand zwischen Freiheit und Gehorsam, wie er nur aus Kämpfen erwächst, niemals willkürlich hervorgebracht wird", schreibt sie.[31] Und wie ein Reflex auf die Erfahrungen des 1. Weltkrieges erscheint es, wenn sie feststellt:

„Deutschland, mit undeutlichen Grenzen, den Übergriffen seiner Nachbarn ausgesetzt, muß sich kriegerisch erhalten, wenn es nicht in Knechtschaft geraten will. Die Deutschen waren deshalb von alters als tapferes und kriegerisches Volk berühmt."[32] Ein kriegerisches Volk müsse aber auch im Frieden an Führerschaft gewöhnt sein, an eine solche, die auf freiwilliger Unterwerfung beruhe, damit dem Heere die Lebendigkeit und der Schwung nicht fehle, die es zur Ausführung seiner Bewegungen brauche. Man werde deshalb bei krie-

---

[28] Ricarda Huch, Luthers Glaube. Briefe an einen Freund. Leipzig 1916.
[29] Ricarda Huch, Entpersönlichung, Leipzig 1921.
[30] a.a.O., S. 12.
[31] a.a.O., S. 62.
[32] a.a.O., S. 63.

gerischen Völkern oft eine angestammte Aristokratie finden, die Vorherr-
schaft gewisser Familien, deren bevorzugte Stellung auf der Anhänglichkeit
einer umwohnenden bäuerlichen Bevölkerung beruhe, ein Verhältnis, das sofort aufhöre, segensreich zu sein, wenn die patriarchalischen Familien sich zu
einer festen Aristokratie zusammen- und vom Volk abschlössen, dessen Anhänglichkeit sich in Unfreiheit verwandle. Und sie schließt diese Überlegung
mit der Feststellung ab:

„Als Schutz der Freiheit erhob sich im Reiche über allen der Kaiser, dessen
Macht mit der Freiheit und Kraft des Volkes zusammenfiel. Eine rein demo-

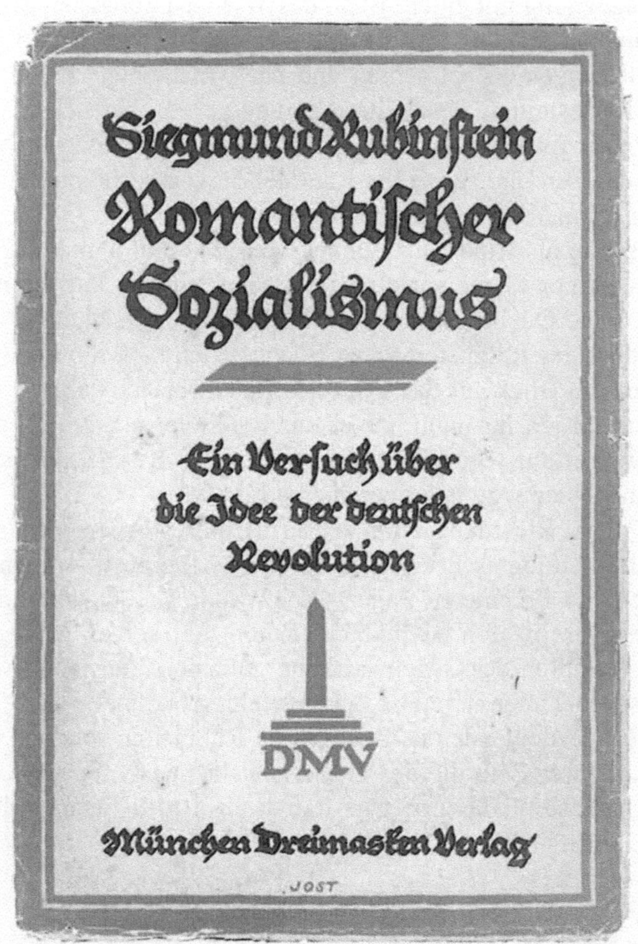

Abb. 3. Umschlag Siegmund Rubinstein „Romantischer Sozialismus". München 1921
(Sammlung des Autors)

kratische Republik ist nicht die geeignete Staatsform für ein Volk, das kriegs-
bereit sein muß...“[33]

Das sind tastende Versuche, einzelne Bausteine, die noch kein Haus ergeben – wie auch die folgende Kritik des modernen Staates, die sich von anderen antimodernistischen Positionen der damaligen Zeit kaum abhebt:

„Das rechte Maß zwischen den einzelnen Schichten des Volkes müßte wieder gefunden werden; der Verstand wird dazu aber nie imstande sein. Nur
vom Unbewußten ausgehend, nicht mit Ausschluß des Verstandes, sondern
ihn einschließend, regelt sich der Organismus so, daß er leben und gedeihen
kann. Der moderne Staat ist aber kein gewachsener Organismus, sondern eine
zusammengesetzte Maschine.“[34]

Erst die Begegnung mit einem Buch des Wiener Publizisten Siegmund Rubinstein veranlaßte sie, das Mittelalter unter dem Gesichtspunkt zeitgenössi-
scher Fragestellungen zu betrachten und nach Elementen zu suchen, an die
man bei der Umgestaltung der politischen und gesellschaftlichen Verhältnisse
anknüpfen könne. Es trug den Titel „Romantischer Sozialismus“, war 1921 in
München erschienen und setzte die Räte der Novemberrevolution zur mittelalterlichen Zunftverfassung in Beziehung.[35]

„Was ich schon als Kind ganz dunkel wünschte und ahnte und später, erst
tastend, dann immer klarer verfolgte, das sehe ich nun auf einmal wirklich
werden, sehe seine Quellen, seine Verbreiterung, Verfälschung...,“ schrieb sie
nach der Lektüre des Rubinsteinschen Buches. „Ich kam mir vor wie ein Moses, der mit einem Blick auf das gelobte Land stirbt. Ich sah das Heilige Römische Reich, das ich für mich immer das Reich der persönlichen Beziehungen nannte, wieder aufsteigen, mit einer verjüngten Kirche, die sich einst mit
der katholischen wieder zu einer vereinen wird.“[36]

Organisch nennt Ricarda Huch in der Kritik dieses Buches, die sie 1921 für
die „Vossische Zeitung“ schrieb, „die Ideen, welche bestimmt sind zu wachsen, zu blühen und Früchte zu tragen“, auch wenn sie „gewöhnlich lange ein
unterirdisches Dasein“ führen müßten. Rubinstein sei es gelungen, in den
verworrenen Kämpfen der Gegenwart eine goldene Ader nachzuweisen, „die
aus labyrintischen Tiefen in reiche Zukunft führen“ könne.[37]

„Das überaus Bedeutende des Buches von Rubinstein sehe ich einmal darin, daß es in unserer Zeit, die der Ideale so sehr bedarf, ein neues Ideal von
Lebensformen aufstellt; ferner darin, daß es dies Ideal in unwillkürlich neu

---

[33] ebenda.

[34] a.a.O., S. 129.

[35] Siegmund Rubinstein, Romantischer Sozialismus. Ein Versuch über die Idee der deutschen
Revolution. München 1921.

[36] Brief an Marie Baum vom 13. 3. 1921. In: Marie Baum, Leuchtende Spur. Das Leben Ricarda Huchs, Tübingen 1950, S. 248–249.

[37] Ricarda Huch, Romantischer Sozialismus. In: GW, Bd. 5, S. 847–851.

entstandenen Keimen, nämlich den Räten, erkennt und daß es schließlich den Spuren dieses Ideals in der Vergangenheit nachgeht."[38]

Die Lektüre des Rubinstein'schen Buches half Ricarda Huch in gewisser Weise, ihre Eindrücke und Gedanken zu systematisieren. Zwei Strömungen, zwei mögliche Lebens- und Staatsformen sah Ricarda Huch nun deutlicher geschieden: die rationalistische oder individualistische und die romantische oder genossenschaftliche. „Jene betrachtet den Menschen als ein Einzelwesen, der von außen durch Herrschaft zur Einheit zusammengefaßt werden muß, diese als ein Kollektivwesen, das sich freiwillig zu Organen gliedert, die sich wiederum freiwillig zu einem beweglichen Ganzen zusammenschließen; jene führt zu Zentralisation und Beamtenherrschaft, diese zu Selbstverwaltung und Führung durch Vertrauensmänner innerhalb der Genossenschaften."[39]

Es war klar, zu welcher der beiden Möglichkeiten Ricarda Huch, die Rebellin, neigte. Ausdrücklich positiv wertete sie, daß es sich bei dem Rubinsteinschen Ansatz um eine „romantische Idee" handele.

Das germanische Gemeinschaftsideal, wie es sich im Mittelalter in den romanisch-germanischen Ländern ausgebildet habe, habe sich auf genossenschaftliche Gliederung gegründet, auf persönliche Beziehungen. Allmählich, mit dem Erlahmen der Kräfte der mittelalterlichen Gemeinschaft, habe sich in das mannigfach blühende organische Leben „das unpersönliche System des modernen Staates" eingeschlichen, das man lange für das einzig denkbare gehalten habe.

Im modernen Staate durchkreuzten sich schneidend (oder verbänden) sich Atomisierung und Zentralisation. Nebeneinander bestünden lauter selbständig sein sollende Individuen und willkürliches Zusammenbinden derselben zu starren Einheiten. „Diese der menschlichen ... Natur nicht entsprechende Lebensform", schreibt sie, „hat in Deutschland eine leidenschaftliche Sehnsucht nach organischer Gemeinsamkeit erzeugt, die unverhofft zu einer überraschenden Gestaltung geführt hat, in den sogenannten Räten."[40] Die Räte hätten ihr Vorbild in den mittelalterlichen Zünften, auch wenn man das wegen der Erstarrung dieser Organisationsformen im niedergehenden Mittelalter kaum noch erkenne.

In ihrer Studie über „Michael Bakunin und die Anarchie"[41] (1922 verfaßt und 1923 im Insel Verlag veröffentlicht) arbeitete Ricarda Huch ihre Position weiter aus. „Soll ich einmal zusammenfassen, was Michael wollte", heißt es darin, „so war es Dezentralisation zugunsten von selbständigen Gemeinschaften und verantwortlicher Persönlichkeit innerhalb der Gemeinschaft im

---

[38] a.a.o., S. 849.
[39] ebenda.
[40] a.a.O., S. 848.
[41] Ricarda Huch, Michael Bakunin und die Anarchie. Leipzig 1923.

Gegensatz zu der in unverantwortliche Individuen zersplitterten Masse. Dieses Ziel konnte natürlich nicht erreicht werden, indem man darauf hinarbeitete, die Macht des Staates zu verstärken, was Marx und schließlich auch Lasalle taten."[42]

Daß Bakunin das Mittelalter „mit den härtesten Worten" angriff, störte Ricarda Huch nicht. Er war Rebell, starke Natur, hatte genialische Züge – alles Eigenschaften, die Ricarda Huch sich selbst auch zumaß und die sie bei ihren Helden bevorzugte – und vertrat Ideen, die den ihren verwandt waren. Darum meinte sie auch: „Der Vergleich mit dem Mittelalter wird immer am ehesten ein Bild davon geben, welche Art von Gesellschaft ihm vorschwebte."[43]

Daß Deutschland „als Gesamtheit keine allen faßliche, alle beherrschende Tradition"[44] habe, beklagte Ricarda Huch nachdrücklich. Selbst die siegreichen Freiheitskriege gegen Napoleon oder die Türkenkriege seien den Deutschen nicht gleichermaßen Anlaß zur Freude. Konfessionelle Spaltung und staatliche Zersplitterung hinderten die Deutschen, ein gemeinsames Geschichtsbewußtsein zu entwickeln. Traditionen, die am Anfang der Geschichte noch eine prägende Kraft gehabt hätten – wie z.B. die „Idee der Freiheit" – seien durch die obrigkeitsstaatliche Entwicklung in Deutschland verschüttet.

Um so wichtiger erschien es Ricarda Huch, als Dichterin und Historikerin zur Bewahrung jener historischen Erinnerung beizutragen, die sie für wesentlich hielt: die mittelalterliche Reichsidee, die Idee der Freiheit, deren Wiederbelebung sich schon der Freiherr vom Stein zum Ziel gesetzt hatte. Ihre Schriften über „Deutsche Tradition", über „Stein"[45] und nicht zuletzt ihre dreibändige „Deutschen Geschichte"[46] sind als solche Beiträge zur Bewahrung „richtiger" historischer Überlieferung zu sehen.

Die im Auftrag des deutsch-schweizerischen Verlegers Martin Hürlimann verfaßte „Deutsche Geschichte", deren ersten Band Ricarda Huch 1933/34 in Heidelberg ausarbeitete, umfaßt den Zeitraum von den Karolingern bis zum Untergang des „Heiligen Römischen Reiches Deutscher Nation" im Jahr 1806. Die Nationalsozialisten kritisierten sie scharf wegen ihrer „Rechtfertigung römisch-kirchlicher Machtpolitik" und einiger Passagen, in denen sie den mittelalterlichen Antisemitismus geißelte.

---

[42] a.a.O., S. 173.

[43] a.a.O., S. 170.

[44] Ricarda Huch, Deutsche Tradition. Weimar 1931.

[45] Ricarda Huch, Stein. Wien, Leipzig 1925. 2. Aufl.: Der Erwecker des Reichsgedankens. Berlin 1932.

[46] Ricarda Huch, Deutsche Geschichte. Berlin, Zürich 1934–49. Bd. 1: Römisches Reich deutscher Nation (1934); Bd. 2: Das Zeitalter der Glaubensspaltung (1937); Bd. 3: Untergang des Römischen Reiches deutscher Nation (1949).

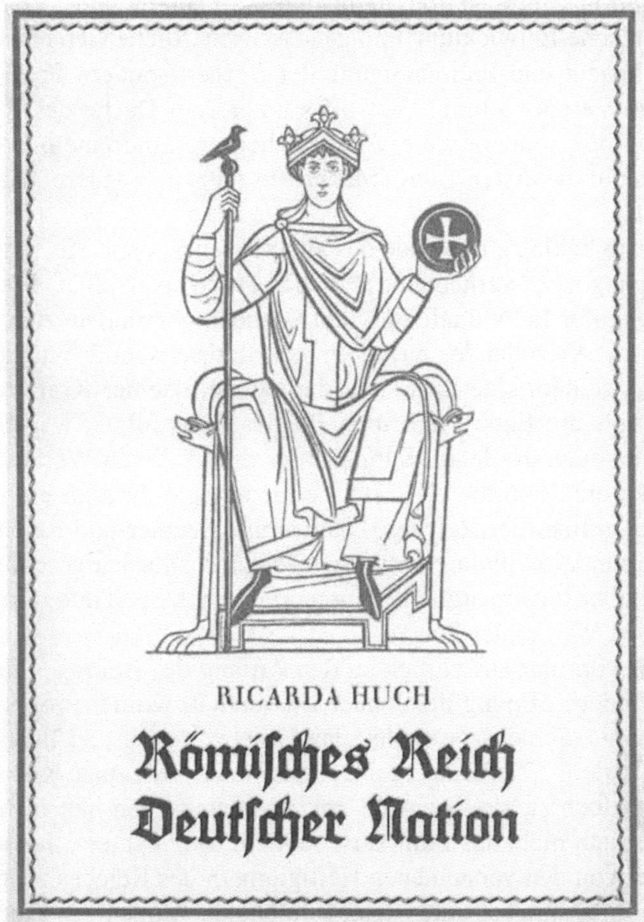

Abb. 4. Schutzumschlag von Band 1 der „Deutschen Geschichte": Römisches Reich Deutscher Nation, Berlin 1934 (Sammlung Dr. Renato de Rosa, Karlsruhe)

Faßt man das Gesamtkonzept des Werkes ins Auge, dann sind es nicht eigentlich die (vielfach zitierten) Ausführungen zum Antisemitismus, die das Buch so bemerkenswert machen. Es ist vielmehr die Tatsache, daß hier der kühne Versuch unternommen wird, den Nationalsozialisten – nicht mehr und nicht weniger als – den „Reichs"begriff streitig zu machen. Anders ausgedrückt: Ricarda Huch stellte dem seit der Reichsgründung von 1871 auf preußische Machtpolitik verengten und 1933 zu großdeutschem Imperialismus pervertierten Begriff des „Deutschen Reiches" das historische Bild des Heiligen Römischen Reiches deutscher Nation entgegen, und zeigte ganz andere Traditionslinien auf, die für die Gegenwart fruchtbar zu machen seien, als dies die Nazis taten, und andere Grundwerte und Grundorientierungen, an die anzuknüpfen sei: Nicht Staatsvergötzung und Zentralismus, sondern Selbstverwaltung und Dezentralisation, nicht zentrale Planung und Verstaatlichung, sondern organische Entwicklung und genossenschaftliche Gemeinschaft, nicht staatliche Allmacht und Entmündigung der Bürger, sondern Freiheit und gesellschaftliche Verantwortung. Dies alles unter dem Dache des Reiches, das nicht nur ein Volk, sondern viele Völker beherbergt, mit einem Kaiser an der Spitze, der nicht in erster Linie Macht auszuüben, sondern das Recht zu schützen weiß.

Ricarda Huch beklagte das Ende des alten Reiches, ohne die Notwendigkeit seines Unterganges zu verkennen. „Für das auf Universalität, Föderalismus, freie Entfaltung der Individualitäten und Glauben gegründete Reich war kein Raum mehr im Abendlande, nachdem Absolutismus und Wandel der Anschauungen in seinem eigenen Schoß die Wurzeln seiner Kraft zerstört hatten", schreibt sie am Ende des dritten Bandes. Was folgte, war der „Machtstaat": so lautet auch das letzte Kapitel ihres dreibändigen Werkes. „Als Kaiser Franz im Jahre 1806 die Kaiserkrone niederlegte, begann ein neues Zeitalter. Die Heiligtümer des Reiches, Diadem und Szepter und Reichsapfel, die das Volk Jahrhunderte hindurch mit mythischen Phantasien geschmückt hatte, gingen unter; aber unvergänglich schimmern sie aus der Tiefe durch die über sie hinflutenden Wogen der Zeit."[47]

Denken wir von hier aus zurück an den Anfang des Beitrages für die Festschrift zur Wiedereröffnung der Jenaer Universität, wo der Prophet Esra den Isrealiten in einer Schicksalsstunde „das Gesetz" vorlas und ihnen aus ihrer Geschichte als dem „Zauberspiegel" vorlas, dann erkennen wir, in welcher Rolle Ricarda Huch sich selbst wohl am ehesten gesehen hat: nicht des Wissenschaftlers, auch nicht des Politikers, sondern des Dichters, des Sehers oder Propheten, der von den versunkenen Heiligtümern des Reiches zu künden und sie in ihrem Zauberspiegel unter den hinflutenden Wogen der Zeit aufschimmern zu lassen weiß.

Ricarda Huch und die Historiographen

In welchem Verhältnis nun steht Ricarda Huch zur Historiographie? Auf wen konnte sie sich stützen? Wer außer Rubinstein waren ihre Vorbilder?

In erster Linie war es der Freiherr vom Stein, den Ricarda Huch als Wiedererwecker der Reichsidee feierte, dessen Leben und Werk sie studierte, dem sie 1931 eine eigene Studie widmete. Schon in der Rezension von Siegmund Rubinsteins „Romantischer Sozialismus" hob sie ihn hervor als einen Mann, „der an der alten Reichsidee festhielt und die alten organischen Formen in den neuen Boden pflanzen wollte."[48]

---

[47] a.a.O., S. 298.
[48] a.a.O., S. 849.

Und ihr großes Werk über die Revolution von 1848, „Alte und neue Götter", beginnt mit dem Satz: „Der erste große deutsche Revolutionär des neunzehnten Jahrhunderts, der Freiherr vom Stein, war zugleich ein Wiederhersteller."[49] Stein gehört zu ihren orientierenden Vorbildern, ebenso Justus Möser und – Johann Wolfgang von Goethe. Sie waren die wichtigsten Mittler bei
ihrem Versuch, sich dem Mittelalter geistig zu nähern.

Ricarda Huchs christlich-romantische Sicht des alten Reiches setzt sich
deutlich ab von der akademischen Mediävistik ihrer Zeit. Die Mediävistik war
seit Anfang des 19. Jahrhunderts zwar auch „romantisch" orientiert, aber das

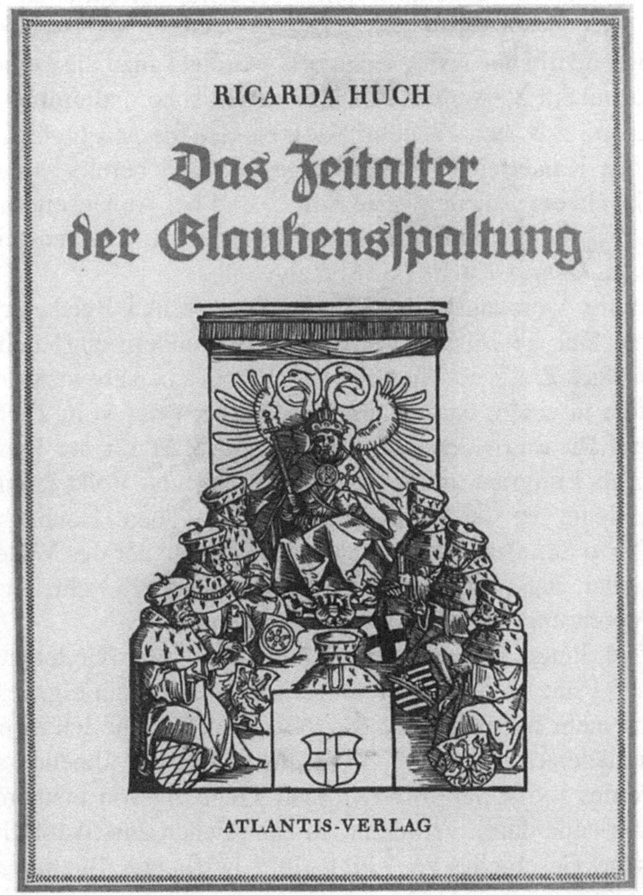

Abb. 5. Schutzumschlag von Band 2 der „Deutschen Geschichte": Das Zeitalter der Glaubensspaltung, Berlin – Zürich. 1937. (Deutsches Literaturarchis, Marbach a. N.)

---

[49] Ricarda Huch, Alte und neue Götter (1848). Die Revolution des 19.Jahrhunderts in Deutschland. Berlin, Zürich 1930, S. 9.

hieß im Allgemeinen: national und apologetisch in bezug auf den (zu errichtenden) deutschen „Machtstaat"; sie brachte wenig Verständnis auf für den Universalismus des „Heiligen Römischen Reiches Deutscher Nation", verurteilte die Italienpolitik der Ottonen und Stauffer (weil sie angeblich zu einer Vernachlässigung ihrer „deutschen" Aufgaben führte), schätzte insbesondere das „alte Reich" nach 1648 als ein „unregierbares Monstrum" ein und machte sich – vor allem in den von Preußen beherrschten Bereichen – die Auffassung zu eigen, daß die geschichtliche Entwicklung nur über den Nationalstaat gehen konnte.

Es ist klar, daß Ricarda Huch mit ihrer Sicht des „Heiligen Römischen Reiches deutscher Nation" gegenüber einer solcherart orientierten Mediävistik sehr isoliert stand. Man nahm ihre „Deutsche Geschichte" weder ernst noch wahrscheinlich überhaupt wahr, jedenfalls würdigte man sie keiner besonderen Aufmerksamkeit. Verwandte Ansätze gab es schon, allerdings nur im katholischen Raum, z.B. bei Theodor Haecker, der die Machtpolitik des preußisch-deutschen Kaiserreiches scharf kritisierte und bereits seine Gründung im Jahre 1871 als ein Sakrileg verurteilte[50], und bei Außenseitern der akademischen Historikerzunft, wie z.B. Hubertus Prinz zu Loewenstein, der sich ausdrücklich an Ricarda Huchs Position anlehnte.

„Ich teile Ihre Meinung vom Heiligen Roemischen Reich, und ich sehe darin nicht nur eine geschichtliche Erinnerung, sondern ein leuchtendes, immer gegenwärtiges Ziel deutscher und abendländischer Entwicklung", schrieb zu Loewenstein in einem langen, eindrucksvollen Brief vom 27. Mai 1946[51], mit dem er auf Ricarda Huchs Aufruf „Für die Märtyrer der Freiheit"[52] reagierte, den er als Emigrant in der New Yorker „Neuen Volkszeitung" gelesen hatte. Darin legte er seine Erinnerungen an Theo Haubach, Wilhelm Leuschner, Harro Schulze-Boysen und andere Mitglieder des Widerstands gegen Hitler nieder, nahm aber zugleich die Gelegenheit wahr, Ricarda Huch seine große Verehrung zum Ausdruck zu bringen.

„Nun darf ich Ihnen, hochverehrte Gnädige Frau, aber vielleicht noch mehr sagen", schrieb Prinz zu Loewenstein. „Niemand hat mein eigenes geschichtliches Denken mehr beeinflußt als Sie. Niemandem stehe ich in meiner Auffassung abendländisch-deutscher Geschichte näher als Ihnen. Ich habe die bitteren Jahre des Exils, der unfreiwilligen Trennung von meinem über alles geliebten Vaterlande damit verbracht, an zahlreichen amerikanischen Universitäten deutsche Geschichte zu lehren. Ihre herrlichen Bücher „Römisches

---

[50] Vgl. Theodor Haecker, Vergil, Vater des Abendlandes, Leipzig 1931. Ders., Betrachtungen über Vergil, Vater des Abendlandes. In: Der Brenner 13, Innsbruck 1932.

[51] Hubertus Prinz zu Löwenstein, Brief an Ricarda Huch vom 27. 5. 1946. Institut für Zeitgeschichte, München, Sammlung Ricarda Huch (ZS/A26), Bd. 1.

[52] Ricarda Huch, Für die Märtyrer der Freiheit. In: Ricarda Huch, In einem Gedenkbuch zu sammeln ... Bilder deutscher Widerstandskämpfer. Leipzig 1997,S. 77–78.

Reich Deutscher Nation", „Zeitalter der Glaubensspaltungen", „Stein, der Erwecker des Reichsgedankens", „Der große Krieg in Deutschland", „Bakunin", „Wallenstein" waren dabei meine richtungsgebenden Weiser."[53]

Als Frucht dieser Jahre sei ein Buch entstanden, das im Dezember 1945 bei der Columbia University Press erschienen sei. Es heiße „The Germans in History". Die deutsche Ausgabe, an der er gerade arbeite, werde den Titel „Die Deutschen und das Reich" tragen[54].

Was Hubertus Prinz zu Loewenstein im Mai 1946 noch nicht mitteilen konnte, war, daß sein Buch in den USA eine große Verbreitung fand, daß es an vielen Universitäten und Colleges als Unterrichtsmaterial eingesetzt wurde. Aber nicht nur das: es wurde dem damaligen amerikanischen Außenminister James F. Byrnes vom Präsidenten der Columbia University und Direktor der Carnegie-Friedensstiftung, Nicholas Murray Butler, zur Lektüre empfohlen, von diesem auch gelesen und soll einen nicht unerheblichen Einfluß auf dessen Stuttgarter Rede vom 6. September 1946 ausgeübt haben, mit der eine entscheidende Wende in der Außenpolitik der USA gegenüber Deutschland eingeleitet wurde.[55]

Es ist wahrscheinlich kein Zufall, daß auch ein weiterer Historiker, der sich in der Nachfolge Ricarda Huchs und dieser tief verpflichtet sah, Außenseiter des Wissenschaftsbetriebs und Emigrant war: nämlich Golo Mann. „Geschichte ist Erzählung" – schon mit diesem methodischen Credo Golo Manns ist die Nähe zu Ricarda Huchs Werk beschworen. Seine „Deutsche Geschichte des 19. und 20. Jahrhunderts"[56] war eine Art Fortschreibung ihrer „Deutschen Geschichte", die mit dem Untergang des „Heiligen Römischen Reiches Deutscher Nation" endet. „Die Idee dazu kam ursprünglich von der Büchergilde Gutenberg", schreibt Golo Mann, „welche Ricarda Huchs prachtvolle ‚Deutsche Geschichte' neu auflegen und bis zur Gegenwart mehr oder weniger fortsetzen wollte." Golo Mann hatte die Dichterin Ende der zwanziger Jahre in Berlin kennengelernt: „Längst hatte ich aus der Ferne ihr Werk geliebt, mithin auch dessen Schöpferin." Der angehende Historiker verehrte die 45 Jahre ältere Autorin und bewunderte ihre Werke: „Unter allen mir bekannten historischen Schriften lagen sie mir am meisten", schrieb er.[57]

Die Beziehung war durchaus nicht einseitig. Ricarda Huch schätzte Golo Mann sehr. Und gerade in den Heidelberger Jahren Ricarda Huchs, als sie an

---

[53] a.a.O., S. 2.

[54] Hubertus Prinz zu Löwenstein, Deutsche Geschichte. Der Weg des Reiches in zwei Jahrtausenden, Frankfurt a.M.1950.

[55] Vgl. das Vorwort Hubertus Prinz zu Löwensteins zur Taschenbuch-Ausgabe der „Deutschen Geschichte", München 1982, S. 24.

[56] Golo Mann, Deutsche Geschichte des 19. Und 20. Jahrhunderts, Frankfurt a.M. 1958.

[57] Golo Mann, Erinnerungen und Gedanken. Eine Jugend in Deutschland. Frankfurt a.M. 1986, S. 246.

der „Deutschen Geschichte" arbeitete, ist ihr Briefwechsel besonders intensiv.
Zensur und mögliche Bespitzelung setzten dem Gedankenaustausch allerdings
enge Grenzen. „Ich würde Ihnen einen längeren Brief schreiben, wenn nicht
die Vorstellung eines schielenden oder triefenden Auges, das unberufen diese
Zeilen lesen könnte, meine Feder borstig machte," schrieb Ricarda Huch am
4. Februar 1934 an Golo Mann.[58]

Doch ob nun Golo Mann oder Hubertus Prinz zu Loewenstein – es sind
beides Ausnahmen. Die Historikerzunft selbst blieb auf Distanz.[59]

Erst in jüngster Zeit, nach dem 2.Weltkrieg, nach dem Scheitern der nationalistischen Hybris in Europa, begann man, das Mittelalter nicht mehr aus

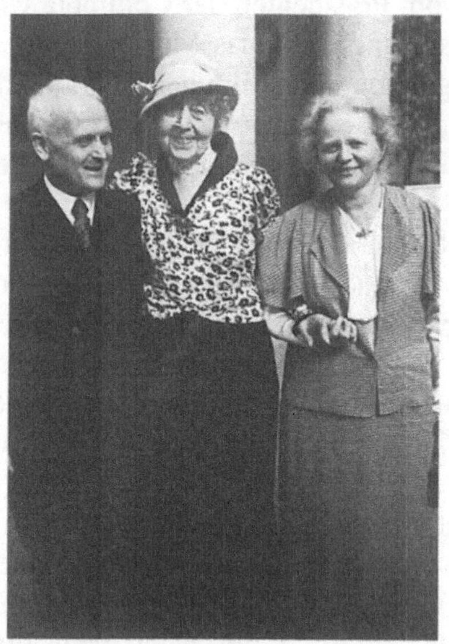

Abb. 6. Richarda Huch mit Marie Baum und Verleger Ernst Reinhardt (1934). (Deutsches
Literaturarchiv, Marbach a.N.)

---

[58] Brief R. Huch an Golo Mann (Heidelberg, 4. Februar 1934), in: Marie Baum (Hg.), Ricarda
Huch. Briefe an die Freunde. NE, Zürich 1986, S. 234.

[59] Prof. Karl Otmar Frhr. von Aretin schrieb dem Verfasser nach der Lektüre dieses Manu-
skriptes: „Sie haben völlig recht, daß die Arbeiten von Ricarda Huch, insbesondere ihre
großartige Darstellung vom Ende des alten Reiches, von Fachhistorikern nicht zur Kenntnis
genommen werden. Mir ging es so, daß mir lange meine Kollegen meine sehr viel positivere
Sicht des Alten Reiches nicht abnehmen wollten. Als ich mir einen Habilitationsvater suchte,
habe ich einmal auf das Buch von Ricarda Huch hingewiesen. Das war kein Erfolg, kann ich
nur sagen. Ja, wenn Sie die Sicht einer Dichterin belegen wollen! Ich habe daher den Hinweis
auf Frau Huch mit Absicht weggelassen ... Inzwischen ist eine ganze Gruppe von Frühneu-
zeithistorikern von der neuen Sicht des Alten Reiches überzeugt; wieweit aber da Ricarda
Huch eine Rolle spielt, vermag ich nicht zu sagen, so ungerecht das auch ist." (Brief Karl
Otmar Frhr. von Aretin an den Verfasser vom 18. 11. 1997)

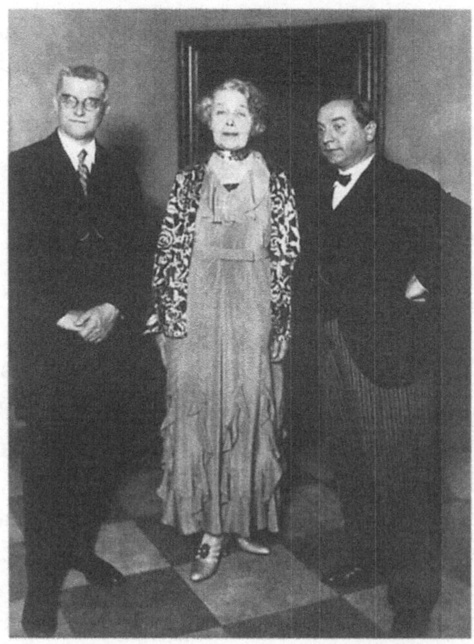

Abb. 7. Bei der Verleihung des Goethepreises 1931 in Frankfurt am Main. Mit freundlicher Genehmigung des Instituts für Stadtgeschichte Frankfurt

dem Blickwinkel nationalstaatlicher Legitimationsbedürfnisse zu betrachten. Ein „europäischer" Blick auf das Mittelalter, ja, selbst auf das „Alte Reich" nach 1648 vermag zu erkennen, daß das mittelalterliche Reich nicht notwendig als Vorläufer des ‚zweiten' und ‚dritten' Reiches zu verstehen ist, sondern in grundlegenden Aspekten im Widerspruch zur nationalistischen und imperialistischen Verengung dieser ‚Reichs'konzeptionen steht.

Das mittelalterliche Reich bot Schutz nicht nur für ein Volk, sondern viele Völker. Es war eine Rechtsordnung, die sich auf göttliches Recht berief, die der Entfaltung der Freiheit (nicht der Gleichheit!) mehr Raum bot als jede spätere Ordnung. Und es war eine Friedensordnung, wenn dies angesichts der blutigen Kriege auch schwer zu erkennen ist. Es war den Truppen des Reiches per definitionem untersagt, die Grenzen des Reiches zu überschreiten.

Unter dem Trommelfeuer nationalistischer Propaganda ist zum Beispiel völlig in Vergessenheit geraten, daß führende Vertreter der französischen Aufkärung, wie z.B. Jean-Jaques Rousseau, der radikale Abbé Gabriel Bonnot de Mably und Voltaire, die die Form des französischen Absolutismus verurteilten, die Verfassung des alten deutschen Reiches als unentbehrliches Kernstück einer europäischen Friedensordnung bezeichneten. Rousseau zum Beispiel schrieb 1752 in seinem ‚Extrait du projet de la paix perpetuelle':

„Ungeachtet der Fehler der Reichsverfassung ist es doch gewiß, daß, solange
sie besteht, das Gleichgewicht Europas nicht verletzt werden kann, daß kein
Herrscher zu befürchten hat, von einem anderen entthront zu werden, und daß
der Westfälische Friedensvertrag vielleicht für immer die Grundlage des politischen Systems unter uns bleiben wird. Das öffentliche Recht, das die Deutschen so gründlich studieren, ist somit noch weit wichtiger als sie glauben,
denn es ist nicht allein das germanische öffentliche Recht, sondern in gewis-
sem Sinn das von ganz Europa."[60]

Karl Otmar von Aretin[61], Volker Press[62], Heinrich Lutz[63] und andere Historiker, die seit den Sechziger Jahren grundlegend neue Studien über das „Heilige Römische Reich deutscher Nation" bzw. das „Alte Reich" vorgelegt haben, haben eine neue Sicht auf das Mittelalter und die frühe Neuzeit ermöglicht, die von dem, was Ricarda Huch ein Menschalter zuvor geschrieben hat,
gar nicht sehr weit entfernt ist.

In einer Zeit, in der die Zweifel daran wachsen, daß es ausreicht, ökonomische Modelle des Zusammenschlusses in Europa zu praktizieren, ist es vielleicht angebracht, die Frage aufzuwerfen, ob es nicht jenseits des auf preu-
ßisch-deutsche Machtpolitik verengten und 1933 zu großdeutschem Imperialismus pervertierten Begriffs des „Deutschen Reiches" eine historische Dimension der Reichsidee gibt, aus der ein konstruktiver Beitrag zu einer zukünftigen Friedensordnung in Europa geschöpft werden kann. Vielleicht wird
eines Tages auch über die kleine Ricarda-Huch-Gemeinde hinaus erkennbar
werden, daß Ricarda Huchs Reichsidee nicht einfach als „mittelalterliche Mystik" oder gar „Mist" abgetan werden kann.

---

[60] Zit. n. Karl Otmar von Aretin, Das Alte Reich 1648–1806. München 1993. Bd. 1, S. 14.
[61] Karl Otmar von Aretin, Das Reich. Friedensgarantie und europäisches Gleichgewicht 1648–
1806. Stuttgart 1986. Ders., Das Alte Reich 1648–1806 (3 Bde), Stuttgart 1993–1997.
[62] Volker Press, Das alte Reich, Berlin 1997. Ders.(Hg.), Alternativen zur Reichsverfassung in
der frühen Neuzeit?, München 1995.
[63] Heinrich Lutz, Reformation und Gegenreformation, München, Wien 1979. Ders., Das Ringen
um deutsche Einheit und kirchliche Erneuerung 1490–1648. Berlin 1983.

Zwischen Wahlurne und Waschmaschine –
Frauen in der Werbung der Weimarer Republik

Eine Ausstellung der Stiftung Reichspräsident-Friedrich-Ebert-Gedenkstätte

von Sigrid Spies

Vom 22. Oktober 1997 bis zum 25. Januar 1998 war in den Räumen der Stiftung Reichspräsident-Friedrich-Ebert-Gedenkstätte die oben genannte Ausstellung zu sehen.[1] Insgesamt wurden 130 Exponate in der Ausstellung gezeigt, bei denen es sich zum überwiegenden Teil um Plakate und einige wenige Emailschilder bzw. Blechschilder handelte. Der weitaus größte Anteil der Exponate stammte aus dem Deutschen Historischen Museum in Berlin, ein wesentlich kleinerer Teil aus der Kunstbibliothek und der Hochschulbibliothek der Hochschule der Künste in Berlin. Weiterhin stellten das Hessische Landesmuseum Darmstadt, das 1980 im Rahmen der Ausstellung „Plakate der Weimarer Republik. 1918–1933" einen thematischen Block zum Frauenbild vorgestellt hatte[2], sowie das Stadtmuseum München, das Landesmuseum für Technik und Arbeit in Mannheim und das Stadtarchiv Mannheim Plakate und Emailschilder zur Verfügung. Außerdem zeigte die Friedrich-Ebert-Gedenkstätte Plakate aus der eigenen Sammlung.

Die hier zu besprechende Ausstellung beschäftigte sich mit dem Bild der Frau in der Werbung der Weimarer Zeit. Im ersten größeren Teil wurden mit

---

[1] Die Stiftung, die aufgrund eines Bundesgesetzes vom 19. November 1986 ins Leben gerufen wurde, hat die Aufgabe, das Andenken an den ersten Reichspräsidenten Friedrich Ebert – das erste republikanische Staatsoberhaupt überhaupt – zu wahren. Neben der zeitgemäß rekonstruierten Wohnung, in der Friedrich Ebert geboren wurde, zeichnet die ständige Ausstellung „Friedrich Ebert – sein Leben, sein Werk, seine Zeit", dessen Lebensweg nach. Die Stiftung unterhält ein Archiv und eine Bibliothek, deren Schwerpunkte sich mit der Politik der Kaiserzeit und der Weimarer Republik befassen. In regelmäßigen Abständen veranstaltet sie wissenschaftliche Symposien zur Ebert-Forschung. Der Stiftung stehen außerdem Räumlichkeiten zur Präsentation von Sonder- und Wanderausstellungen zur Verfügung.

[2] Politische Plakate der Weimarer Republik. 1918–1933, Darmstadt 1980, hier vor allem: „Gleiche Rechte – Gleiche Pflichten" – Zum Bild der Frau, S. 117–124.

über achtzig Exponaten überwiegend Wahlplakate von Parteien zu den Wahlen der Weimarer Republik, also von 1919 bis 1932, gezeigt. Der zweite Teil widmete sich der kommerziellen Werbung und machte gerade die Hälfte des politischen Teils aus. Er hob den Kontrast zur politischen Werbung um so deutlicher hervor.

Einführend behandelten fünf Tafeln die Vorgeschichte des politischen Plakates sowie die des Frauenwahlrechts. So schuf erst die Revolutionsregierung dafür die Bedingungen, indem sie das Verbot für politische Plakate, das im Kaiserreich vor allem in Preußen galt, aufhob. In anderen Ländern des Reiches galten Zensurbestimmungen, die einem Verbot gleichgekommen waren.[3] Bis zur Revolution war es nur erlaubt, schriftliche Aufrufe zu Wahlen oder zu politischen Versammlungen zu plakatieren, eine suggestive bildliche Argumentation der Parteien durfte nicht stattfinden. In der Weimarer Republik kam das Bildplakat als Mittel der Selbstdarstellung und Auseinandersetzung der Parteien zu vollem Einsatz, so daß die erste deutsche Demokratie als Blütezeit der politischen Plakatkunst bezeichnet werden kann.

Bereits die erste Proklamation der revolutionären Übergangsregierung vom 9. November 1918 enthielt die Forderung nach Wahlen zu einer Nationalversammlung, an der „alle über 20 Jahre alten Bürger beider Geschlechter mit vollkommen gleichen Rechten teilnehmen werden". Am 12. November 1918 wurde diese Bestimmung auf „alle Wahlen zu öffentlichen Körperschaften" ausgedehnt. Damit erhielten die Frauen das aktive und passive Wahlrecht; sie wurden zum ersten Mal in Deutschland als Staatsbürgerinnen den Männern gleichgestellt. Das demokratische Wahlrecht, das für „alle Reichsangehörige ohne Unterschied des Geschlechts" gelten sollte, war seit dem Erfurter Parteitag von 1891 eines der Hauptbestandteile sozialdemokratischer Reformforderungen, das sie als einzige Partei im Kaiserreich konsequent vertrat. Die bürgerlichen Parteien konnten sich nie zu einer eindeutigen Stellungnahme bezüglich des Frauenwahlrechts durchringen. Auch von der bürgerlichen Frauenbewegung wurde dieses nicht entscheidend forciert, da sich deren Stimmrechtsbewegung zu sehr zersplitterte und teilweise sogar ein undemokratisches, an das Klassenwahlrecht angelehntes Wahlrecht für Frauen akzeptierte.[4] Nachdem das Vereinsgesetz von 1908 die Mitgliedschaft von Frauen auch in politischen Parteien erlaubte, wurde mit Luise Zietz die erste Frau in den Vorstand einer Partei – der SPD – gewählt. In den anderen Parteien wurden Frauen zwar auch Mitglied, hatten aber keine Sitze in einem Parteivorstand. Erst gegen Kriegsende gelang es den verschiedenen Stimmrechtsverei-

---

[3] Ebd., S. 6.
[4] Hierzu eine detaillierte Studie von Clemens, Bärbel: Der Kampf um das Frauenstimmrecht in Deutschland, in: „Heraus mit dem Frauenwahlrecht": Die Kämpfe der Frauen in Deutschland und England um die politische Gleichberechtigung, hrsg. von Christl Wickert, Pfaffenweiler 1990, S. 51–123.

nen, zu einer gemeinsamen Aktion zusammenzufinden: Im November 1917 überreichten die bürgerlichen Stimmrechtsvereine, auch diejenigen, die sich bisher vor einem demokratischen Votum gescheut hatten, und die Sozialdemokratinnen dem Preußischen Landtag eine „Erklärung zur Wahlrechtsfrage". In dieser Erklärung bezogen die Frauen ihre Argumente zur politischen Gleichberechtigung aus den Leistungen, die die Frauen im Krieg erbracht hatten und die sie letztlich – auch kraft ihrer Würde als vollwertige Menschen – zu politisch gleichberechtigten Bürgerinnen mit allen ihnen zustehenden Rechten machen sollte.[5]

Nach der Einführung des demokratischen Wahlrechts, einschließlich des Frauenwahlrechts, hatten insgesamt 17,7 Mio. Frauen gegenüber 15 Mio. Männern das aktive und passive Wahlrecht inne.[6] 82,3 % der wahlberechtigten Frauen gegenüber 82,4 % der Männer gingen zur Urne, eine Wahlbeteiligung, wie sie in den folgenden Reichstagswahlen nicht wieder erreicht wurde.[7] Die SPD ging bei diesen ersten demokratischen Wahlen mit 37,9 % als stärkste Fraktion der Nationalversammlung hervor. Eine Regierungsverantwortung war jedoch nur innerhalb der sogenannten Weimarer Koalition mit dem katholischen Zentrum (19,7 %) und der liberalen DDP (Deutsche Demokratische Partei, 18,5 %) möglich. In der Mehrheit aber gaben die Frauen nicht denjenigen die Stimme, die das Frauenwahlrecht für sie durchgesetzt hatten. Im Durchschnitt wählten die Frauen konservativer als die Männer. Aufgrund der stärkeren religiösen Bindung von Frauen gaben diese eher den Parteien ihre Stimme, die sie als Sachwalter einer christlichen Politik und Tradition betrachteten. Für die meisten Frauen waren bürgerliche Ordnungsvorstellungen und deren gesellschaftliche Orientierung im Sozialgefüge prägend, eine Neuorientierung der weiblichen Rolle in der Gesellschaft als Erwerbstätige außer Haus, wie sie bei den Frauen der Linksparteien zur alltäglichen Erfahrung gehörte, fand nur in den Gebieten statt, die den Übergang von einer agrarisch geprägten Gesellschaft zu einer Industriegesellschaft vollzogen hatten. Den mit Angst besetzten gesellschaftlichen Veränderungen wurde mit einem vorwiegend konservativem Votum begegnet. Vor allem in den ländlichen Gebieten, die entweder katholisch geprägt – in Bayern oder im Rheinland – oder protestantisch waren – wie in Preußen, neigten Frauen stär-

---

[5] Ebd., S. 109 f. Vgl. Frevert, Ute: Frauen-Geschichte. Zwischen Bürgerlicher Verbesserung und Neuer Weiblichkeit, Frankfurt a. M. 1986, S. 157 f.

[6] Hofmann-Göttig, Joachim: Emanzipation mit dem Stimmzettel. 70 Jahre Frauenwahlrecht in Deutschland, Bonn 1986, S. 27.

[7] Ebd., S. 30. Bei der Reichstagswahl 1920 sank die Wahlbeteiligung auf 67,8 %, die der Frauen gegenüber den Männern um 9,4 %. Bei den beiden Wahlen von 1924 lagen die Frauen bei nahezu gleicher Gesamtbeteiligung wie in der ersten Reichstagswahl mit 13,8 und 12,1 Prozentpunkten hinter den Männern. Erst 1928 stieg die allgemeine Wahlbeteiligung wieder auf 75,2 %, 1930 sogar auf 81,1 %. Die Frauen beteiligten sich um 9 % bzw. 6 % weniger als die Männer an den Wahlen.

ker als die der Männer dazu, das Zentrum oder die rechtskonservative DNVP zu wählen.[8]

Die Parlamentarierinnen der ersten Stunde

Mit der Wahl vom 19. Januar 1919 zogen auch die ersten weiblichen Abgeordneten in die Verfassunggebende Versammlung ein. Insgesamt waren es 37 Frauen, was einem Anteil von 8,7 % der 421 Parlamentarier entsprach, eine Stärke, die in den nachfolgenden Reichstagen nicht mehr erreicht wurde.[9] Erst im zweiten Deutschen Bundestag von 1953 waren mit 8,8 % wieder mehr Parlamentarierinnen vertreten als 1919 in der Nationalversammlung. Die SPD stellte hier mit 19 weiblichen Abgeordneten mehr als die Hälfte, die USPD schickte drei Frauen in das Parlament, die DDP fünf, die DVP (Deutsche Volkspartei) eine, das Zentrum sechs und die DNVP (Deutschnationale Volkspartei) schließlich drei weibliche Abgeordnete. Die Frauen hatten durchweg politische Vorerfahrung. Während die Sozialdemokratinnen und die Abgeordneten der USPD schon frühzeitig in die Parteiarbeit eingebunden waren, stammte der Großteil der bürgerlichen Parlamentarierinnen aus der organisierten Frauenbewegung. Selbst bei den Deutschnationalen und den Abgeordneten des Zentrums zeichneten sich die Frauen durch Erfahrung und Engagement in sozialpolitischen Bereichen aus.[10] Bei der Verteilung der weiblichen Mandate lagen die beiden Linksparteien mit 11,6 % (SPD) bzw. 13,6 % (USPD) weit vor den bürgerlichen Parteien, deren Frauenanteil zwischen 6 % und 9 % lag.

Friedrich Ebert begrüßte, noch als Volksbeauftragter, bei der Konstituierung der Nationalversammlung am 6. Februar 1919 die ersten weiblichen Abgeordneten ausdrücklich mit folgenden Worten: „Besonders herzlich begrüße ich die Frauen, die zum ersten Mal gleichberechtigt im Reichsparlament erscheinen!"[11] Die erste Frau, die in der Nationalversammlung das Wort ergriff, war die Sozialdemokratin Marie Juchacz. Sie sprach am 19. Februar: „Meine

---

[8] Frevert (wie Anm. 5), S. 167–169 und Hoffmann-Göttig (wie Anm. 6), S. 32, Tab. 4. Bremme, Gabriele: Die politische Rolle der Frau in Deutschland, o.O. 1956, Tab. 24, S. 76. Während das Zentrum bei den Reichstagswahlen 1920 59 % seiner Stimmen von Frauen bekam, die DNVP 56 % und die DVP 51 %, stammten lediglich 47 % der DDP-Stimmen, 43 % der SPD-Stimmen und 37 % der KPD-Stimmen von Frauen.

[9] Vgl. Grebing, Helga: Frauen in der deutschen Revolution 1918/19 (Kleine Schriften/ Stiftung Reichspräsident-Friedrich-Ebert-Gedenkstätte: Nr. 17) Heidelberg 1994.

[10] Bezüglich der Zentrumsabgeordneten: Prégardier, Elisabeth/Mohr, Anne: Politik als Aufgabe. Engagement christlicher Frauen in der Weimarer Republik, Annweiler,Essen 1990. Vgl. Greven-Aschoff, Barbara: Die bürgerliche Frauenbewegung in Deutschland 1894–1933, Göttingen 1981, S. 159–161.

[11] Verhandlungen der verfassunggebenden Deutschen Nationalversammlung, Bd. 326. Stenographische Berichte. Von der 1. Sitzung am 6. Februar 1919 bis zur 26. Sitzung am 12. März 1919, Berlin 1920, S. 1A.

Herren und Damen! Es ist das erste Mal, daß in Deutschland die Frau als freie und gleiche im Parlament zum Volke sprechen darf, und ich möchte hier feststellen, und zwar ganz objektiv, daß es die Revolution gewesen ist, die auch in Deutschland die alten Vorurteile überwunden hat." Außerdem betonte sie unter dem Beifall der sozialdemokratischen Fraktion, „daß wir deutsche Frauen dieser Regierung nicht etwa im althergebrachten Sinne Dank schuldig sind. Was diese Regierung getan hat, war eine reine Selbstverständlichkeit: Sie hat den Frauen gegeben, was ihnen bis dahin zu Unrecht vorenthalten worden ist." [12] Seit 1917 war sie als einzige Frau im Vorstand der SPD. Von 1919 bis 1933 war sie Mitglied des Reichstags und emigrierte während der NS-Zeit in die USA. [13]

Von der Revolution bis zur Wahl der Nationalversammlung

Trotz des kurzen Zeitraums von nur vier Wochen bis zur Wahl der Nationalversammlung am 19. Januar 1919 entfaltete sich eine rege Propaganda. [14] Die Frauen, die nach dem Krieg sogar mehr als die Hälfte der Wählerschaft stellten, wurden als neue Wählerklientel stark umworben. Außer der KPD, die die Wahl boykottierte, setzten dafür alle Parteien Plakate, Flugblätter und Werbewagen ein. Dazu gehörten auch diejenigen, die sich bis zur Revolution beharrlich geweigert hatten, den Frauen das Wahlrecht zuzuerkennen. Frauen wurden offensichtlich häufig angesprochen; das zeigt schon die große Zahl der Plakate, die uns heute noch überliefert sind. [15]

Außer den Parteien riefen auch Frauenverbände, der Werbedienst der Übergangsregierung sowie andere Organisationen zu dieser ersten reichsweiten demokratischen Wahl in Deutschland auf. Aus dieser Gruppe sollen einige Plakate vorgestellt werden, sowie Parteiplakate aus anderen Wahlkämpfen der Weimarer Republik.

Die revolutionäre Übergangsregierung warb durch die von der Auslandsabteilung der Obersten Heeresleitung gegründete und übernommene Werbestelle, nun der Werbedienst der Deutschen Republik. Mit dem Aufruf „Mädchen und Frauen heraus aus der Finsternis!", eines der bekanntesten Plakate von 1919, nimmt die Übergangsregierung ein Motiv auf, das als Sym-

---

[12] Ebd., S. 177D.

[13] M.d.R. Die Reichstagsabgeordneten der Weimarer Republik in der Zeit des Nationalsozialismus. Politische Verfolgung, Emigration und Ausbürgerung 1933–1945, hrsg. von Martin Schumacher, 3. erhebl. erw. u. überarb. Aufl. Düsseldorf 1994, Nr. 726, S. 236 f. Dertinger, Antje: Marie Juchacz (1879–1956). Ein gutes Herz ist nicht genug, in: Dies.: Die bessere Hälfte kämpft um ihr Recht, Köln 1980, S. 119–143.

[14] Die Wahl zur Nationalversammlung wurde auf dem Allgemeinen Kongreß der Arbeiter- und Soldatenräte im Dezember 1918 in Berlin beschlossen. Der Termin wurde auf den 19. Januar 1919 festgesetzt.

[15] Die Ausstellung zeigte hierzu 26 Plakate.

bol von der Sozialdemokratie und auch von anderen Linksparteien eingesetzt
wurde (Abb. 1). Eine junge Frau in einem Kleid mit rot-weiß gestreiftem
Oberteil und einer roten Mütze schwenkt scheinbar federleicht ein rotes Tuch.
Die Ähnlichkeit mit der französischen Marianne, der revolutionären Freiheitsfigur, ist offensichtlich.[16] In ihrer Tracht erinnert sie aber gleichzeitig an ein
Dienstmädchen und verweist damit auf die bisher benachteiligte Bevölke-
rungsgruppe, an die sich der Hinweis auf eine „freie sozialistische Republik"
richtet.

   Nicht bei allen Plakaten ist bekannt, wer den Auftrag erteilte. Der großfor-
matige Aufruf „Wähle! Deiner Heimat Schicksal wird durch Dich bestimmt!"
setzt die angesprochenen Wähler und Wählerinnen als Gärtnerpaar ins Bild.
Beide werden aufgefordert, ihre Pflichten als Staatsbürger zu erfüllen, indem
sie die zarte Pflanze des neuen Gemeinwesens, nämlich der jungen Republik,
hegen und pflegen. Dabei geht der Mann tatkräftig mit der Gießkanne vor,
während die Frau sich liebevoll sorgend der Pflanze zuwendet. Das zarte Ge-
wächs der Demokratie entspringt aus einem abgerissenen Baumstamm und

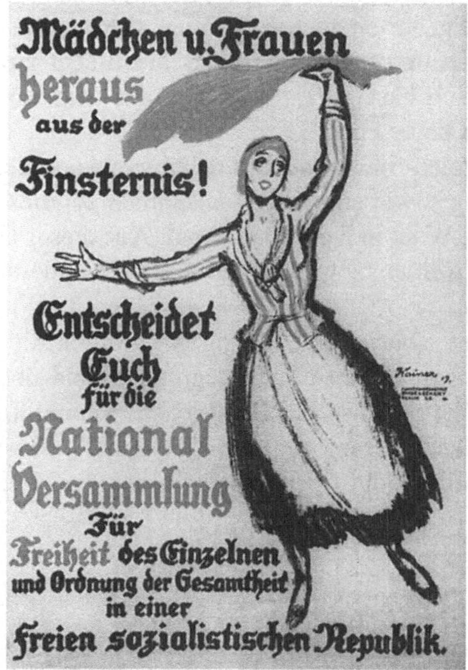

Abb. 1. Hessisches Landesmuseum, Darmstadt

---

[16] Politische Plakate (wie Anm. 2), S. 119. Zu Marianne allgemein: Marianne und Germania
   1789–1889. Frankreich und Deutschland. Zwei Welten – Eine Revue, Berlin 1996.

erinnert damit zweifellos an das untergegangene Kaiserreich. Die als konservativ einzustufenden Begriffe „Heimat" und „Schicksal" lassen in diesem Zusammenhang eher einen bürgerlichen Auftraggeber vermuten.

Der Beschluß des Berliner Arbeiter- und Soldatenrates, am 19. Januar 1919 die Wahl zur Nationalversammlung durchzuführen, ging den auf weitergehende Reformen drängenden Teil der Linken nicht weit genug. Vor allem seitens der USPD und des Spartakusbundes, dem radikalen Flügel der USPD, wurden Verstaatlichung und der Austausch der alten Eliten gefordert. Die angestaute Enttäuschung der Linken, deren Forderungen die Revolutionsregierung nicht nachkam, entlud sich in den Dezemberunruhen, die auch von der USPD mitgetragen wurde. In deren Folge schieden die drei USPD-Mitglieder aus dem Rat der Volksbeauftragten aus, da sie den Einsatz des Militärs gegen die Kämpfenden verurteilten. Noch vor der Wahl zur Nationalversammlung entfachte der Spartakusaufstand am 5. Januar 1919 weitere Unruhen, die allerdings niedergeschlagen und in deren Folge die beiden Führer des Spartakusbundes Rosa Luxemburg und Karl Liebknecht ermordet wurden.[17] Die „Vereinigung zur Bekämpfung des Bolschewismus" initiierte eine aufwendige antikommunistische Plakatkampagne. Diese Vereinigung wurde Ende 1918 von bürgerlichen Kreisen gegründet und von Banken unterstützt, die vor allem Sozialisierung und Enteignung fürchteten.[18] In der Darstellung der bolschewistischen Gefahr, mit Terror und Anarchie gleichgesetzt, wurden skrupellos die abschreckendsten Greuelbilder entworfen.[19] Der Bolschewist oder Anarchist wurde in dem Aufruf „Willst Du dies?" als als schmutziger, primitiver Mann typisiert. Mit gezücktem blutigem Messer bedroht er eine halb in Ohnmacht sinkende Frau, die ihre Kinder an der Seite und im Arm hält. Im Hintergrund werden als Folgen des Bolschewismus Streikende gezeigt.

Teil I: Das Bild der Frau in der politischen Werbung – Die Parteien

Die Sozialdemokratische Partei Deutschlands (SPD)

Im Gegensatz zu den anderen Parteien betrieb die Sozialdemokratie bereits im Kaiserreich eine dezidierte Frauenpolitik, die sie organisatorisch und theoretisch verankerte. August Bebels vielgelesenes Buch „Die Frau und der Sozialismus" von 1879[20] begründete die für die Sozialdemokratie gültige Emanzipationstheorie der Frau, nach der die Frauenfrage Teil der sozialen Frage ist.

---

[17] Kolb, Eberhard: Die Weimarer Republik, 3. durchges. und erg. Aufl. München 1993, S. 15 f.

[18] Diederich, Reiner u.a.: Die rote Gefahr. Antisozialistische Bildagitation 1918–1976, Westberlin 1976, S. 14–39.

[19] Politische Plakate (wie Anm. 2), S. 9 f und S. 44–50.

[20] Das Buch erschien 1909 bereits in der 50. überarbeiteten Auflage und gehörte zu den meistgelesenen Büchern. Evans, Richard J.: Sozialdemokratie und Frauenemanzipation im deutschen Kaiserreich, Berlin, Bonn 1979, S. 40–41.

In ihrer Rede auf dem Parteitag in Gotha 1896 bestätigte Clara Zetkin dies mit folgenden Worten: „...Befreiungskampf kann nicht Kampf gegen die eigene Klasse sein".[21] Außerdem betonte sie die Erwerbstätigkeit als wichtige Bedingung für die Emanzipation der Frau, da dadurch ihre Unabhängigkeit gewährleistet würde. In Abgrenzung zum bürgerlichen Frauenbild, das die Frau auf ihren „Naturberuf" der Mutterschaft festlegte, entlarvte Zetkin diese Vorstellung als reaktionär und bestimmte die Fähigkeit des Erziehens nicht als geschlechtliche Gabe, sondern als individuelle Fähigkeit.[22]

Zetkin und vor allem Luise Zietz initiierten und etablierten darüber hinaus die organisatorische Anbindung der Frauen an die Partei. Nach den Bestimmungen des preußischen Vereinsgesetzes von 1851 war es Frauen nicht erlaubt, einer politischen Partei anzugehören. Erst 1908 wurde dies durch das Reichsvereinsgesetz aufgehoben. Die SPD verzeichnete einen raschen Zuwachs von weiblichen Mitgliedern. 1908 waren 5,5 % der Mitglieder Frauen, 1914 machte sie einen Anteil von 16 % aus. Von 1919 bis 1931 lag der Frauenanteil, mit Ausnahme der Jahre 1920 bis 1926, zwischen 20 % und 22 %.[23]

Die sozialdemokratische Emanzipationstheorie fand im Plakat zur Wahl der Nationalversammlung „Gleiche Rechte – Gleiche Pflichten. Wählt sozialde-

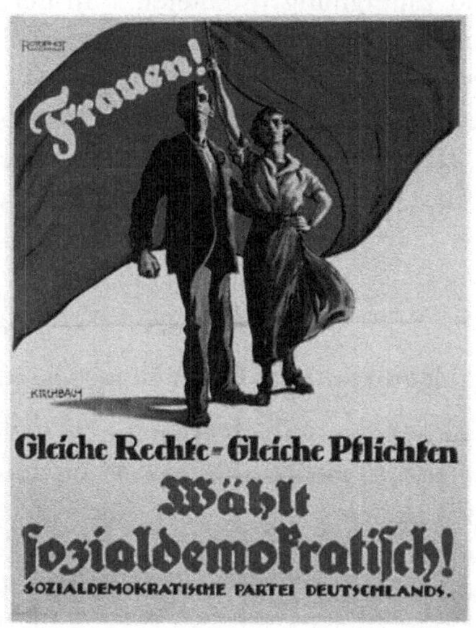

Abb. 2. Hessisches Landesmuseum, Darmstadt

---

[21] Ebd., S. 26–27; S. 112 ff.; S. 160–168. Clemens (wie Anm. 4), S. 67–70.

[22] Richebächer, Sabine: Uns fehlt nur eine Kleinigkeit. Deutsche proletarische Frauenbewegung 1890–1914, Frankfurt a. M. 1982, S. 141–150.

[23] Evans (wie Anm. 20), S. 190–199. 1920 sank der Anteil auf 17,5 %. 1923 war er am niedrigsten mit 10,3 %, stieg dann aber wieder langsam an.

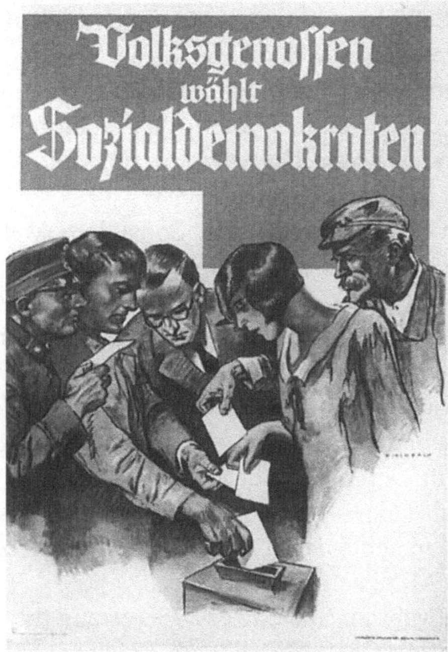

Abb. 3. Hessisches Landesmuseum, Darmstadt

mokratisch!" ihren bildlichen Ausdruck (Abb. 2). Das einmütig schreitende
Arbeiterpaar verdeutlicht die gemeinsame Aufgabe: den Kampf gegen gesell-
schaftliche Ungleichheit. Der visionäre Blick der beiden fixiert das anvisierte
Ziel, die flatternde rote Fahne hinterfängt das Paar als Symbol der Sozialde-
mokratie. Einen kleinen Schritt zurückstehend schwenkt sie kämpferisch die
Fahne, während ihr Partner sie um die Taille faßt.

Im Wahlplakat zur Wahl von 1924 berief sich die SPD auf ihre Tradition
als Arbeiterpartei. Im Aufruf „Arbeiter! Wählt Eure Partei – Die Sozialdemokratie" sehen wir einen Zug von Arbeitern und Arbeiterinnen, die selbstbe-
wußt nach vorn schreiten. Die Darstellung greift die realistische Kunst auf,
die im 19. Jahrhundert bevorzugt soziale Themen behandelte. Die SPD stellte
sich hier in ihrem traditionellen Selbstverständnis dar, nämlich als Massen-
partei, deren millionenfache Wählerschaft sie trotz des ungerechten Dreiklas-
senwahlrechtes 1912 zur stärksten Fraktion im Reichstag machte. Im Zug der
Werktätigen demonstrieren die Arbeiter ihre politische Kraft und Entschlos-
senheit. Die Darstellung nimmt die Tradition des Maifestzuges auf, der seit
dem Ende des Sozialistengesetzes 1890 als Bestandteil der Maifeiern den ar-
beitsrechtlichen Forderungen wie dem Achtstundentag, Arbeitsschutz für

Frauen und die Abschaffung der Kinderarbeit Nachdruck verlieh.[24] Ebenso erinnert diese an die Wahlrechtsdemonstrationen, die von 1908 bis 1910 in Preußen zur Durchsetzung des demokratischen Wahlrechts gegen das Dreiklassenwahlrecht stattfanden. Tausende von Arbeitern gingen auf die Straßen. Bei diesen Kundgebungen nahmen auch oft Frauen teil.[25] Die Art der Darstellung erinnert stark an Käthe Kollwitz, die führende Vertreterin des sozialkritischen Realismus in Deutschland.

Im Wahlplakat „Volksgenossen wählt Sozialdemokraten" zur Reichstagswahl 1928 versuchte die SPD nicht nur ihre Stammwählerschaft anzusprechen (Abb. 3). Hier präsentierte sie einen Querschnitt der Gesellschaft in den Personen eines Beamten, eines Arbeiters oder Handwerkers mit Mütze, eines Schaffners und eines weiteren nicht genau bestimmbaren Berufstätigen sowie in der Person einer jungen Frau im zeitgenössischen Kleid und modischem Haarschnitt, dem „Bubikopf". Die Personen werden hier bei der Abstimmung gezeigt, der Bezug zur Demokratie hergestellt. Die junge Frau ist ihrer äußeren Erscheinung nach keine Arbeiterin, sondern eher als Angestellte zu betrachten. Die Partei versuchte damit auch andere Wähler zu gewinnen, die vor allem aus der breiten Mittelschicht stammten.

Bei der Reichstagswahl im September 1930 errang die NSDAP einen ungeheueren Stimmenzuwachs. 110 Mandate im Reichstag – zuvor waren es 12 – machten die Hitler-Partei zur zweitstärksten Fraktion. Im Dezember desselben Jahres erschienen drei Plakate unter dem Titel: „Frauen so gehts euch im ‚Dritten Reich'!", die die Frauenfeindlichkeit der Nationalsozialisten anprangerten und die Frauen dazu aufriefen, sich im Bündnis mit der SPD dagegen zu wehren. Eines der Plakate nahm Bezug auf ein Goebbels-Zitat, bei dem er es als eine „Herabwürdigung der Rechtspflege" bezeichnete, wenn eine Frau als Vorsitzende eines Schöffengerichtes fungiere. Darüber hinaus hielt er Frauen für unwürdig, öffentliche Ämter zu bekleiden. Im Plakat wird der rauchende und ausspuckende Goebbels im Hintergrund gezeigt. Im Vordergrund steht eine junge Frau in Richterrobe. Nach der „Machtergreifung" setzten die Nationalsozialisten ihre Frauenpolitik rigoros durch. Mit dem „Gesetz zur Wiederherstellung des Berufsbeamtentums" vom April 1933 wurden neben vielen Sozialdemokraten auch Frauen aus dem Staatsdienst entlassen. Ab 1935 hatten Frauen nicht mehr das Recht, als Rechtsanwältin zu arbeiten, das sie seit 1922 besaßen.

---

[24] Hoch das Maienfest der Arbeit! Die Anfänge der Maifeiern in Heidelberg und Bremen (1890–1914) mit Beiträgen von Udo Achten, Walter Mühlhausen und Klaus Schönhoven, Heidelberg 1990. 1892 wurde in Bremen der Maifestzug als „Spaziergang durch den Bürgerpark" getarnt. 6000 Personen beteiligten sich an der Kundgebung. Vgl. Hundert Jahre Zukunft. Zur Geschichte des 1. Mai, hrsg. von Inge Marßolek, Frankfurt a.M. 1990.

[25] Hierzu fand 1986 in Tübingen eine Ausstellung statt unter dem Titel: Als die Deutschen demonstrieren lernten. Das Kulturmuster „friedliche Straßendemonstration" im preußischen Wahlrechtskampf 1908–1910, Tübingen 1986.

Die Unabhängige Sozialdemokratische Partei Deutschlands (USPD)

Von der USPD sind nur wenige Plakate überliefert. Die Partei existierte – als Abspaltung der SPD – seit 1917 als die Unabhängige Sozialdemokratie. 1920 schloß sich der linke Flügel der KPD an, die „Rest"-USPD vereinigte sich 1922 mit den Mehrheitssozialdemokraten. Ihr politisches Profil bezog sie zunächst aus der entschiedenen Ablehnung der Kriegskredite. In ihrem Plakat „Gegen Kriegsverbrecher und Volksverderber. Wählt U.S.P.D." wird diese Position vor Augen geführt (Abb. 4). Hier wird eindeutig hervorgehoben, wer unter dem Krieg und seinen Folgen gelitten hat und wer ohne Opfer bringen zu müssen, davon profitierte. Während in der unteren Bildhälfte eine Mutterfigur, gestützt von einem Arbeiter und einem Soldaten, die leidende und gleichzeitig anklagende Seite darstellt, werden darüberstehend – in den Augen der USPD – die „Kriegsverbrecher" in karikaturhaft überzeichneter Art als geeinte Gruppe präsentiert: der Kapitalist mit dem Dollarschein, der Offizier, der „Pfaff" und schließlich der pelzumhängte Junker. Luise Zietz und Clara Zetkin gehörten zu den Kriegsgegnerinnen innerhalb der SPD. 1917 schrieb Clara Zetkin, die zur USPD und danach zur KPD wechselte, als Redakteurin der sozialdemokratischen „Gleichheit": „...den weitaus größten Teil dieser

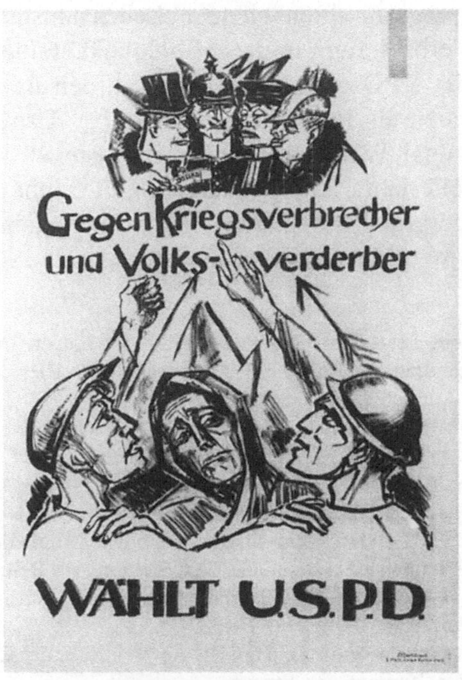

Abb. 4. Hessisches Landesmuseum, Darmstadt

Todesopfer stellt das Proletariat, das jetzt mit den Waffen in der Hand gegeneinander kämpft, während seine geschichtliche Aufgabe, die gemeinsame Bekämpfung und Überwindung des Kapitalismus, der kapitalistischen Welt-
machtspolitik, sowie die Verwirklichung des Sozialismus ist."[26]
   Der Frauenanteil in der USPD und die Verteilung der Sitze für weibliche
Abgeordnete im Parlament lassen sich mit denen der SPD vergleichen.[27]

Die Kommunistische Partei Deutschlands (KPD)

Die KPD entstand in der Jahreswende 1918/19 aus der Spartakusgruppe, dem
radikalen Flügel der USPD. Da sie die Wahl zur Nationalversammlung boykottierte, nahm sie erst ab 1920 an den Reichstagswahlen teil. Die Agitation
der KPD war von ihrem Selbstverständnis als revolutionäre Partei geprägt, die
den Umsturz in nächster Zeit erwartete. Die Plakatwerbung der Kommunisten
illustrierte diesen revolutionären Impetus, indem sie entweder die unzufriede-
nen und unterdrückten Massen oder revolutionäre Kämpfer darstellte. Im Gegensatz zur SPD gab es in der KPD deutlich weniger weibliche Parteimitglieder. So erreichte der Frauenanteil reichsweit nie mehr als 16,5 %.[28] Ebenso
unterrepräsentiert war die weibliche Wählerschaft: In allen Wahlen bis 1933
entfielen auf 100 weibliche Stimmen etwa 130 bis 150 männliche Stimmen.[29]
In ihren Plakaten stützte sich die KPD auch auf den sozialkritischen Realismus, der die Proletarier in ihren elenden Lebensumständen und in ihrem
Kampf um dessen Verbesserung in den Mittelpunkt stellte. Eine entscheidende Werbestrategie der KPD war die Agitation in den Betrieben, wo sie verstärkt um Arbeiterinnen als Parteimitglieder warb.[30] Das Plakat „Werktätige
Frauen kämpft mit uns! Wählt Kommunisten Liste 4" zur Reichstagswahl
1930 stellt eine Arbeiterin dar, die – in starker Untersicht gesehen – die Faust
gegen den im Hintergrund stehenden Fabrikschornstein erhebt. Mit dem
Kampf- und Grußsymbol der geballten Faust, das seit 1924 mit der Etablie-

---

[26] Wickert, Christl: Unsere Erwählten. Sozialdemokratische Frauen im Deutschen Reichstag
und im Preußischen Landtag 1919 bis 1933, Göttingen 1986. Hier: Die Kriegsgegnerinnen,
S. 69–72. Zitat, S. 70. Anm. 271.

[27] In der USPD waren 14–15 % weibliche Mitglieder. In der Nationalversammlung saßen 13 %
Frauen, im Reichstag von 1920 11 %. Wickert (wie Anm. 26), S. 80 f.

[28] Die Zahl bezog sich auf das Jahr 1929. In den Jahren davor lag der Anteil darunter. Der An-
stieg von 9,1 % (1920) auf 11,1 % (1923) verdankte die Partei der Vereinigung mit dem linken Flügel der USPD 1920. Arendt, Hans-Jürgen: Weibliche Mitglieder der KPD in der Weimarer Republik – Zahlenmäßige Stärke und soziale Stellung, in: Beiträge zur Geschichte der
Arbeiterbewegung 19 (1977), S. 654. Auch Mallmann, Klaus-Michael: Kommunisten in der
Weimarer Republik, Darmstadt 1996, S. 131–133.

[29] Ebd., S. 133. Vgl. Frevert (wie Anm. 5), Kap. III. Anm. 46. Bei der Reichstagswahl 1920 erhielt die KPD 37 % ihrer Stimmen von Frauen.

[30] Neumann, Sigmund: Die Parteien der Weimarer Republik, 5. Aufl. Stuttgart 1986, S. 89. Vgl.
Arendt (wie Anm. 28), S. 656–658.

rung des Roten Frontkämpferbundes als Wehrbund der KPD eingeführt worden war, weist sie sich als revolutionäre Kämpferin aus.[31] Die beiden Symbole Hammer und Sichel verdeutlichen die enge Verknüpfung mit der Sowjetunion. Auch in anderen Plakaten wurde das sowjetische Vorbild immer wieder hervorgehoben, wie bei dem Plakat von 1932 „Frauen! Schutz für Mutter und Kind nur in der Sowjetunion! Kindersterben – Frauenelend in Deutschland!" zur Landtagswahl in Bayern. Während die Versorgung der Kinder in der Sowjetunion als gesichert dargestellt wurde, müßte diese in Deutschland noch erreicht werden. Bezüglich der Frauen wurde hier die positive Kraft der vorbildlichen Sowjetunion eingesetzt. Wenn dies hinsichtlich der angeblich verwirklichten Zielvorstellungen im Fünfjahresplan für den Produktionsbereich als Erfolg propagandistsch gefeiert wurde, so geschah das bei Hausfrauen und Müttern mit den Erfolgen in der Kinderversorgung.[32] Letztlich ist diese Argumentation auf die „Verelendungsthese" zurückzuführen, nach der die Massen sich erst erheben, wenn das Elend unerträglich geworden ist. Vor allem für die Hausfrauen galt diese Annahme, da diese nicht wie die Männer in den Produktionsprozeß miteinbezogen waren und ihnen daher die kollektive Erfahrung der industriellen Großproduktion und der damit verknüpften Entfremdung fehle.[33] Auch die KPD griff in ihrer Argumentation auf den bekannten Topos der Freiheitsfigur, der Marianne, zurück. Das auf die Darstellung des kommunistischen Künstlers Théophile Steinlen zurückgehende Plakat von 1893 „La Libératrice" belegt dies auf sehr eindringliche Weise. „Zur Freiheit führt allein die KPD! Wählt Kommunisten!" zeigt eine Marianne, die die Massen anfeuert und zur revolutionären Stimmung anheizt.

Zwei für die revolutionäre Linkspartei gern benutzte Topoi fließen im Plakat „Frauen! Zerbrecht die Ketten des Kapitals! Befreit Euch! Wählt K.P.D. Denkt an Rosa Luxemburg" zur Reichstagswahl 1924 zusammen. Die im Januar 1919 ermordete Parteiführerin Rosa Luxemburg ist als Marianne dargestellt und schreitet energisch über den vor ihr liegenden Kapitalisten hinweg. Die rechte Hand zur Faust geballt, reißt sie sich von ihren Ketten los. Rudolf Schlichter, der 1919 Parteimitglied wurde, gestaltete das Plakat. Er war ein Künstler des linken Flügels der Neuen Sachlichkeit. Als Illustrator arbeitete er für die kommunistische Parteizeitung „Rote Fahne". Auffallend bei den Pla-

---

[31] Korff, Gottfried: Rote Fahnen und geballte Faust. Zur Symbolik der Arbeiterbewegung in der Weimarer Republik, in: Fahnen, Fäuste, Körper. Symbolik und Kultur der Arbeiterbewegung, hrsg. von Dietmar Petzina, Essen 1986, S. 27–60. Zur geballten Faust insbesondere S. 34–44. Korff weist nicht nur auf die Bedeutung der geballten Faust als dezidiertes Symbol der proletarisch-revolutionären Gesinnung hin, sondern auch auf deren desintegrative Wirkung hinsichtlich einer Abgrenzung gegen die sozialdemokratische Tradition der Arbeiterbewegung.
[32] Neumann (wie Anm. 30), S. 91.
[33] Kontos, Silvia: Die Partei kämpft wie ein Mann, Frankfurt a. Main 1979, S. 131.

katen der KPD ist der Einsatz der Farbsymbolik. Die Plakate sind durchweg in Schwarz- und Grautönen gehalten. Als Farbakzent dominiert deutlich ein kräftiges Rot, die Farbe der Revolution.

Die Deutsche Demokratische Partei (DDP)

Die Deutsche Demokratische Partei wurde im November 1918 gegründet. In ihr sammelten sich Anhänger der alten Nationalliberalen Partei und der Fortschrittspartei des Kaiserreichs. Durch ihr Bekenntnis zur Republik gehörte sie zu den staatstragenden Parteien. Gegen Ende der Republik allerdings erlitt sie dramatische Stimmenverluste und sank zur Bedeutungslosigkeit herab.[34] 1919 versuchte die DDP die Frauen in ihrem Aufruf zur Wahl der Verfassunggebenden Landesversammlung in Preußen mit einem bürgerlich-liberalen Frauenbild anzusprechen: „Bürgerinnen wählt am 26. Januar die Deutsche Demokratische Partei". Sozusagen klassenübergreifend werden vier Frauen aus verschiedenen gesellschaftlichen Schichten, eine Bäuerin, eine elegante Städterin, ein Dienstmädchen und eine ältere, vermutlich verwitwete Frau, dargestellt.

Besonders häufig setzten die Deutschen Demokraten die schwarz-rotgoldene Fahne, das Symbol der Weimarer Demokratie, ein. Im Plakat „Deutsche Frauen und Mütter! Denkt an die Zukunft Eurer Kinder! Wählt Deutsche Demokratische Partei" (Abb. 5) von 1924 neigt sich eine Frauenfigur, in die republikanische Trikolore gehüllt, einem Kind zu. Nicht nur die traditionelle

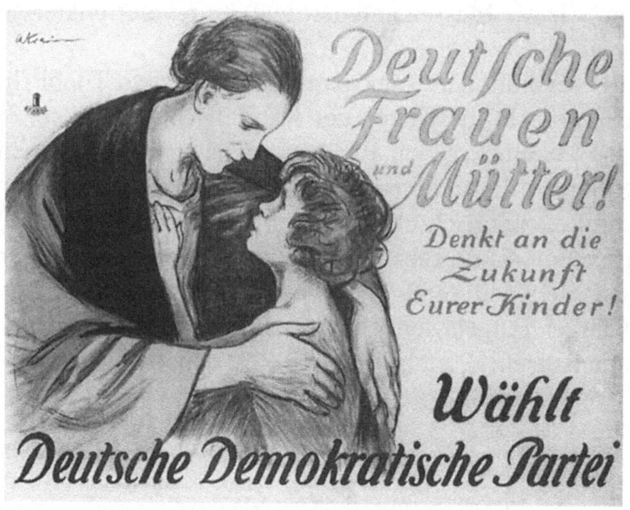

Abb. 5. Hessisches Landesmuseum, Darmstadt

---

[34] Neumann (wie Anm. 30), S. 48–54.

Rolle der Frau als Mutter wird hier betont, die in die Republikfarben Schwarz-Rot-Gold gehüllte „Patria" oder „Republik" erhält nahezu allegorischen Charakter. Im Plakat „Die Hausfrau endlich wieder lacht. Wer hat Befreiung ihr gebracht von Gold und Lebensmitteljagd? Die Rentenmark von unserem Schacht! Deutsche Demokratische Partei" von 1924 wird das Problem der Inflationsbekämpfung mit der Einführung der Rentenmark durch die Währungsreform von 1923 auf die „Hausfrauenebene" übertragen. Das DDP-Mitglied Hjalmar Schacht war zu diesem Zeitpunkt Reichswährungskommissar. Die DDP versuchte so, die erfolgreiche Stabilisierung der Währung als ihre Leistung zu verbuchen.

Das Zentrum

Die katholische Zentrumspartei wirkte als staatstragende Partei in den Regierungen von 1919 bis 1932 mit. Wie die Sozialdemokratie gehörte das Zentrum zu den bekämpften Parteien der Bismarckschen Innenpolitik, was aber sehr zur inneren Stärkung der Partei geführt hatte. Die Anhängerschaft des politischen Katholizismus war äußerst heterogen. Arbeiter, Bauern sowie Priester und Aristokraten gehörten zu ihren Parteigängern. In ihrem Staatsverständnis stützte sich die Zentrumspartei auf die theologischen Vorgaben von Papst Leo XIII. von 1881 und 1885, nach der die Staatslehre des Katholizismus nicht an eine bestimmte Form gebunden war. Wichtig war dabei die Garantie von kirchlichen Rechten.[35] Zwar waren die Katholiken im wesentlichen die Parteigänger des Zentrums, die Partei wollte sich aber nicht als rein konfessionelle Konfiguration verstehen und bemühte sich immer auch um andersgläubige Mitglieder. Bei der Wahl zur Nationalversammlung 1919 gab die Partei sogar ihren traditionellen Namen zugunsten der Bezeichnung „Christlicher Volkspartei" auf, um auch Wähler außerhalb des Katholizismus anzusprechen, kehrte aber bald darauf wieder zum alten Namen zurück.

Die Wählerschaft des Zentrums bestand aus 60 % Katholiken, bei den Frauen war die Anhängerschaft zuverlässiger als bei den Männern. So stimmten bei einem Bevölkerungsanteil der Katholiken von 30 % bei den Reichstagswahlen 1920 nur 20 % der Männer für das Zentrum, während 29 % der Frauen dafür votierten.[36] Die katholischen Frauen waren in ihrem mitgliederstarken Verband des Katholischen Frauenbundes eng mit dem Zentrum verknüpft. Dasselbe galt für die Jungfrauen- und Muttervereine, die mit 1,66 Mio. Mitgliedern zu den größten Frauenverbänden der Weimarer Republik gehörten. Dort waren die Frauen in das seelsorgerische System und in das

---

[35] Ebd, S. 43.
[36] Frevert (wie Anm. 5), S. 169. Zitiert nach Bremme, Tab. IV, S. 243, 248.

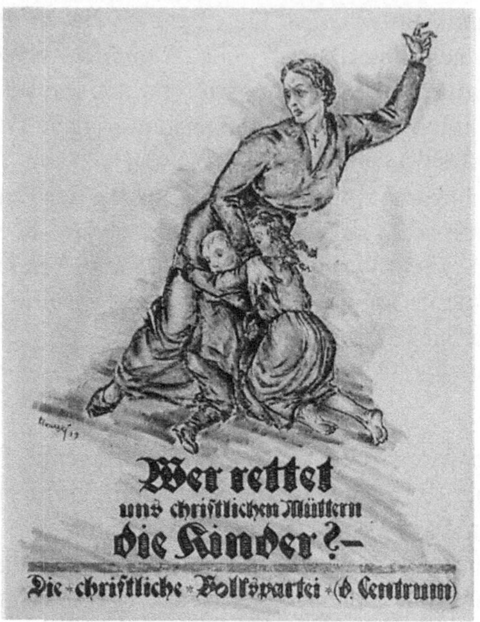

Abb. 6. Konrad-Adenauer-Stiftung, Sankt Augustin

Vorbild der intakten Familie, um sich gegen desintegrierende Tendenzen des öffentlichen Lebens zu schützen, eingebunden.[37]

In der Darstellung der Frau konzentrierte sich das Zentrum auf das „Mutterglück", das in der liebevollen Fürsorge zu den Kinder besteht. Sie betonte nicht nur die Mutterrolle als wichtigste Aufgabe der Frau, sondern sah diese als deren Erfüllung an. Traditionelle Werte wie Familiensinn und Häuslichkeit waren untrennbar mit christlicher Überzeugung verknüpft, wie am Kreuz, das immer wieder in den Plakaten gezeigt wurde, abzulesen ist. Der mariologische Bezug wird für die Katholikinnen immer wieder hergestellt: Maria als Vorbild der katholischen Frauen und Mütter, die sich als Vermittlerin für andere einsetzt.

Das Plakat „Wer rettet uns christlichen Müttern die Kinder?" von 1919 zeigt eine Mutter, die in dramatischer Geste ihre Kinder zu schützen versucht (Abb. 6). Die Darstellung orientiert sich eindeutig an der antiken Gestalt der Niobe, die versuchte, ihre Kinder vor dem Tod zu bewahren. Die vermeintliche Gefährdung der sittlichen Ordnung der christlichen Familie durch die Abkehr von Gott, die den gerade stattfindenden gesellschaftlichen Entwicklungsprozeß hervorrief, findet hier einen bildlichen Ausdruck.

---

[37] Vgl. Hürten, Heinz: Deutsche Katholiken 1918–1945, Paderborn 1992, S. 124–129.

Die Bayerische Volkspartei (BVP)

Die im November 1918 gegründete Bayerische Volkspartei spaltete sich 1920 endgültig vom katholischen Zentrum zur regional eigenständigen Partei ab. Sie blieb bis 1933 stärkste Partei in Bayern. Zu ihrem bildnerischen Repertoire gehörte das Bekenntnis zur „Heimat" mit dem blau-weißen Rautenmuster der bayerischen Fahne sowie die Betonung christlicher Werte in Gestalt der Marienfigur, die gleichzeitig als Landespatronin zitiert wurde. Die BVP stand – im Gegensatz zum Zentrum – der Weimarer Republik wesentlich distanzierter gegenüber und sympathisierte mit rechtsstehenden Kreisen. In ihrem Plakat „Wählt Bayer. Volks-Partei. Arbeiter, Bauern, Bürger, Frauen, gebt Eure Stimme ab" (Abb. 7) zur Wahl der Nationalversammlung 1919 stützt sie sich auf die konservative Vorstellung einer ständisch geprägten Gesellschaft, die von den Rechtsparteien häufiger benutzt wurde.[38] Grundgedanke des Ständestaates war der Staatsaufbau als organisches Gebilde. Wesentlich war hierbei die Auffassung der Ungleichheit der Menschen, wonach eine hierarchische Ordnung entstand, die die Menschen auf derselben Stufe in Ständen zusammenfaßte. Zwar wurden alle Stände als prinzipiell gleichwertig betrachtet, dennoch gab es einen sogenannten Höchststand, nämlich den Staat, der die Regierung übernahm und den anderen Ständen ihre Aufgaben zuwies. Nach der ständestaatlichen Theorie konnten diese Aufgabe nur zwei Gruppen von Menschen erfüllen: die Krieger und die Beamten. Während die Krieger den Schutz nach außen übernahmen, erfüllten die Beamten die Aufgabe der Verwaltung nach innen. Außerdem gab es die Berufstände, die den wirtschaftlichen Ständen zuzuordnen waren. Dazu gehörten die Arbeiter oder Handwerker, als gewerblicher Teil, und die Bauern als landwirtschaftlicher Stand. Im Plakat der Bayerischen Volkspartei sind Arbeiter, Bauern und Bürger die tragenden Stände, die Frauen werden im Text als vierter hinzugefügt.

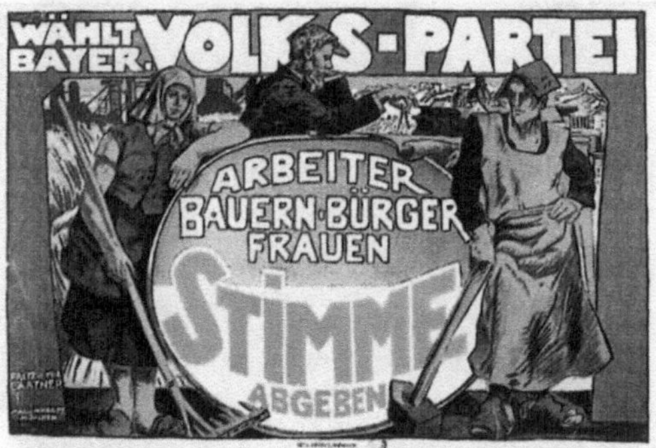

Abb. 7. Bayerisches Hauptstaatsarchiv

---

[38] Hierzu Sontheimer, Kurt: Antidemokratisches Denken in der Weimarer Republik, München 1962. Insbesondere das Kapitel 8a) II. Der Ständestaat. S. 199–201.

In der Darstellung allerdings tritt die Frau als Bäuerin auf, so daß die Frau nicht als eigenständige Gruppe erscheint. Das Eingliedern der Frauen in den Bauernstand trug damit nicht nur der Tatsache Rechnung, daß im ländlichen Bayern die meisten Frauen Bäuerinnen waren, sondern zeigte auch eindeutig den Platz in der Hierarchie der Ständeordnung.

Die Deutsche Volkspartei (DVP)

Die Deutsche Volkspartei begründete sich aus nationalliberaler Tradition. Im Gegensatz zu den Deutschen Demokraten verstand sich die DVP nicht als Partei der neu gegründeten Republik, die die Demokratie bejahte. Zwar definierte sich die Partei in ihren Grundsätzen als liberal, aber nicht als demokratisch. Sie gab ihrem machtstaatlichen Anspruch auch unter der Führung Gustav Stresemanns, der als „Vernunftrepublikaner" den Kurs der Verständigungspolitik fortsetzte, nicht auf. Sie zog den Konstitutionalismus dem Parlamentarismus vor. Für diese Partei galt das Primat der Außenpolitik, nach innen sollte Recht und Ordnung gelten. Die Deutsche Volkspartei lehnte die Weimarer Republik und deren Farben Schwarz-Rot-Gold ab und bekannte sich noch 1920 auf ihrem Leipziger Parteitag zum Volkskaisertum.[39] Häufig zitierte sie in Plakten die schwarz-weiß-rote kaiserliche Fahne.

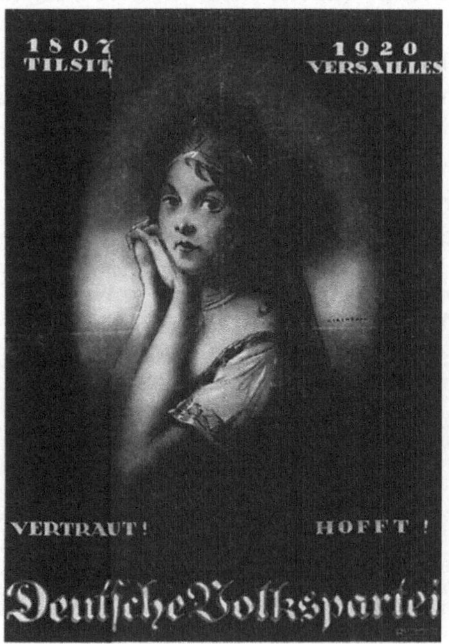

Abb. 8. Hessisches Landesmuseum, Darmstadt

---

[39] Neumann (wie Anm. 30), S. 54–61.

Das Plakat von 1920 zeigt die preußische Königin Luise (Abb. 8). Die Beschriftung oben links „1807 Tilsit" und oben rechts „1920 Versailles" setzt beide Ereignisse analog. Die demütigende Besetzung Preußens durch die napoleonischen Truppen und die harten Friedensbedingungen, die mit Gebietsabtretungen und Kontributionen einhergingen, wiederholten sich für die national gesinnten Liberalen in den Bedingungen des Versailler Vertrags. Königin Luise versuchte durch ein persönliches Gespräch mit Napoleon die Friedensbedingungen von Tilsit zu erleichtern. Obwohl dieser Einsatz nicht mit Erfolg belohnt wurde, blieb dies als patriotisches Engagement der Königin im Gedächtnis der Zeitgenossen und nachfolgenden Generationen. Luise steht hier als nationale Identifikationsfigur und Vertreterin der Monarchie, die mit ihrer Tat versuchte, die Größe Preußens aufrechtzuerhalten.[40] Als männliche Identifikationsfiguren wurden von der DVP oft Friedrich der Große und Otto von Bismarck dargestellt. Die auffallend süßliche Darstellung der preußischen Königin rekuriert auf das Frauenbild des 19. Jahrhunderts als sanft, zart und leise.[41] Die Analogiesetzung in der Argumentation des Bildes nährte auch die Hoffnung auf eine Revision des Versailler Vertrages.

Die Deutschnationale Volkspartei (DNVP)

Die Deutschnationale Volkspartei ging aus den konservativen Parteien des Kaiserreichs hervor. Neben ihrer betont antirepublikanischen Richtung ist bei dieser Partei eine antisemitische Komponente zu verzeichnen. Die Klientel dieser Partei kam nicht nur aus den vorwiegend agrarischen Gebieten im Osten Deutschlands, sondern auch aus den mittelständischen Schichten bis hin zu großkapitalistischen Gruppen der Großstädte.[42] Sie verstand sich als nationalistische und antiparlamentarische Gesinnungspartei, vertrat aber durchaus die Interessen der Industrie und der Landwirtschaft.[43] Als ihre Aufgabe betrachtete die Partei die rücksichtslose Bekämpfung der Republik, der Demokratie und der sozialistisch-kommunistischen Tendenzen. Sie bekämpfte die Erfüllung des Versailler Vertrages und der Reparationsleistungen. Sie gehörte zu den unversöhnlichsten Gegnern der Republik, die sie mit einem geradezu beißenden Haß verfolgte. Der Anteil der weiblichen Wählerstimmen lag bei der DNVP immer höher als der der männlichen. Die Verbindung von

---

[40] Der 1923 von Marie Netz geründete „Königin-Luise-Bund" zählte zu den mitgliederstärksten monarchistischen Organisationen der Weimarer Republik. Lexikon zur Parteiengeschichte. Die bürgerlichen und kleinbürgerlichen Parteien und Verbände in Deutschland (1789–1945), hrsg. von Dieter Fricke u.a. Bd. 3, Leipzig 1985, S. 385.

[41] Lehker, Marianne: Frauen im Nationalsozialismus: wie aus Opfern Handlanger der Täter wurden – eine nötige Trauerarbeit, Frankfurt a. M. 1984, S. 35.

[42] Neumann (wie Anm. 30), S. 61. Liebe, Werner: Die Deutschnationale Volkspartei 1918–1924, Bonn 1956.

[43] Kolb (wie Anm. 17), S. 12.

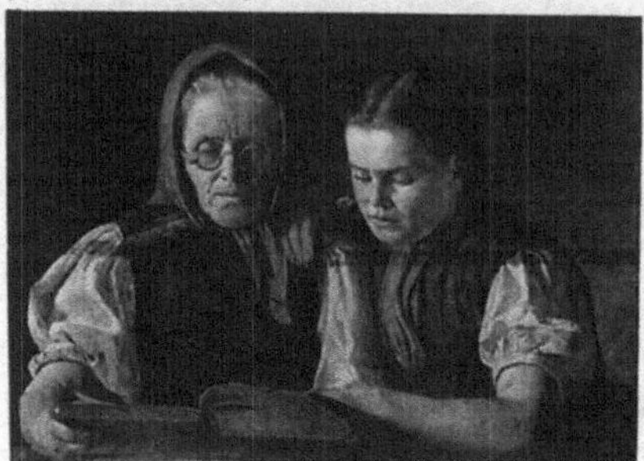

Abb. 9. Hessisches Landesmuseum, Darmstadt

christlichen, sozialen und monarchistischen Grundsätzen im Parteiprogrammm
sprach viele Frauen in konservativen Kreisen an. Besonders von den evangelischen Frauenverbänden erhielt die Partei starke Unterstützung. Der Spitzen-
verband, die „Vereinigung der evangelischen Frauenverbände", der 1918 noch
aus Protest gegen die Stimmrechtsforderung für Frauen aus dem Bund Deutscher Frauenvereine (BDF) ausgetreten war, wurde von deutschnationalen
Politikerinnen geleitet.[44]

Ihr Bekenntnis zur monarchischen Staatsform, den gesellschaftlichen
Grund- und Werthaltungen des wilhelminischen Deutschlands zeigte sich
deutlich in ihrer Plakatwerbung. Im Plakat „Deutsche Frauen – Deutsche
Treue. Wir wählen Deutschnational Liste 5" vom Juli 1932 werden zwei
Frauen mit der kaiserlichen Fahne gezeigt. Zwar wird aus der zweiten Strophe
des Deutschlandliedes von Hoffmann von Fallersleben, das 1922 zur Natio-
nalhymne erklärt worden war, zitiert, das Bekenntnis liegt aber eindeutig auf
der Seite des Kaiserreichs und nicht der Republik. Zu ihrem „Werbepersonal"
im Sinne vergangener nationaler Größe gehörte, wie bei der DVP, auch die
Königin Luise. Die augenfälligste Umsetzung der Zuordnung weiblicher Tugenden und Lebenszusammenhänge offenbart sich im Plakat „Wir halten fest
am Wort Gottes! Wählt deutschnational" von 1930 (Abb. 9). Die Darstellung
der ländlich-häuslichen Szene, in der die beiden Frauen sich befinden, vermittelt den Eindruck einer Idylle, bei der die Zeit scheinbar stehen geblieben

---

[44] Liebe (wie Anm. 42), S.17. Vgl. Frevert (wie Anm. 4), S. 168. 1926 unterhielt z.B. der Deutsche Evangelische Frauenbund (DEF) 174 Ortsgruppen und hatte 200.000 Mitglieder. Vgl.
  Gerhard, Ute: Unerhört. Die Geschichte der deutschen Frauenbewegung, Reinbek bei Hamburg 1990, S. 204 f.

ist. Als Vorlage bediente sich der Plakatgestalter eines Gemäldes von Hans Thoma aus dem Jahre 1866, das die Mutter und die Schwester des Künstlers bei der Bibellektüre zeigt. Hier wurde in verklärender Weise die Rückbesinnung auf eine vorindustrielle Zeit beschworen. Die Rolle der Frauen definierte sich in Religiosität und traditioneller Häuslichkeit.[45]

Die antisemitische Stoßrichtung der Partei verschonte auch nicht die eigenen Mitglieder. Anna von Gierke, eine ihrer drei weiblichen Abgeordneten in der Nationalversammlung, trat 1920 zusammen mit ihrem Vater, dem Reichstagsabgeordneten und Rechtsgelehrten Otto von Gierke, aus der Partei aus. Ihre Wiederkandidatur für den Reichstag wurde vom antisemitischen Flügel der DNVP hintertrieben, da ihre Mutter jüdischer Abkunft war.[46]

Die Nationalsozialistische Deutsche Arbeiterpartei (NSDAP)

Die Nationalsozialistische Deutsche Arbeiterpartei wurde als Nationalsozialistische Freiheitspartei 1924 erstmals in den Reichstag gewählt. Ihr Ziel, die Errichtung des völkischen Staates, hatte die Beseitigung des Parlamentarismus zur Voraussetzung. Neben der antidemokratischen Komponente war die Ideologie der Nationalsozialisten nicht nur rassistisch, sondern auch antifeministisch ausgelegt.[47] Nach einem Beschluß vom 21. Januar 1921 konnten Frauen „weder Mitglied der Parteiführung noch eines leitenden Ausschusses sein".[48] Sie waren damit keine vollwertigen Parteimitglieder. Gemessen an der Zahl ihrer Mitgliedschaft spielten Frauen in der Partei eine geringe Rolle.[49] Am 1. Oktober 1931 wurde die NS-Frauenschaft als Frauenorganisation der Partei gegründet, durch die sämtliche weibliche Parteimitglieder und auch die bis dahin selbständig geführten nationalsozialistischen Frauenorganisationen der Reichsleitung unterstellt wurden.[50]

Mit der Aussicht auf eine parlamentarische Mehrheit rückten auch die Frauen für die Partei als Zielgruppe bei den Wahlkämpfen in den Blickpunkt. Die in der Ausstellung gezeigten Plakate stammen alle aus dem Jahr 1932.

Im Plakat „Mütter – Berufstätige Frauen. Wir wählen National-Sozialisten Liste 8" zur Landtagswahl in Preußen 1932 sind drei Frauen in einer pyramidalen Kompostion abgebildet. Die beiden unteren repräsentieren berufstätige Frauen, links offensichtlich eine Hausangestellte, rechts eine Sekretärin oder

---

[45] Politische Plakate (wie Anm. 2), S. 124.

[46] Liebe (wie Anm. 42), S. 65.

[47] Lehker (wie Anm. 41), S. 40.

[48] Klinksiek, Dorothee: Die Frau im NS-Staat, Stuttgart 1982, S. 20.

[49] Ebd., S. 20. Ein Jahr nach der Gründung der Partei betrug der Frauenanteil der Mitgliedschaft 10,5 %. Zwischen 1930 und 1933 traten über die Hälfte der weiblichen Mitglieder der nationalsozialistischen Partei ein, ihr Anteil betrug 1935 aber nur 5,5 % der Parteimitglieder.

[50] Ebd., S. 21. Die Gauleiterin der NS-Frauenschaft hatte gegenüber dem Gauleiter nur beratende Funktion.

Lehrerin, während über beiden eine Mutter mit ihrem Kind auf dem Arm thront. Schon durch die Komposition wird die Überlegenheit und größere Bedeutung der Mutterschaft als Rolle der Frau dargelegt. Im Nationalsozialismus wurde die Mutterschaft als die „wesenseigene" Erfüllung der Frau betrachtet, in der allein sie zur Vollendung ihres Geschlechtes kommen könne.[51] Denn „Es gibt zwei Welten im Leben eines Volkes: die Welt der Frau und die Welt des Mannes ... Die Welt der Frau ist, wenn sie glücklich ist, die Familie, ihr Mann, ihre Kinder, ihr Heim."[52] Als weibliche Berufe waren die beiden anderen Frauen bei den Nationalsozialisten als frauenspezifisch akzeptiert.[53] Im Unterschied zum Frauenideal des 19. Jahrhunderts, das eine zarte und sanfte Frau als vorbildhaft stilisierte, wurde die Idealfrau des Nationalsozialismus ganz anders gesehen. Diese hatte folgende Eigenschaften: kräftig, gesund, edel, treu, pflichtbewußt, ausdauernd, tapfer und bescheiden. Damit erfüllte sie die Kriterien als würdige Vertreterin zur Fortpflanzung ihres Volkes. Die distanzierte Darstellung der Frauen, die alle mit ernstem Blick aus dem Bild schauen, aber dennoch nicht wirklich Kontakt mit dem Betrachter aufnehmen, läßt keine der bisher aufgezeigten Bedeutungsebenen von Frauendarstellungen wie der mariologischen, an Heiligkeit der Mutterschaft anspielende Bezüge, noch nationalistische, vaterländische Identifikationsangebote oder allegorische Überhöhungen zu. Selbst die mütterliche Beziehung zu dem Kind ist durch keine liebevolle oder sorgende Geste gekennzeichnet. In jedem Fall wandten sich die Nationalsozialisten gegen das Frauenbild der zwanziger Jahre, das sie als aufgeputzt, schwächlich, selbständig und vergnügungssüchtig diffamierten.[54]

Keineswegs wurde ersichtlich, wie die Partei mit den von ihnen verachteten emanzipierten Frauen, vornehmlich den weiblichen Abgeordneten anderer Parteien umging. Schon in den zwanziger Jahren setzte eine gezielte Kampagne nationalsozialistischer Hetze gegen einzelne Reichstagsabgeordnete der Linksparteien ein, bei der die Frauen, vor allem wenn sie Jüdinnen waren, auf infamste Weise verleumdet wurden.[55]

Frauen in politischen Plakaten zu Volksabstimmungen und Vertreibung

Die letzte Abteilung der politischen Plakate beschäftigte sich nicht mit den Parteien, sondern nahm Bezug auf die Folgen des Friedensvertrages von Versailles. Dieser wurde im Juni 1919 von der Nationalversammlung angenom-

---

[51] Lehker (wie Anm. 41), S. 29.
[52] Zitiert nach Klinksiek (wie Anm. 48), S. 23. Reden des Führers am Parteitag der Ehre, 4. Aufl. München 1936, S. 43.
[53] Lehker (wie Anm. 41), S. 42.
[54] Ebd., S. 36.
[55] Wickert (wie Anm. 26), S. 219–224. Käthe Frankenthal und Toni Sender waren davon besonders betroffen.

men und trat am 10. Januar 1920 in Kraft. Die Belastungen für die junge Republik waren enorm. Deutschland verlor rund ein Siebtel seiner Gebiete, in denen immerhin 15 % seiner landwirtschaftlichen Produktion sowie fast 20 % seines Bergbaus und seiner Schwerindustrie angesiedelt waren. Daneben mußte es hohe Reparationen in Form von Sach- und Geldlieferungen leisten. Den Gebietsabtretungen gingen zum Teil Volksabstimmungen voraus, die diesen Vorgang legitimieren sollten, aber nicht immer im Interesse der Siegermächte ausfielen. So wurde Danzig trotz eines nahezu einstimmigen Ergebnisses für Deutschland 1920 der Status einer vom Völkerbund verwalteten Freien Stadt auferlegt und Oberschlesien 1921, das mit 60 % für Deutschland votiert hatte, geteilt und der wirtschaftlich bedeutendere Teil Polen zugeschlagen. Aus den abgetretenen Gebieten siedelten viele deutsche Bewohner, teilweise unter massivem Druck der polnischen Behörden, in das Reichsgebiet. Das Unglück der Vertriebenen wird in der Plakatwerbung exemplarisch durch eine Flüchtlingsfamilie dargestellt, die das Mitleid des Betrachters erregen soll. Als deren moralisches Zentrum erweist sich oft die Mutter, die auch in der Komposition herausgehoben ist. Auf den Plakaten im Vorfeld der Volksabstimmungen beklagen Frauen den drohenden Verlust der schlesischen Gebiete, deren Industriegebiete in glutrotem Szenario dem sicheren Untergang preisgegeben erscheinen.

Im Plakat „Westpreußen. Auf zur Abstimmung am 11. Juli!" wurde zur Volksabstimmung von 1920 aufgerufen. Die Bevölkerung östlich der Weichsel und im südlichen Ostpreußen sollten über ihren Verbleib in Deutschland abstimmen, der mit über 90 % für Deutschland ausfiel. Die Darstellung emotionalisiert die Gebietsabstimmung in einem von der Mutter beklagten Kindesraub durch den polnischen Adler, der in den Nationalfarben weiß und rot gehalten ist.

Teil II: Die Frau in der Reklame der zwanziger Jahre

Der Kontrast zwischen der politischen Werbung und kommerzieller Reklame konnte kaum schärfer sein: hier die Welt des schönen Scheins, dort Konflikte und Sorgen der Weimarer Republik.[56] Das sogenannte „Geschäftsplakat" besaß eine längere Tradition als das politische Plakat, denn schon im Kaiserreich warben verschiedene Firmen für ihre Produkte. Spiegelte dort noch die Darstellung der vornehmen Dame die Angehörige der Oberschicht und deren Lebenswelt wider, so richtete sich in der Weimarer Republik die Präsentation eleganter Weiblichkeit bald an breitere Schichten.[57]

---

[56] Vgl. Kolb (wie Anm. 17), S. 92.

[57] Reinhardt, Dirk: Von der Reklame zum Marketing. Geschichte der Wirtschaftswerbung in Deutschland, Berlin 1993, S. 395.

Hier wurde der Veränderung der Bevölkerungsstruktur Rechnung getragen, nämlich die Etablierung der Angestellten als neue soziale Großgruppe, während weite Teile des alten Mittelstandes infolge des Krieges verarmt waren.[58] Diese Veränderung betraf auch die Frauen, deren Erwerbsprofil sich von haus- und landwirtschaftlichen Berufen zu Tätigkeiten im Dienstleistungssektor, in Industrie und Handel verlagerten.[59] Verglichen mit den Verdienst- und Aufstiegschancen der Männer kamen Frauen allerdings schlechter weg: So lag die Entlohnung um 10 % bis 25 % unter der der Männer. Dabei verrichteten Frauen vornehmlich untergeordnete, oft anstrengende und schematische Arbeiten als Telefonistin, Stenotypistin oder Verkäuferin. Gerade diese Frauen wurden von der Reklame umworben, vor allem von Kosmetikfirmen, denn deren Produkte versprachen bessere Einstellungschancen oder gar Aufstiegsmöglichkeiten, da weiblicher Attraktivität immer noch höherer Erfolg zugemessen wurde als weiblicher Kompetenz.[60]

Die Firma Henkel führte die neue Werbestrategie als erste exemplarisch vor. Vor dem Ersten Weltkrieg versuchte sie die potentielle Kundschaft vom Gebrauchswert des Waschmittels „Persil" zu überzeugen, indem sie vor allem das Produkt, aber auch die angesprochenen Wäscherinnen oder Hausfrauen abbildete. 1922 startete die Firma eine aufwendige Werbekampagne und kreierte die „Weiße Dame", die bis in die fünfziger Jahre erfolgreich das Produkt „Persil" vertrat.[61] Die junge weiß gekleidete Frau löste sich vom Waschvorgang und vom Produkt, das nur noch als „Nebenrequisit", manchmal auch gar nicht im Bild vorhanden war. Die neue Werbestrategie verlagerte sich darauf, an Sehnsüchte wie Gesundheit, Erfolg oder Schönheit zu appellieren und versprach gleichzeitig, diese einzulösen. Die Hauptrolle spielte die „Weiße Dame", die immer die neueste Mode zeigte. War sie in den zwanziger Jahren mondän und freizeitorientiert, so repräsentierte sie in den dreißiger Jahren die „deutsche Frau".[62]

Ab der Mitte der zwanziger Jahren etablierten sich Marktforschung und Werbepsychologie als Bestandteile der deutschen Werbebranche, die Prinzipien und Erkenntnisse einsetzten, wie sie in den USA schon lange üblich wa-

---

[58] Ebd., S. 443.

[59] Frevert (wie Anm. 5), S. 171 f. 1907 waren 2/3 der erwerbstätigen Frauen in Haus- und Landwirtschaft beschäftigt, 1925 noch 55 %, 1933 51 %. 1925 war der Anteil weiblicher Beschäftigter als Angestellte auf 12,5 % gegenüber 5 % im Jahr 1907 gestiegen.

[60] Ebd., S. 173–178.

[61] Reinke, Jutta: Die „Weiße Dame" – Persil – eine Waschmittelwerbung macht Geschichte, in: Oikos. Von der Feuerstelle zur Mikrowelle. Haushalt und Wohnen im Wandel. Katalogbuch zur Ausstellung, Gießen 1992, S. 438–447.

[62] Daniel, Ute: Der unaufhaltsame Aufstieg des sauberen Individuums. Seifen- und Waschmittelwerbung im historischen Kontext, in: Stadtgesellschaft und Kindheit im Prozeß der Zivilisation, hrsg. von Imbke Behnken, Opladen 1990, S. 49–54.

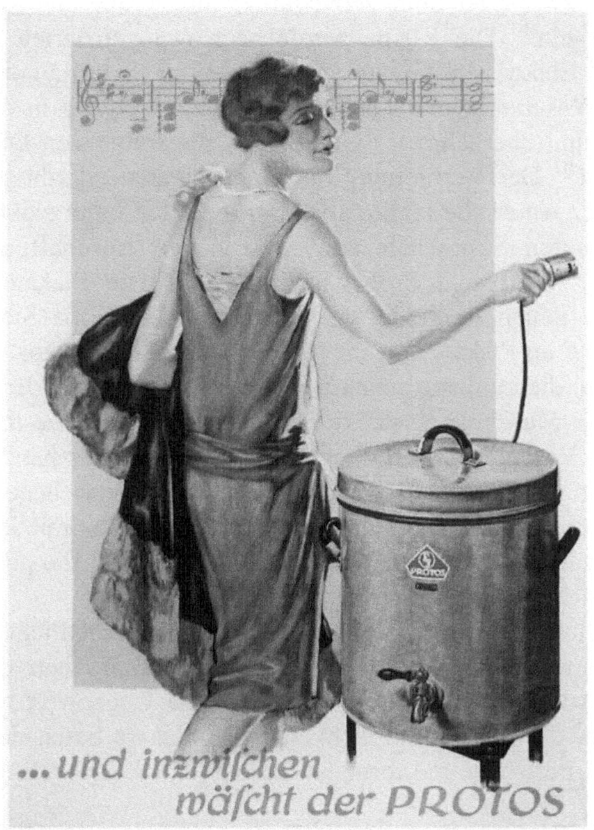

Abb. 10. Hochschule der Künste Berlin, Hochschularchiv

ren.[63] Was für „Persil" galt, wurde für andere Produkte auch zur beherrschenden Strategie. Sie konzentrierte sich auf die Darstellung einer weiblichen Schönheit, die alle Blicke auf sich zog. Für Männer wie für Frauen stellt sie die perfekte Projektion der eigenen Wünsche dar: nämlich eine so schöne Frau zu sein bzw. eine so schöne Frau zu haben. Auch wenn das Produkt dabei in den Hintergrund trat, so verhinderte es nicht die Wirkung der Reklame. Verkauft wurde Eleganz und Schönheit, Mittler dazu waren die angepriesenen Produkte wie Seife, Parfüm, elegante Kleidung oder Zigaretten.[64]

---

[63] Reinhardt (wie Anm. 57), S. 442.
[64] Popitz, Klaus: Plakate der zwanziger Jahre aus der Kunstbibliothek Berlin, Berlin 1977, S. 15.

Im Lauf der zwanziger Jahre setzte die Technisierung und Rationalisierung des Haushalts ein.[65] Die Küche wurde nach rationalisierten Arbeitsgängen neugestaltet.[66] Elektrische Geräte wie Bügeleisen, Staubsauger, Herd, Kühlschrank und Waschmaschine fanden zunehmend Eingang in das Arbeitsfeld der Hausfrau und übernahmen die Arbeiten, die früher von Dienstboten verrichtet wurden.[67] Der Verbreitung der Geräte waren allerdings Grenzen gesetzt. Erst 1927 waren die Hälfte aller Berliner Haushalte elektrifiziert. Dazu kamen die teuren Stromtarife sowie die hohen Anschaffungskosten.[68] In Ausstellungen, Vorträgen, Probevorführungen sowie Plakaten priesen die Hersteller ihre neuen Produkte an. 1929 warb die Firma Siemens für ihre Waschmaschine im Plakat „und inzwischen wäscht der Protos" (Abb. 10) mit einer Hausfrau, die zum Ausgehen bereit, den Mantel über dem Arm, gerade den Stecker der Maschine einsteckt. Freilich war diese „Waschmaschine" ein sehr einfacher Vorläufer unserer heutigen Geräte, denn es handelte sich mehr um einen beheizten Waschkessel, in dem elektrisch betriebene Dreharme die Wäsche bewegten. Die Darstellung der eleganten Dame mit Pelzmantel verweist auf die zahlungskräftigen Käufer der Oberschicht, die potentiellen Nutzer der elektrischen „Haushaltshilfe".

Die Ausstellung hat gezeigt, daß Frauen auf unterschiedlichste Art von den politischen Parteien der Weimarer Republik angesprochen und dargestellt wurden. Die kommerzielle Reklame betonte als Gegenwelt zur politischen Werbung mehr die ideale Weiblichkeit. Alle Plakate boten dabei ein hohes Niveau an künstlerischer und formaler Gestaltung.

---

[65] Koch, Christiane: Schreibmaschine, Bügeleisen und Muttertagssträuße. Der bescheidene Frauenalltag in den zwanziger Jahren, in: Neue Frauen. Die zwanziger Jahre, hrsg. von Kristine von Soden/ Maruta Schmidt, Berlin 1988, S. 89–100.

[66] Die Frankfurter Küche von Margarte Schütte-Lihotzky, hrsg. von Peter Noever, Berlin o.J. Die nach rationellen Gesichtspunkten wie Weg- und Arbeitsersparnis konstruierte moderne Küche von Margarete Schütte-Lihotzky wurde von 1926–1930 in zehn neugebauten Frankfurter Siedlungen in etwa 10.000 Küchen eingebaut.

[67] Frevert (wie Anm. 5), S. 190.

[68] Scheid, Eva: Die Küche – die Fabrik der Hausfrau. Zur Entstehung der rationalisierten Kleinküche in der Weimarer Republik. Marburg 1985, S. 249–255, siehe Tab. S. 252. Kühlschränke (950–2000 RM) und Waschmaschinen (330–1080 RM) gehörten zu den teuersten Geräten, das Bügeleisen war mit 12,50–15 RM das billigste Gerät und infolge dessen auch das weitverbreiteste. 1928 besaßen 55,9 % der Berliner Haushalte ein Bügeleisen, Kühlschrank und Waschmaschine waren in nur 0,2 bzw. 0,5 % der Haushalte vorhanden.

Michael Witlatschil: „Die Waage des Cusanus"

von Peter Anselm Riedl

Eines sei vorweggesagt: Der Titel „Die Waage des Cusanus" will nicht so
verstanden sein, als wäre hier ein Text des Nikolaus von Kues illustriert. Es
geht vielmehr um eine freie Titelzuweisung, der allerdings eine ausgiebige
Beschäftigung mit dem Denken des großen Theologen und Philosophen an
der Schwelle vom Mittelalter zur Neuzeit zugrunde liegt. Cusanus' mathema-
tische Argumentationsmethode und seine Vorstellung von der „Coincidentia
oppositorum", dem Zusammenfallen der Gegensätze, beschäftigen Michael
Witlatschil seit langem – wenn auch unter dem speziellen Erkenntnisaspekt
des Künstlers.

Aber zunächst ein paar Sätze zur Vorgeschichte des Werkes. Ich möchte
nicht auf den von der staatlichen Kunstkommission betreuten Wettbewerb
und die sehr unterschiedlichen Vorschläge der eingeladenen Künstler eingehen. Vielmehr möchte ich etwas über die besonderen Bedingungen sagen, die
im Ort und in einem Bauereignis begründet sind. Der Hof der Neuen Universität ist zwar ein Konglomerat, aber als solches von hohem Denkmalrang und
ästhetischem Reiz. Der mittelalterliche Hexenturm, das ehemalige Jesuiten-
gymnasium und die Neue Universität bilden ein Ambiente, das von Karl Gru-
ber in den letzten Jahren der Weimarer Republik in dieser Form gewollt und
gestaltet wurde. Als man sich vor nunmehr zehn Jahren dafür entschied, daß
die Universitätsbibliothek ein Tiefmagazin unter dem Universitätshof erhalten
sollte, war es eine ausgemachte Sache, daß die Baumaßnahme oberirdisch
keine größeren Spuren hinterlassen durfte. Vor allem die Anrainer denken
wohl mit einigem Schrecken an die Zeit des Umbaus mit seinen nicht enden
wollenden Schwierigkeiten zurück. Als das Gelände schließlich planiert und
der Grubersche Gartengrundriß wiederhergestellt waren, wurde für jedermann
sichtbar, was den Planern von vornherein klar war – daß der Hof in seiner Gestalt nämlich doch nicht unerheblich verändert war: Als technischer Auswuchs

---

_* Rede zur Übergabe des Werkes im Hof der Neuen Universität in Heidelberg am 17. 4. 1996

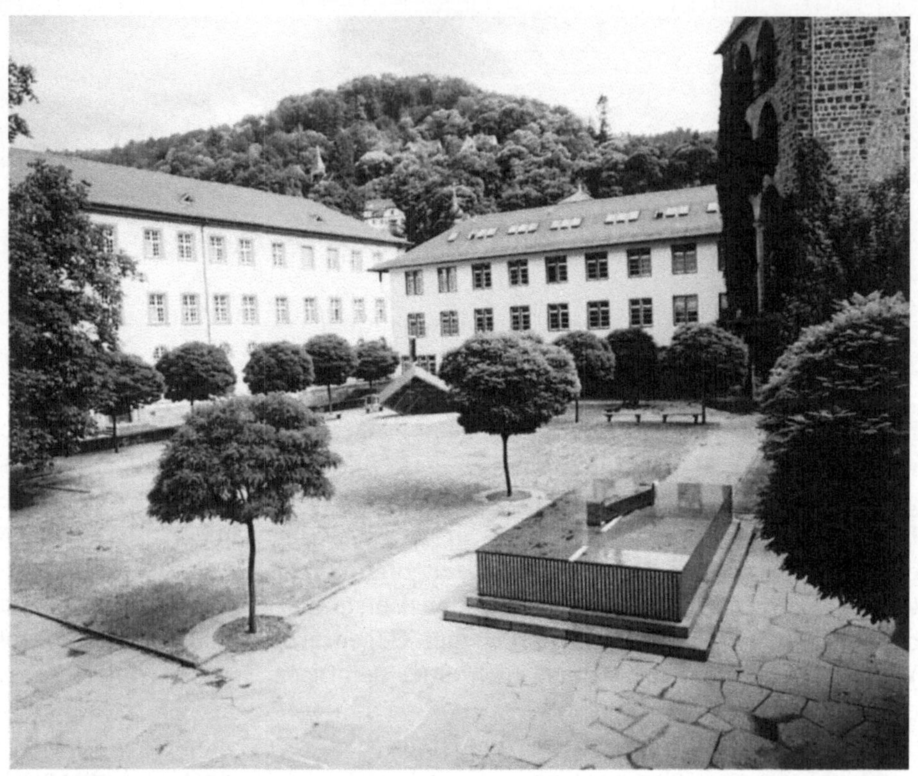

des Tiefmagazins erhob sich im westlichen Hofbereich ein Quader von stattlichen Ausmaßen!

Die eingeladenen Bildhauer hatten mit diesem Element zu rechnen. Wie und ob überhaupt sie es in ihren Vorschlag einbeziehen wollten, war ihnen freigestellt. Natürlich bot sich die Nutzung als Sockel – mit denkbar unglücklichem Format – an, und einige Konkurrenten wollten ihn in der Tat als Unterbau für Bildwerke verwenden. Auch Michael Witlatschil bezog ihn in einem ersten Entwurf ähnlich wie im ausgeführten zweiten in sein Kalkül ein, entwarf aber einen Gegenpol weiter südöstlich auf der Wiese: den „See des Cusanus", ein flaches Becken mit schwarz geteertem Grund und ständig fließendem Wasser, darin ein kupfernes „I" und als Wasserspender die Abformung einer der Pferdeköpfe von Schadows Quadriga auf dem Brandenburger Tor. Das Bedeutungsspektrum dieses Ensembles ist breit und kann hier nur skizziert werden: Das „I" als Zahl Eins meint bei Cusanus das göttliche Ineinsfallen aller Gegensätze; es sollte aber auch für *Individuum* (das Unteilbare) stehen, für *Intellekt,* für *Information,* für *Ich,* sollte sich also, auch in seiner physischen Größe, auf den Menschen beziehen. Das Pferd sollte einmal als Tier präsent sein, das den Menschen in seiner Geschichte immer begleitet

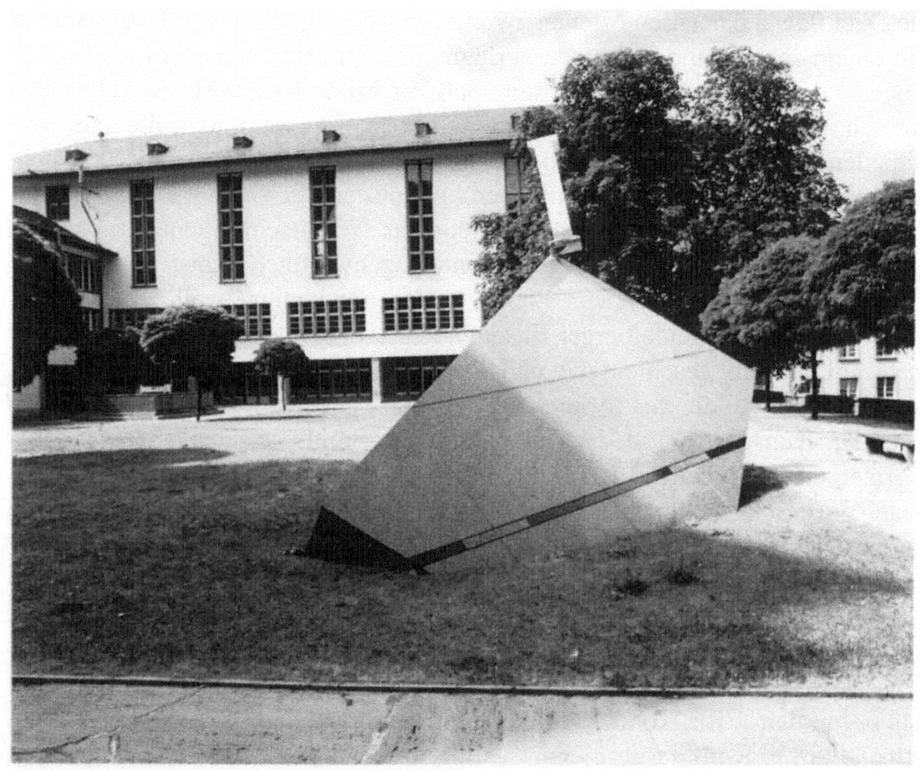

hat, nicht zuletzt auf den Schlachtfeldern, zum anderen sollte es als Schadow-Zitat „auf einen gegenwärtig wichtigen Bezug zur Stadt Berlin als Brennpunkt deutscher Geschichte" verweisen (so Witlatschil in seiner Konzeptbeschreibung). Der Entwurf wurde von der Kommission prämiert, aber dem Künstler mit der Bitte um Überarbeitung zurückgegeben, weil man eine Lösung mit Wasser an dieser Stelle für bedenklich hielt.

Das Ergebnis dieser Überarbeitung haben wir vor uns. Gänzlich verändert hat Witlatschil das Ensemble auf der Wiese. Nunmehr sehen wir uns einer Replik des Kastens gegenüber, den uns die Techniker im westlichen Hofbereich beschert haben. Dieser zweite Kasten ist aber gleichsam dabei, in der Grube zu versinken, die man unter dem Hof für die Bücher gegraben hat. Während das metallene „I" auf dem liegenden Quader reaktionslos lagert, ist es auf dem schräggestellten zu einer aktiven Antwort – das heißt: zur Findung eines Stands auf unsicherem Grund – herausgefordert. Die „verlorene Ruhe" des ersten „I" will als eine Ruhe interpretiert sein, in der gleichsam die Willenskraft stillgelegt ist; die „gewonnene Haltung" des balancierenden „I" resultiert hingegen aus der Fähigkeit, sich in prekärer Situation handelnd zu behaupten. Daß Witlatschil die steinerne Deckfläche des liegenden Kastens als

Straßenausschnitt mit einem seitenparallelen Mittelstreifen ausgebildet hat, die Deckfläche des unten offenen zweiten Kastens als einen Straßenausschnitt mit einem schräg zu den Kanten verlaufenden Streifen, will wohl als Fingerzeig auf das Faktum verstanden sein, daß Erfahrung immer nur in definierten Ausschnitten aus einem Kontinuum möglich ist – Ausschnitten, die ganz verschieden beschaffen sein mögen. Der Ansatz Witlatschils ist sicherlich konzeptuell, die Weise der Einlösung aber durchaus sinnlich.

Und damit ist nicht nur eine Haupteigenart Witlatschils benannt, sondern auch etwas über einen wichtigen Trend gegenwärtiger Kunst gesagt. Herkömmliche Vorstellungen von Plastik helfen nur bedingt weiter, wenn man ein Werk wie das Heidelberger Ensemble zu erklären sucht. Es steht ja keine materiell in sich geschlossene und thematisch fixierte Arbeit zur Debatte, sondern ein Gebilde, *das formal und inhaltlich zugleich beziehungsreich und offen ist.* Kunst ist längst dazu aufgebrochen, Probleme jenseits ästhetischer Normen und konventioneller Wahrnehmungsweisen zu untersuchen. Und Michael Witlatschil gehört ohne Zweifel zu denjenigen, die solche Erkundungen mit besonderer Entschiedenheit vorantreiben.

Der 1953 im westfälischen Südfelde geborene Witlatschil hat sich nach dem Studium bei Emil Schumacher und Horst Egon Kalinowski in Karlsruhe und Tim Ulrichs in Münster rasch eine außerordentliche Reputation verschafft. Was kann man über einen Künstler seiner Generation mehr sagen, als daß er mit dem Villa-Romana-Stipendium in Florenz und dem Villa-Massimo-Stipendium in Rom ausgezeichnet wurde und daß er auf der *documenta 8* in Kassel vertreten war? Die Liste seiner Ausstellungen ist länger als die manches Künstlers am Ende einer langen Karriere. Ich erinnere mich an meine Faszination bei der ersten Begegnung mit Arbeiten Witlatschils in den frühen achtziger Jahren: Hier wurden durch scheinbar simple Gegenstände (nämlich Metallstäbe und Glas) und einfache Operationen Zustände des Stehens an der Schwelle zwischen Stabilität und Verletzlichkeit sinnenfällig gemacht, und zwar so, daß man ebenso verblüfft wie zum Nachdenken angeregt war. Und dabei waren die empfindlichen Konstellationen auf ganz eigene Weise *schön* (ein Wort, das man seinerzeit kaum auszusprechen wagen durfte).

In Heidelberg zeigt sich Witlaschil von der Seite eines Gestalters, der komplizierte Bewandtniszusammenhänge herzustellen und große Raumbeziehungen zu meistern vermag. Die poetisch-allusiven Momente des ersten Entwurfs sind in der Ausführungsfassung zurückgenommen; das heißt: die Vermittlung der Inhalte ist in höherem Maße der Sprachkraft der Formen anvertraut. Ich will offen gestehen, daß ich, so sehr mich das Konzept überzeugte, anfänglich mit der Mächtigkeit des aufragenden Kastenelementes wenig zurechtkam. Indessen ist dieses kleine Gebirge im Hof der Neuen Universität ja nur die folgerichtige Antwort auf das rigorose Formangebot der Tiefbauer, und es kann in solchem Sinn den Betrachter zum *Reflektieren* bringen, wie es das „I" auf seiner Spitze zum *Balancieren* bringt. Je länger ich mich jedenfalls mit dem Ensemble befaßt habe, desto mehr wuchs mein Verständnis für die Sache und mit ihm meine Bewunderung für den Künstler. Ich hoffe, daß es Ihnen allen auch so geht!

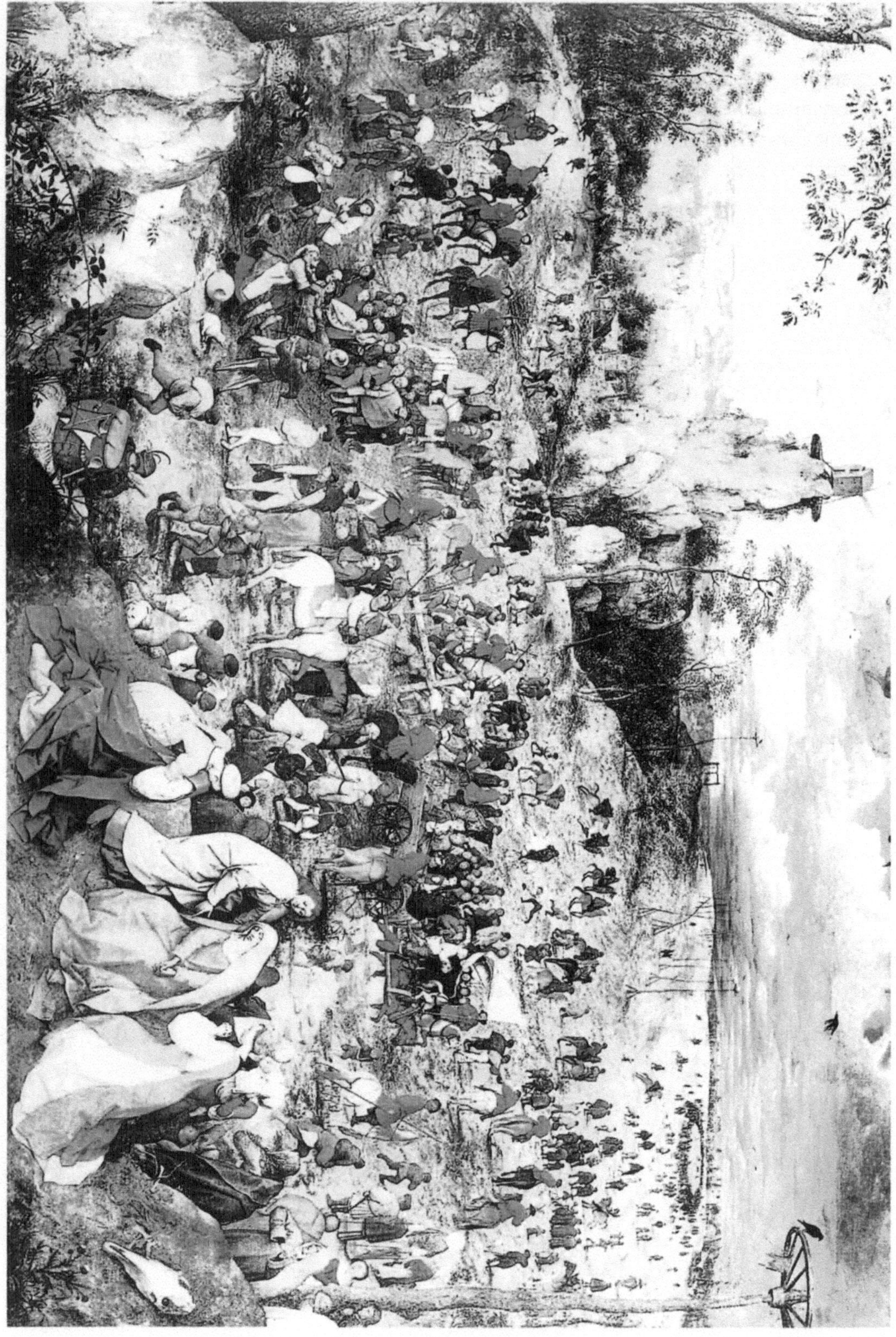